妇产科疾病
诊疗进展与病例解读

主编 金爱红 等

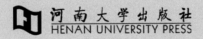

河南大学出版社
HENAN UNIVERSITY PRESS

·郑州·

图书在版编目（CIP）数据

妇产科疾病诊疗进展与病例解读 / 金爱红等主编
. -- 郑州 : 河南大学出版社 , 2023.4
ISBN 978-7-5649-5424-6

Ⅰ . ①妇… Ⅱ . ①金… Ⅲ . ①妇产科病 – 诊疗 Ⅳ .
① R71

中国国家版本馆 CIP 数据核字（2023）第 055538 号

责任编辑：张雪彩
责任校对：陈　巧
封面设计：河南树青文化

出版发行：河南大学出版社
　　　　　地址：郑州市郑东新区商务外环中华大厦 2401 号
　　　　　邮编：450046
　　　　　电话：0371-86059750（高等教育与职业教育出版分社）
　　　　　　　　 0371-86059701（营销部）
　　　　　网址：hupress.henu.edu.cn
印　　刷：广东虎彩云印刷有限公司
版　　次：2023 年 4 月第 1 版
印　　次：2023 年 4 月第 1 次印刷
开　　本：787 mm × 1092 mm　 1/16
印　　张：29
字　　数：631 千字
定　　价：128.00 元

编委会

主编

金爱红　深圳市第二人民医院（深圳大学第一附属医院）

朱小红　佛山市第一人民医院

牛庆玲　郑州大学附属郑州中心医院

翟小林　郑州大学第二附属医院

牛　静　唐河县人民医院

副主编

刘丹丹　泰安市中医医院

朱红岩　南京医科大学附属宿迁第一人民医院

黄社磊　深圳市人民医院（暨南大学第二临床医学院，

南方科技大学第一附属医院）

于沙沙　潍坊市人民医院

王东红　南京中医药大学附属医院

邓艳琴　荆门市第二人民医院

主编简介

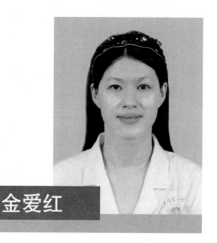

金爱红

1999年毕业于华中科技大学同济医学院，医学博士，硕士研究生导师，现就职于深圳市第二人民医院（深圳大学第一附属医院），主任医师。2011年赴德国进修、学习。

担任中国医师协会微无创医学专业委员会妇科精准诊疗委员会委员、广东省健康管理学会妇科学专业委员会常务委员、广东省医学会妇产科学分会第十二届委员会妇科内镜学组委员、广东省医师协会妇科内镜医师分会委员、广东省女医师协会盆底疾病防治专业委员会委员、深圳市医学会妇产科专业委员会妇科内镜专业学组副组长。主持深圳市科技局课题1项，参与深圳市科技局科研项目3项，发表论文20余篇。在2014年"我行我秀"腹腔镜手术视频大赛中进入全国总决赛，获得全国精英奖及最佳文采奖。2017年获得爱惜捷妇科腔镜视频秀大赛全国第二名。

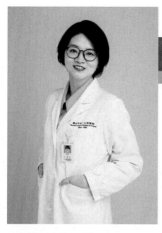

朱小红

　　硕士毕业于华中科技大学同济医学院，现就职于佛山市第一人民医院妇科，副主任医师。从事妇产科临床、科研和教学工作10余年，具有丰富的临床和教学经验，能够熟练开展腹腔镜及宫腔镜各类手术。擅长妇科良恶性肿瘤、女性盆底功能障碍性疾病等的诊治，尤其是子宫内膜异位症、子宫腺肌症的诊治，在腹腔镜巨大子宫切除及深部子宫内膜异位症的手术治疗方面有自己独到的见解。

　　担任广东省基层医学学会妇科分会委员、佛山市医学会妇科分会委员、广东省医学会妇产科分会暨青年委员会委员、佛山市医学会医疗事故技术鉴定专家库成员、医疗损害鉴定专家库成员。主持并参与广东省及佛山市医学科研项目10余项，发表论文数篇。2019年参加"我行我秀"子宫内膜异位症规范化手术视频大赛获全国总决赛优胜奖。

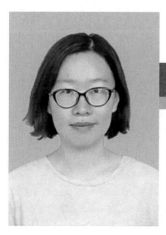

牛庆玲

　　硕士毕业于郑州大学，现就职于郑州市中心医院妇产科。从事妇产科临床工作7年，擅长妇产科常见病及多发病的诊治。发表论文多篇，参编著作1部。

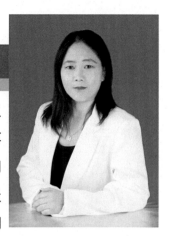

翟小林

　　本科毕业于郑州大学，现就职于郑州大学第二附属医院。现从事妇女保健、妇科体检工作。从事妇产科临床工作20年，基础理论知识扎实，对妇产科常见病、多发病的诊治经验丰富。擅长妇科炎症、功能性子宫出血、围绝经期综合征、宫颈癌的诊治，对各类计划生育手术操作熟练。在围产期保健方面，对于妊娠风险评估、高危妊娠管理尤其是在妊娠合并糖尿病、妊娠合并贫血、妊娠高血压疾病预防与孕期管理方面积累了丰富的临床经验。担任河南省医院协会健康管理分会第一届委员会委员。

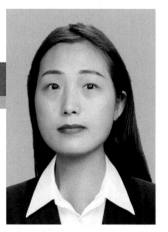

牛　静

　　2010年毕业于澍青医学院，2014年毕业于河南科技大学。现就职于唐河县人民医院产科，主治医师。从事产科工作12年，擅长产科常见病、多发病危急重症的诊疗，以及正常分娩、难产及新生儿的急救工作。曾获医院年度先进工作者。

前言

女性健康向来被认为是全民健康的基石，妇产科学的诞生和发展更是关系到广大女性的健康。近年来，我国妇产科学的研究与临床实践取得了显著的进步。但随着社会结构、医疗体制等方面的变化，女性对于健康的追求越来越高，这都对妇产科学的发展和妇产临床工作者提出了新的要求与任务，也将成为妇产科领域的新挑战与契机。

本书从妇科和产科两方面出发，总结和参考了国内外先进的理论与技术，融合了编者多年的临床经验，对妇产科常见疾病的病因、临床表现、诊断与鉴别诊断、治疗及预后等方面进行了详细的阐述，其中还加入了部分中西医治疗与超声诊断的内容。书中还添加了临床精选病例，提供了临床思路与灵感，使读者对妇产科疾病的诊疗有更直观的感受，对临床医师更新知识、提高工作能力均有所帮助。

妇产科学的进步离不开对新知识、新技术的学习，我们衷心地希望本书能为妇产科学事业的发展做出贡献，然而医学的发展日新月异，妇产科学博大精深，编写之时难免会有所局限，还望各位读者不吝批评指正，在促进学科发展的道路上共同进步。

编　者

目录

妇科篇

产科篇

妇科篇

01

第一章　妇科内分泌疾病

痛经（dysmenorrhea）是指在月经前、后月经期出现下腹疼痛、坠胀，伴腰酸或其他不适，影响正常生活。痛经常发生在年轻女性，其疼痛常为痉挛性。痛经分为原发性和继发性两种，原发性痛经是指痛经不伴有明显的盆腔疾患，又称为功能性痛经；继发性痛经是由于盆腔疾病导致的痛经，又称为器质性痛经，常见于子宫内膜异位症、子宫腺肌病、生殖道畸形、慢性盆腔炎、宫腔粘连及子宫肌瘤等疾病。

由于每个人的疼痛阈值不同，临床上又缺乏客观的测量疼痛程度的方法，故有关痛经的发病率文献报道差别较大。我国妇女月经生理常数协作组对全国 13 万名妇女进行的月经生理常数调查显示，痛经的发生率为 33.19%，其中原发性痛经占 36.06%，而轻度痛经占 45.73%，中度占 38.81%，重度占 13.55%。

痛经的发生与年龄、是否分娩有关。月经来潮的最初几个月很少发生痛经。16 ～ 18 岁时发病率最高，可达 82%，以后逐渐下降，50 岁时维持在 20%，性生活的开始可以降低痛经的发生率。有过足月分娩史的女性其痛经的发生率及严重程度明显低于无妊娠史或虽有妊娠但自然流产或人工流产者。初潮早、月经期长、经量多的女性痛经严重，而口服避孕药者痛经的发生率明显降低。痛经还有一定的家族性，痛经者的母亲及妹妹也常有痛经的发生。文化水平和体力活动与痛经无关，寒冷的工作环境与痛经的发生有关。还有研究表明痛经的发生可能与长期接触汞、苯类混合物有关。

一、原发性痛经

（一）病因及发病机制

1. 子宫收缩异常

正常月经周期，子宫的基础张力 < 1.3 kPa（10 mmHg），活动时压力不超过 16 kPa

（120 mmHg），收缩协调，频率为每 10 min 3 ～ 4 次；痛经时，子宫基础张力升高，活动时压力超过 16 ～ 20 kPa（120 ～ 150 mmHg），收缩频率增加并变为不协调或无节律的收缩。子宫异常活动的增强使子宫血流减少，造成子宫缺血，导致痛经发生。研究表明，有些异常的子宫收缩与患者主观感觉的下腹绞痛在时间上是吻合的。引起子宫过度收缩的因素有前列腺素、血管升压素、缩宫素等。

2. 前列腺素的合成与释放异常

许多研究表明，子宫合成和释放前列腺素（prostaglandin，PG）增加是原发性痛经的重要原因。$PGF_{2\alpha}$ 使子宫肌层及小血管收缩，与痛经发生关系最密切。在正常子宫内膜，月经前期合成 $PGF_{2\alpha}$ 的能力增强，痛经患者增强更为明显；分泌期子宫内膜 PG 含量多于增生期子宫内膜，痛经患者经期内膜、经血内及腹腔冲洗液中 PG 浓度明显高于正常妇女；月经期 PG 释放主要在经期第 48 h 以内，痛经症状则以此段时间最为明显。静脉输入 $PGF_{2\alpha}$ 可以模拟原发性痛经的主要症状如下腹痉挛性疼痛、恶心、腹泻及头痛等。$PGF_{2\alpha}$ 行中期引产时引起的症状与原发性痛经的临床表现十分相似而证实了这一点。PGE_2 和前列环素 PGI_2 可以使子宫松弛，二者浓度的减低可能与痛经有关。最有利的证据是 PG 合成酶抑制药（PGSI）如非甾体消炎药可使本病患者疼痛缓解。

3. 血管升压素及缩宫素的作用

血管升压素（vasopressin）是引起子宫收缩加强、子宫血流减少的另一种激素。女性体内血管升压素的水平，与雌孕激素水平有一定的关系。因为神经垂体受雌激素刺激可释放血管升压素，这种作用可以被孕激素抵消。在正常情况下，排卵期血管升压素水平最高，黄体期下降，直至月经期。原发性痛经女性晚黄体期雌激素水平异常升高，所以在月经期血管升压素水平高于正常人 2 ～ 5 倍，造成子宫过度收缩及缺血。

以往认为缩宫素与痛经关系不大，但近来研究证实，非孕子宫也存在缩宫素受体。给痛经女性输入高张盐水后，血中缩宫素水平也升高。升压素和缩宫素都是增加子宫活动导致痛经的重要因素。它们作用的相对重要性，取决于子宫的激素状态，升压素也可能影响非孕子宫的缩宫素受体。用缩宫素拮抗药竞争性抑制缩宫素和升压素受体，可以有效缓解痛经。

4. 神经与神经递质

分娩后痛经症状会减轻或消失这一现象，过去一直认为是子宫颈管狭窄这一因素在分娩得到解除所致，可是即使是剖宫产后，痛经也能好转。这一事实引起研究神经的学者们的关注。动物实验证明，荷兰猪子宫上的神经在妊娠后会退化；人类妊娠期子宫去甲肾上腺素水平也低下，即使分娩后子宫的交感神经介质再生，其去甲肾上腺素浓度也不能达到妊娠前水平，所以痛经的症状减轻或消失。Chen 等报道通过腹腔镜行骶前交感神经切除术治疗原发性痛经，效果良好，其原理是切断了来自宫颈、子宫及输卵管近端向脊柱的神经传导，此研究也进一步证实了神经与神经传递在原发性痛经中的作用。

5. 其他因素

（1）精神因素：有关精神因素与痛经的关系，争论较大。有人认为，痛经妇女精神因素也很重要。痛经女性常表现为自我调节不良、抑郁、焦虑和内向，很多研究表明，抑郁和焦虑等情绪因素影响痛经，但情绪因素如何参与痛经的发生，机制尚不明确；也有人认为，精神因素只是影响了对疼痛的反应而非致病因素。

（2）宫颈狭窄：子宫颈管狭窄或子宫极度前屈或后屈，导致经血流出受阻，造成痛经。用 CO_2 通气法进行研究，结果显示痛经患者子宫峡部的张力高于正常妇女。

（3）免疫因素：近来有研究发现，痛经患者的免疫细胞和免疫反应发生改变，淋巴细胞增生反应下降，血中单核细胞 β - 内啡肽水平升高，认为痛经是一种反复发作性疾病，形成了一种身体和心理的压力，从而导致免疫反应的改变。关于痛经与免疫之间的关系还有待于进一步的研究。

（二）临床表现

原发性痛经的临床特点是：①青春期常见，多在初潮后 6 ~ 12 个月发病，这时排卵周期多已建立，在孕激素作用下，分泌型子宫内膜剥脱时经血的 PG 含量显著高于增生型内膜经血中浓度。无排卵月经一般不发生痛经。②痛经多自月经来潮后开始，最早出现在经前 12 h；行经第 1 天疼痛最剧，持续 2 ~ 3 d 缓解；疼痛程度不一，重者呈痉挛性；部位在耻骨上，可放射至腰骶部和大腿内侧。③有时痛经伴有恶心、呕吐、腹泻、头晕、乏力等症状，严重时面色发白、出冷汗，与临床应用 PG 时引起胃肠道和心血管系统平滑肌过强收缩的不良反应相似。④妇科检查无异常发现。

（三）诊断及鉴别诊断

诊断原发性痛经，主要是排除盆腔器质性病变的存在。完整地采取病史，做详细的体格检查，尤其是妇科检查，必要时结合辅助检查，如 B 超、腹腔镜、宫腔镜、子宫输卵管碘油造影等，排除子宫内膜异位症、子宫腺肌症、盆腔炎症等，以区别于继发性痛经。另外，还要与慢性盆腔痛区别，后者的疼痛与月经无关。

关于疼痛程度，一般根据疼痛程度对日常生活的影响、全身症状、止痛药应用情况而综合判定。轻度：有疼痛，但不影响日常生活，工作很少受影响，无全身症状，很少用止痛药。中度：疼痛使日常生活受影响，工作能力亦受到一定影响，很少有全身症状，需用止痛药且有效。重度：疼痛使日常生活及工作明显受影响，全身症状明显，止痛药效果不好。

（四）治疗及预防

原发性痛经的预防在于注意锻炼身体，增强体质，保持乐观态度，树立健康的人生观。治疗以对症治疗为主，药物治疗无效者，亦可采取手术治疗，中医中药也常能显效。

1. 一般治疗

对原发性痛经患者进行必要的解释工作十分重要，尤其是对青春期少女。讲解有关的基础生理知识，阐明"月经"是正常的生理现象，帮助患者打消顾虑，有助于减轻患者的焦虑、抑郁及痛经的程度。痛经重时可以卧床休息，或热敷耻区，注意经期卫生。可以应用一般非特异止痛药，如水杨酸盐类，有解热镇痛的作用。

2. 口服避孕药

有避孕要求者，可采用短效口服避孕药抑制排卵达到止痛的效果。口服避孕药可有效治疗原发性痛经，使 50% 的患者痛经完全缓解，40% 明显减轻。口服避孕药可抑制子宫内膜生长，降低血中前列腺素、升压素及缩宫素水平，抑制子宫活动。原发性痛经妇女，子宫活动增强部分是由于卵巢激素失衡，可能是黄体期或月经前期雌激素水平升高所致，雌激素可以刺激 $PGF_{2\alpha}$ 和升压素的合成、释放。口服避孕药可能通过改变卵巢激素的失衡状态，抑制子宫活动。

3. 前列腺素合成酶抑制药

对于不需避孕或口服避孕药效果不好者，可以用非甾体抗感染药（NSAID），它是前列腺素合成酶抑制药，通过阻断环氧化酶通路，抑制 PG 合成，使子宫张力和收缩性下降，达到治疗痛经的效果。由于 NSAID 效果好（有效率 60%～90%），服用简单（经期用药 2～3 d），不良反应少，自 20 世纪 70 年代以来已广泛用于治疗原发性痛经。NSAID 不仅可以减轻疼痛，还可以减轻相关的症状，如恶心、呕吐、头痛、腹泻等。

一般于月经来潮、疼痛出现后开始服药，连服 2～3 d，因为前列腺素在经期的初 48 h 释放最多，连续服药的目的是纠正月经血中 PG 过度合成和释放的生化失调。如果不是在前 48 h 连续给药，而是疼痛时临时间断给药，则难以控制疼痛。经前预防用药与经后开始用药，效果相似。如果开始服药后最初几小时仍有一定程度的疼痛，下一个周期的首剂量需加倍，但维持量不变。

NSAID 常用药物及用法：吲哚美辛 25 mg，每日 3 次；氟芬那酸 100～200 mg，每日 3 次；甲芬那酸 250～500 mg，每日 4 次；单氯甲芬那酸 133 mg，每日 3 次；布洛芬 400 mg，每日 3 次；萘普生 200 mg，每日 2 次；酮洛芬 50 mg，每日 3 次；吡罗昔康 20 mg，每日 1 次；双氯芬酸 25 mg，每日 3 次。禁忌：胃肠道溃疡，对阿司匹林或相似药物过敏者。

4. 钙离子通道阻滞药

硝苯地平可以明显抑制缩宫素引起的子宫收缩，经前预服 10 mg，每日 3 次，连服

3 ~ 7 d 或痛经时舌下含服 10 ~ 20 mg，均可取得较好效果，该药毒性小，不良反应少，安全有效，服药后偶有头痛。

5. β 肾上腺素受体激动药

特布他林（间羟舒喘宁，terbutaline）治疗原发性痛经有一定疗效，但不良反应较 NSAID 为多。

6. 中药

中医认为不通则痛，痛经是由于气血运行不畅，治疗原则以通调气血为主。应用当归、芍药、川芎、茯苓、白术、泽泻组成的当归芍药散治疗原发性痛经，效果明显，并且可以使血中的 $PGF_{2\alpha}$ 水平降低。

7. 经皮电神经刺激

经皮电神经刺激（TENS），可用于药物治疗无效，或有不良反应，或不愿接受药物治疗的患者。将刺激探头置于耻骨联合上、两侧髂窝或骶髂区域的皮肤上，刺激强度逐渐增加达 40 ~ 50 mA，同时记录宫腔内压力。结果表明，这一方法可迅速缓解疼痛，机制可能是减少子宫缺血或子宫活动及阻断中枢神经的痛觉传导系统。

8. 腹腔镜下骶前神经切除术

对上述方法治疗无效的顽固痛经的患者，可考虑使用此方法。Chen 等报道，对原发性痛经患者，疼痛缓解率可达 77%（64/83），其机制是阻断来自宫颈、宫体和输卵管近端的感觉通路。

9. 运动

有资料表明，体育锻炼对原发性痛经患者是有益的，通过体育锻炼，可减少原发性痛经的发生率及减轻痛经的程度。Lzzo 等通过对 764 例青春期少女痛经的研究，得出结论：任何形式的运动均可减少痛经的发生，可能与运动改善子宫的供血和血流速度有关。

二、继发性痛经

继发性痛经常与盆腔器质性疾病有关，如子宫内膜异位症、子宫腺肌症、盆腔感染、子宫内膜息肉、子宫黏膜下肌瘤、宫腔粘连、宫颈狭窄、子宫畸形、盆腔充血综合征、宫内节育器等。首次常发生在初潮后数年，生育年龄阶段多见。常有不同的症状，伴腹胀、下腹坠，牵引痛常较明显。疼痛常在月经来潮前发生，月经前半期达高峰，以后减轻，直至结束。但子宫内膜异位症的痛经也有可能发生在初潮后不久。盆腔检查及其他辅助检查常有异常发现，可以找出继发痛经的原因。治疗主要是针对病因进行治疗。

（牛庆玲）

第二节　闭经

闭经（amenorrhea）是妇产科临床的一种常见症状，表现为无月经或月经停止。习惯上将闭经分为原发性闭经与继发性闭经。原发性闭经是指女性年满 16 岁，虽有第二性征，而月经未来潮，或年满 14 岁，未出现第二性征也无月经。继发性闭经是指：按原有月经周期计算停经 3 个周期以上或正常月经建立后月经停止 6 个月。青春前期、妊娠期、哺乳期、绝经过渡期及绝经后期出现的月经不来潮称生理性闭经。本节主要讨论病理性闭经。

一、病因及分类

正常月经的建立和维持有赖于下丘脑 – 垂体 – 卵巢轴的神经内分泌调节，以及靶器官子宫内膜对性激素的周期性反应，其中任何一个环节发生障碍就会出现月经失调，甚至闭经。

（一）子宫性闭经及隐经

子宫内膜缺如或受到破坏或对卵巢激素不能做出反应产生周期性变化，无剥脱和出血，称为子宫性闭经。如子宫内膜功能完好，可以对卵巢激素做出反应，仅由于经血排出通道受阻，经血不能流出，称为假性闭经，亦称隐经。

1. 米勒管发育不全综合征

米勒管发育不全综合征是由于副中肾管发育障碍引起的先天畸形，表现为原发闭经。生殖道的缺陷包括始基子宫或无子宫、无阴道。卵巢发育及功能正常，故第二性征正常，约 34% 的本征患者合并泌尿道畸形，12% 有骨骼畸形。

2. Asherman 综合征

Asherman 综合征又称创伤性宫腔粘连，是指人工流产、中孕引产或足月分娩后以及诊断性刮宫、子宫内膜切除等手术后发生的宫腔粘连。视子宫内膜损伤后宫腔粘连的面积及程度，患者可表现为月经过少或闭经。

3. 无孔处女膜

月经初潮后因处女膜无孔，经血不能外流，渐形成阴道血肿，宫腔积血，输卵管血肿，盆腔积血。临床表现为原发闭经伴周期性下腹坠胀疼痛，进行性加重。腹部检查可扪及一触痛明显的包块，有深压痛。妇科检查可见处女膜膨出，无开口，表面呈紫蓝色。

4. 阴道横膈及阴道闭锁

完全性阴道横膈及阴道闭锁因经血排出障碍，出现原发闭经、周期性下腹痛等类似于无孔处女膜的临床表现。阴道闭锁者常合并外生殖器发育不良。

（二）卵巢性闭经

卵巢的先天性发育不全或功能缺陷，使卵巢分泌的激素水平低下或缺乏周期性变化而发生闭经。

1. 特纳综合征（Turner's syndrome）

因缺少一个 X 染色体或其分化不完全引起。核型为 45，XO 或 45，XO/46，XX 或 45，XO/47，XXX。表现为卵巢不发育及由此引起的原发性闭经，第二性征不发育，子宫发育不良。患者面容呆板，身材矮小，常有蹼颈、盾胸、后发际低、肘外翻、腭高耳低、鱼样嘴等临床特征，可伴主动脉缩窄及肾、骨骼畸形。

2. 单纯性腺发育不全

患者染色体核型为 46，XX 或 46，XY，先天性卵巢发育不全。临床表现为原发闭经，第二性征不发育或发育不良，内外生殖器一定程度的发育不良，体格发育无异常，卵巢呈条索状，内无生殖细胞或各级卵泡。

3. 卵巢抵抗综合征

卵巢抵抗综合征又称卵巢不敏感综合征，由于卵巢的胞膜受体缺陷，不能对促性腺激素产生反应，临床表现为原发性闭经，第二性征及生殖器发育不良，卵巢形态饱满，内有众多始基卵泡，少有窦状细胞。卵巢激素水平低下，促性腺激素水平明显增高，使用外源性促性腺激素很难使卵泡发育。

4. 卵巢早衰（premature ovarian failure，POF）

40 岁前绝经者称卵巢早衰，表现为继发性闭经，常伴更年期症状。具低雌激素及高促性腺激素特征。卵巢内无卵母细胞或虽有原始卵泡，但对促性腺激素无反应。病因以特发性即无明确诱因的卵巢萎缩及过早绝经最常见，另外自体免疫病亦可引起本病。

5. 卵巢功能性肿瘤

产生雄激素的睾丸母细胞瘤、卵巢门细胞瘤等，由于过量的雄激素抑制下丘脑 - 垂体 - 卵巢功能而闭经。分泌雌激素的颗粒 - 卵泡膜细胞瘤，因持续分泌雌激素抑制了排卵，使子宫内膜增生过长而短暂闭经。

6. 多囊卵巢

由持续无排卵和雄激素过多引起，表现为闭经、不孕、多毛、肥胖，双侧卵巢增大，LH/FSH 比率高于正常。

（三）垂体性闭经

腺垂体器质性病变或功能失调均影响促性腺激素的分泌，继而致卵巢功能低落而引起闭经。

1. 席汉综合征

由于产后大出血，特别是伴有较长时间低血容量休克，引起腺垂体缺血坏死，而造成垂体功能不全，继发腺垂体多种激素分泌减退，出现闭经、无乳、性欲减退、毛发脱落、第二性征衰退、生殖器官萎缩，还可出现畏寒、嗜睡、低血压及基础代谢率降低。

2. 垂体肿瘤

位于蝶鞍内的腺垂体各种腺细胞可发生催乳激素腺瘤、生长激素腺瘤、促甲状腺激素腺瘤、促肾上腺皮质激素腺瘤以及无功能的垂体腺瘤。不同类型的肿瘤可出现不同症状，但都有闭经表现，这是因为肿瘤压迫分泌细胞，使促性腺激素分泌减少所致。常见的催乳激素细胞肿瘤可引起闭经溢乳综合征。

3. 空蝶鞍综合征

因先天性或后天性原因（腺瘤手术和放射治疗）导致鞍隔不完整，使蛛网膜下腔疝入蝶鞍窝内。疝囊内积聚的脑脊液使垂体受压缩小，蝶鞍扩大，酷似空泡状。如压迫垂体柄，可出现高催乳素血症，常见症状为闭经、溢乳、不育，可伴有多种垂体激素缺乏。X线检查仅见蝶鞍稍增大；CT 或 MRI 检查则精确显示，在扩大的垂体窝中，可见萎缩的垂体和低密度的脑脊液。

（四）下丘脑性闭经

下丘脑性闭经是最常见的一类闭经，以功能性原因为主。下丘脑弓状核含有传导神经内分泌的神经元，接受多处脑区的神经冲动，汇合成信号促使脉冲式释放 GnRH。在卵泡期为维持正常卵泡功能，约每 90 min 有一次 GnRH 脉冲频率，若脉冲式分泌模式异常，包括频率、幅度及量的变化，将导致卵泡发育障碍而闭经。

1. 假孕

患者因渴望生育而抑郁，出现闭经、乳汁分泌，自认为怀孕，还可出现早孕样反应。但一旦向患者否定了妊娠的诊断，LH、PRL 及 E_2、P 水平急剧下降，月经可来潮。

2. 精神性闭经

因精神刺激应激，引起下丘脑 - 垂体 - 卵巢功能失调，导致闭经。发病机制可能是由于应激状态时，下丘脑分泌促肾上腺皮质激素释放因子亢进，使内源性阿片肽、多巴胺升高，抑制 GnRH 神经元的脉冲释放而闭经。

3. 神经性畏食症

神经性畏食症是一种严重的甚至可以致死的进食行为障碍。患者为保持体形而强迫节食或因受到身体精神刺激而引起下丘脑功能失调。表现为精神性畏食，严重消瘦而闭经，GnRH 浓度降至青春期前水平，致使性腺激素水平低下而发生闭经。

4. 运动性闭经

原因是多方面的。脂肪组织是雄激素系统芳香化酶催化成雌激素的主要场所，初潮发生和月经的维持有赖于一定比例（17% ~ 20%）的机体脂肪，体脂减少可引起闭经。此外，运动剧增后 GnRH 的释放受到抑制也可引起闭经。

5. 药物性闭经

长期应用抗精神病药物如吩噻嗪衍生物（氯丙嗪、奋乃静等）、甾体类避孕药及利舍平、甲氧氯普胺、鸦片、地西泮等，可出现闭经和异常乳汁分泌。其机制是通过下丘脑抑制催乳激素抑制因子或多巴胺的释放，使催乳激素升高而导致溢乳。而 GnRH 分泌不足或 FSH、LH 对 GnRH 反应迟钝，则引起闭经。此种药物性抑制常是可逆的，一般在停药 3～6 个月后月经自然恢复。

6. 颅咽管瘤

颅咽管瘤为一先天生长缓慢而多为囊性的肿瘤。多位于蝶鞍之上，少数位于蝶鞍内。肿瘤增大压迫下丘脑和垂体柄时，引起颅压增高、视力障碍、闭经、生殖器官萎缩、肥胖等症状，称肥胖生殖无能营养不良症。

（五）其他内分泌疾病

甲状腺、肾上腺、胰腺等功能紊乱也可引起闭经，常见的疾病为甲状腺功能减退或亢进，肾上腺皮质功能亢进，肾上腺皮质肿瘤。

二、诊断

闭经是一种症状，诊断时首先必须寻找引起闭经的原因，即异常发生在下丘脑 – 垂体 – 卵巢轴的哪一环节，然后再确定是何种疾病所引起。

（一）询问病史

询问闭经时间、有无诱因，伴随症状，做过什么检查及结果，药物治疗剂量、用法及疗效。了解自幼生长发育过程，有无先天性缺陷或其他疾病。详细询问月经史，包括初潮年龄、第二性征、发育情况、月经周期、经期、经量等。已婚妇女需注意其生育史及产后并发症。还应询问其家族史有无类似患者，父母是否近亲结婚。

（二）体格检查

测量身高、体重，检查全身发育状况，有无畸形；有无特殊面貌、四肢与躯干比例；观察精神状况、智力发育、营养和健康状况；第二性征如毛发分布、乳房发育、有无乳汁分泌、有无喉结。妇科检查应注意内外生殖器的发育，有无先天缺陷、畸形，腹股沟区有无肿块。

（三）辅助诊断方法

1. 药物撤退试验

（1）孕激素试验：方法为肌内注射黄体酮 20 mg/d，连续 3～5 d；或甲羟孕酮 10 mg/d，连续 5 d。停药后 3～7 d 内有阴道流血者为阳性，提示下生殖道通畅，内膜已受一定水平的雌激素影响，为Ⅰ度闭经。无阴道流血者为阴性，在排除妊娠后，提示下生殖器不正常或子宫内膜异常或体内雌激素水平低落。

（2）雌孕激素序贯试验：适用于孕激素试验阴性的闭经患者。方法为口服乙蔗酚 1 mg/d 或用孕雌酮 1.25 ~ 2.5 mg/d，连续 20 d，最后 3 ~ 5 d，继以肌内注射黄体酮 20 mg/d，或最后 10 d 给甲羟孕酮 10 mg/d。停药后 3 ~ 7 d 内有阴道流血者为阳性，提示子宫内膜反应正常，为Ⅱ度闭经。若无阴道流血者为阴性，提示子宫或其内膜不正常，为子宫性闭经。

2. 内分泌检查

（1）卵巢功能检查。①靶器官反应检查：包括基础体温测定、宫颈黏液评分、阴道脱落细胞检查、子宫内膜活检或诊断性刮宫。②血甾体激素测定：做雌二醇、黄体酮及睾酮测定。取样前应肯定至少 1 个月内未用过激素药物，根据检查的目的选择取血时间，结果的解释须结合临床。③卵巢兴奋试验：又称尿促性素（HMG）刺激试验。用 HMG 75 ~ 150 U/d 肌内注射，连用 4 d，自开始注射第 6 天起，用上述方法了解卵巢能否产生雌激素。若卵巢对垂体激素无反应，提示病变在卵巢；若卵巢有反应，则病变在垂体或垂体以上。

（2）垂体功能检查。①血 PRL、FSH、LH 测定：多用放射免疫法。PRL 正常值为 0 ~ 20 μg/L，PRL > 25 μg/L 时称高催乳素血症。PRL 升高时应进一步做头颈 X 线摄片或 CT 检查，排除垂体肿瘤，月经周期中 FSH 正常值为 5 ~ 20 U/L，LH 为 5 ~ 25 U/L，若 FSH > 40 U/L，提示卵巢功能衰竭；若 LH > 25 U/L，高度怀疑为多囊卵巢；若 FSH、LH 均 < 5 U/L，提示垂体功能减退，病变可能在垂体或下丘脑。② GnRH 兴奋试验：用以了解垂体功能减退起因于垂体或下丘脑。将 GnRH 25 μg/L 溶于 2 mL 生理盐水静脉推注，在注入前与注入后 25、45、90、180 min 分别取血以放射免疫法测定 LH、FSH，若 25 min 时 LH 值较基础上升 3 ~ 5 倍，FSH 值在 45 min 时上升 2 ~ 5 倍，为正常反应，提示垂体功能正常。若 LH 值上升倍数 < 3，FSH 反应倍数 < 2 或无反应，提示垂体功能低下。若 LH 较基础值明显升高，FSH 升高不明显，伴有 LH/FSH 比值 > 3 时，GnRH 兴奋试验反应亢进者提示多囊卵巢综合征。③其他垂体激素：如生长激素的测定及功能试验，适用于闭经者身材矮小，或疑肢端肥大症，垂体无功能细胞瘤。

（3）肾上腺皮质功能检查：可测定血清游离 T_3、T_4 及 TSH 浓度和做功能试验。

（4）甲状腺功能检查：可测空腹血糖、胰岛素浓度，做糖耐量试验。

3. 影像学检查

（1）B超：可观察盆腔有无肿块，子宫形态大小及内膜厚度，卵巢大小、卵泡数目，有无肿块、腹腔积液，动态监测卵泡发育及排卵情况。

（2）子宫输卵管造影：了解宫腔形态大小及输卵管情况，用以诊断生殖系统发育不良、畸形、结核及宫腔粘连等病变。

（3）电子计算机断层扫描（CT）或磁共振成像（MRI）：用于盆腔及头部蝶鞍区检查，有助于分析盆腔肿块的性质，诊断空泡蝶鞍、垂体微小腺瘤等。

4. 宫腔镜检查

有助于明确子宫性闭经的病变性质，例如了解宫腔粘连的部位、范围，估计粘连的组织学类型及月经恢复的可能性。

5. 腹腔镜检查

可直视下观察卵巢的外观，做卵巢活检可确定有无卵泡及确认卵巢，还可观察子宫的形态、卵巢肿块、输卵管及盆腔腹膜的病变。

6. 染色体检查

原发闭经患者应常规检查外周血染色体，对鉴别先天性卵巢发育不全的病因、性畸形的病因及指导临床处理皆有意义。

（四）闭经的诊断步骤（图1-1、图1-2）

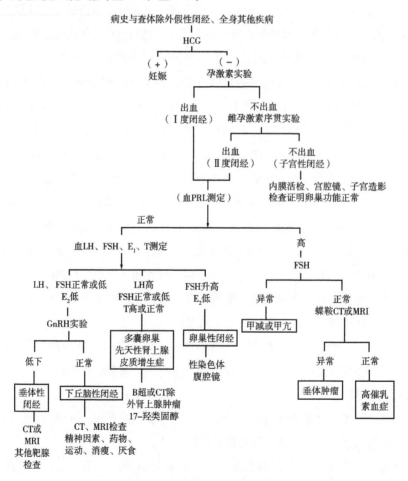

图1-1　原发性闭经的诊断步骤

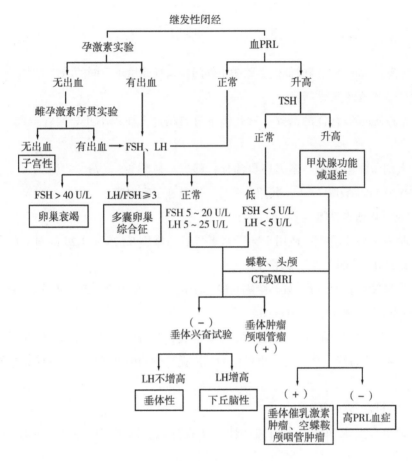

图 1-2　继发性闭经的诊断步骤

三、治疗

（一）全身治疗

女性生殖器官是整体的一部分，闭经的发生与神经内分泌的调控有关。若闭经由于潜在的疾病或营养缺乏引起，应积极治疗全身性疾病，提高机体体质，供给足够的营养，保持标准体重。若闭经受应激或精神因素影响，则应耐心地心理治疗，消除精神紧张和焦虑。

（二）病因治疗

闭经若由器质性病变引起，应针对病因治疗。先天性畸形，如处女膜闭锁、阴道横膈或阴道闭锁均可手术切开或成形术，使经血畅流。诊断为结核性子宫内膜炎者，应积极抗结核治疗。卵巢或垂体肿瘤患者诊断明确后，应根据肿瘤的部位、大小和性质制订治疗

第一章　妇科内分泌疾病

方案。

（三）激素治疗

先确定患者为正常、高或低促性腺激素性闭经，据此给予不同的治疗方案。

1. 正常促性腺激素性闭经

（1）Asherman 综合征的治疗：宫腔镜下分离粘连，插入小儿导尿管持续 7 d，保持通畅。

（2）大剂量雌激素和孕激素序贯治疗：即妊马雌酮 2.5 mg/d，共用 21 d，甲羟孕酮 10 mg/d，共用 7 d（最后 7 d），共用 6 个月，以重建子宫内膜。

2. 高促性腺激素性闭经

（1）雌激素替代治疗：适用于无子宫者。妊马雌酮 0.625 ~ 1.25 mg/d（自小剂量开始），连服 21 d，停药 1 周后服用药。

（2）雌孕激素序贯治疗：妊马雌酮 0.625 mg/d，自出血第 5 天起，连服 20 ~ 22 d；后 10 ~ 12 d 配伍甲羟孕酮 6 ~ 10 mg/d。

以上两种疗法的目的是：①促进第二性征发育，缓解低雌激素症状。②负反馈，抑制 FSH、LH，停药后月经或能恢复，也可作为试用促排卵药的准备治疗。③防止骨质疏松及心血管疾病。

3. 低促性腺激素性闭经

（1）无生育要求病例：采用周期性孕激素疗法，即甲羟孕酮 10 mg/d，连续口服 12 d，每 8 周 1 次。

（2）要求生育病例：以下各种促排卵药物可单用或联合应用。治疗期间加强监测，警惕可能并发卵巢过度刺激综合征。①氯米芬（CC）：50 ~ 100 mg/d，口服，连续 5 d，自撤药性出血第 5 天开始。用药剂量从小量开始，若无效，下一周期可逐步加量。②尿促性素（HMG）：自撤药出血第 5 天起，每日肌内注射 HMG 1 支，连续 7 d，无反应时加至每日 2 支，至宫颈黏液评分 ≥ 8 分，B 超测定卵泡直径 ≥ 18 mm，停用 HMG，加用 hCG 10 U 肌内注射，以诱发排卵。③促性腺激素释放激素激动剂（GnRHa）：于撤药性出血第 5 天开始，每日皮下注射 GnRHa 50 ~ 100 μg，连续 7 ~ 10 d；待卵泡不成熟时改为每日 2 次，共 2 天。也可加用 hCG 诱发排卵。④溴隐亭：适用于高催乳激素血症伴正常垂体或垂体微腺瘤者。根据血 PRL 水平每日口服溴隐亭 2.5 ~ 7.5 mg，从小剂量开始。⑤甲状腺粉：适用于甲状腺功能低下引起的闭经。用法 30 ~ 40 mg，口服，每日 1 ~ 3 次，连续服用，根据患者症状及基础代谢率调整剂量。⑥肾上腺皮质激素：适用于先天性肾上腺皮质功能亢进所致闭经，一般用泼尼松或地塞米松。

（四）手术治疗

针对各种器质性病因，采用相应的手术治疗。

1. 生殖器畸形

如处女膜闭锁、阴道闭锁及阴道横膈，可做切开或成形术。

2. Asherman 综合征

多采用宫腔镜下直视分离粘连，后加用大剂量雌激素和放置宫腔内节育环的治疗方法。

3. 肿瘤

卵巢肿瘤一经确诊应予手术治疗；中枢神经系统肿瘤应根据肿瘤部位、大小及性质制订治疗方案。

（邓艳琴）

第三节　性早熟

女性性早熟（precocious puberty）指在 8 岁以前出现女性青春期发育者，表现为过早乳房发育、生长加速、阴毛初现和月经来潮等现象。性早熟症状和体征可为全身性或局部性，其中多数患儿为全身性过早发育，少数表现为单纯性乳房过早发育或阴毛过早发育现象。

一、病因

人类青春期过早发育或性早熟是下丘脑 - 垂体 - 性腺轴（hypothalamic-pituitary-gonadal axis，HPGA）和肾上腺轴（hypothalamic-pituitary-adrenal axis，HPAA）功能过早发育的结果。另外，遗传、环境、代谢等多种因素也可引起性早熟。

1. 遗传学因素

包括：①Kiss-1 基因多态性和 Kiss-1R 基因激活性突变通过促进 GnRH、LH、FSH 过早和过多分泌而引起中枢性性早熟；②FSH-R 基因激活性突变引起女性性早熟和多囊卵巢；③细胞色素 CYP-21 和 CYP-11B-1 基因突变分别引起 21- 羟化酶和 11β - 羟化酶缺陷，导致女性异性性早熟，即男性化型和失盐型先天性肾上腺皮质增生症；④3β - 羟基甾体脱氢酶 - Ⅱ（3βHSD-2）基因突变引起 3βHSD-2 功能缺陷和内源性雄激素增多而导致先天性肾上腺皮质增生症 - Ⅱ型，表现为女性异性早熟征象；⑤ER-α 基因激活性突变可引起女性性早熟和异常性征发育；⑥性激素结合球蛋白（SHBG）基因突变引起 SHBG 生成减少，血浆游离型雄激素浓度增加，导致多囊卵巢和异性性早熟。

2. 中枢性因素

（1）下丘脑－垂体轴功能过早发育：即真性性早熟、原发性早熟或特发性早熟（idio-pathic precocious puberty，IPP），约占全部性早熟的90%，是由下丘脑－垂体－卵巢轴GnRH-Gn脉冲性释放节律过早建立和分泌，引起卵巢卵泡发育、性激素分泌、月经初潮和第二性征过早发育。患者青春期发育按照正常程序和顺序进行，几乎全部为同性早熟。

（2）下丘脑－垂体系统疾病：包括脑炎、结核、脑膜炎、损伤、血管畸形、大脑发育不全、脑积水、肿瘤（间脑错构瘤、神经胶质细胞瘤、颅咽管瘤、畸胎瘤）、松果体肿瘤、多发性骨纤维发育不良（polyostotic fibrous dysplasia）。以上疾病破坏下丘脑性中枢，阻断下丘脑对垂体的抑制性调节功能，引起垂体促性腺激素分泌和性早熟。

3. 外周性因素

外周性因素约占10%，多由卵巢和肾上腺肿瘤引起。卵巢颗粒细胞瘤、畸胎瘤、卵泡膜细胞瘤和原发性绒癌可引起同性性早熟，而支持－间质细胞瘤、门细胞瘤和黄体瘤则引起异性性早熟。先天性肾上腺皮质增生和腺瘤分泌过多雄激素引起异性性早熟，表现为多毛、喉结发育、阴蒂肥大等男性化征象。

4. 其他因素

其他因素包括人文环境、社会因素、内分泌药物和催熟激素污染的食物和蔬菜等。

二、分类

1. 真性性早熟（true precocious puberty）

真性性早熟为GnRH依赖性（GnRH-dependent）性早熟，即中枢性（central precocious puberty，CPP）性早熟或体质性性早熟（constitutional precocious puberty），是下丘脑－垂体－卵巢轴功能过早发育引起的同性性早熟。

2. 假性性早熟（pseudo precocious puberty）

假性性早熟为非GnRH依赖性（GnRH-independent）性早熟，即外周性性早熟（peripheral precocious puberty）或假性性早熟（pseudo precocious puberty），为非下丘脑－垂体－卵巢轴（HPO）功能过早发育引起的同性性早熟，而是由外源性性激素引起的同性性早熟或异性性早熟。

3. 同性性早熟（isosexual precocious puberty）

同性性早熟指第二性征发育与遗传学和解剖学性别表型相一致者，多为真性性早熟。

4. 异性性早熟（heterosexual precocious puberty）

异性性早熟指第二性征发育与遗传学和解剖学性别表型不一致者，多为外周性性早熟。

三、临床表现

1. 初潮提前

性早熟幼女多于 7 ~ 8 岁出现月经初潮（menarche）。性发育越早，初潮越早。初潮一般出现于第二性征发育前，同时出现生长加速，体重增加和骨龄发育高于同龄儿。

2. 乳房过早发育

单纯性乳房过早发育多发生在 1 ~ 3 岁。乳房过早发育后部分患儿乳房可停止发育，而多数患儿乳房继续增大，甚至形成巨大乳房（macromastia）。

3. 阴毛过早发育

阴毛过早发育患儿多于 4 ~ 8 岁出现阴毛和腋毛，其与肾上腺脱氢表雄酮（DHEA）和硫酸脱氢表雄酮（DHEAS）分泌增加相关。

4. 生长加速

性早熟幼女青春期前生长加速，身高和体重明显高于同龄儿。青春期后，由于性激素促进骨骺中心关闭、长骨发育过早停止，成年后身高反而低于同龄儿。

5. 内外生殖器官过早发育

性早熟内外生殖器也提前发育，患儿精神性心理和性行为也出现早熟性变化，包括性敏感、早恋行为、过早性行为，甚至妊娠。

比较而言，真性早熟（中枢性）或同性早熟最多见，躯体发育按照正常青春期发育程序和顺序进行。真性早熟也可表现为单纯性乳房过早发育、阴毛过早发育或过早生长加速。假性早熟或异性早熟多为外周器质性病变所引起，青春期过早发育并不按照正常青春期发育程序或顺序进行，病程进展和严重程度与原发性疾病相关。

四、诊断

1. 病史

包括家族史、分娩史、哺乳、喂养史和婴幼儿期发育情况。

2. 查体

包括全身和妇科检查。注意乳房、阴毛、体态、精神和智力检查。根据性征发育和Tanner 分期确定发育分期和骨龄。腹部和妇科检查注意内生殖器结构和发育情况，并注意排查腹部和盆腔内肿瘤。神经系统检查应包括眼底、视野、视力和颅脑检查。

3. 实验室检查

（1）下丘脑 - 垂体 - 卵巢功能检查：包括 FSH、LH、E_2、P、T_0、PRL 和排卵功能测定。如 LH < 0.1 U/L 提示尚未进入青春期发育，而 LH > 3.0 ~ 5.0 U/L 多提示已开始青春期发育。

（2）促性腺激素释放激素（GnRH）兴奋试验：目的是检测下丘脑-垂体系统发育和成熟度。方法是 GnRH 2.5 ~ 3.0 μg/kg（50 ~ 100 μg）皮下或静脉注射，于注射 0、30、60 和 90 min 分别测定血清 LH 和 FSH 浓度。如注药后 30 ~ 60 min，LH > 3.3 ~ 5.0 U/L 和 LH/FSH > 0.6 为中枢性性早熟界断值。如仅 FSH 升高，而 LH/FSH 比值降低，则为外周性性早熟，包括单纯性乳房早发育或阴毛发育，或为早期中枢性性早熟，必要时予以随访或定期复查。

（3）甲状腺轴功能检查：包括 TT_3、TT_4、FT_3、FT_4、TSH 测定。

（4）肾上腺轴功能检查：包括皮质醇、ACTH、DHEA、DHEAS 测定。

（5）骨龄检查：腕骨正位 X 线摄片判断骨龄。

（6）医学影像学检查：妇科超声检查，如子宫体 > 3.4 ~ 4 cm、单侧卵巢容积 ≥ 1 ~ 3 mL 或出现多个直径 ≥ 4 mm 的卵泡，多提示卵巢开始发育。拟诊颅内肿瘤者进行颅脑磁共振检查。

（7）内镜检查：拟诊盆腹腔肿瘤者可进行腹腔镜检查。

（8）阴道细胞学涂片检查：包括排卵、性激素反应和癌细胞检查。

（9）细胞遗传学检查：包括染色体核型和带型分析。

（10）肿瘤标志物测定：拟诊盆腹腔肿瘤者，测定血浆肿瘤标志物 AFP、β-hCG、CEA 和 CA125。

五、治疗

治疗原则包括去除病因，控制第一、第二性征发育和躯体生长，以达与同龄儿同步发育的目的。中枢性性早熟以抑制 HPOU 轴功能和激素分泌为主，外周性性早熟则应对因治疗（包括停用性激素和切除内分泌性肿瘤）。

1. 适应证

（1）适应证：①患儿骨龄 ≥ 同龄儿 2 岁，但女孩骨龄 ≤ 11.5 岁，男孩骨龄 ≤ 12.5 岁者；②预测成年后身高：女孩 < 150 cm，男孩 < 160 cm 者；③以骨龄判断的身高 SD < −2 SD（按正常人群参照值预测身高）；④发育进程迅速，骨龄增长/年龄增长 > 1。

（2）暂缓治疗的指征：①性成熟发育进展速度缓慢（骨龄不超越年龄进展），估计对成年期身高影响不大者；②骨龄提前，但身高增长速度也加快，预测成年期身高不受影响者。

2. 中枢性性早熟的治疗

（1）促性腺激素释放激素激动药（GnRHa）：通过降低 GnRH 受体功能和垂体脱敏作用而抑制内源性 GnRH-Gn 分泌、第一及第二性征发育和体格生长，以达与同龄儿同步性生长发育的目的。按照我国国家卫生部制定的性早熟诊疗指南（2010，试行），治疗性早熟的 GnRHa 药物和剂量如下。

①亮丙瑞林（D-leu^6-Pro^9-NEt）-GnRH，20 ~ 50μg/（kg·d），皮下注射，或 140 ~ 300μg/kg，肌内注射，每月 1 次。②布舍瑞林［D-Ser（tBu）^{6}Pro^{9}NEt］-GnRH，20 ~ 40μg/（kg·d），或 1200 ~ 1800μg/d，鼻腔喷雾。③曲普瑞林（triptorelin，D-Trp^6-GnRH），20 ~ 40μg/（kg·d）或 60μg/kg，每月 1 次，皮下注射。④组氨瑞林［D-His（Bzt）^{6}nEt］-GnRH，8 ~ 10μg/（kg·d），肌内注射。⑤GnRHa- 重组人生长激素（rhGH）：联合治疗可改善生长速率或成年身高，但尚缺乏大样本、随机对照研究资料证实，因此不推荐常规联合应用，特别是女孩骨龄 > 12 岁，男孩骨龄 > 14 岁者。

GnRHa 治疗期间应加强临床监测，包括：①每 3 ~ 6 个月观测身高、性征、骨龄和生殖激素变化；②首次注射 GnRHa 后 3 ~ 6 个月复查 GnRH 兴奋试验，以控制 LH 峰值处于青春前期水平为宜；③阴道细胞学检查，以维持雌激素影响处于轻度和中度低落水平为宜；④ GnRHa 治疗应于 11 岁或骨龄 12 岁时停药，以期达到最大成年人身高和躯体发育。

需要指出的是，大剂量长效 GnRHa 治疗应该慎重。对于已有月经来潮，体重 ≥ 30 kg 者，首次曲普瑞林剂量为 80 ~ 100μg/kg，最大剂量 3.75 mg，肌内注射，每 4 周注射 1 次。GnRHa 维持剂量应根据性腺轴功能抑制情况（包括第二性征、性激素水平和骨龄进展）而定，以上治疗应维持至正常青春期发育年龄。停止 GnRHa 治疗后 6 ~ 12 个月月经恢复，身高增长速度在治疗 1 年内增加，而后逐渐降低，骨骼生长于治疗 18 个月内加速，以后稳定至正常年龄身高。

（2）孕激素：通过负反馈作用，抑制 GnRH-Gn 分泌。常用药物为：①醋酸甲羟孕酮，口服剂量为 10 ~ 20 mg/d，以维持阴道上皮雌激素影响为轻到中度为度调整剂量。临床观察发现，甲羟孕酮除通过负反馈作用抑制下丘脑 - 垂体 GnRH-Gn 分泌外，也抑制 3β- 羟基甾体脱氢酶 - Ⅱ（3β-HSD-Ⅱ）活性，减少卵巢性激素生成和延缓第二性征发育。②长效甲羟孕酮 100 ~ 150 mg，1 ~ 2 周肌内注射 1 次。

（3）芳香化酶抑制药：①睾内酯（Testo-lactone），用于治疗女性假性性早熟。睾内酯阻断雄激素向雌激素转化和生成，引起卵巢缩小和闭经，减缓生长和骨骼发育速度，但不影响乳房和阴毛发育。剂量为 20 mg/（kg·d），3 周后增加到 40 mg/（kg·d）。部分患者用药后 1 ~ 3 年可出现耐药现象、卵巢囊肿和频发月经。②来曲唑（Letrozole）减少内源性雌激素生成，抑制雌激素促进骨骼生长作用，改善日后的骨骼生长和身高，但其安全性和有效性有待临床观察。常用剂量为 1.25 ~ 2.5 mg/d，口服。

（4）低剂量雌、孕激素联合型口服避孕药（COC）：适用于围青春期多囊卵巢和月经失调患者。COC 具有抑制促性腺激素分泌、调节月经周期和避免意外妊娠作用。药物包括妈富隆（Marvelon）、美欣乐（Mercilon）、达英 -35（Diane-35）、优思明（Yasmin）等，周期或连续服用。

（5）抗雄激素（anti-androgens）：适用于治疗女性男性化征象。包括醋酸环丙黄体酮（Cyproterone Acetate）、螺内酯（Spironolactone，安体舒通）、非那雄胺（Finasteride）和氟他胺（Flutamide）等。

（6）抗催乳素（anti-prolactin）：适用于治疗高催乳素血症引起的乳房过早发育和良性乳腺疾病。包括溴隐亭（Bromocriptine）、卡麦角林（Cabergoline）和喹高利特（Qinagolide）等。

（7）甲状腺激素：适用于甲状腺功能减退者。

（8）肾上腺皮质激素：适用于治疗先天性肾上腺皮质增生伴有女性男性化征象者。

3. 外周性性早熟的治疗

切除引起性早熟的卵巢、肾上腺和垂体肿瘤。停用引起性早熟的药物。

（朱小红）

第四节　性发育延迟

性发育延迟（delayed sexual maturation）或青春期延缓（delayed puberty）指 13 岁乳房仍未发育，16 岁仍未月经来潮，青春期发育年龄低于正常青春期年龄 2.5 标准差者。

一、病因

1. 中枢神经系统–下丘脑疾病

（1）Kallmann 综合征、特发性低促性腺激素性性腺功能减退。

（2）肿瘤和损伤，包括颅咽管瘤、生殖细胞肿瘤、组织细胞增生症和颅脑损伤。

（3）神经性畏食（anorexia nervosa）。

（4）精神和神经性药物治疗。

2. 垂体性疾病

（1）促性腺激素基因性疾病。

（2）肿瘤，包括 PRL 腺瘤、GH 腺瘤、ACTH 腺瘤、TSH 腺瘤和 β–内啡肽腺瘤。

（3）垂体细胞性或解剖性异常：包括希恩病（Sheehan disease）、空泡蝶鞍综合征。

（4）淋巴细胞性垂体腺炎和肉瘤样病（sarcoidosis）。

3. 卵巢性疾病

（1）Sywer 综合征（46，XX；46，XY）。

（2）Turner 综合征［45，XO 和（或）XX/XO］。

（3）自身免疫性卵巢炎。

（4）多囊卵巢综合征（polycystic ovary syndrome）。

（5）男性化肿瘤，包括门细胞瘤、黄体瘤、支持－间质细胞瘤。

（6）卵巢功能早衰（premature ovarian failure，POF）。

（7）抵抗卵巢综合征（resistant ovary syndrome）。

（8）卵泡膜细胞增生症（hyperthecosis）。

4. 子宫和下生殖道性疾病

（1）子宫畸形、无宫颈和先天性无子宫内膜。

（2）宫颈闭锁、阴道横膈、先天性无阴道和无孔处女膜。

（3）睾丸女性化综合征。

（4）子宫腔粘连、血吸虫病、念珠菌感染和子宫内膜结核。

5. 全身性疾病

（1）先天性肾上腺皮质增生（congenital adrenal hyperplasia，CAH）。

（2）库欣综合征（Cushing syndrome）、肾上腺肿瘤、肾上腺皮质激素和 ACTH 治疗。

（3）甲状腺功能亢进症、甲状腺功能减低症、自身免疫性甲状腺炎（hashimoto thyroiditis）。

（4）糖尿病、风湿病和克罗恩病。

二、分类

1. 高促性腺激素性性腺功能减退型

①卵巢功能衰退，染色体核型异常型；②卵巢功能衰退，染色体核型正常（女性 46，XX；男性 46，XY）型。

2. 低促性腺激素性性腺功能减退型

①可逆性，包括体质性性发育延迟、神经性畏食症和催乳素腺瘤；②不可逆性，包括中枢神经系统发育不良、GnRH 功能缺陷、HPO 轴反馈功能失调、垂体功能减退、下生殖道发育不良、雄激素不敏感综合征（睾丸女性化）和性分化异常。

3. 肾上腺疾病

包括先天性肾上腺皮质增生、肾上腺肿瘤和库欣综合征。

4. 甲状腺疾病

包括甲状腺功能亢进、甲状腺功能减退和自身免疫性甲状腺炎。

5. 全身性疾病

包括结核、贫血和糖尿病等。

三、临床表现

正常青春期（≥ 16 岁）仍无月经初潮、乳房发育不良、无阴毛和生长发育迟缓。如为高促性腺激素血症性青春期发育迟缓多为性腺发育不全或卵巢早衰。如为低促性腺激素血症性青春期发育迟缓多为下丘脑－垂体病变。

四、诊断

1. 病史

包括家族史、分娩史、哺乳、喂养史和婴幼儿期发育情况。

2. 查体

包括全身和妇科检查。注意乳房、阴毛、体态、精神和智力检查。根据性征发育和 Tanner 分期确定发育分期和骨龄。腹部和妇科检查注意内生殖器结构和发育情况。神经系统检查应包括眼底、视野和脑电图检查。

3. 实验室检查

（1）下丘脑－垂体－卵巢轴检查：包括 FSH、LH、E_2、P、T_0、PRL 和排卵功能测定。

（2）甲状腺轴功能检查：包括 TT_3、TT_4、FT_3、FT_4 和 TSH 测定。

（3）肾上腺轴功能检查：包括皮质醇、ACTH、DHEA 和 DHEAS 测定。

（4）骨龄检查：腕骨正位 X 线摄片判断骨龄。

（5）医学影像学检查：包括颅部摄片，气脑／脑室造影，超声和 MRI 等。

（6）内镜检查：包括腹腔镜和宫腔镜检查。

（7）阴道细胞学检查：包括排卵、性激素反应和癌细胞检查。

（8）细胞遗传学检查：包括染色体核型和带型分析。

五、治疗

1. 高促性腺激素性性发育延迟治疗

（1）单一雌激素治疗：适用于特纳综合征（Turner syndrome，45，XO）和单纯性性腺发育不全（46，XX）。治疗方法是：妊马雌酮（倍美力）0.625 mg/d，或 17β－雌二醇 0.5 mg/d，或戊酸雌二醇（Estradiol Valerate）1 mg/d，连续治疗 3 ~ 6 个月，而后改为雌、孕激素序贯周期治疗，促进女性性征发育。

（2）雌、孕激素序贯周期疗法：①克龄蒙（Climen）序贯周期治疗；②芬吗通（Femoston）连续序贯周期治疗；③雌－孕激素人工周期治疗，如戊酸雌二醇 1 mg/d（或倍美力 0.625 mg/d 或 17β－雌二醇 1 mg/d）连用 21 d，后 10 d 加服甲羟孕酮 4 ~ 6 mg/d（或地屈孕酮 20 mg/d，或微粒化孕酮 200 mg/d），序贯周期治疗。

2. 低促性腺激素性性发育延迟治疗

（1）促排卵治疗，适用于下丘脑－垂体疾病引起的低促性腺激素性性腺功能减退、卵巢存在卵泡者。治疗方法包括 GnRHa 脉冲治疗和促性腺激素疗法。

（2）雌、孕激素序贯周期治疗。

3. 生长激素治疗

适用于生长发育迟缓和身材矮小者。

4. 甲状腺和肾上腺疾病

对因和对症治疗。

（朱小红）

第五节　多囊卵巢综合征

多囊卵巢综合征（polycystic ovary syndrome，PCOS）是由多遗传因素、多基因和多环境因素引起的下丘脑 – 垂体 – 卵巢轴功能紊乱、月经失调（月经稀发或闭经）、持续无排卵（chronic anovulation）、不孕（infertility）、胰岛素抵抗（insulin resistance，IR）、高胰岛素血症（hyperinsulinemia，HI）、高雄激素血症（hyperandrogenemia，HA）和卵巢多囊性变为特征的异质性疾病（heterogeneous disorders）。多囊卵巢近期引起月经失调、持续无排卵、不孕、肥胖、多毛和卵巢增大，远期则引起胰岛素抵抗代谢综合征、2 型糖尿病、心血管疾病、乳腺癌和子宫内膜癌。生育期妇女多囊卵巢发生率为 4% ~ 10%，其中 20 ~ 30 岁年轻妇女占总数 85.3%。多囊卵巢占妇科内分泌疾病的 8%，占不孕症的 0.6% ~ 4.3%，占无排卵不孕的 30% ~ 40%，妇科手术时的检出率为 1.4%，尸体解剖时检出率为 3.5%。

一、病因

多囊卵巢是由遗传、内分泌、代谢和环境因素引起，从胎儿期至青春期下丘脑 – 垂体 – 卵巢轴和肾上腺轴功能紊乱引起的临床和生物化学表型（biochemical phenotype）异质性疾病。多囊卵巢的发生与遗传学因素，下丘脑 – 垂体轴 GnRH-Gn 脉冲式释放节律异常，IR、HI 和 HA，卵巢和肾上腺甾体激素酶系统功能失调，瘦素功能异常等有关。

二、发病机制

1. 遗传学因素

（1）染色体异常：多囊卵巢综合征为常染色体显性遗传、X– 伴性（连锁）遗传或基因突变引起的疾病，患者染色体核型多数为 46，XX 或存在染色体嵌合或畸变，包括 46，XX/45，XO；46，XX/46，XXq 和 46，XXq 等。

（2）家族遗传易感性（family genetic susceptibility）：多囊卵巢患者的母亲和同胞姊妹患病率分别为 24% 和 32%，明显高于正常妇女人群（4% ~ 10%）；2 型糖尿病患病率为

39.1％，明显高于正常妇女人群（7.6％）；双亲 2 型糖尿病发生率高于正常妇女人群 1.89 倍；高雄激素血症发生率为 50％。

2. 易感位点（susceptibility loci）

中国汉族多囊卵巢妇女全基因组关联研究（genome-wide association study，GWAS-1），在染色体 2、3 上发现了 3 个多囊卵巢易感位点：2p16.3、2p21 和 9q33.3。后续研究（GWAS-2）又发现了 8 个新的多囊卵巢易感位点：9q22.32、11q22.1、12q13.2、12q14.3、16q12.1、19p13.3、20q13.2 和 FSHR 基因 -2p16.3。上述多囊卵巢易感位点的发现开拓了研究和筛查多囊卵巢疾病的视野，有助于阐明多囊卵巢发生机制及其与胰岛素、性激素和 2 型糖尿病的关系，也为进行多囊卵巢疾病遗传学筛查、早期防治和治疗药物的筛选提供新的理论依据。

3. 基因异常

多囊卵巢无特定的致病基因，但多种基因异常与甾体激素生成、IR、HI、HA 和代谢综合征的发生相关。

（1）GnRH/GnRH-R 基因、FSH/FSH-R 基因和 LH-β 基因。

（2）甾体激素合成酶基因，包括芳香化酶（CYP19，aromatase）基因、17α- 羟化酶 /17，20- 裂解酶（CYP17/CYP17-20）基因、21- 羟化酶（CYP21）基因、胆固醇侧链裂解酶（CYP11alpha，P450 scc）基因、11β- 羟基甾体脱氢酶（11β-HSD）基因，其中 CYP11a（tttta）（n）等位基因多态性与多囊卵巢和 HA 相关。

（3）胰岛素和胰岛素受体基因，其中编码胰岛素受体底物蛋白 IRS-1［Gly（972）Arg］和 IRS-2［Gly（1057）Asp］基因多态性增加多囊卵巢妇女 2 型糖尿病的易感性。

（4）卵泡抑素（follistatin）基因。

（5）短型雄激素受体等位基因（short AR alleles）相关的 C-A-G 3 个核苷酸的重复现象（CAG trinucleotide repeats）。

（6）常染色体 11q22PR 基因缺失。

（7）瘦素基因密码子 133 单一鸟嘧啶核苷缺失相关的纯合子框架偏移性突变（homozygous frameshift mutation）引起先天性肥胖和不孕，而人类前激素转化酶 1 基因（PC1gene）突变引起糖耐量异常、肾上腺功能障碍和下丘脑性腺功能减退。

（8）过氧化物酶体增生活化受体（peroxisome-proliferation-activated receptors-γ，PPAR-γ）基因外显子 6 内 C → T 替换频率增加。

（9）性激素结合球蛋白（SHBG）基因是多囊卵巢易感基因，其基因启动子内功能性长序列（TAAAA）。重复多态性与多囊卵巢妇女 HA 和 SHBG 降低相关。

（10）蛋白磷酸酶 -1 调节亚单位（PP-1RS）基因。

（11）钙蛋白酶 10（calpain10）基因。

（12）己糖 –6 磷酸脱氢酶（H6PD）基因突变等。

4. GnRH–Gn 脉冲释放节律异常

（1）下丘脑 GnRH 脉冲发生器（GnRH pulse generator）功能异常：高频率 GnRH 脉冲释放增强 LH–mRNA 表达，引起 LH、垂体激活素（activin）结合蛋白和卵泡抑素（follistatin）分泌增加，LH– 卵泡膜 – 间质细胞轴功能亢进，FSH– 颗粒细胞轴功能减退，HA，慢性无排卵和不孕。

（2）中枢神经系统、下丘脑和外周血中神经介质功能异常：表现为阿黑皮素原（proopiomelanocortin，POMC）及其衍生物 β– 促脂素（β–LPT）、β– 内啡肽（β–endorphin）和 rMSH 活性增强，负反馈抑制促性腺激素生成和分泌。

5. 胰岛素抵抗和高胰岛素血症

（1）胰岛素基因和胰岛素受体突变：多囊卵巢 IR 和 HI 由胰岛素基因和胰岛素受体基因突变引起。胰岛素基因突变引起胰岛素生成减少，胰岛素 –IGF–1 功能和糖原生成障碍；胰岛素受体基因突变引起胰岛素受体生成减少、受体结合力降低和受体后机制缺陷；胰岛素受体丝氨酸过度磷酸化，通过阻断与丝 – 苏氨酸激酶（serine–threonine kinase）活性相关的胰岛素受体信号通路引起 IR；受体酪氨酸激酶（tyrosine kinase）活性降低引起 HI 和 HA；血浆松弛素 – 胰岛素家族（relaxin–insulin family）成员胰岛素样因子 –3（insulin–like factor–3，INSL–3）分泌增加引起血清总睾酮（TT_0）、游离睾酮（FT_0）、17 羟基黄体酮（17OHP）、LH、卵巢内小窦状卵泡数量增加和多囊性变。

（2）胰岛素抵抗和高胰岛素血症引起高雄激素血症：多囊卵巢妇女糖耐量试验异常率高于健康妇女 5 ~ 10 倍。IR 和 HI 促进垂体 LH 分泌增加，引起卵巢卵泡膜细胞和间质细胞通过 Δ^4 途径生成大量雄激素，血浆总睾酮（TT_0）、雄烯二酮（Δ^4–dione）、雄烯二醇（Δ^5diol）和 170 hP 升高引起卵巢性 HA。同时，肾上腺网状带脱氢表雄酮（DHEA）和硫酸脱氢表雄酮（DHEAS）分泌增加引起肾上腺性 HA。IR、HI 和 HA 抑制肝脏 IGFBP–1 和 SHBG 生成，引起血浆 IFG–1 升高，后者增强 LH 促进卵泡膜 – 间质细胞雄激素生成作用，引起血浆游离睾酮（FT_0）和二氢睾酮（DHT）升高，进一步加重 HA。IR、HI 和 HA 与多囊卵巢的关系见图 1–3。

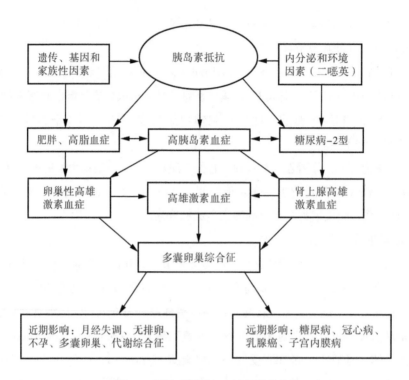

图 1-3　胰岛素抵抗与多囊卵巢的关系

6. 下丘脑 – 垂体 – 卵巢轴功能失调

（1）青春前期卵巢性高雄激素分泌：是胎儿卵巢对 HA 遗传易感性增强和早期卵泡发育障碍的结果。胎儿期 HA 可程序性引起高 LH 血症、中心性肥胖、IR、HI 和 PCOS 表型变化。原发性 HA 由 IR、HI 和内脏脂肪组织代谢活性物质所引起。初潮后月经失调，血浆 TT_0、FT_0、LH、LH/FSH、Δ^4–dione 升高和 SHBG 降低是多囊卵巢的早期征象。

（2）LH– 卵泡膜细胞轴功能亢进引起高雄激素血症：①高 LH 血症增强 17α – 羟化酶（P450 CYP17）活性，引起卵巢卵泡膜细胞 17OHP 和 Δ^4–dione 生成率分别增加 8 倍和 20 倍；② 17α – 羟化酶丝氨酸过度磷酸化（serine hyperphos phorylation），通过增强 C17，20– 侧链裂解酶活性，增加雄激素生成；③丝氨酸基因突变促进 P450 C17 和胰岛素受体 –β 链（IR–β）过度磷酸化，抑制胰岛素受体 β 酪氨酸磷酸化（IR–β tyrosine phosphorylation）引起 IR、HI 和 HA；④高 LH 血症促进卵泡膜细胞 LH 受体、甾体激素合成快速调节蛋白（steroidogenesis acute regulatory protein）、胆固醇侧链裂解酶（side chain cleavage enzyme）、17α – 羟化酶 /17，20– 裂解酶（17alpha–hydroxylase/C17–20–lyase）活性增加，引起颗粒 – 卵泡膜细胞黄素化和 HA。

（3）FSH– 颗粒细胞轴功能减退引起卵巢多囊性变：① FSH 浓度降低不能促进卵泡成熟发育，引起卵巢大量小型窦卵泡积聚和多囊性变；② FSH 降低引起卵泡颗粒细胞芳香化酶活性降低，使雌激素生成处于卵泡早期水平（70～80 pg/mL），该浓度可反馈性抑制垂体 FSH 分泌，但不能形成排卵前雌激素高峰诱发 LH 高峰和排卵；③FSH 和颗粒细胞芳香化酶活性降低不能促进 C19 甾体（T_0 和 Δ^4-dione）转化为雌激素，引起卵巢内雄激素浓度增加、卵泡凋亡和闭锁。

（4）卵巢内细胞因子功能异常：卵巢自身生成多种细胞因子和肽类，包括胰岛素、IG-Fs、TGF-β、TGF-α、TNF-α、ILs、FGF-α、VEGF、抑制素（inhibin）、卵泡抑素（follistatin）和瘦素（leptin）等，通过自分泌和旁分泌机制引起 PCOS。

7. 下丘脑－垂体－肾上腺轴功能失调

（1）青春前期肾上腺功能早现（premature adrenarche）和迟发型（成人型）先天性肾上腺皮质增生（Late，adult congenital adrenal hyperplasia）：是引起肾上腺性和卵巢性 HA、青春期 IR、HI 和 PCOS 的重要原因。多囊卵巢妇女血清中 57% DHEA 和 DHE-AS 来源于肾上腺。GnRHa 治疗仅能抑制卵巢性 HA，但不能抑制肾上腺性 HA。

（2）HI 和 IGF-1 共同增强 ACTH 促进 P450C17 活性和肾上腺雄激素生成：其作用类似于 LH、IGFs 和胰岛素增强卵泡膜细胞 P450C17 作用，呈现促性腺激素辅助因子作用。

（3）肾上腺网状带雄激素生成限速酶 17α-羟化酶和 17，20-侧链裂解酶活性增强：通过 Δ^5 代谢途径生成过多的 17-酮甾体（17-ketosteroids，17 KS），包括 DHEA、DHEAS、Δ^4-dione 和 170 hP，其中肾上腺静脉中 DHEA 浓度高于外周血 100 倍。地塞米松治疗抑制肾上腺 17 KS 分泌，但不影响 17-羟甾体（17-hydroxysteroids，17OHCS）分泌。

8. 脂肪－瘦素－神经肽 Y 轴功能异常

（1）下丘脑神经肽 Y-瘦素-促生长激素神经肽-胰岛素轴（neuropeptide Y-leptinga-lanin-insulin axis）功能异常：瘦素是脂肪细胞分泌的肽类激素，为 ob 基因产物，也是中枢神经系统-下丘脑与外周组织器官（肝脏、胰腺、卵巢、脂肪）对话的介质。瘦素受 NPY、胰岛素、糖皮质激素和儿茶酚胺调节。瘦素基因密码与尿嘧啶核苷缺失相关的纯合子框架移码性突变（homozygous frameshift mutation）引起先天性肥胖和不孕。

（2）瘦素从下丘脑－垂体和卵巢两个层面调节卵泡发育和成熟：血浆瘦素 mRNA 表达和瘦素水平与脂肪组织储备和分布密切相关，与睾酮和 LH/FSH 比值无关。存在瘦素抵抗、高瘦素血症、闭经和肥胖妇女，通过增加 CRF 和肾上腺能活性引起高皮质醇血症。

（3）多囊卵巢妇女存在瘦素抵抗（leptin resistance，LR）和高瘦素血症（hyperleptine-mia，HL）：肥胖通过增加卵泡液中瘦素浓度，降低卵巢对促性腺激素的敏感性和抑制排卵。卵泡液/血浆瘦素浓度比与 FSH 累积剂量和胰岛素抵抗指数（insulin resistance index，IRI）相关。因此，血浆和卵泡液瘦素检测可作为评价辅助生育预后的指标。

9. 肥胖和脂代谢异常

（1）肥胖与 PPAR-γ 受体功能失调：过氧化物酶增生体激活受体（peroxisome proliferator activated receptor，PPAR）是将营养信号翻译成基因表达的核内受体，参与细胞内外脂代谢基因表达、脂肪和能量代谢。多囊卵巢 IR 和 HI 通过增强 PPAR–γ 磷酸化和转录活性引起肥胖。腹部脂肪细胞 β_2 肾上腺素能受体浓度、蛋白激酶、脂酶和儿茶酚胺促脂解活性降低引起腹上区肥胖；HA 通过促进 α_2– 肾上腺能抗脂肪分解作用引起中心性肥胖；腹上区肥胖与游离睾酮增高相关；耻区肥胖与过多的 Δ^4–dione 向雌酮（E_1）转化相关。脂肪细胞芳香化酶转录活性随年龄增长而增强，引起臀部、股部和耻区脂肪沉积和肥胖。

（2）脂代谢异常：表现为血浆三酰甘油（triglyceride，TG）、低密度脂蛋白 – 胆固醇（LDL–C）、极低密度脂蛋白 – 胆固醇（VLDL–C）、载脂蛋白 A–1、载脂蛋白 B 和游离脂肪酸（FFA）升高，而 HDL–C 降低。血浆纤溶酶原激活因子抑制因子 –1（PAI–1）升高引起高血压、冠心病和易栓症。HI 和 HA 引起载脂蛋白 A–1 和 HDL2α 降低，而 HDL3c、HDL2b、TG、动脉硬化性脂蛋白 B 增高（54%），继而引起血管内皮功能损害、慢性血管炎症、C 反应蛋白升高，增加发生冠心病的危险性。

（3）血清 Mg^{2+} 降低、Ca^{2+}/Mg^{2+} 比值升高、IR、中心性肥胖和高脂血症共同增强机体氧化应激反应：引起血清同型半胱氨酸（homocysteic acid）和尿酸升高，降低二尖瓣舒张早期最大血流量和早期 / 晚期血流量比值，引起高血压和心、肾功能损害。

10. 生长激素 –IGF–1 系统功能异常

（1）生长激素（GH）释放振幅降低 50%，引起低生长激素血症：非肥胖型多囊卵巢妇女 GH 释放振幅增加 30%，引起高生长激素血症。胰岛素和 GH 作为促性腺激素辅助因子促进卵泡膜细胞雄激素生成增加。GH 促进下丘脑卵泡抑素生成，降低激活素和 FSH 分泌。

（2）HI 促进肝脏 GHBP 生成，抑制 IG–FBP–1 生成：血清 GHBP 浓度升高 2 倍，游离型 GH 生物利用率、IGF–1/IGFBP–1 比值升高 10 倍，引起卵泡膜细胞 IGF–1 生物利用率升高和雄激素生成增加。

三、临床表现

1. 月经失调、无排卵和不孕

多囊卵巢妇女初潮年龄正常或延迟，初潮后出现月经稀发、月经过少或闭经。多囊卵巢妇女原发性和继发性闭经发生率分别为 5% 和 51% ~ 77%；12% 月经周期仍正常；30% ~ 40% 合并高催乳素血症（hyperprolactinemia，HPRL）；不孕发生率为 74%（35% ~ 94%）；黄体功能不全发生率为 22% ~ 29%。

2. 高雄激素血症、肥胖和多毛症

多囊卵巢妇女，高雄激素血症引起男性型（中心型）肥胖、多毛、脂溢、痤疮和脱发。多毛发生率为69%（17%～83%），多毛主要出现于上唇、下颌颊侧、乳晕、胸、腹部、耻骨上、股内侧和小腿外侧。严重和快速发展的多毛症（hirsutism）和男性化（virilization）应注意排查肾上腺和卵巢男性化肿瘤。

女性肥胖定义为 BMI ≥ 25 kg/m²。女性肥胖型（梨形），脂肪集中分布于臀部与股部。多囊卵巢妇女的肥胖为男性型肥胖（苹果形），即中心型肥胖，脂肪集中分布于腹部、内脏、大网膜和肠系膜，腰围/臀围比率增加，是易于发生心血管疾病的高危性肥胖。

3. 胰岛素抵抗代谢综合征

胰岛素抵抗代谢综合征（insulin resistance metabolic syndrome，IRMS），简称代谢综合征（metabolic syndrome，MS），是由 IR 和 HI 引起，以高血糖、高血脂、高血压、易栓症、中心性肥胖、2 型糖尿病和心血管疾病为特征的综合征，也称为多高危因素综合征（multiple risk factor syndrome）或 X 综合征（Syndrome X）。正常健康妇女人群 IRMS 发生率为6%，肥胖型多囊卵巢妇女 IRMS 发生率为41%（16%～49%）。

（1）国际 2 型糖尿病联合会代谢综合征的诊断标准共 5 项。①中心性肥胖为诊断的必备条件，即女性腰/臀围比（waist/hip ratio，WHR）≥ 0.8，或腰围 ≥ 80 cm。另外 4 项为备选标准，其中有 2 项者即可诊断代谢综合征。②三酰甘油（TG）≥ 1.7 mmol/L 并进行治疗者。③空腹血糖（FBS）≥ 5.6 mmol/L 或以前诊断为 2 型糖尿病者。④高密度脂蛋白-胆固醇（HDL–C）≤ 1.29 mmol/L，并进行治疗者。⑤高血压，即血压 ≥ 130 mmHg/85 mmHg；或以前诊断为高血压并进行治疗者。

（2）中华医学会 2 型糖尿病学分会（CDS，2004 年）代谢综合征的诊断标准为 4 项，具备其中 3 项或全部者即可确立诊断。具体标准（女性）为：①超重或肥胖，体重指数（BMI）≥ 25 kg/m²；②高血糖症，即 FBS ≥ 6.1 mmol/L 或餐后 2 h 血糖 ≥ 7.8 mmol/L，或已确诊为 2 型糖尿病者；③高血压，即血压 ≥ 140 mmHg/90 mmHg，或已确诊为高血压并治疗者；④高脂血症，TG ≥ 1.7 mmol/L，HDL–C ≤ 1.0 mmol/L 者。

4. 黑棘皮病

多囊卵巢妇女中 30%～50% 存在黑棘皮病（acanthosis nigricans）。黑棘皮病是颈后部、腋部皮肤棕黑色沉着、表皮角化过度、乳头瘤样病变，与胰岛素受体基因突变引起的外周组织胰岛素受体减少、IR 和 HA 相关。

5. 卵巢多囊性变

典型的多囊卵巢为双侧对称性多囊性增大，被膜光滑、增厚、坚韧，无血管，呈牡蛎色或灰银白色，反光增强。多囊型卵巢（PCO-Ⅰ型）体积大于正常卵巢 2～4 倍，占 50%～75%。硬化型卵巢（PCO-Ⅱ型），占 20%～30%，卵巢体积正常或轻度增大。

6. 并发症

（1）子宫内膜癌：年龄 ≤ 40 岁的子宫内膜癌患者中，19%～25% 存在多囊卵巢疾病。多囊卵巢妇女的外周组织（脂肪、肠道和肝脏）芳香化酶和 17β – 羟基甾体脱氢酶（17β –HSD）活性增强，而雌激素羟化和 17β – 氧化活性降低，促进 T_0 和 Δ^4-dione 转化为雌酮（E_1）引起高雌激素血症（hyperestrogenemia，HE），进而引起子宫内膜增生过长（单纯性增生 – 复杂性增生 – 不典型增生）和子宫内膜癌。

（2）乳腺癌：乳腺癌为雌激素依赖性肿瘤。多囊卵巢妇女，长期无排卵和单一雌激素刺激可引起乳腺小叶增生、腺瘤和乳腺癌，因此多囊卵巢妇女应注意检测乳腺变化。

（3）2 型糖尿病（非胰岛素依赖性糖尿病，NIDDM）：肥胖型多囊卵巢妇女中 50% 存在 IR 和 HI，30% ~ 40% 合并 2 型糖尿病。多囊卵巢妇女 2 型糖尿病发生率随年龄增长而升高。糖耐量异常多囊卵巢妇女，妊娠后易发生妊娠糖尿病，围绝经期妇女 2 型糖尿病发生率为 13%，明显高于正常健康妇女（2%）。

（4）心血管疾病：多囊卵巢是引起冠状动脉硬化、高血压的独立高危因素。HI 和 HA 降低 SHBG 和 HDL，增加 TC、LDL、VLDL 和 TG，引起高脂血症、易栓症和高血压，易于发生动脉硬化和栓塞性疾病。

四、辅助检查

1. 促性腺激素测定

75% 多囊卵巢妇女 LH 升高，FSH 正常或降低，LH/FSH > 3。由于 LH 分泌受 BMI 负反馈调节，当 BMI ≤ 30 kg/m² 时，LH 明显升高；当 BMI ≥ 30 kg/m² 时，LH 水平难以与正常妇女鉴别；当 BMI 和体重增加达到临界值时，间隔 30 min，连续测定 2 次 LH，计算 LH 平均值和 LH/FSH 比值具有临床诊断价值。多元回归分析发现，综合测定血清 LH、FSH 和雄烯二酮浓度诊断多囊卵巢的敏感性、特异性和准确性分别为 98%、93% 和 96%。

2. 性激素测定

（1）雌、孕激素测定：多囊卵巢妇女，血清 E_2 相当于早期卵泡期水平（≤ 140 pmol/L），而 E_1（正常值，卵泡期为 110 ~ 400 pmol/L，黄体期为 310 ~ 660 pmol/L）升高，$E_1/E_2 \geq 1$。多囊卵巢妇女因无排卵，因此黄体期血浆黄体酮浓度 < 15 ng/mL。

（2）雄激素测定：多囊卵巢妇女，血清 TT_0（正常值 ≤ 1 ng/mL）、FT_0（正常值 100 ~ 200 pg/mL）、DHT（正常值 0.05 ~ 0.3 ng/mL）、Δ^4-dione（正常值 1 ~ 2 ng/mL）升高，提示卵巢性 HA。血浆 DHEA（正常值 2.0 ~ 15 μg/dL）和 DHEAS（正常值 < 200 μg/dL）升高，提示肾上腺性 HA。

3. 催乳素测定

正常 PRL < 25 ng/mL（500 μU/mL）。PRL ≥ 25 ng/mL 即为高催乳素血症（HPRL），多囊卵巢妇女 HPRL 发生率为 25% ~ 40%。

4. 肾上腺皮质激素测定

多囊卵巢妇女，血浆 DHEA（正常值 2.0 ~ 15μg/dL）和 DHEAS（正常值 < 200μg/dL）升高，血浆 17OHP（正常值，卵泡期为 0.2 ~ 1μg/dL，黄体期为 0.5 ~ 3.5μg/dL）升高，17OHP ≥ 800μg/dL，提示先天性肾上腺皮质增生症、21 羟化酶或 11β-羟化酶缺陷。17OHP 介于 200 ~ 800μg/dL，应进行 ACTH 应激试验（Cortrosyn 0.25 mg，iv），注药后 60 min，如 17OHP 升高，提示为先天性肾上腺增生症。

5. 甲状腺激素测定

多囊卵巢妇女，甲状腺功能多为正常，测定指标，包括 TSH（正常值 0.27 ~ 4.2μU/mL）、T_3（正常值 0.8 ~ 2.0 ng/mL，1.3 ~ 3.1 nmol/L）、T_4（正常值 5.1 ~ 14.1μg/mL，66 ~ 181 nmol/L）、FT_3（正常值 2.0 ~ 4.4 pg/mL，3.1 ~ 6.8 pmol/L）、FT_4（正常 0.93 ~ 1.7 ng/mL，12 ~ 22 pmol/L）。

6. 阿黑皮素（POMC）衍生物测定

多囊卵巢妇女，血清促脂素、β-内啡肽和 β-MSH 升高，ACTH 正常或升高。TSH 和 GH 分泌正常。

7. 胰岛素抵抗的检测

（1）直接法：包括胰岛素耐量试验（insulin toleration test）、胰岛素抑制试验（insulin inhibition test）和正常血糖胰岛素钳夹试验（euglycimic insulin clamp test，EICT）。

（2）间接法：包括口服葡萄糖耐量试验（OGTT）、持续滴注葡萄糖模型法（contineuce infusion of glucose with model assessment）、葡萄糖钳夹试验（高血糖钳夹试验）、微小模型法（minimal model assessment）、稳态模型法（homeostasis model assessmet，HOMA）、胰岛素敏感指数（IAI = 1/FPGXFINS）、空腹血糖/胰岛素比值（HomaIR = FINSXFPG/22.5）等。

8. 糖尿病常用检查方法

（1）空腹血糖（FPG/FBS）：正常 FBS ≤ 6.1 mmol/L；≤ 6.9 mmol/L 为血糖升高；≥ 6.9 mmol/L 为 2 型糖尿病。

（2）空腹胰岛素（FINS）：正常空腹血浆胰岛素浓度为 35 ~ 145 pmol/L，升高即为 HI。正常血浆 IGF-1 浓度为 123 ~ 463μg/L，正常血浆 IGF-1 结合蛋白质浓度 ≤ 30 ng/mL。

（3）空腹血糖/胰岛素比值（FPG/FINS ratio）：正常 FPG/FINS ≥ 4.5，比值 ≤ 4.5 为 IR。FPG/FINS 比值诊断 IR 的敏感性为 95%，特异性为 84%，阳性预测值为 87%，阴性预测值为 94%，是筛查 IR 和评估治疗预后的良好指标。

（4）胰岛素敏感指数（HomaIR = FINSXFPG/22.5）测定：与 FPG/FINS 比值相关。

（5）口服糖耐量试验（OGTT），试验前测定空腹血糖，然后口服葡萄糖 75 g。服糖后 2 h 血糖 ≤ 7.8 mmol/L 为正常，7.8 ~ 11.1 mmol/L 为糖耐量异常，≥ 11.1 mmol/L 为 2 型糖尿病。

（6）胰高血糖素（glucagon）：空腹血浆胰高血糖素正常值为 50 ~ 100 ng/L；夜间禁食时为 4.2 ~ 6.4 mmol/L；≥ 7.8 mmol/L 为 2 型糖尿病。女性禁食 72 h，正常值≥ 2.2 mmol/L。

（7）C 肽（C peptide）：正常血浆浓度为 0.25 ~ 0.6 nmol/L。C 肽由胰岛 B 细胞分泌，因半衰期较长，可准确地反映胰腺 B 细胞功能。

9. 瘦素（leptin）

正常血浆瘦素浓度为（17.6±4.9）ng/mL。胰岛素抵抗 PCOS 妇女，血浆瘦素浓度明显升高［（32.8±4.3）ng/mL］，LEP/BMI 比值升高。

10. 脂代谢测定

多囊卵巢妇女脂代谢异常表现为：①血浆 TC（正常值≤ 5.20 mmol/L）和 TG（正常值≤ 1.80 mmol/ L）升高；②FFA（正常值≤ 0.7 mmol/L）升高；③LDL–C（正常值≤ 3.36 mmol/L）升高；④HDL–C（正常值≥ 1.29 mmol/L）降低。

11. 血浆肾素和血管紧张素测定

目的是评价肾素 – 血管紧张素 – 醛固酮系统（renin–angiotensin–aldosterone system）功能和高血压状态。正常血浆肾素（renin）浓度为（3.2±1）μg/（L·h）（仰卧位），（9.3±4.2）μg/（L·h）（坐位）。血管紧张素Ⅱ，血浆正常值为 10 ~ 30 ng/L。血浆肾素测定诊断血压正常的多囊卵巢敏感性和特异性分别为 80% 和 71.4%。

12. 二十四肽促皮质素试验

二十四肽促皮质素试验（Synacthen test）目的是观察试验前后多囊卵巢妇女血清特异性肾上腺性雄激素指标 11β – 羟基雄烯二酮和 11– 羟基雄激素浓度变化。二十四肽促皮质素通过抑制 ACTH 分泌，减少肾上腺雄激素、11– 羟基雄激素和皮质醇分泌，但不影响卵巢雄激素生成，因此有助于鉴别肾上腺性或卵巢性 HA。

13. GnRHa–17 羟黄体酮试验

多囊卵巢妇女 17α 羟化酶活性增强，而 17，20 侧链裂解酶活性降低，通过 Δ^4 途径引起血清 17OHP 升高。GnRHα 兴奋试验引起 17OHP 明显升高，升高幅度与卵巢体积大小相关。先用地塞米松抑制肾上腺功能，再进行 GnRHa 兴奋试验，则不能引起 17OHP 升高。

14. 血清 11β – 羟基雄烯二酮测定

正常和多囊卵巢妇女血清 11β 羟基雄烯二酮（11-beta-hydroxyandrostenedione，11β –OHA）浓度无明显差异。由于多囊卵巢妇女血清 Δ^4-dione 升高，因此 Δ^4-dione/11β –OHA 比值高于正常妇女 2 倍，血清 11β –OHA 昼夜节律与 Δ^4-dione 和皮质醇（cortisol）相似。

15. GnRHa 和 ACTH 联合试验

目的是鉴别卵巢和肾上腺性 HA。试验前 1 d 抽血测定 LH、FSH、PRL、皮质醇

（cortisol）、T_0、DHEAS、17OHP 和 E_2 基础值。试验日开始口服地塞米松（dexamethasone，DEX）0.5 mg，q6 h，共 4 d。服完最后 1 次 DEX 后 8 h 抽血测定 17OHP 和 T_0，然后皮下注射曲普瑞林 100 mg，并在 24 h 内，每 4 h 抽血 1 次测定血清 17OHP 和 T_0 浓度。地塞米松治疗后，血清 T_0 浓度从（1.65 ± 0.52）ng/mL 降至（0.73 ± 0.25）ng/mL 者为肾上腺性 HA，血清 T_0 浓度无变化者为卵巢性 HA。注射 GnRHa（曲普瑞林）后，17OHP 升高者为卵巢性 HA，17OHP 明显升高者为特发性 HA，17OHP 无明显变化者为肾上腺性 HA（Morris 综合征）。

16. 医学影像学检查

包括超声、CT 和 MRI 检查。多囊卵巢超声检查表现为双侧卵巢多囊性增大，被膜增厚，回声增强。皮质内可见数目较多，直径为 2 ~ 9 mm，10 ~ 15 个小囊状卵泡。卵巢间质回声不均质；子宫内膜增厚，回声增强。检查时应注意与卵巢和肾上腺肿瘤鉴别。

多囊卵巢的诊断阈值（Cut-off values）：卵巢体积为 13.21 mL，卵巢面积为 7.00 cm^2，间质面积为 1.95 cm^2，S/A 比值（stroma/total area ratio）为 0.34。以上 4 种指标诊断多囊卵巢的敏感性分别为 21%、40%、62% 和 100%，其中 S/A 比值与雄激素水平相关。S/A 比值反映卵巢相关内分泌和形态学变化，用于鉴别正常和多囊卵巢的敏感性和特异性均为 100%。超声测定卵巢体积、面积、间质和间质 / 总面积比值的同时，测定卵泡早期（MC 2 ~ 5 d）促性腺激素、雌激素和雄激素水平有助于多囊卵巢的诊断。

17. 子宫内膜和乳腺检查

多囊卵巢妇女，年龄 ≥ 35 岁，应常规进行盆腔和乳腺超声检查。子宫内膜厚度 ≥ 5 mm 者，应进行诊刮和子宫内膜病理检查，乳腺肿块应进行细针穿刺活检。

18. 后腹膜充气造影和子宫输卵管造影

观察卵巢和肾上腺形态、大小，排除增生性和肿瘤性疾病。

19. 内镜和剖腹探查

包括宫腔镜、陷窝镜和腹腔镜，观察卵巢形态变化，必要时进行卵巢组织活检、打孔或楔切治疗。卵巢或肾上腺肿瘤时应进行剖腹探查。

五、鉴别诊断

1. 卵巢男性化肿瘤

包括支持 – 间质细胞瘤、门细胞瘤、类脂细胞瘤、成性腺细胞瘤、肾上腺残迹瘤、黄体瘤、畸胎瘤和转移癌。以上肿瘤（成性腺细胞瘤除外）多为单侧生长的实质性肿瘤，自主性分泌雄激素，引起去女性化、男性化、腹腔积液和盆腹腔转移癌灶。

2. 肾上腺疾病和肿瘤

包括迟发性先天性肾上腺皮质增生、肾上腺瘤（癌）和库欣综合征。先天性肾上腺皮质增生表现为泌尿生殖窦畸形、男性化和性发育不良。肾上腺腺瘤自主性分泌 Δ^4-dione 和 DHEA，不受 ACTH 促进和地塞米松的抑制。

3. 甲状腺疾病

包括甲状腺功能亢进和甲减。甲状腺功能亢进时 T_3、T_4、SHBG 增高，雄激素代谢清除率降低，引起血浆睾酮升高、女性男性化和月经失调。甲减时，雄激素向雌激素转化增加，引起无排卵和不孕。

4. 特发性和遗传性多毛症

特发性多毛（idiopathic hirsutism）指妇女月经功能和血清雄激素正常的多毛现象，而无典型的多囊卵巢症状和体征。特发性多毛与雄激素受体增多和 5α 还原酶活性增强相关。遗传性多毛与种族和家族史相关，血清雄激素、月经和生育力正常，无多囊卵巢临床征象。

5. 卵巢卵泡膜细胞增生症

卵巢卵泡膜细胞增生症（ovarian hyperthecosis）有明显的家族史，多见于年长和绝经后妇女。临床表现为严重的男性化、多毛、促性腺激素分泌正常或降低、IR 和 HI。血浆雄激素（To、Δ^4-dione、DHT 和 DHEA）明显升高，常伴有 2 型糖尿病、高脂血症和心血管疾病。超声检查卵巢正常大小。卵巢组织学检查，卵泡膜细胞和间质细胞呈巢（岛）性增生和黄素化。该症对氯米芬治疗不敏感，但 GnRHa 和腹腔镜卵巢打孔或楔切治疗有效。

6. 黑棘皮病综合征

黑棘皮病综合征（acanthosis nigricans syndrome）是先天性胰岛素受体基因突变引起的外周组织完全性 IR 综合征（extreme insulin resistance syndrome），包括以下几种临床类型。

（1）A 型综合征（type A syndrome）：多见于 10～20 岁青春期少女，临床表现为严重的 IR、糖耐量异常、HA、黑棘皮瘤和卵巢多囊性变。

（2）B 型综合征（type B syndrome）：多见于 30 岁以上年长妇女，表现为多毛、HA、黑棘皮瘤、男性化和阴蒂肥大；血清抗胰岛素受体抗体和抗核抗体阳性。

（3）C 型综合征（type C syndrome）：为胰岛素受体后功能异常所致，表现为 IR、黑棘皮瘤和男性化。

（4）妖精综合征（leprechaunism）：胰岛素受体基因突变引起的特殊疾病，因患儿面貌类似于爱尔兰神话中妖精而得名，临床表现为严重 IR、HI、HA、PCOS 和黑棘皮瘤，伴有智力低下、先天性脂肪营养不良、肝脾大、多发性囊性血管瘤，多于出生后夭折。

7. 高催乳素血症

多囊卵巢妇女中约 1/3 存在 HPRL，因此应注意排查其他原因引起的 HPRL，包括垂体腺瘤、甲状腺功能减退和医源性 HPRL。

六、一般治疗

多囊卵巢综合征治疗，包括改善生活方式、调整饮食结构、减轻体重；促进排卵、恢复正常月经和生育力；治疗高雄激素血症、多毛症和胰岛素抵抗代谢综合征；腹腔镜手术和辅助生育；防治并发症等。

（一）改善生活方式和饮食结构

目的是限制热卡摄入和减轻体重。减肥饮食（Atkins diet）标准为 500 kcal/d，可在 6 个月内减轻体重 12% 和改善生育力。饮食结构应根据热卡摄入、饮食生糖负荷（glycemic load，GL）和生糖指数（glycemic index，GI）设计食谱，调整糖类、蛋白质和脂肪比例，戒烟戒酒。美国 2003 年健康和营养学调查（National Health and Nutrition Examination Survey，NHANES）发现，多囊卵巢妇女代谢综合征发生率为 46%，明显高于健康妇女（23%）。二甲双胍（Metformin）1.5 g/d 治疗和加强饮食管理（每天 1500 kcal，蛋白占 26%，糖类占 44%，脂肪占 30%）6 个月，多数患者体重、TG、血压和血清胰岛素降低，而 HDL-C 升高，动脉栓塞和 2 型糖尿病发生率降低。

（二）减轻体重

包括体育锻炼、减肥手术（bariatric surgery）和减肥药物（antiobesity pharmacologic agents）综合治疗。肥胖型多囊卵巢妇女，减轻原来体重的 5% 即可改善月经和排卵功能，减轻原有体重 10%～15% 即可明显降低 HI 和 HA，改善 IR 和心血管功能，有利于提高排卵率和妊娠率。

1. 减肥药物

奥利司他（Orlistat），为脂肪酶抑制药，抑制胃脂酶、胰脂酶、羧基酯酶和磷脂酶 A_2 活性，减慢脂肪水解为氨基酸和单酰基甘油进程，减少肠道脂肪吸收率 30%，降低血清 TC、LDL-C 和脂肪储存而减轻体重。

2. 减肥手术

包括胃成形术（gastroplasty）、胃旁路术（Roux-en-Y 胃旁路手术）、胰旁路术、小肠旁路术和腹腔镜手术。局部去脂术，包括湿性吸脂术、肿胀法抽脂术、超声脂肪抽吸术（ultrasound-assisted liposuction，UAL）和皮肤脂肪切除术。

七、促排卵治疗

（一）治疗流程

按照欧洲人类生育和胚胎学会（ES-HRE）和美国生育学会（ASRM）提出的多囊卵巢性不孕治疗的共识意见（2007），第一线促排卵药物是氯米芬（Clomiphene Citrate，

CC）；CC 抵抗者采用芳香化酶抑制药（aromatase inhibitors，AIs）治疗。第二线治疗是促性腺激素（pFSH/rFSH）和腹腔镜卵巢打孔（laparoscopy ovary drilling，LOD）手术。第三线治疗是辅助生育（IVF/ET，IUI）。存在 IR、HI 和代谢综合征者采用二甲双胍（Metformin，MET）和噻唑烷二酮（Thiazolidinediones，TZD）衍生物等胰岛素增敏药治疗。促排卵治疗应尽量减少多胎妊娠率和卵巢高刺激综合征发生率，并注意防治多囊卵巢并发症，以保障妇女和胎儿的生殖健康。多囊卵巢促排卵治疗流程，见图 1-4。

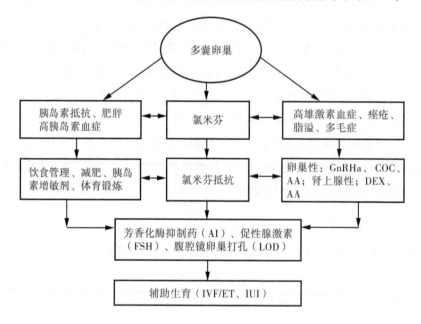

图 1-4   多囊卵巢促排卵治疗流程

（二）氯米芬疗法

氯米芬（Clomiphene Citrate，CC），为第 1 代非甾体类选择性雌激素受体调节剂（SERM），三苯乙烯衍生物，多囊卵巢促排卵治疗的首选药物。药物价格低廉，方法简单、安全、有效，不良反应轻微。CC 在下丘脑 - 垂体 - 卵巢三个层面，竞争性地与靶细胞雌激素受体结合，抑制内源性雌激素对性腺轴的负反馈作用，促进 GnRH-Gn 释放，促进排卵和卵巢甾体激素生成。CC 促排卵治疗方法，包括单一 CC 疗法、CC- 雌激素疗法、CC-hCG 疗法、CC- 他莫昔芬疗法、CC- 地塞米松疗法、CC-MET 疗法、CC- 噻唑烷二酮疗法等。

1. 单一 CC 疗法

从月经周期或黄体酮撤退出血的第 5 天开始治疗，CC 50 mg/d，连服 5 d。排卵多发生于停药后 7 d 左右，围排卵期性生活易于妊娠。未出现排卵者，第 2 个周期 CC 剂量增大至 100 mg/d。仍未出现排卵者，第 3 个周期剂量增大至 150 mg/d。仍未出现排卵者则为 CC 抵抗（clomiphene resistance，CR），应审查原因，并采用芳香化酶抑制药或促性腺激素治疗。

鉴于多囊卵巢对 CC 十分敏感，有些学者推荐采用 CC 小剂量短程治疗，即 CC 25 ~ 50 mg/d，连服 5 d；或于月经周期第 1 ~ 3 天，服用 3 d，妊娠率高于传统的 5 d 疗法。CC 最大剂量为 150 mg/d，即治疗周期总剂量为 750 mg，以避免引起卵巢过度刺激综合征（ovarian hyperstimulation syndrome，OHSS）。CC 治疗一般不应超过 6 个周期。临床观察发现，单一 CC 治疗排卵率为 70% ~ 80%，6 个治疗周期的累计妊娠率为 75%，排卵周期妊娠率为 22%（25% ~ 30%），双胎率为 8%（6% ~ 17%），流产率为 30% ~ 40%。影响 CC 疗效的因素，包括 FAI、BMI、年龄、卵巢体积和治疗前月经变化（闭经或月经稀发）。近 40 年的临床应用表明，CC 存在血浆半衰期长（2 周），外周抗雌激素作用对宫颈黏液功能、子宫内膜生长和雌激素受体的不利影响，胚胎植入率和妊娠率低、早期妊娠流产率、多胎妊娠和 OHSS 率高等缺点。

2. CC- 雌激素疗法

配伍雌激素的目的在于消除 CC 对宫颈黏液、子宫内膜、雌激素受体、胚胎植入和早期胚胎发育的不利影响。配伍应用的雌激素，包括倍美力（0.3 ~ 0.625 mg/d）、戊酸雌二醇（补佳乐）（1 mg/d）或微粒化 17β - 雌二醇（1 mg/d），于月经周期第 5 ~ 15 天服用。

3. CC-hCG 疗法

适用于 CC 抵抗、黄体功能不全者。CC 50 ~ 150 mg/d，于月经周期第 5 ~ 9 天服用。超声监测卵泡发育，优势卵泡直径 ≥ 18 mm，血清 E_2 ≥ 300 pg/mL 时，一次肌内注射 hCG 10 000 U。排卵多发生于注药后 24 h 内，此时性生活易于妊娠。注射 hCG 后未发生排卵，而卵泡继续增大（≥ 2.5 cm）者提示为黄素化不破裂卵泡（LUF），应审查原因和适应证。观察发现，附加 hCG 并不增加排卵率和妊娠率，因此不作为常规应用。

4. CC- 他莫昔芬（Tamoxifen，TAM）疗法

适用于 CC 抵抗者。TAM 属于选择性雌激素受体调节药（SERM），小剂量短程治疗具有良好的促排卵作用。方法是于月经周期（或黄体酮撤退出血）的第 3 ~ 5 天开始，20 ~ 40 mg/d，连服 5 d。可单独应用或与 CC 联合应用，治疗效果类似于 CC。TAM 不作为常规促排卵药物。

5. CC- 地塞米松（dexamethasone，DEX）疗法

适用于多囊卵巢合并肾上腺性 HA（DHEAS > 200μg/dL）者。方法是在服用 CC 的同时，服用 DEX 0.25 ~ 0.5 mg/d，即于月经周期第 3 ~ 12 天服用。

6. CC- 胰岛素增敏药

适用于多囊卵巢合并 IR、HI 和代谢综合征。胰岛素增敏药：①二甲双胍（Metformin，MET）；②噻唑烷二酮（Thiazolidinediones，TZDs）衍生物，包括罗格列酮（Rosiglitazone，文迪雅）、匹格列酮（Pioglitazone）、环格列酮（Ciglitazone）、恩格列酮（Englitazone）；③ α- 葡萄糖苷酶抑制药（alpha-glucosidase inhibitor）阿卡波糖（Acarbose）；④二糖酶抑制药（disacchridase inhibitors）等。

（三）芳香化酶抑制药

芳香化酶（aromatase）是雌激素合成酶（estrogen synthetase），促进 C19- 甾体（T_0 和 Δ^4-dione）转化为雌激素。芳香化酶抑制药（aromatase inhibitors，AIs）通过与芳香化酶底物结合，阻遏内源性芳香化酶活性而抑制雌激素生成。第 3 代高活性非甾体类 AI，来曲唑（Letrozole）和阿那曲唑（Anastrozole）现已用于多囊卵巢促排卵治疗。

1. 适应证

CC 抵抗多囊卵巢妇女和辅助生育促超排卵治疗。

2. 作用机制

（1）对下丘脑-垂体轴的作用：AI 通过抑制脑部、卵巢和外周组织（脂肪、肝脏和肠道等）中雄激素向雌激素转化，阻断雌激素对下丘脑-垂体性中枢的负反馈作用，引起激活素（activin）和促性腺激素分泌增加，促进卵巢卵泡发育和排卵。

（2）对卵巢的作用：AI 通过阻断卵巢内芳香化酶促进雄激素向雌激素转化，引起卵巢内雄激素浓度暂时性升高，后者促进发育卵泡 IGF-1 和 FSH 受体生成，提高优势卵泡对 FSH 的敏感性和反应性，引起卵泡成熟和排卵，但不影响卵巢其他甾体激素相关酶系统活性和功能。非甾体 AI 治疗仅引起单一优势卵泡成熟和排卵，因为 AI 半衰期较短（30 ～ 60 h），不影响雌激素受体（estrogen receptor，ER）功能和正常下丘脑-垂体-卵巢轴反馈机制，因此当优势卵泡发育、雌激素和抑制素（inhibin）分泌增加时可反馈抑制 FSH 分泌，引起卵巢内其他未成熟卵泡闭锁，以保证单一优势卵泡成熟和排卵，从而降低多卵泡发育、多胎妊娠和 OHSS 发生率。

（3）对子宫的作用：非甾体类 AI 无外周抗雌激素作用，不影响子宫内膜、宫颈黏液和其他外周雌激素靶组织和细胞功能，因此对精子上游走、获能、受精卵在子宫内膜的黏附和植入无不利影响。另外，AI 显著抑制异位内膜组织芳香化酶活性，减少雌激素生成和改善病情，因此也适用于子宫内膜异位症性不孕妇女促排卵治疗。

3. 治疗方法

（1）单一 AI 疗法：从月经周期（或黄体酮撤退出血）第 3 ～ 5 天开始服用来曲唑 2.5 mg/d（1.25 ～ 5.0 mg/d），或阿那曲唑 1 mg/d（0.5 ～ 1.0 mg/d），连服 5 d。超声检测卵泡发育、子宫内膜厚度和血清雌二醇浓度，优势卵泡直径 ≥ 18 mm 时，一次注射 hCG 10 000 U，促进卵泡最后成熟和排卵，并指导排卵期性生活。

（2）AI-FSH 联合疗法：从月经周期（或黄体酮撤退出血）第 3 ~ 5 天开始服用来曲唑或阿那曲唑，连服 5 d，于第 7 ~ 11 天注射 FSH 75 U/d。超声检测卵泡发育、子宫内膜厚度和血清雌二醇浓度，优势卵泡直径 ≥ 18 mm 时，一次注射 hCG 10 000 U，促进卵泡最后成熟和排卵，并指导排卵期性生活。辅助生育控制性促超排卵治疗（controlled ovary hyperstimulation，COH）时，AI 可与促性腺激素药物（GnRHa、hMG、FSH）联合应用，既可提高排卵率，又可减少促性腺激素用量，降低多卵泡发育、多胎妊娠和 OHSS 发生率。

（3）AI-MET 疗法：先服用二甲双胍 500 mg，每天 3 次，连服 6 ~ 8 周。然后，于月经周期（或孕激素撤退出血）的第 3 ~ 7 天服用来曲唑 2.5 mg/d（1.25 ~ 7.5 mg/d），或阿那曲唑 1 mg/d（0.5 ~ 1.0 mg/d）。超声检测卵泡发育、子宫内膜厚度和血清雌二醇浓度，优势卵泡直径 ≥ 18 mm 时，1 次注射 hCG 10 000 U，促进卵泡最后成熟和排卵，并指导排卵期性生活。

4. 疗效评价

（1）来曲唑和阿那曲唑比较：前瞻随机性研究，对比了 220 例 AI 促排卵治疗 574 个周期（阿那曲唑 109 例，279 周期；来曲唑 111 例，295 周期）的临床效果，发现阿那曲唑组和来曲唑组总卵泡数目、优势卵泡（直径 ≥ 18 mm）数目、hCG 注射日子宫内膜厚度、血清 E_2 和黄体酮浓度、周期妊娠率、流产率无明显差异。

（2）芳香化酶抑制药与氯米芬比较：荟萃分析发现，来曲唑和阿那曲唑治疗的妊娠率、足月分娩率和活婴率均明显优于 CC。然而，另外 2 项来曲唑和 CC 的随机对照性研究未发现来曲唑和 CC 的妊娠率和流产率有明显差异。Badawy（2007）观察发现 CC 治疗组发生 3 例双胎妊娠，而 AI 组未发生多胎妊娠。Atay（2006）报道 AI 治疗引起 1 例双胎妊娠。值得指出的是，AI 促排卵治疗无外周抗雌激素作用，不影响宫颈黏液功能和子宫内膜生长。观察发现 AI 治疗组，hCG 注射日子宫内膜厚度明显高于 CC 组，其与 AI 较高的胚胎植入率、妊娠率相关，因当子宫内膜厚度低于 5 ~ 6 mm 时则受精卵难以植入和妊娠。

（3）AI + MET 与 CC + MET 比较：随机对照性研究发现两组治疗的成熟卵泡（直径 > 18 mm）数量相似；hCG 注射日血清雌激素和成熟卵泡雌激素浓度 CC 组高于 AI 组；平均子宫内膜厚度，CC 组明显低于 AI 组；两组总妊娠率、周期妊娠率和妊娠周数相似，均未发生早产；足月妊娠率，AI 组高于 CC 组，分别为 34.5% 和 10%；均未发生新生儿畸形。

（4）AI 与其他促排卵方法比较：Mitwally（2005）总结分析了美国近 3 年来，3 个三级医疗单位，3748 个治疗周期，509 例妊娠的结局，其中来曲唑和来曲唑 + 促性腺激素组为 227 例妊娠，CC 和 CC + 促性腺激素组为 113 例妊娠，促性腺激素组为 131 例妊娠，自然妊娠 38 例。分析发现，AI 组与其他治疗组的自然流产率和异位妊娠率相似，但来曲唑组多胎妊娠率（4.3%）明显低于 CC 组（22%）。

5. 不良反应

（1）致畸作用：观察发现，阿那曲唑无胎儿致畸和诱裂作用（teratogenic and clasto-genic effects），但来曲唑可能存在潜在的致畸作用。然而，药代动力学研究认为，由于来曲唑半衰期短（48 h），于卵泡早期服药后，经过 3～4 个半衰期血药浓度已明显低于治疗水平，经过 5 个半衰期（服完最后 1 片后 10～12 d），于胚胎植入子宫内膜前药物已完全排出体外，因此不会对早期胚胎发育产生不利影响。尽管如此，从预防角度出发，应用阿那曲唑和来曲唑促排卵前应首先检测血浆 β–hCG 排除妊娠。

（2）先天性畸形：美国生育学会对比分析了 AI 治疗后妊娠分娩的 170 例新生儿（20 例失访）和自然妊娠分娩的 36 000 例新生儿出生缺陷率，发现两组的先天畸形率无明显差异，来曲唑组心脏和骨骼异常率高于对照组。然而，由于来曲唑组病例数量较少，为不孕妇女，而对照组均为正常或低危妊娠，胎儿畸形在初级医院已被筛查排除，因此两组可比性较差而难以做出结论。加拿大多中心研究，对比分析了 911 例 AI 和 CC 促排卵治疗的新生儿畸形率，其中来曲唑组 514 例和 CC 组 397 例。先心病发生率，CC 组明显高于 AI 组，分别为 7 例（1.8%）和 1 例（0.2%），其中室间隔缺损最多见（5/8），发生率类似于自然妊娠组，因此认为，AI 不会引起新生儿巨大和微小畸形，其与 ASRM 结论相悖。

综合分析，AI 促排卵治疗具有三个优点：一是 AI 半衰期短，不影响雌激素受体功能和雌激素或抑制素对下丘脑 – 垂体性中枢的反馈作用，因此促进单一优势卵泡发育，降低多卵泡发育、多胎妊娠和 OHSS 发生率；二是无外周抗雌激素作用，对宫颈黏液和子宫内膜无不利影响，具有较高妊娠率和足月分娩率；三是辅助生育（IVF/ET，IUI）时，AI + FSH 促超排卵治疗可节省 FSH 用量、促进卵泡成熟发育、提高采卵率和妊娠率。

近十几年来，AI 已发展成为替代 CC 促排卵治疗的第一线药物，是一种安全、有效和不良反应低的药物。然而，AI 临床应用时间较短，尚缺乏符合循证医学标准的前瞻性、随机、双盲、对照性大样本临床研究资料。有关 AI 促排卵作用机制、疗效、安全性、不良反应和对卵母细胞、受精、胚胎发育和新生儿发育的长期影响仍需要细致深入的临床研究。

（四）促性腺激素疗法

1. 适应证

CC 抵抗多囊卵巢和辅助生育者。

2. 目的

改善内源性 LH/FSH 比值、避免高 LH 血症和 HA 对卵泡早期发育的不利影响，提高卵母细胞质量、避免未成熟卵泡过早黄素化和闭锁。

3. 治疗方法

药物、剂型、剂量和方法选择应遵循个体化原则，根据患者生殖激素基础水平确定。首选药物为纯化 FSH（pFSH）或基因重组 FSH（rFSH）。临床常用的促排卵方案如下。

（1）低剂量递增法（low-dose step-up regimens）：根据 FSH 阈值（FSH threshold），rFSH 起始剂量为 37.5 ~ 75 U/d，每 3 ~ 5 天增加原剂量的 1/2。如治疗 1 周后出现卵泡发育可维持原剂量治疗；如无明显卵泡发育，可梯度性增加治疗剂量，但递增剂量应减少 50%，直到出现优势卵泡为止，治疗可持续 10 ~ 14 d，即持续性低剂量方案（chronic low-dose regimens），可有效地提高周期妊娠率，降低 OHSS 和多胎妊娠率。

（2）低剂量递减法（low-dose step-down regimens）：从 FSH 负荷剂量（loading dose）75 ~ 150 U/d 开始治疗，根据卵泡发育情况，每 2 ~ 3 d 适当减少原剂量 1/3，直到出现优势卵泡发育。正确掌握适应证，递增法或递减法均可达到促进单一优势卵泡发育的目的。低剂量促性腺激素治疗的排卵率为 90%（53% ~ 97%），妊娠率为 70%，排卵周期妊娠率为 25% ~ 30%，多胎率为 10%，流产率为 25% ~ 30%。

4. 疗效评价

低剂量促性腺激素治疗的单一卵泡发育和排卵率为 70%，妊娠率为 20%，多胎妊娠率为 5.7%，OHSS 发生率 < 1%。随访观察发现（240 例），累计单胎足月分娩率为 72%。荟萃分析发现，递增法的排卵率、单一卵泡周期率、排卵周期妊娠率、累计妊娠率、多胎率、单胎足月分娩率和 OHSS 发生率分别为 68% ~ 72%、73%、15% ~ 20%、55% ~ 73%、4% ~ 18%、7% ~ 10% 和 1%；递减法分别为 91%、62%、17%、47%、8%、12% 和 2%。

（五）GnRHa（GnRHant）- 促性腺激素疗法

应用 GnRHa（或 GnRHant）的目的是通过降低 GnRH 受体功能和垂体脱敏作用，抑制内源性过高的 LH 分泌、HA 和预防未成熟卵泡过早黄素化（premature luteinization）。GnRHa 治疗 1 ~ 2 周即出现脱敏效应（血浆雌激素 < 30 pg/mL，卵泡直径 < 10 mm），这时可开始控制性促超排卵治疗（COH），即 FSH-hCG 治疗（低剂量递增法或递减法）。多囊卵巢对单一性 GnRHa 脉冲疗法反应较差，排卵率为 38%，妊娠率为 8%。

临床观察发现，GnRHa-COH 治疗 3 个周期的妊娠率为 77%，高于单纯 hMG（FSH）-hCG 疗法。必须强调，多囊卵巢妇女对所有促排卵治疗均十分敏感，极易发生 OHSS 和多胎妊娠。OHSS 发生率 > 6%，其中轻症发生率为 8% ~ 23%，中症为 0.5% ~ 7%，重症为 0.8% ~ 10%，极严重为 > 2%。多胎妊娠率高达 28.7%。因此正确掌握适应证，选择药物、方法、剂量和加强监测十分重要。

八、胰岛素抵抗代谢综合征的治疗

改善生活方式和饮食结构同一般治疗。

（一）胰岛素增敏药

胰岛素增敏药通过改善胰岛素抵抗代谢综合征，提高排卵率和妊娠率。

1. 二甲双胍（Metformin，MET）

常用剂量为 500 mg，每天 3 次，口服。推荐服用肠溶型 MET。MET 提高靶细胞对胰岛素敏感性，改善 IR、HI、HA、BMI 和腰 / 臀比值；减少肝脏葡萄糖生成，降低空腹血糖，促进葡萄糖代谢恢复平衡；促进卵巢颗粒细胞生成 IGF-1，减少肝脏 IGFBP-1 生成，改善脂代谢；促进月经功能恢复，提高排卵率和妊娠率。需要指出的是，MET 属于妊娠期 B 类药物，确定生化妊娠后即应停药。MET 长期服用可引起乳酸性酸中毒，多发生于存在潜隐性感染、肾功能不全和充血性心力衰竭者。另外，MET 应避免与利尿药物呋塞米（Furosemide）同时服用。

荟萃分析表明，MET 治疗组排卵率高于对照组 4 倍；MET + CC 组排卵率高于单一 CC 治疗组 4 倍。肥胖型多囊卵巢妇女，CC + MET 治疗的排卵率、妊娠率、足月分娩率和多胎妊娠率分别为 28.7%、18.1%、12.9% 和 1.4%，明显优于单纯 CC 治疗（14%、11%、11.4% 和 2.8%）。然而，另两项研究表明，MET 不能提高肥胖型和正常体重多囊卵巢妇女足月分娩率；CC + MET 治疗不能降低流产率，甚至增加流产率。

辅助生育（IVF/ET）研究发现，FSH + MET 治疗的受精率和临床妊娠率（64% 和 70%）明显高于单一促性腺激素治疗（43% 和 30%）；FSH + MET 治疗的妊娠率（28%）高于单一 FSH 治疗（10%），并明显降低 OHSS 发生率。

2. 噻唑烷二酮（Thiazolidinediones，TZDs）

衍生物为胰岛素增敏药，其与过氧化物酶体增生活化受体（PPARs）转录因子 γ 亚型（PPAR γ）结合后，增强靶组织对胰岛素敏感性、改善 IR 和 HI、保护心血管功能、预防大血管和微小血管并发症。TZDs 药物明显降低高 LH 血症、LH/FSH、FT_0 和 IGF1/IGBP-3 比值，增加卵巢 IGF-1 生物利用率和血清 IGFBP-3 浓度。TZDs 药物起效作用较 MET、磺酰脲类（sulfonylureas）和葡萄糖苷酶抑制药（glucosidase inhibitor）缓慢，服药后 2 ~ 4 周血糖开始降低，最大药效出现于治疗的第 12 周，糖化血红蛋白（HbA1c）降低 1% ~ 1.5%。TZDs 可与其他治疗 2 型糖尿病药物联合应用。TZDs 药物治疗的月经恢复率为 72%，优于 CC 单一治疗。需要指出的是，TZDs 药物属于妊娠期 C 类药物，长期服用可引起心脏和肝脏功能损害，因此确定妊娠后应立即停药。

（1）罗格列酮（Rosiglitazone）：常用剂量为 4 mg，每日 1 ~ 2 次，从月经周期第 1

天开始服用。临床观察发现，罗格列酮治疗 3 个月后，空腹血清胰岛素、IGF-1、LH 和腰围比值降低，QUICKI 指数和 IGFBP-1 升高，血清 TC、LDL-C、HDL-C、TG、T_0、DHEAS、瘦素（Leptin）、IGFBP-3 和 BMI 无明显变化。罗格列酮单一治疗排卵率为 33%，CC + 罗格列酮联合治疗规律月经恢复率为 72%，排卵率为 77%。

（2）匹格列酮（Pioglitazone）：常用剂量为 45 mg/d。匹格列酮治疗降低血清胰岛素、葡萄糖、IR、HI 和 DHEAS，而 HDL-C 和 SHBG 升高。匹格列酮治疗 2～6 个月后，多毛和痤疮明显减轻，LH/FSH、Δ^4-dione 和 17OHP 降低，脂代谢好转。

（3）阿卡波糖（Acarbose）：常用剂量为 150～300 mg/d。阿卡波糖为生物合成的假性四糖，α‐葡萄糖苷酶抑制药（alpha-glucosidase inhibitor）显著抑制小肠 α‐葡萄糖苷酶活性，延缓肠道内单糖、双糖和寡糖的降解和吸收，降低空腹和餐后血糖；改善多囊卵巢 HA、HI、IR；降低痤疮/脂溢指数（acne/seborrhoea score）和促进月经恢复。

（4）β‐内啡肽受体阻断药：包括纳洛酮（Naloxone）和纳曲酮（Naltrexone），具有改善 IR 和促排卵作用。

（二）其他

1. 治疗高脂血症

推荐应用苯氧芳酸类（力平脂和诺衡）、HMG-CoA 还原酶抑制药（辛伐他汀和普伐他汀）和烟酸类药物治疗。

2. 治疗高血压法

推荐应用血管紧张素转换酶抑制药（ACEI）、血管紧张素 II 受体拮抗药（ARB）和钙通道阻滞药（CCB）。不推荐应用 β‐受体阻滞药和利尿药，因其可加重 IR。

九、高雄激素血症和多毛症的治疗

多囊卵巢妇女 HA 和多毛症治疗药物包括：①抑制雄激素生成药物，包括 GnRH 激动药（GnRHa）、GnRH 拮抗药（GnRHant）、联合型口服避孕药（COCs）、肾上腺糖皮质激素（地塞米松）；②雄激素受体拮抗药，包括甾体类抗雄激素醋酸环丙黄体酮（Cyproterone acetate，CPA）和合成孕激素；非甾体类抗雄激素，包括氟他胺（Flutamide）、非那雄胺（Finasteride）、螺内酯（Spironolactone）、比卡鲁胺（Bicalutamide）；③调节雄激素活性药物，包括胰岛素增敏药 MET、匹格列酮、竞争型 α 受体阻断药咪唑啉（Imidazole）、组胺 H_2 受体抑制药西咪替丁（Cimetidine）、血管紧张素转化酶抑制药（ACEI）赖诺普利（Lisinopril）等。

（一）卵巢性高雄激素血症

1. GnRH 激动药（GnRHa）

通过降调 GnRH 受体和垂体脱敏作用，抑制卵巢雄激素生成。GnRHa 长期治疗应配伍性激素反向添加治疗，以防止骨丢失和低雌激素不良反应。观察发现，第一次注射 GnRHa 后 LH 和 E_2 明显降低，第二次注射后 T_0 明显降低。治疗 3 个月后，5α – 还原酶活性明显降低，但治疗 6 个月后降低不再明显，因此应坚持长期治疗。GnRHa 治疗多毛疗效优于抗雄激素非那雄胺。治疗 6 个月，GnRHa 和非那雄胺分别降低多毛症评分 $36\% \pm 14\%$ 和 $14\% \pm 11\%$。GnRHa 引起血清 TT_0、FT_0、Δ–dione 和 DHEAS 明显降低，而非那雄胺仅降低 TT_0 和 FT_0 浓度。GnRHa + 抗雄激素、GnRHa + 联合型口服避孕药（COC）、GnRHa + 氟他胺联合治疗多囊卵巢和多毛症均明显地降低 Ferriman–Gallwey 多毛评分，停止治疗后，作用可持续 6 个月以上。

2. GnRH 拮抗药（GnRHant）

通过竞争性抑制 GnRH 及其受体，遏制高 LH 高脉冲释放频率，快速降低生物学活性和免疫活性 LH 水平，改善 LH/FSH 比值，提高卵巢对促排卵药物敏感性和反应性。GnRH 拮抗药可在数小时内抑制 LH 分泌而无首过效应（flareup effect），作用可维持 $10 \sim 100$ h，不良反应轻微。GnRH 拮抗药和激动药联合治疗通过竞争结合 GnRH 受体，抑制内源性 GnRH 作用，促进 LH 脉冲节律恢复正常。临床应用的 GnRH 拮抗药包括：① Nal–Glu，剂量为 $50 \sim 300\mu g/kg$；②西曲瑞克（Cetrorelix），剂量为 10 mg/d，连用 5 d，然后改为维持剂量 $1 \sim 2$ mg/d，直到出现显著疗效；③加尼瑞克（Ganirelix），剂量为 3 mg/d，连用 21 d，可减少睾酮分泌 90% 以上；④地泰瑞克（地肽利司，Detirelix），剂量为 $5 \sim 15$ mg/ 周治疗，促性腺激素降低 50%，睾酮降低 85%；⑤口服型、非肽类 GnRH 拮抗药，Elagolix 和 5- 磺胺苯并咪唑（Benzimidazole–5–sulfon–amides）已试用于临床。GnRH 拮抗药和激动药脉冲式联合治疗，通过竞争抑制 GnRH 受体，可有效地抑制内源性 GnRH 分泌，恢复正常的 LH 脉冲频率。方法是拮抗药 Nal–Glu，10 mg，皮下注射，每 3 天 1 次。1 周后开始 GnRH 激动药脉冲治疗，$10\mu g/90$ min，共 15 d，可成功地促进 LH 释放频率和雄激素分泌恢复正常。

3. 联合型口服避孕药（COC）

第 3 代 COC 由高选择性孕激素孕二烯酮（Gestodene）、诺孕酯（Norgestimate）、去氧孕烯（Desogestrel）、环丙黄体酮（Cyproterone）和氯地黄体酮（Chlormadinone）分别由炔雌醇（$20 \sim 35\mu g$）组成，制剂包括达英 –35（Diane–35）、妈富隆（Marvelon）、美欣乐（Mercilon）、敏定偶（Minulet）、优思明（Yasmin）和拜拉瑞（Belara）等。联合型口服避孕药通过负反馈抑制 GnRH–Gn 释放、抑制排卵、减少卵巢雄激素生成，增加 SHBG

生成，降低血清游离睾酮浓度，抑制子宫内膜增生过长，调节月经周期，可用于治疗轻、中型多毛症。COC 短期治疗（6 个周期）作用不明显，因此需要较长期治疗。

（二）肾上腺性高雄激素血症

肾上腺糖皮质激素用于治疗肾上腺性 HA 的 CC 抵抗妇女。肾上腺性 HA 由肾上腺皮质网状带 DHEA 和 DHEAS 分泌增加所引起。地塞米松（DEX）治疗应从小剂量 $0.25 \sim 0.5$ mg/d 开始，以血清 DHEAS 浓度检测为指导调整治疗剂量。随机、双盲和安慰剂对照性研究采用 CC（100 mg/d，MC $3 \sim 7$ d）+ 大剂量 DEX（2 mg/d，MC $3 \sim 12$ d）短程治疗，待优势卵泡直径 ≥ 18 mm 时，1 次肌内注射 hCG 10 000 U 促进排卵。结果发现，CC + DEX 组和对照组排卵率分别为 75% 和 15%，妊娠率分别为 40% 和 0%。然而，非肾上腺性 HA 妇女采用 DEX 治疗必要性仍值得研究。

（三）抗雄激素

抗雄激素（antiandrogens）是一组抑制雄激素生成、降低雄激素受体活性、抑制 5α - 还原酶、促进性激素结合蛋白生成和降低血清中游离雄激素浓度的药物，适用于治疗卵巢性和肾上腺性高雄激素血症。

1. 醋酸环丙黄体酮（Cyproterone Acetate，CPA）

醋酸环丙黄体酮为 17α - 羟黄体酮衍生物，雄激素受体拮抗药，抑制垂体促性腺激素分泌和卵巢雄激素生成，增加 T_0 代谢清除率，降低血清 FT_0 浓度。方法包括：①达英 -35（Diane-35）周期疗法；②逆序贯疗法（reverse sequential regimen），月经周期第 $5 \sim 14$ 天服用 CPA $12.5 \sim 50$ mg/d，第 $5 \sim 24$ 天服用炔雌醇 $35 \sim 50\mu$ g/d，或戊酸雌二醇 1 mg/d，或倍美力 0.625 mg/d；③长效注射剂型 CPA 300 mg/ 月。

2. 氟他胺（Flutamide）

雄激素受体拮抗药，阻断雄激素受体功能和抑制毛囊生长，不影响血清 TT_0、FT_0、Δ -dione、DHEAS、E_2 和 SHBG 浓度。氟他胺剂量为 $250 \sim 500$ mg/d，连服 $6 \sim 12$ 个月。不良反应为皮肤干燥和肝功能损害。症状改善后改用小剂量 12.5 mg/d 维持治疗 12 个月。治疗期间每 2 个月 1 次检测 Ferriman-Gallwey 评分、毛发直径和生长率。

3. 螺内酯（Spironolactone）

螺内酯为醛固酮拮抗药，除利尿作用外，还具有明显的抗雄激素活性、抑制 T_0 生成、促进 T_0 向 E_1 转化、拮抗 5α 还原酶活性和雄激素受体功能。剂量范围为 $75 \sim 200$ mg/d，有效率为 72%。大剂量长程治疗可引起高钾血症、月经过多（发生率为 56%）和月经间期出血（发生率为 33%）。

4. 非那雄胺（Finasteride）

5α - 还原酶 II 型抑制药，阻断 T_0 向 DHT 转化。常用剂量为 5 mg/d，可有效地抑制多毛，不良反应轻微。由于非那雄胺抑制胎儿泌尿生殖窦和生殖结节分化，因此治疗期间应注意避孕。

5. 西咪替丁（甲氰咪胍，Cimitidine）

组胺 –H_2 受体拮抗药，抑制 5α – 还原酶活性、减少 T_0 生成；在靶细胞雄激素受体水平与 DHT 竞争受体，降低细胞核内 DHT– 受体复合物浓度和功能。常用剂量为 300 mg，每日 3 ~ 5 次，3 个月为 1 个疗程。西咪替丁治疗的多毛和痤疮消退率为 64%，但血浆 TC、DHT、LH、17KS 无明显变化。西咪替丁不良反应轻微，但大剂量可引起心律不齐，乳房增大、压痛和高催乳素血症。偶可引起哮喘等变态反应，因此有过敏史者慎用。

6. 赖诺普利（Lisinopril，苯丁酸赖脯酸）

血管紧张素转化酶抑制药（angiotensin–converting enzyme inhibitor，ACEI），10 mg/ d，连用 4 周，明显地降低血清 FT_0 浓度，而不影响 SHBG 浓度，药物作用与调节卵巢内肾素 – 血管紧张素系统功能相关。

7. 联合治疗

低剂量氟他胺和 MET 联合治疗 3 个月，多毛症指数（hirsutism scores）和血清雄激素浓度明显降低，机体对胰岛素的敏感性明显增加，脂代谢和脂蛋白构成改善，治疗 9 个月，脂肪减少 10%、腹壁脂肪减少 20%，但停止治疗后 3 个月所有症状均有反跳现象。非肥胖型多囊卵巢妇女推荐应用低剂量氟他胺（125 mg/d）、MET（1275 mg/d）和美欣乐（Mercilon）治疗。氟他胺和氟他胺 + COC 治疗多毛疗效相似。月经稀发和需要避孕者推荐应用 COC 治疗。饮食管理 MET、氟他胺或 MET + 氟他胺联合治疗明显地减少脂肪，降低雄激素，改善脂代谢、多毛和月经功能。

（四）多毛症局部治疗

局部治疗药物包括孕激素霜、环丙黄体酮霜和螺内酯霜。局部治疗包括刮除（shaving）、化学除毛（chemical depilatories）、脱毛（wax depilatories）、剔除（beaching）、电灼（electrolysis）、激光除毛等。艾佛鸟氨酸冷霜（13.9% eflornithine HCl，Vaniqa）局部应用治疗多毛症，每天 2 次，局部吸收率低，不影响全身功能，因此安全而有效。

十、腹腔镜手术

（一）适应证

CC 抵抗、促性腺激素治疗无效和（或）可疑卵巢肿瘤的不孕妇女。

（二）作用机制

LOD 通过减少多囊卵巢内卵泡膜细胞数量和雄激素分泌、降低抑制素生成、促进卵巢 IGF-1 生成，增强卵巢对 FSH 敏感性，引起卵泡成熟和排卵。观察发现，LOD 术后数日内，血清生殖激素分泌模式即出现明显的改善，包括 FSH、LH、LH/FSH 比值、T_0、Ferriman-Gallwey 评分，出现单一优势卵泡发育和排卵，而很少发生多胎妊娠和 OHSS。

（三）手术方法

传统的卵巢楔切术（ovarian wedge resection，OWR），因手术创伤大、妊娠率低和术后卵巢周围粘连严重现已很少采用，而推荐采用微创性腹腔镜手术（laparoscopic ovarian surgery，LOS）。腹腔镜手术，包括经腹腔或经阴道注水腹腔镜（hydrolaparoscopy）手术，其中腹腔镜卵巢打孔（laparoscopic ovarian drilling，LOD）是最常用的方法。LOD 在全身麻醉下，应用腹腔镜单极电凝（monopolar electrocautery，diathermy）或激光刀，以 30 W 功率，于每个卵巢纵轴游离缘两侧卵泡密集部位，打 4 ~ 5 个孔，两侧卵巢打孔不应超过 10 个。打孔直径为 3 ~ 5 mm，深度为 3 ~ 5 mm，时间 2 ~ 3 s。打孔数量过多、时间过长、功率过高，同时注意避免伤及卵巢门、卵巢血管和输卵管，以免引起局部粘连和卵巢功能早衰。有些学者采用阴道超声指导下，应用 17 号，35 cm 长穿刺针进行卵巢卵泡穿刺吸引（transvaginal ultrasound-guided follicular aspiration，TUFA）或经阴道卵巢打孔（transvaginal ovarian drilling，TVOD）治疗多囊卵巢性无排卵性不孕，并用于辅助生育治疗。

（四）疗效评价

Gjonnaess（1994）219 例观察，LOD 后妊娠率为 66%；Naether（1994）206 例观察，妊娠率为 70%。腹腔镜单极电灼（monopolar electrocautery，diathermy）和激光（laser）打孔的排卵率分别为 83% 和 77.5%，1 年后累计妊娠率分别为 65% 和 54.5%。荟萃分析发现，LOD 和促性腺激素治疗的妊娠率和足月分娩率无明显差异（Odd = 1.04，CI = 0.74 ~ 1.99），但 LOD 多胎妊娠率（1%）明显低于促性腺激素治疗（16%），也很少发生 OHSS，两者的流产率无明显差异。腹腔镜电灼和激光打孔的排卵率相似，分别为 83% 和 77.5%，但手术后 1 年的累计妊娠率电灼高于激光打孔，分别为 65% 和 54.5%。另外发现，约 50% 的 LOD 手术后妇女仍需要给予促排卵治疗。因此 LOD 术后 4 周未恢复排卵者应给予 CC 促排卵治疗，手术后 6 个月仍未恢复排卵者应给予 CC + FSH 促排卵治疗。

（五）不良反应

腹腔镜 LOD 相对安全，但也可引起术后盆、腹腔粘连和卵巢功能衰竭。Cohen（1989）778 例 LOD 手术中仅发生 2 例出血和 1 例肠道损伤。Gurgan（1992）17 例 LOD 中 2 例出现卵巢局部粘连。盆腔粘连和卵巢功能早衰多见于打孔较大和较多的病例。随机性研究发现，LOD 后妊娠率与术后 3 ～ 4 周是否需要二次手术和有无盆腔粘连无相关性（Odd = 1.0）。如发生盆腔粘连可行二次手术。

十一、辅助生育

（一）适应证

辅助生育技术（assisted reproductive techniques，ART）是多囊卵巢第三线治疗措施，适用于促排卵药物和腹腔镜手术治疗无效者，存在输卵管疾病、严重子宫内膜异位症、需要进行产前遗传学诊断和男性不育症（无精、少精、弱精和畸精症）多囊卵巢妇女。单纯性无排卵并非辅助生育适应证。

（二）目的

目的是获得较多高质量的卵母细胞，提高受精率、卵裂率、妊娠率、足月分娩率和降低 OHSS 发生率。

（三）治疗方法

体外受精和胚胎移植（IVF/ET）、宫腔内人工授精（IUI）和未成熟卵体外培养辅助生育（in vitro maturation，IVM–IVF）等。

1. 体外受精 / 胚胎移植（IVF/ET；ICSI/ET）

（1）促排卵方案：① CC + hMG 疗法；②单纯 hMG 疗法；③单纯 rFSH；④ GnRHa–hMG，GnRHa–rFSH 疗法；⑤ GnRHant–hMG，GnRHant–rFSH 疗法，其中 GnRHa 长程脱敏 –FSH 疗法使用率较高。

（2）临床疗效：根据 Heijnen（2006）荟萃分析，多囊卵巢妇女 IVF/ET 的周期取消率明显高于非多囊卵巢妇女，分别为 12.8％和 4.1％；rFSH 治疗的卵丘 – 卵母细胞获取率较高（2.9，CI = 2.2 ～ 3.6），但两者受精率和临床妊娠率相似（35％）。rFSH + MET 治疗可提高妊娠率。

2. 宫腔内人工授精（IUI）

多囊卵巢妇女，存在男性不育因素时，采用 IUI 的临床妊娠率为 11％～ 20％，多胎妊娠率为 11％～ 36％。IUI 的妊娠率明显高于排卵期性交妊娠率（Cohlen 2000）。

（朱小红）

02

第二章 妇科炎症性疾病

第一节 外阴炎

一、非特异性外阴炎

（一）病因

外阴与阴道、尿道、肛门邻近，经常受到经血、阴道分泌物、尿液、粪便的刺激，如不注意外阴卫生便可产生不同程度的外阴炎。其次，糖尿病患者糖尿的刺激、尿瘘患者尿液的长期浸渍、粪瘘患者粪便的刺激，以及一些物理化学因素的刺激等，加上外阴不洁，穿化纤内裤局部通透性差，局部经常潮湿及经期使用卫生巾的刺激，均可引起非特异性外阴炎。多为混合性感染，致病菌常为葡萄球菌、链球菌、大肠埃希菌及变形杆菌等。

（二）临床表现

外阴皮肤灼热、瘙痒或疼痛，于活动、性交、排尿及排便时尤甚。检查时可见外阴肿胀、充血、糜烂，常有抓痕，严重者形成溃疡或成片的湿疹，腹股沟淋巴结肿大，压痛，体温可稍升高，白细胞增多。慢性炎症可使外阴皮肤增厚、粗糙、皲裂，甚至苔藓样变。糖尿病性外阴炎由于尿糖有利于真菌生长繁殖，故常并发白色念珠菌感染。

（三）治疗

1. 病因治疗

积极寻找病因，进行病因治疗，如治疗糖尿病、肠道蛲虫，进行瘘管修补，治疗宫颈炎及各种阴道炎。急性期应减少活动，较重者应卧床休息，避免性生活。必要时，针对致病菌口服或肌内注射抗生素。

2. 局部治疗

1：5000 高锰酸钾液坐浴，每日 2～3 次，擦干后涂抗生素软膏，如 1% 新霉素软膏或金霉素软膏等。也可予以局部物理治疗，如红外线疗法、超短波治疗、微波治疗等。

二、前庭大腺炎

（一）病因

前庭大腺位于两侧大阴唇后 1/3 深部，腺管开口于处女膜与小阴唇之间，在性交、分娩或其他情况污染外阴部时，病原体易于侵入而引起炎症，称前庭大腺炎。病原体多为葡萄球菌、大肠埃希菌、链球菌及肠球菌，常为混合感染；近年来淋球菌及沙眼衣原体也已成为常见的病原体。急性发作时病原体首先侵犯腺管，腺管口往往因肿胀或渗出物凝集发生阻塞，脓液不能外流形成脓肿，称前庭大腺脓肿。

（二）临床表现

炎症多发生于一侧。初起时局部有红、肿、热、痛，甚至发生排尿痛，行走困难。有时可出现体温升高、白细胞计数升高等全身症状。检查时患侧前庭大腺部位有红、肿、压痛的肿块，当脓肿形成时可触及波动感。当脓腔内压力增大时，表面皮肤变薄，可自行破溃。如破口大，引流通畅，炎症可较快消退而痊愈。如破口小，引流不畅，则炎症持续不消退，并可反复急性发作。常伴有腹股沟淋巴结肿大。

（三）治疗

急性期需卧床休息。可取前庭大腺开口处分泌物做细菌培养，确定病原体。根据病原体选用抗生素。此外，可选用清热解毒的中药，如蒲公英、紫花地丁、连翘及金银花等，局部热敷、坐浴或用热疗法。脓肿形成后，可切开引流并做造口术。

三、前庭大腺囊肿

（一）病因

前庭大腺囊肿是因前庭大腺管开口部阻塞，分泌物积聚而成。在急性炎症消退后，脓液逐渐转为清亮液体而形成囊肿，有时腺腔内的脓液浓稠，先天性腺管狭窄排液不畅，或在分娩时阴道及会阴外侧损伤后瘢痕阻塞腺管口，或会阴侧切术损伤腺管，也可形成囊肿。若有继发感染则形成脓肿反复发作。

（二）临床表现

多为单侧性，大小不等，多由小逐渐增大。如囊肿小且无感染，患者可无自觉症状，往往于妇科检查时方被发现。如囊肿大，患者可感到外阴有坠胀感或有性交不适。检查时患侧外阴肿大，可触及囊性肿物，多呈椭圆形。

（三）治疗

较小的囊肿不必做手术，可暂时观察，定期随诊。较大的囊肿或反复发作疼痛，可以手术。以往多行囊肿切除手术，现在多行囊肿造口术，因造口术方法简单安全、并发症少，且可保持腺体功能。

四、婴幼儿外阴炎

（一）病因

新生儿及幼女外阴发育较差，新生儿生后2周内阴道分泌物呈酸性，此后由母体进入的雌激素排泄殆尽，阴道内pH上升，分泌物呈中性或碱性。由于抵抗力差，抗感染的能力较差，加上护理不当即可发生炎症。致病菌多为化脓菌，如大肠埃希菌、链球菌、葡萄球菌、淋球菌，以及滴虫、假丝酵母菌等。不良卫生习惯是发生本病的主要原因。常通过母亲或其他护理人员的手、衣物、浴盆、浴巾等传播，或由于卫生不良、外阴不洁，或因蛲虫引起瘙痒而抓伤等，细菌侵入而发生炎症。

（二）临床表现

患儿常因外阴疼痛或瘙痒而哭闹不安，有的出现尿痛、尿频、烧灼感。检查时发现外阴、阴蒂、尿道口及阴道口黏膜充血、水肿，并有脓性分泌物，有时可发现抓痕、出血等。如急性期未做处理，两侧小阴唇粘连，尿道口、阴道口被遮盖，在上方或下方留一小孔，尿液自此处排出，常被误认为生殖器官畸形。仔细检查可发现小阴唇粘连的地方较薄、透亮。

（三）治疗

（1）应首先排除特殊感染，先将分泌物送检有无滴虫、假丝酵母菌。必要时可做培养，明确致病菌，给予恰当的抗生素。

（2）保持外阴清洁、干燥，减少摩擦。用1∶5000高锰酸钾溶液坐浴，每日2～3次。外阴涂40%紫草油或抗生素可的松软膏等。

（3）小阴唇已形成粘连者，可于消毒后用手指向下、向外分离，一般都能分开。粘连较牢固者可用弯蚊式血管钳从小孔处伸入，随即垂直向后，将透亮区分开。创面每日涂40%紫草油或消毒凡士林软膏，以防再粘连，直至上皮正常时为止。比较顽固的病例，可在紫草油中或上列软膏中加乙蔗酚局部涂抹。

（牛庆玲）

第二节　阴道炎

正常健康妇女，阴道由于解剖及生理特点可形成自然的防御功能，如阴道口闭合，阴道前后壁紧贴，阴道自净作用（即阴道上皮在卵巢分泌的雌激素影响下增生变厚，同时上皮细胞中含有丰富糖原，在乳杆菌作用下分解为乳酸，维持阴道正常的酸性环境，pH ≤ 4.5，多在 3.8 ~ 4.4，使适应于弱碱性环境中繁殖的病原体受到抑制）等。当阴道的自然防御功能受到破坏时，病原体易于侵入，导致阴道炎症。幼女及绝经后妇女阴道上皮菲薄易受感染。

正常情况下，阴道环境与阴道内菌群形成一种平衡的生态。寄居于阴道内的正常菌群有：①需氧菌，包括棒状杆菌、非溶血性链球菌、肠球菌、表皮葡萄球菌。②兼性厌氧菌，包括乳杆菌、加德纳尔菌和大肠埃希菌。③厌氧菌，包括消化球菌、消化链球菌、类杆菌、梭杆菌和动弯杆菌等。④支原体及假丝酵母菌。正常阴道中乳杆菌占优势，它可分解糖原使阴道处于酸性环境，还可产生过氧化氢及其他抗微生物因子，可以抑制或杀灭其他细菌，在维持阴道正常菌群中起关键作用。虽然阴道内菌群为正常菌群，但当大量应用抗生素、体内激素发生变化或各种原因致机体免疫能力下降，阴道与菌群之间的生态平衡被打破，也可形成条件致病菌。

阴道炎症的共同特点是阴道分泌物增加及外阴瘙痒，由于炎症的病因不同，分泌物的特点、性质及瘙痒的轻重也不相同。在做妇科检查时，应注意阴道分泌物的颜色、气味及pH，取阴道上、中 1/3 侧壁分泌物做 pH 测定及病原体检查。

一、滴虫性阴道炎

（一）病因

滴虫性阴道炎是常见的阴道炎，由阴道毛滴虫引起。滴虫的生活史简单，只有滋养体而无包囊期，滋养体生命力较强，温度为 25 ~ 40℃、pH 为 5.2 ~ 6.6 的潮湿环境适宜滴虫生长，在 pH 为 5.0 以下或 7.5 以上的环境中则不生长。滴虫性阴道炎患者的阴道 pH 一般在 5.0 ~ 6.6，多数 > 6.0。月经前后、妊娠期或产后阴道 pH 发生变化，故隐藏在阴道皱襞中的滴虫常得以繁殖，引起炎症的发作。滴虫能消耗或吞噬阴道上皮细胞内的糖原，阻碍乳酸生成。滴虫不仅寄生于阴道，还常侵入尿道或尿道旁腺，甚至膀胱、肾盂以及男方的包皮皱褶、尿道或前列腺中。

（二）传染方式

传染途径：①通过性交直接传播，但男性患者通常无症状而成为带虫者；②通过公共浴池、浴具、游泳池、坐式便器、衣物等间接传播；③通过污染的、未彻底消毒的医疗器械及敷料等造成医源性传播。

（三）临床表现

潜伏期为 4 ~ 28 日。症状轻重取决于局部免疫因素、滴虫数量多少及毒力强弱。主要症状是阴道分泌物增多及外阴瘙痒，分泌物特点为稀薄脓性、黄绿色、泡沫状、有臭味。瘙痒部位主要为阴道口及外阴间，或有灼热、疼痛、性交痛等。若尿道口有感染，可有尿频、尿痛，甚至血尿。因滴虫能吞噬精子，并能阻碍乳酸生成，影响精子在阴道内存活，故可导致不孕。检查时见阴道黏膜充血，严重者有散在出血斑点，甚至宫颈出现出血点而呈"草莓样"，阴道后穹有大量白带，呈灰黄色、黄白色稀薄液体或黄绿色脓性分泌物，常呈泡沫状。带虫者阴道黏膜常无异常改变。

（四）诊断

根据典型症状及体征不难诊断，若在阴道分泌物中查到滴虫即可确诊。取阴道分泌物用悬滴法检查，在镜下可找到呈波状运动的滴虫及增多的白细胞，在有症状的患者中，其阳性率达 80% ~ 90%。在染色涂片中亦可见到。对可疑患者，若多次悬滴法未能发现滴虫，可送培养，准确性达 98% 左右。取分泌物前 24 ~ 48 h 避免性交、阴道灌洗或局部用药，取分泌物时窥器不涂润滑剂，分泌物取出后应及时送检并注意保暖，以免滴虫活动力减弱，造成辨认困难。目前，聚合酶链反应（PCR）也可用于滴虫的诊断，敏感性 90%，特异性 99.8%。

（五）治疗

因滴虫性阴道炎可同时有尿道、尿道旁腺、前庭大腺及膀胱感染，故需全身用药。

1. 全身用药

甲硝唑 400 mg，每日 2 ~ 3 次，7 d 为 1 个疗程；初次治疗可用甲硝唑 2 g 单次口服。服药后偶见胃肠道反应，如食欲减退、恶心、呕吐。此外，偶见头痛、皮疹、白细胞减少等，一旦发现应停药。治疗期间及停药 24 h 内禁饮酒，因其与乙醇结合可出现皮肤潮红、呕吐、腹痛、腹泻等戒酒硫样反应。甲硝唑能通过乳汁排泄，若在哺乳期用药，用药期间及用药后 24 h 内不宜哺乳。

2. 局部用药

不能耐受口服药物或不适宜全身用药者，可选用阴道局部用药。甲硝唑阴道泡腾片 200 mg，每晚 1 次，连用 7 ~ 10 d；或 0.75% 甲硝唑凝胶，每次 5 g，每日 2 次，共用 7 d，用药前阴道局部可用 1% 乳酸或 0.5% 醋酸冲洗，可减少阴道恶臭分泌物并减轻瘙痒症状。

3. 性伴侣的治疗

性伴侣应检查是否有生殖器滴虫病，前列腺液有无滴虫，若为阳性，应同时进行治疗，治疗期间禁止性交。

4. 妊娠期滴虫性阴道炎的治疗

美国疾病控制中心（CDC）推荐甲硝唑 2 g，单次口服。过去动物试验曾认为甲硝唑可能有致畸作用，妊娠期禁用。最近国外研究显示，人类妊娠期应用甲硝唑并未增加胎儿畸形率，妊娠期可以应用。

5. 顽固病例的治疗

对极少数顽固复发病例，应进行培养及甲硝唑药物敏感试验。可用大剂量甲硝唑分次全身及局部联合用药。可给予甲硝唑 1 g，每日 2 次，加上甲硝唑阴道内放置 500 mg，每日 2 次，连用 7 ~ 10 d。

6. 治愈标准

滴虫阴道炎常于月经后复发，故治疗后检查滴虫阴性时，仍应每次月经后复查白带，若经 3 次检查均阴性，方可称为治愈。

7. 治疗中注意事项

治疗后检查滴虫阴性时，仍应于下次月经后继续治疗 1 个疗程，以巩固疗效。此外，内裤及洗涤用毛巾应煮沸 5 ~ 10 min，以消灭病原体，避免重复感染。

二、外阴阴道假丝酵母菌病

（一）病因

外阴阴道假丝酵母菌病是一种常见的外阴、阴道炎，80% ~ 90% 的外阴阴道假丝酵母菌病是由白假丝酵母菌引起的，10% ~ 20% 为光滑假丝酵母菌及近平滑假丝酵母菌、热带假丝酵母菌等引起。白假丝酵母菌是一种真菌，为卵圆形的单壁细胞，芽生，有厚壁孢子及细胞发芽伸长形成的假菌丝，对热的抵抗力不强，加热至 60℃ 1 h 即可死亡，但对干燥、日光、紫外线及化学制剂的抵抗力较强。酸性环境适宜假丝酵母菌的生长，有假丝酵母菌感染的阴道 pH 在 4.0 ~ 4.7，通常 < 4.5。约 10% 的非孕妇女及 30% 的孕妇阴道中有此菌寄生，并不引起症状。一旦抵抗力降低或阴道局部环境改变时，可使假丝酵母菌大量繁殖而引起感染，故假丝酵母菌是一种条件致病菌。妊娠时或糖尿病患者的机体免疫力下降，阴道糖原增加、酸度升高；大量应用免疫抑制剂如皮质甾体激素或患有免疫缺陷性疾病可使机体抵抗力降低；长期应用广谱抗生素，改变了阴道内微生物之间的相互制约关系，可导致机体内菌群失调；另外，穿紧身化纤内裤、肥胖可使会阴局部温度及湿度增加。这些因素都易使假丝酵母菌得以繁殖而引起感染。

（二）传染方式

传染方式主要为内源性传染。假丝酵母菌还可寄生于人的口腔、肠道，可发生相互自身传染，通过肠道自身传染是假丝酵母菌性阴道炎反复感染的主要来源。少部分患者可通过性交直接传染或通过接触感染的衣物间接传染。

（三）临床表现

主要表现为外阴瘙痒、灼痛，严重时坐卧不宁，异常痛苦，还可伴有尿频、尿痛及性交痛。急性期白带增多，为白色稠厚呈凝乳或豆渣样。检查可见外阴地图样红斑及抓痕，小阴唇内侧及阴道黏膜附有白色膜状物，擦除后露出红肿黏膜面，或有糜烂面及表浅溃疡。

（四）诊断

典型病例不难诊断，直接做阴道分泌物涂片检查可诊断。可直接取阴道分泌物置玻片上，加1滴生理盐水或10%氢氧化钾溶液，显微镜下检查，可找到芽孢和假菌丝，阳性率可达60%。也可用革兰染色检查，阳性率可达80%。最可靠的方法是培养法，如有症状但多次涂片检查为阴性，或为顽固病例未确诊，可取分泌物接种于培养基上，如培养出假丝酵母菌即可确诊。此外，对于年老肥胖或顽固病例应做尿糖及血糖检查，并详细询问有无应用大剂量雌激素或长期应用抗生素史，以查找病因。

（五）治疗

1. 消除诱因

如有糖尿病应积极治疗；及时停用广谱抗生素、雌激素、皮质甾体激素。勤换内裤，用过的内裤、盆及毛巾均应用开水烫洗。

2. 局部用药

可选用下列药物置于阴道内：①咪康唑栓剂，每晚1粒（200 mg），连用7～10 d；或每晚1粒（400 mg），连用3 d。②克霉唑栓剂，每晚1粒（150 mg），塞入阴道深部，连用7 d；或每日早、晚各1粒（150 mg），连用3 d；或1粒（500 mg），单次用药。③制霉菌素栓剂，每晚1粒（10万U），连用10～14 d。④0.5%～1%甲紫溶液涂擦阴道，每周3～4次，连续2周，该药物美价廉，效果亦较好，但须注意药物浓度勿过高或用药勿过频，以免引起化学性外阴炎和表皮破溃，且其有污染内裤之弊，现临床上已较少使用。

3. 全身用药

经局部治疗未愈者、不能耐受局部用药者、未婚妇女及不愿采用局部用药者可选用口服药物。首选药物：氟康唑150 mg，顿服。也可选用伊曲康唑每次200 mg，每日1次，连用3～5 d；或200 mg，每日2次，只用1 d。或酮康唑200 mg每日1次或2次，连用

5 d。因上述药物损害肝脏，有肝炎病史者禁用，孕妇禁用。

4. 复发病例的治疗

外阴阴道假丝酵母菌病容易在月经前复发，故治疗后应在月经前复查白带。5% ~ 10% 的外阴阴道假丝酵母菌病治疗后可复发。对复发病例应检查原因，消除诱因，并应检查是否合并其他感染性疾病，如艾滋病、滴虫性阴道炎、细菌性阴道病等。抗真菌治疗分为初始治疗及维持治疗，初始治疗者为局部治疗，延长治疗时间 7 ~ 14 d；若口服氟康唑 150 mg，则 72 h 后加服 1 次。常用的维持治疗：氟康唑 150 mg，每周 1 次，共 6 个月；克霉唑栓剂 500 mg，每周 1 次，共 6 个月；伊曲康唑 400 mg，每月 1 次，或 100 mg，每月 1 次，共 6 个月。治疗期间定期复查疗效及注意药物不良反应，一旦发现不良反应，立即停药。

5. 性伴侣治疗

约 15% 男性与女性患者接触后患有龟头炎，对有症状男性应进行假丝酵母菌检查及治疗。对于男性带菌者也必须进行常规治疗，预防女性重复感染。

6. 妊娠合并假丝酵母菌阴道炎的治疗

局部治疗为主，禁用口服唑类药物。可选用克霉唑栓剂、硝酸咪康唑栓剂、制霉菌素栓剂，以 7 d 疗法效果好。

三、细菌性阴道病

细菌性阴道病为阴道内正常菌群失调所致的混合性感染，曾被命名为嗜血杆菌阴道炎、加德纳尔菌阴道炎、非特异性阴道炎。由于阴道内有大量不同的细菌，但临床及病理无炎症改变，并非阴道炎，现称细菌性阴道病。

（一）病因

生理情况下，阴道内以产生过氧化氢的乳杆菌占优势；细菌性阴道病时则阴道内乳杆菌减少而其他细菌大量繁殖，主要有加德纳尔菌、动弯杆菌及其他厌氧菌，部分患者可合并支原体感染。厌氧菌的浓度可达正常妇女的 100 ~ 1000 倍，其繁殖的同时可产生胺类物质，碱化阴道，使阴道分泌物增多并有臭味。促使阴道菌群发生变化的原因仍不清楚，推测可能与频繁混乱的性生活及阴道灌洗使阴道碱化有关。

（二）临床表现

有 10% ~ 40% 的患者可无临床症状。典型临床症状为阴道异常分泌物明显增多，呈稀薄均质状或稀糊状，为灰白色或灰黄色，带有特殊的鱼腥臭味，易于从阴道壁上拭去。可伴有轻度的外阴瘙痒或烧灼感。阴道黏膜无明显充血的炎症表现。本病常可合并其他阴道性传播疾病，故其临床表现可受到合并症的影响而有所不同。

（三）诊断

下列四条中有三条阳性即可临床诊断为细菌性阴道病。

（1）匀质、稀薄的阴道分泌物。

（2）阴道 pH > 4.5（pH 多为 5.0 ~ 5.5）。

（3）氨臭味试验阳性：取阴道分泌物少许放在玻片上，加入 10％氢氧化钾 1 ~ 2 滴，产生一种烂鱼肉样腥臭气味即为阳性。

（4）线索细胞：即阴道脱落的表层细胞，于细胞边缘贴附大量颗粒状物即加德纳尔菌，细胞边缘不清。取少许分泌物放在玻片上，加 1 滴生理盐水混合，置于高倍光镜下见到 > 50％的线索细胞。

分泌物取材时注意应取自阴道侧壁，不应取自宫颈管或后穹隆。

另外，可参考革兰染色的诊断标准：每个高倍光镜下形态典型的乳杆菌 ≤ 5，两种或两种以上的其他形态细菌（小的革兰阴性杆菌、弧形杆菌或阳性球菌）≥ 6。

（四）鉴别诊断

1. 滴虫性阴道炎

分泌物增多，为稀薄、脓性、泡沫状，无鱼腥臭味，外阴瘙痒，阴道壁可见散在出血点；胺试验阴性；镜检见白细胞增多，并可见活动滴虫。

2. 假丝酵母菌性阴道炎

外阴明显瘙痒，阴道分泌物为较稠的白色或黄白色凝乳状或豆腐渣样；阴道壁往往充血，镜检见白细胞增多，并可查到假丝酵母菌孢子及假菌丝。

3. 淋球菌性宫颈炎

淋球菌性宫颈炎发生时，宫颈充血明显，宫颈口及阴道可见多量黄色黏稠脓性分泌物，患者常伴尿路刺激征，镜检见上皮细胞内有革兰染色阴性的双球菌存在。

（五）治疗

选用抗厌氧菌药物，主要有甲硝唑、克林霉素。甲硝唑抑制厌氧菌生长，而不影响乳杆菌生长，是较理想的药物，但对支原体效果差。

1. 全身用药

甲硝唑 400 mg，每日 2 ~ 3 次，口服共 7 d；或甲硝唑 2 g，单次口服，必要时 24 ~ 48 h 重复给药 1 次；或克林霉素 300 mg，每日 2 次，连服 7 d。

2. 阴道用药

甲硝唑 400 mg，每日 1 次，共 7 d；或 0.75％甲硝唑软膏，每次 5 g，每日 1 次，共 7 d；或 2％克林霉素软膏阴道涂布，每次 5 g，每晚 1 次，连用 7 d。局部用药与口服药物疗效相似。此外，可用 1% ~ 3% 的过氧化氢溶液冲洗阴道，每日 1 次，共 7 d；或用 1% 乳酸液或 0.5% 醋酸液冲洗阴道，改善阴道内环境以提高疗效。

3. 妊娠期细菌性阴道病的治疗

因妊娠期可导致绒毛膜羊膜炎、胎膜早破、早产等，故应在妊娠中期进行细菌性阴道病的筛查，任何有症状的细菌性阴道病孕妇及无症状的高危孕妇（有胎膜早破、早产史），均需治疗。多选用口服用药：甲硝唑 200 mg，每日 3 ~ 4 次，共服 7 d；或甲硝唑 2 g，单次口服；或克林霉素 300 mg，每日 2 次，连服 7 d。

四、老年性阴道炎

（一）病因

老年性阴道炎的主要原因是卵巢功能衰退，体内雌激素水平降低，阴道壁萎缩，黏膜变薄，上皮细胞内糖原减少，阴道内 pH 增高，局部抵抗力降低，致病菌容易入侵繁殖引起炎症。常见于绝经后老年妇女；此外，双侧卵巢切除后、卵巢功能早衰、盆腔放疗后、长期闭经或哺乳期妇女等均可引起本病发生。

（二）临床表现

主要症状为阴道分泌物增多，呈黄水样，严重者呈血样脓性白带。由于分泌物的刺激可有外阴瘙痒、灼热感。如累及尿道，常出现尿频、尿痛等泌尿系统的症状。检查见阴道黏膜萎缩、菲薄、皱襞消失，有充血、水肿，也可见散在的出血点，以后穹隆及宫颈最明显，严重者可形成溃疡，若不及时治疗，溃疡面可有瘢痕收缩或与对侧粘连，致使阴道狭窄甚至闭锁，炎性分泌物引流不畅可形成阴道积脓，甚至宫腔积脓。

（三）诊断

根据发病年龄、病史，结合局部检查，一般不难诊断。但应排除其他疾病才能诊断。应取阴道分泌物检查除外滴虫、真菌等病原体；对有血性白带者，应与子宫恶性肿瘤相鉴别，须常规做宫颈细胞学涂片，必要时行分段诊刮术或宫腔镜检；对阴道壁肉芽组织及溃疡须与阴道癌相鉴别，可行局部组织活检。

（四）治疗

治疗原则为增强阴道抵抗力和抑制细菌生长。

1. 增强阴道抵抗力

针对病因给予雌激素制剂。局部用药可予以己烯雌酚 0.125 ~ 0.25 mg，每晚放入阴道深部，7 d 为 1 个疗程；或 0.5% 己烯雌酚软膏；或妊马雌酮软膏局部涂抹，每日 2 次。全身用药可口服尼尔雌醇，首次 4 mg，以后每 2 ~ 4 周 1 次，每次 2 mg，维持 2 ~ 3 个月。

对同时需要性激素替代治疗的患者，可每日给予妊马雌酮 0.625 mg 和甲羟孕酮 2 mg。乳腺癌或子宫内膜癌患者禁用雌激素制剂。

2. 抑制细菌生长

用 1% 乳酸或 0.5% 醋酸液冲洗阴道，每日 1 次，增加阴道酸度，抑制细菌生长繁殖。阴道冲洗后，应用抗生素如甲硝唑 200 mg 或诺氟沙星 100 mg 放于阴道深部，每日 1 次，7 ~ 10 d 为 1 个疗程。

（牛庆玲）

第三节　宫颈炎症

一、急性子宫颈炎

急性子宫颈炎（acute cervicitis）多见于不洁性交后，产后、剖宫产后引起的宫颈损伤，人工流产术时，一些宫颈手术时扩张宫颈的损伤或穿孔，以及诊断性刮宫时宫颈或宫体的损伤等，病原体进入损伤部位而发生感染，如产褥感染、感染性流产等。此外，医务人员不慎在产道内遗留纱布，以及不适当地使用高浓度的酸性或碱性药液冲洗阴道等均可引起急性子宫颈炎。

（一）病原体

最常见的病原体为淋球菌及沙眼衣原体，淋球菌感染时 45% ~ 60% 常合并沙眼衣原体感染，其次为一般化脓菌，如葡萄球菌、链球菌、大肠埃希菌以及滴虫、念珠菌、阿米巴原虫等。淋球菌及沙眼衣原体可累及子宫颈黏膜的腺体，沿黏膜表面扩散的浅层感染。其他病原体与淋球菌不同，侵入宫颈较深，可通过淋巴管引起急性盆腔结缔组织炎，致病情严重。

（二）病理

急性宫颈炎的病理变化可见宫颈红肿、颈管黏膜水肿，组织学表现可见血管充血，子宫颈黏膜及黏膜下组织、腺体周围见大量中性粒细胞浸润，腺腔内见脓性分泌物，这种分泌物可由子宫口流出。

（三）临床表现

淋菌性宫颈炎和沙眼衣原体性宫颈炎主要侵犯宫颈管内黏膜腺体的柱状上皮，如直接向上蔓延则可导致上生殖道黏膜感染。一般化脓菌则侵入宫颈组织较深，并可沿两侧宫颈淋巴管向上蔓延导致盆缔组织炎。淋菌性或一般化脓菌性宫颈炎表现为脓性或脓血性白带增多，下腹坠痛、腰背痛、性交疼痛和尿路刺激症状，体温可轻微升高。如感染沿宫颈淋巴管向周围扩散，则可引起宫颈上皮脱落，甚至形成溃疡。本病常与阴道炎症同时发生，也可同时发生急性子宫内膜炎。

妇科检查见宫颈充血、红肿，颈管黏膜水肿，宫颈黏膜外翻，宫颈触痛，脓性分泌物从宫颈管内流出，特别是淋菌性宫颈炎时，尿道、尿道旁腺、前庭大腺亦可同时感染而有脓液排出。沙眼衣原体性宫颈炎则症状不典型或无症状，有症状者表现为宫颈分泌物增多，点滴状出血或尿路刺激症状，妇科检查宫颈口可见黏液脓性分泌物。

（四）诊断

根据病史、症状及妇科检查，诊断急性宫颈炎并不困难，关键是确定病原体。疑为淋球菌感染时，应取宫颈管内分泌物做涂片检查（敏感性50%～70%）或细菌培养（敏感性80%～90%），对培养可疑的菌落，可采用单克隆抗体免疫荧光法检测。检测沙眼衣原体感染时，可取宫颈管分泌物涂片染色找细胞质内包涵体，但敏感性不高，培养法技术要求高、费时长，难以推广，目前推荐的方法是直接免疫荧光法（DFA）或酶免疫法（EIA），敏感性在89%～98%。注意诊断时要考虑是否合并急性子宫内膜炎和盆腔炎。

（五）治疗

以全身治疗为主，抗生素选择、给药途径、剂量和疗程则根据病原体和病情严重程度决定。目前，淋菌性宫颈炎推荐的首选药物为头孢曲松，备用药物有大观霉素、青霉素、氧氟沙星、左氧氟沙星、依诺沙星等，治疗时需同时加服多西环素（强力霉素）。沙眼衣原体性宫颈炎推荐的首选药物为阿奇霉素或多西环素，备用药物有：米诺环素、氧氟沙星等。一般化脓菌感染最好根据药敏试验进行治疗。念珠菌和滴虫性宫颈炎参见阴道炎的治疗方法。急性宫颈炎的治疗应力求彻底，以免形成慢性宫颈炎。

二、慢性子宫颈炎

慢性子宫颈炎（chronic cervicitis）多由急性子宫颈炎转变而来，往往是急性宫颈炎治疗不彻底，病原体隐居于子宫颈黏膜内形成慢性炎症。急性宫颈炎容易转为慢性的原因主要是宫颈黏膜皱褶较多，腺体呈葡萄状，病原体侵入腺体深处后极难根除，导致病程反复、迁延不愈所致。阴道分娩、流产或手术损伤宫颈后，继发感染亦可表现为慢性过程。此外，不洁性生活、雌激素水平下降、阴道异物（如子宫托）均可引起慢性宫颈炎。其病原体一般为葡萄球菌、链球菌、沙眼衣原体、淋球菌、厌氧菌等。也有患者不表现急性症状，直接发生慢性宫颈炎。

（一）病理

慢性子宫颈炎表现为宫颈柱状上皮异位、宫颈息肉、宫颈黏膜炎、宫颈腺囊肿及宫颈肥大。

1. 宫颈柱状上皮异位

宫颈柱状上皮异位（cervical erosion）是慢性宫颈炎的一种形式，宫颈柱状上皮异位形成的原因有 3 种。

（1）先天性糜烂：指女性胎儿在生殖系统发育时受母体性激素影响，导致鳞、柱交界向外迁移，宫颈外口为柱状上皮覆盖。正常时新生儿出生后糜烂仅存在较短时间，当来自母体的雌激素水平下降后即逐渐自然消退，但亦有个别患者糜烂长期持续存在，先天性糜烂的宫颈形状往往是正常或稍大，不甚整齐，宫颈口多为裂开。

（2）后天性糜烂：指宫颈管内膜柱状上皮向阴道方向增生，超越宫颈外口所致的糜烂，仅发生于卵巢功能旺盛的妊娠期，产后可自行消退。患者虽诉白带增多，但为清澈的黏液，病理检查在柱状上皮下没有炎症细胞浸润，仅见少数淋巴细胞，后天性糜烂的宫颈往往偏大，宫颈口正常或横裂或为不整齐的破裂。糜烂面周围的境界与正常宫颈上皮的界限清楚，甚至可看到交界线呈现一道凹入的线沟，有的糜烂可见到毛细血管浮现在表面上，表现为局部慢性充血。

（3）炎症性糜烂：是慢性宫颈炎最常见的病理改变，宫颈阴道部的鳞状上皮被宫颈管柱状上皮所替代，其外表呈红色，所以不是真正的糜烂，故称假性糜烂，光镜下可见黏膜下有多核白细胞及淋巴细胞浸润，间质则有小圆形细胞和浆细胞浸润，黏膜下结缔组织的浅层为炎性细胞浸润的主要场所，宫颈的纤维组织增生。宫颈管黏膜也有增生，突出子宫颈口外形成息肉状。

根据糜烂表面可分为几种不同类型：①单纯型。此型糜烂面的表面系一片红色光滑面，糜烂较浅，有一层柱状上皮覆盖。②颗粒型。此型的糜烂面的组织增生，形成颗粒状。③乳头型。糜烂组织增生更明显，形成一团呈乳头状。

根据糜烂区所占宫颈的比例可分 3 度：①轻度糜烂，是糜烂面积占整个宫颈面积的 1/3 以内。②中度糜烂，是糜烂面积占宫颈的 1/3 ~ 2/3。③重度糜烂，是糜烂面积占宫颈的 2/3 以上。

此外，在幼女及未婚妇女有时见宫颈红色，细颗粒状，形似糜烂，但无炎症，是颈管柱状上皮外移，不应称为糜烂。

宫颈柱状上皮异位在其修复的过程中，柱状上皮下的基底细胞（储备细胞）增生，最后分化为鳞状上皮，邻近的鳞状上皮也可向糜烂面的柱状上皮生长，逐渐将腺上皮推移，最后完全由鳞状上皮覆盖而痊愈。糜烂的愈合呈片状分布，新生的鳞状上皮生长于炎性糜烂组织的基础上，故表层细胞极易脱落而变薄，稍受刺激又可恢复糜烂，因此愈合和炎症的扩展交替发生，不容易彻底治愈。这种过程是受到卵巢内分泌、感染、损伤及酸碱度的影响。两种上皮细胞在争夺中不断地增生、增生，而起到不同的变化。

基底层细胞增生：是基底层与基底旁层形成一界限清楚的厚层，其中细胞质明显嗜碱，细胞层次清楚，都是成熟的细胞。

储备细胞增生：是在宫颈部表面或腺体内的柱状上皮细胞与基底层之间有 1 ~ 2 层细胞增生，这些细胞为多角形或方形，细胞质有空泡，并稍嗜碱，胞核较大，呈圆形或椭圆形，染色质分布均匀，很少核分裂，这些细胞为储备细胞，如储备细胞超过 3 层，则为储备细胞增生。

鳞状上皮化生：在宫颈部常有鳞状上皮细胞的化生，也是储备细胞的增生，细胞核成熟，细胞分化良好，细胞间桥形成，深层细胞排列与基底层成直角，而浅层细胞的排列则与表面平行。鳞状上皮化生可能是柱状上皮部分或全部被鳞状上皮所代替，从而形成不规则大小片、层次不清的上皮层，这一过程可在宫颈部上，也可在腺腔内发生。

分化良好的正常鳞状上皮细胞：化生前阶段的上皮细胞则形成波浪式和柱状的上皮细胞团，伸入纤维组织，并可在宫颈管的腺体内看到。

2. 宫颈息肉

由于炎症的长期刺激，使宫颈管局部黏膜增生，自基底层逐渐向宫颈外口部突出，形成一个或多个宫颈息肉（cervical polyp）。息肉色红，呈舌形，质软而脆，血管丰富易出血。蒂细长，长短不一，多附着于颈管外口或颈管壁内，直径 1 cm 左右。镜下见息肉表面覆盖一层柱状上皮，中心为结缔组织，伴充血、水肿，及炎性细胞浸润，极易复发。息肉的恶变率不到 1%。

3. 宫颈黏膜炎

宫颈黏膜炎（endocervicitis）又称宫颈管炎，病变局限于子宫颈管黏膜及黏膜下组织。宫颈阴道部上皮表面光滑。宫颈口可有脓性分泌物堵塞。由于子宫颈黏膜充血增生，可使子宫颈肥大，可达正常宫颈的 2 ~ 3 倍，质硬。宫颈黏膜炎常与糜烂、腺囊肿同时发生。

4. 宫颈腺囊肿

在宫颈柱状上皮异位愈合的过程中，新生的鳞状上皮覆盖宫颈腺管口或伸入腺管，将腺管口阻塞，腺管周围的结缔组织增生或瘢痕形成，压迫腺管，使腺管变窄甚至阻塞，腺体分泌物不能引流形成子宫颈腺囊肿。检查时见宫颈表面突出多个数毫米大小白色或青白色小囊肿，内含无色黏液。

5. 宫颈肥大（cervical hypertrophy）

由于慢性炎症的长期刺激，宫颈组织充血、水肿，腺体和间质增生，还可能在腺体深部有黏液潴留形成囊肿，使宫颈呈不同程度的肥大，但表面多光滑，有时可见到潴留囊肿突起。最后由于纤维结缔组织增生，使宫颈硬度增加。

6. 宫颈外翻

由于分娩、人工流产或其他原因发生宫颈损伤，宫颈口撕裂，未及时修补，以后颈管内膜增生并暴露于外,即形成宫颈外翻(cervical ectropion)。检查子宫颈口增宽,横裂或呈星状撕裂,可见颈管下端的红色黏膜皱褶,宫颈前、后唇肥大,但距离较远。

(二)临床表现

慢性宫颈炎主要表现为白带增多,常刺激外阴引起外阴不适和瘙痒。由于病原体种类,炎症的范围、程度和病程不同,白带的量、颜色、性状、气味也不同,可为乳白色黏液状至黄色脓性,如伴有息肉形成,可有白带中混有血,或宫颈接触性出血。若白带增多,似白色干酪样,应考虑是否合并念珠菌性阴道炎;若白带呈稀薄泡沫状,有臭味,则应考虑滴虫性阴道炎。如有恶臭则多为厌氧菌的感染。严重感染时可有腰骶部疼痛、下腹坠胀,由于慢性宫颈炎可直接向前蔓延或通过淋巴管扩散,当波及膀胱三角区及膀胱周围结缔组织时,可出现尿路刺激症状。较多的黏稠脓性白带有碍精子上行,可导致不孕。妇科检查可见宫颈不同程度的糜烂、肥大、宫颈裂伤,有时可见宫颈息肉、宫颈腺体囊肿、宫颈外翻等,宫颈口多有分泌物,亦可有宫颈触痛和宫颈触血。

(三)诊断

宫颈柱状上皮异位在诊断上不困难,但需与宫颈上皮内瘤样变、早期浸润癌、宫颈结核、宫颈尖锐湿疣等鉴别,还需与淋病、梅毒等鉴别,因此应常规进行宫颈刮片细胞学检查,细胞涂片尚可查出淋菌、滴虫、真菌,能做到与一般慢性宫颈炎鉴别。目前已有电脑超薄细胞检测系统(Thin Prep Pap Test),准确率显著提高。必要时须做病理活检以明确诊断,电子阴道镜辅助活检对提高诊断准确率很有帮助。宫颈息肉、宫颈腺体囊肿及宫颈尖锐湿疣可根据病理活检确诊。

1. 阴道镜检查

在宫颈病变部涂碘后在碘不着色区用阴道镜检查,如见到厚的醋酸白色上皮及血管异形可诊断为宫颈上皮内瘤样变,在这类病变区取活体组织检查诊断早期宫颈癌准确率高。

2. 活体组织检查

活体组织检查为最准确的检查方法,可检出宫颈湿疣、癌细胞、结核、梅毒等,从而与一般慢性宫颈炎糜烂鉴别。

(四)治疗

须做宫颈涂片先除外宫颈上皮内瘤样变及早期宫颈癌后再进行治疗。治疗方法中以局部治疗为主,使糜烂面坏死、脱落,为新生鳞状上皮覆盖,病变深者,疗程需 6 ~ 8 周。

1. 物理治疗

(1)电熨(electrocoagulation):此法较简便,适用于糜烂程度较深、糜烂面积较大的病例。采用电灼器或电熨器对整个病变区电灼或电熨,直至组织呈乳白色或微黄色为止。一般近宫口处稍深，越近边缘越浅，深度为 2 mm 并超出病变区 3 mm，深入宫颈管内 0.5 ~ 1.0 cm，治愈率 50% ~ 90% 不等。术后涂抹磺胺粉或呋喃西林粉，用醋酸冲洗阴道，每日 1 次，有助于创面愈合。

治疗后阴道流液，有时呈脓样，须避免性交至创面全部愈合为止，需时 6 周左右。术后阴道出血多时可用纱布填塞止血。

（2）冷冻治疗：冷冻治疗术是利用制冷剂，快速产生低温，使糜烂组织冻结、坏死、变性而脱落，创面经组织修复而达到治疗疾病的目的。

操作方法：选择适当的冷冻探头，利用液氮快速达到超低温（-196℃），使糜烂组织冻结、坏死、变性而脱落，创面修复而达到治疗目的。一般采用接触冷冻法，选择相应的冷冻头，覆盖全部病变区并略超过其范围 2 ~ 3 mm，根据快速冷冻、缓慢复温的原则，冷冻 1 min，复温 3 min，再冷冻 1 min。进行单次或重复冷冻，治愈率 80% 左右。

冷冻治疗后，宫颈表面很快发生水肿，冷冻后 7 ~ 10 d，宫颈表层糜烂组织形成一层膜状痂皮，逐渐分散脱落。

（3）激光治疗：采用 Co 激光器使糜烂部分组织炭化、结痂，痂皮脱落后，创面修复达到治疗目的。激光头距离糜烂面 3 ~ 5 cm，照射范围应超出糜烂面 2 mm，轻症的烧灼深度为 2 ~ 3 mm，重症可达 4 ~ 5 mm，治愈率 70% ~ 90%。

（4）微波治疗：微波电极接触局部病变组织时，瞬间产生高热效应（44 ~ 61℃）而达到组织凝固的目的，并可出现凝固性血栓形成而止血，治愈率在 90% 左右。

（5）波姆光治疗：采用波姆光照射糜烂面，直至变为均匀灰白色为止，照射深度 2 ~ 3 mm，治愈率可达 80%。

（6）红外线凝结法：红外线照射糜烂面，局部组织凝固、坏死，形成非炎性表浅溃疡，新生鳞状上皮覆盖溃疡面而达到治愈，治愈率在 90% 以上。

物理治疗的注意事项：①治疗时间应在月经干净后 3 ~ 7 d 进行。②排除宫颈上皮内瘤样病变、早期宫颈癌、宫颈结核和急性感染期后方可进行。③术后阴道分泌物增多，甚至有大量水样排液，有时呈血性，脱痂时可引起活动性出血，如出血量较多先用过氧化氢溶液（过氧化氢）清洗伤口，用消毒棉球局部压迫止血，24 h 后取出。④物理治疗的持续时间、次数、强度、范围应严格掌握。⑤创面愈合需要一段时间（2 ~ 8 周），在此期间禁止盆浴和性生活。⑥定期复查，随访有无宫颈管狭窄。

2. 药物治疗

适用于糜烂面积小和炎症浸润较浅的病例。

（1）硝酸银或重铬酸钾液：强腐蚀剂，方法简单，配制容易，用药量少，适宜于基层医院。

（2）免疫治疗：采用重组人干扰素 α-2a，每晚 1 枚，6 d 为一个疗程。近年报道用红色奴卡放射线菌细胞壁骨架 N–CWs 菌苗治疗慢性宫颈炎，该菌苗具有非特异性免疫增强及抗感染作用，促进鳞状上皮化生，修复宫颈柱状上皮异位病变达到治疗效果。将菌苗滴注在用生理盐水浸透的带尾无菌棉球上，将棉球置于宫颈柱状上皮异位的局部，24 h 后取出，每周上药 2 次，每疗程 10 次。

（3）宫颈管炎时，根据细菌培养和药敏试验结果，采用抗生素全身治疗。

3. 手术治疗

宫颈息肉可行息肉摘除术或电切术。对重度糜烂，糜烂面较深及乳头状糜烂，或用上述各种治疗方法久治不愈的患者可考虑用宫颈锥形切除术，锥形切除范围从病灶外缘 0.3 ~ 0.5 cm 开始，深入宫颈管 1 ~ 2 cm，锥形切除，压迫止血，如有动脉出血，可用肠线缝扎止血，也可加用止血粉 8 号、吸收性明胶海绵、凝血酶、巴曲酶（立止血）等止血。此法因出血及感染，现多不采用。

（牛庆玲）

第四节　盆腔炎

女性内生殖器及其周围的结缔组织、盆腔腹膜发生炎症时，称为盆腔炎（pelvic inflammatory disease，PID），主要包括子宫内膜炎（endometritis）、输卵管炎（salpingitis）、输卵管卵巢脓肿（tubo–ovarian abscess，TOA）、盆腔腹膜炎（peritonitis）。炎症可局限于一个部位，也可同时累及几个部位。性传播感染（sexually transmitted infection，STI）的病原体如淋病奈瑟菌、沙眼衣原体是主要的致病原。一些需氧菌、厌氧菌、病毒和支原体等也参与 PID 的发生。多数引起 PID 的致病微生物是由阴道上行发生的，且多为混合感染。延误对 PID 的诊断和有效治疗都可能导致上生殖道感染后遗症（输卵管因素不育和异位妊娠等）。

一、病理及发病机制

（一）子宫内膜炎及急性子宫肌炎

多见于流产、分娩后。

（二）输卵管炎、输卵管积脓、输卵管卵巢脓肿

急性输卵管炎主要由化脓菌引起，轻者输卵管仅有轻度充血、肿胀、略增粗；重者输卵管明显增粗、弯曲，纤维素性脓性渗出物增多，造成与周围组织粘连。急性输卵管炎因传播途径不同而有不同的病变特点。

1. 炎症

经子宫内膜向上蔓延，首先引起输卵管黏膜炎，输卵管黏膜肿胀、间质水肿、充血及

大量中性粒细胞浸润，重者输卵管上皮发生退行性变或成片脱落，引起输卵管黏膜粘连，导致输卵管管腔及伞端闭锁，若有脓液积聚于管腔内则形成输卵管积脓。淋病奈瑟菌及大肠埃希菌、类杆菌及普雷沃菌除直接引起输卵管上皮损伤外，其细胞壁脂多糖等内毒素引起输卵管纤毛大量脱落，最后输卵管运输功能减退、丧失。因衣原体的热休克蛋白与输卵管热休克蛋白有相似性，感染后引起的交叉免疫反应可损伤输卵管，导致严重输卵管黏膜结构及功能破坏，并引起盆腔广泛粘连。

2. 病原菌

通过宫颈的淋巴管播散到宫旁结缔组织，首先侵及浆膜层，发生输卵管周围炎，然后累及肌层，而输卵管黏膜层可不受累或受累极轻。病变以输卵管间质炎为主，其管腔常可因肌壁增厚受压变窄，但仍能保持通畅。卵巢很少单独发炎，白膜是良好的防御屏障，卵巢常与发炎的输卵管伞端粘连而发生卵巢周围炎，称输卵管卵巢炎，习称附件炎。炎症可通过卵巢排卵的破孔侵入卵巢实质形成卵巢脓肿，脓肿壁与输卵管积脓粘连并穿通，形成输卵管卵巢脓肿（TOA）。TOA可为一侧或两侧病变，约半数是在可识别的急性盆腔炎初次发病后形成，另一部分是在慢性盆腔炎屡次急性发作或重复感染而形成。脓肿多位于子宫后方或子宫、阔韧带后叶及肠管间粘连处，可破入直肠或阴道，若破入腹腔则引起弥漫性腹膜炎。

（三）盆腔腹膜炎

盆腔内器官发生严重感染时，往往蔓延到盆腔腹膜，发炎的腹膜充血、水肿，并有少量含纤维素的渗出液，形成盆腔脏器粘连。当有大量脓性渗出液积聚于粘连的间隙内，可形成散在小脓肿；若积聚于直肠子宫陷凹处则形成盆腔脓肿，较多见。脓肿的前面为子宫，后方为直肠，顶部为粘连的肠管及大网膜，脓肿可破入直肠而使症状突然减轻，也可破入腹腔引起弥漫性腹膜炎。

（四）盆腔结缔组织炎

内生殖器急性炎症时，或阴道、宫颈有创伤时，病原体经淋巴管进入盆腔结缔组织而引起结缔组织充血、水肿及中性粒细胞浸润。以宫旁结缔组织炎最常见，开始局部增厚，质地较软，边界不清，以后向两侧盆壁呈扇形浸润，若组织化脓则形成盆腔腹膜外脓肿，可自发排入直肠或阴道。

（五）败血症及脓毒血症

当病原体毒性强、数量多、患者抵抗力降低时，常发生败血症。多见于严重的产褥感染、感染性流产或播散性淋病。近年有报道放置宫内节育器、人工流产及输卵管绝育术损伤脏器引起败血症，若不及时控制，往往很快出现感染性休克，甚至死亡。发生感染后，若身体其他部位发现多处炎症病灶或脓肿者，应考虑有脓毒血症存在，但需经血培养证实。

（六）Fitz-Hugh-Curtis 综合征

Fitz-Hugh-Curtis 综合征是指肝包膜炎症而无肝实质损害的肝周围炎。淋病奈瑟菌及衣原体感染均可引起。由于肝包膜水肿，吸气时右上腹疼痛。肝包膜上有脓性或纤维渗出物，早期在肝包膜与前腹壁腹膜之间形成松软黏连，晚期形成琴弦样粘连。5%～10%的输卵管炎可出现此综合征，临床表现为继下腹痛后出现右上腹痛，或下腹疼痛与右上腹疼痛同时出现。

二、临床表现

可因炎症轻重及范围大小而有不同的临床表现。轻者无症状或症状轻微。常见症状为下腹痛、发热、阴道分泌物增多。腹痛为持续性，活动或性交后加重。若病情严重可有寒战、高热、头痛、食欲缺乏。若有腹膜炎，则出现消化系统症状如恶心、呕吐、腹胀、腹泻等。月经期发病可出现经量增多、经期延长。若有脓肿形成，可有下腹包块及局部压迫刺激症状；包块位于子宫前方可出现膀胱刺激症状，如排尿困难、尿频，若引起膀胱肌炎还可有尿痛等；包块位于子宫后方可有直肠刺激症状；若在腹膜外可致腹泻、里急后重感和排便困难。若有输卵管炎的症状及体征并同时有右上腹疼痛者，应怀疑有肝周围炎。由于感染的病原体不同，临床表现也有差异。淋病奈瑟菌感染以年轻妇女多见，多于月经期或经后7 d内发病，起病急，可有高热，体温在38℃以上，常引起输卵管积脓，出现腹膜刺激征及阴道脓性分泌物。非淋病奈瑟菌性盆腔炎起病较缓慢，高热及腹膜刺激征不如淋病奈瑟菌感染明显。若为厌氧菌感染，患者的年龄偏大，容易有多次复发，常伴有脓肿形成。衣原体感染病程较长，高热不明显，长期持续低热，主要表现为轻微下腹痛，并久治不愈。患者体征差异较大，轻者无明显异常发现。典型体征呈急性病容，体温升高，心率加快，耻区有压痛、反跳痛及肌紧张，若病情严重可出现腹胀、肠鸣音减弱或消失。

盆腔检查：阴道可有充血，并有大量脓性臭味分泌物；宫颈充血、水肿，将宫颈表面分泌物拭净，若见脓性分泌物从宫颈口流出，说明宫颈管黏膜或宫腔有急性炎症。穹隆触痛明显，须注意是否饱满；宫颈举痛；宫体稍大，有压痛，活动受限；子宫两侧压痛明显，若为单纯输卵管炎，可触及增粗的输卵管，压痛明显；若为输卵管积脓或输卵管卵巢脓肿，则可触及包块且压痛明显，不活动；宫旁结缔组织炎时，可扪及宫旁一侧或两侧片状增厚，或两侧宫骶韧带高度水肿、增粗，压痛明显；若有盆腔脓肿形成且位置较低时，可扪及后穹隆或侧穹隆有肿块且有波动感，三合诊常能协助进一步了解盆腔情况。

三、诊断及鉴别诊断

根据病史、症状和体征可作出初步诊断。由于急性盆腔炎的临床表现变异较大，临床诊断准确性不高，尚需做必要的辅助检查，如血常规、尿常规、宫颈管分泌物检查等。

（1）最低诊断标准：①子宫压痛；②附件压痛；③宫颈举痛。下腹压痛同时伴有下生殖道感染征象的患者，诊断 PID 的可能性大大增加。生育期妇女或 STI 门诊人群，可按最低诊断标准。

（2）支持 PID 诊断的附加条件：①口腔温度 ≥ 38.3℃；②宫颈或阴道黏液脓性分泌物；③阴道分泌物显微镜检查有白细胞计数增多；④血沉加快；⑤C 反应蛋白水平升高；⑥实验室检查证实有宫颈淋病奈瑟菌或沙眼衣原体感染。

大多数 PID 患者都有宫颈黏液脓性分泌物或阴道分泌物镜检有白细胞计数增多。如果宫颈分泌物外观正常并且阴道分泌物镜检无白细胞，则 PID 诊断成立的可能性不大，需要考虑其他可能引起下腹痛的病因。如有条件应积极寻找致病微生物。

（3）PID 的特异标准包括：①子宫内膜活检显示有子宫内膜炎的病理组织学证据。②经阴道超声检查或磁共振显像技术显示输卵管管壁增厚、管腔积液，可伴有盆腔游离液体或输卵管卵巢包块。③腹腔镜检查结果符合 PID 表现。

盆腔炎应与急性阑尾炎、输卵管妊娠流产或破裂、卵巢囊肿蒂扭转或破裂等急症相鉴别。

四、治疗

（一）治疗原则

盆腔炎主要为抗生素药物治疗，必要时手术治疗。抗生素治疗可清除病原体，改善症状及体征，减少后遗症。经恰当的抗生素积极治疗，绝大多数急性盆腔炎能彻底治愈。由于急性盆腔炎的病原体多为需氧菌、厌氧菌及衣原体的混合感染，需氧菌及厌氧菌又有革兰阴性及革兰阳性之分，故抗生素多采用联合用药，并覆盖到所有可能的病原微生物。

（二）具体方案

1. 静脉给药

对于症状较重者给予静脉治疗。

（1）头孢替坦 2 g，静脉滴注，每 12 小时 1 次；或头孢西丁 2 g，静脉滴注，每 6 小时 1 次。加用：多西环素 100 mg，口服，每 12 小时 1 次（或米诺环素 100 mg，口服，每 12 小时 1 次）；或阿奇霉素 0.5 g，静脉滴注或口服，每日 1 次。

注意：①其他第二代或第三代头孢菌素（如头孢唑肟、头孢噻肟和头孢曲松）也可能对 PID 有效并有可能代替头孢替坦和头孢西丁，而后两者的抗厌氧菌效果更强。②对输卵管卵巢脓肿的患者，通常在多西环素（或米诺环素或阿奇霉素）的基础上加用克林霉素或甲硝唑，从而更有效地对抗厌氧菌。③临床症状改善后继续静脉给药至少 24 h，然后转为口服药物治疗，共持续 14 d。

（2）克林霉素 900 mg，静脉滴注，每 8 小时 1 次，加用庆大霉素负荷剂量（2 mg/kg），静脉滴注或肌内注射，维持剂量（1.5 mg/kg），每 8 小时 1 次；也可采用每日一次给药。

注意：①临床症状改善后继续静脉给药至少 24 h，继续口服克林霉素 450 mg，每日 1 次，共 14 d。②对输卵管卵巢脓肿的患者，应用多西环素（或米诺环素或阿奇霉素）加甲硝唑或多西环素加克林霉素，比单纯应用多西环素对治疗厌氧菌感染更优越。③注意庆大霉素的不良反应。

（3）喹诺酮类药物：氧氟沙星 400 mg，静脉滴注，每 12 小时 1 次，加用甲硝唑 500 mg，静脉滴注，每 8 小时 1 次；或左氧氟沙星 500 mg，静脉滴注，每日 1 次，加用甲硝唑 500 mg，静脉滴注，每 8 小时 1 次；或莫西沙星 400 mg，静脉滴注，每日 1 次。

（4）氨苄西林/舒巴坦 3 g，静脉滴注，每 6 小时 1 次，加用：多西环素 100 mg，口服，每 12 小时 1 次，或米诺环素 100 mg，口服，每 12 小时 1 次；或阿奇霉素 0.5 g，静脉滴注或口服，每日 1 次。

2. 非静脉药物治疗

症状较轻者可采用以下方案。

（1）氧氟沙星 400 mg，口服，每日 2 次，加用甲硝唑 500 mg，口服，每日 2 次，共 14 日；或左氧氟沙星 500 mg，口服，每日 1 次，加用甲硝唑 500 mg，口服，每日 2 次，共 14 日；或莫西沙星 400 mg，口服，每日 1 次，共 14 d。

（2）头孢曲松 250 mg 肌内注射，单次给药；或头孢西丁 2 g，肌内注射，加丙磺舒 1 g，口服，均单次给药；或其他第三代头孢类药物。例如，头孢唑肟、头孢噻肟等非静脉外给药。加用：多西环素 100 mg，口服，每 12 小时 1 次；或米诺环素 100 mg，口服，每 12 小时 1 次；或阿奇霉素 0.5 g，口服，每日 1 次，共 14 d。可加用甲硝唑 500 mg，口服，每日 2 次，共 14 d。

（3）阿莫西林/克拉维酸加用多西环素可以获得短期的临床效果，但胃肠道不良反应可能会影响该方案的依从性。

（三）手术治疗

1. 适应证

（1）药物治疗无效：输卵管卵巢脓肿或盆腔脓肿经药物治疗 48 ~ 72 h，体温持续不降，患者中毒症状加重或包块增大者，应及时手术，以免发生脓肿破裂。

（2）脓肿持续存在：经药物治疗病情有好转，继续控制炎症数日（2 ~ 3 周），包块仍未消失但已局限化，应手术切除，以免日后再次急性发作，或形成慢性盆腔炎。

（3）脓肿破裂：突然腹痛加剧，寒战、高热、恶心、呕吐、腹胀，检查腹部拒按或有中毒性休克表现，应怀疑脓肿破裂。若脓肿破裂未及时诊治，病死率高。因此，一旦怀疑脓肿破裂，需立即在抗生素治疗的同时行剖腹探查。

2. 手术方式和范围

可根据情况选择经腹手术或腹腔镜手术。手术范围应根据病变范围、患者年龄、一般状态等全面考虑。原则以切除病灶为主。年轻妇女应尽量保留卵巢功能，以采用保守性手术为主；年龄大、双侧附件受累或附件脓肿屡次发作者，行全子宫及双附件切除术；对极度衰弱危重患者的手术范围须按具体情况确定。若盆腔脓肿位置低、突向阴道后穹隆，可经阴道切开排脓，同时注入抗生素。

（四）随访

患者应在开始治疗 3 d 内出现临床情况的改善，如退热、腹部压痛或反跳痛减轻、子宫及附件压痛减轻、宫颈举痛减轻等。在此期间病情无好转的患者需住院治疗，进一步检查以及手术治疗。

对于药物治疗的患者，应在 72 h 内随诊，明确有无临床情况的改善（具体标准如前所述）。如果未见好转则建议住院接受静脉给药治疗以及进一步检查。建议对于沙眼衣原体和淋病奈瑟菌感染的 PID 患者，还应在治疗结束后 4 ~ 6 周时重新筛查上述病原体。

（五）性伴侣的治疗

对 PID 患者出现症状前 60 d 内接触过的性伴侣进行检查和治疗。这种检查和评价是必要的，因为患者有再感染的危险，而且其性伴侣很可能感染淋病及沙眼衣原体。由淋病或沙眼衣原体感染引起 PID 患者的男性性伴侣常无症状。无论 PID 患者分离的病原体如何，均应建议患者的性伴侣进行 STI 的检测和治疗。在女性 PID 患者治疗期间应避免无保护屏障（避孕套）的性交。

（六）中药治疗

主要为活血化瘀、清热解毒药物。例如，银翘解毒汤、安宫牛黄丸或紫血丹等。

五、预防

（1）做好经期、孕期及产褥期的卫生宣传。

（2）严格掌握产科、妇科手术指征，做好术前准备；术时注意无菌操作；术后做好护理，预防感染。

（3）治疗急性盆腔炎时，应做到及时治疗、彻底治愈，防止转为慢性盆腔炎。

（4）注意性生活卫生，减少性传播感染，经期禁止性交。

六、并发症

（一）复发性盆腔炎

有 25% 的急性盆腔炎可于以后重复发作，年轻患者的重复感染是一般年龄组的 2 倍。由于输卵管在上次感染时的损害，对细菌的侵犯敏感性增加。

（二）输卵管积水

慢性输卵管炎双侧居多，输卵管呈轻度或中度肿大，伞端可部分或完全闭锁，并与周围组织粘连。若输卵管伞端及峡部因炎症粘连闭锁，浆液性渗出物积聚形成输卵管积水；有时输卵管积脓中的脓液渐被吸收，浆液性液体继续自管壁渗出充满管腔，亦可形成输卵管积水。积水输卵管表面光滑，管壁甚薄，由于输卵管系膜不能随积水输卵管囊壁的增长扩大而相应延长，故积水输卵管向系膜侧弯曲，形似腊肠或呈曲颈的蒸馏瓶状，卷曲向后，可游离或与周围组织有膜样粘连。应行手术治疗。

（三）输卵管卵巢囊肿

输卵管发炎时波及卵巢，输卵管与卵巢相互粘连形成炎性肿块，或输卵管伞端与卵巢粘连并贯通，液体渗出形成输卵管卵巢囊肿，也可由输卵管卵巢脓肿的脓液被吸收后由渗出物替代而形成。常无病原体，抗生素治疗无效，应行手术治疗。

（四）慢性腹痛

盆腔炎后遗留慢性腹痛（超过 6 个月），可达 18%。相比较，没有 PID 历史的，罹患慢性腹痛者只有 5%。疼痛常常是周期性的，主要和输卵管、卵巢及其周围组织粘连有关。

（五）不孕

盆腔炎是造成输卵管梗阻及不孕的重要原因，增加不孕的机会与 PID 发作的次数和严重性有关。盆腔炎后不孕发生率为 20% ~ 30%。有文献报道 1 次盆腔炎发作，不孕危险为 13%，2 次为 36%，3 次为 60% ~ 75%。

（六）宫外孕

输卵管由于炎症的损害，其攫取受精卵及转送受精卵的功能受到影响。因而，PID 后宫外孕的发生率明显上升，比未发生过 PID 者高 7 ~ 10 倍。

（七）骶髂关节炎

PID 后可有 68% 发生骶髂关节炎，而对照组只有 3%。虽然以骶髂关节炎形式出现的脊椎的慢性关节炎在女性比在男性少，但有 PID 历史的，却是一个重要的易患因素。

七、健康教育

1. 卧床休息及半卧位的重要性

有利于脓液聚积于直肠子宫陷窝，使炎症局限。休养环境要安静舒适，温湿度适宜。注意通风，使室内空气新鲜。注意休息，以防疾病复发。

2. 饮食的重要性

高营养饮食可提高机体抵抗力，促进康复。选择高蛋白、高维生素饮食，如瘦肉、鸡蛋、牛奶、鱼类，还应注意粗细粮搭配。

3. 有关疾病常见病因

产后感染、不洁性生活、体质虚弱等。人工流产、放置子宫内节育器、诊断性刮宫等治疗 1 个月内避免性生活。性生活要适度，避免不洁性生活，性伴侣也应接受治疗。

4. 应及时彻底治疗急性盆腔炎

保持良好的心境，增强自信心，愉快的心情有利于疾病康复。

5. 保持外阴清洁的重要性

防止感染，做好经期、孕期及产褥期卫生。经期：注意适当休息，用消毒月经垫，经期避免性生活。孕期：妊娠 32 周后适当减轻工作量，不值夜班及避免重体力劳动，保证足够的睡眠时间，勤洗澡，勤换内裤，不宜盆浴，可选用淋浴或擦浴，以防污水进入阴道，引起感染；每日用温水清洗外阴部，妊娠 12 周以内及 32 周以后均应避免性生活。产褥期：勤换内衣及床单，温水擦浴，保持外阴部清洁，禁止盆浴及性生活。

（王东红）

03

第三章　妇科损伤性疾病

第一节　压力性尿失禁

女性压力性尿失禁（SUI）又名张力性尿失禁，是指在没有膀胱逼尿肌收缩的情况下，由于腹内压的增加（如咳嗽、打喷嚏、运动、大笑、举提重物、体位改变等），导致尿液不自主地从尿道流出。其特点是正常状态下不溢尿，而腹压突然增加时尿液不自主流出。压力性尿失禁是一种非常常见的疾病，多见于女性，尤其是中老年妇女，国内统计其发病率为15%～60%，我国北京、上海、广州、武汉等城市女性的尿失禁发生率高于40%，严重影响患者的生活质量。

一、病因

1. 分娩及产伤

分娩过程中，胎先露对盆底肌肉及结缔组织过度压迫，产程长或使用产钳、胎头吸引器和臀位牵引等阴道手术分娩造成盆底组织损伤。

2. 尿道、阴道手术

阴道前后壁修补术、宫颈癌根治术、尿道憩室切除术、前列腺手术等破坏尿道膀胱正常解剖支持。

3. 功能障碍

先天性膀胱尿道周围组织支持不足或神经支配不健全为青年女性及未产妇的发病原因。中年妇女由于营养不良、体质虚弱，致尿道膀胱颈部肌肉及筋膜萎缩，盆底阴道肌肉松弛，力量变弱而发生尿失禁。绝经期妇女由于雌激素减退，而使尿道及膀胱三角区黏膜下静脉变细，血液供应减少和黏膜上皮退化，尿道和膀胱的浅层上皮组织张力减退，尿道及周围盆底肌肉萎缩，而致尿失禁。

4. 盆腔肿物

当盆腔内有巨大肿物，如子宫肌瘤、卵巢囊肿时致腹压增加，膀胱尿道交接处位置降低而尿失禁。

5. 体重

压力性尿失禁的发生与患者的体重指数过大及腹型肥胖有关。

6. 周期性压力性尿失禁

在月经后半期，压力性尿失禁症状往往更明显，可能与黄体酮使尿道松弛有关。

二、发病机制

1. 压力传导理论

1961 年 Einhorning 提出的压力传导理论（pressure transmission theory）是关于尿失禁发病机制的最初理论。保持有效的控尿机制需要两个因素：完整的尿道内部结构和足够的解剖支持。尿道内部结构的完整性取决于尿道黏膜对合和尿道闭合压。该理论认为正常控尿的妇女尿道始终位于正常腹腔压力带内。盆底支持不足时，膀胱颈和近端尿道向下后方移位，并出现过度活动的症状，有类似排尿动作初期的表现，如尿道 – 膀胱后角消失、尿道缩短、尿道轴倾斜角旋转等。腹压增加时压力只传到膀胱，膀胱压力迅速增加，压力不能同时有效地传至尿道，尿道阻力不足以对抗膀胱的压力而尿外流，即诱发不自主排尿。

2. 吊床理论

20 世纪 90 年代，尿失禁的发病机制转向盆底肌肉、筋膜和脏器之间协调作用的研究，1994 年 Delancey 提出了"吊床"假说（hammock hypothesis）。该假说将近端尿道和膀胱颈的周围结构，耻骨尿道韧带、耻尾肌、阴道前壁及连接各个部分的结缔组织，称为支持尿道的"吊床"，这些结构作为提举支托媒介负责在静息和应力状态下尿道的闭合。腹压增加时耻尾肌收缩向前牵拉阴道，拉紧"吊床"结构，位于阴道和耻骨联合之间的尿道被压扁，尿道内压能有效抵抗升高的腹内压。如果起支持作用的"吊床"结构松弛，膀胱尿道产生过度活动，腹压增加时尿道不能正常闭合增加对抗力，就会发生尿失禁。该理论认为，只要稳固的"吊床"存在，膀胱颈和尿道相对于耻骨联合的位置就不重要。

3. 整体理论（the integral theory）

近年来较流行，在 1990 年由 Petros 和 Ulmsten 提出，其内容是不同腔室、不同阴道支持轴水平共同构成一个解剖和功能相互关联的有机整体，是由肌肉、结缔组织和神经等组成的平衡体，削弱任何结构都会导致整体功能失衡。盆底韧带和筋膜等构成盆底吊桥结构，支撑阴道膀胱，其张力受盆底肌肉舒缩的调节，只要肌肉保持一定张力，耻骨尿道韧带就不会松懈，即所谓的"水"和"缆绳"的比喻。

4. 内括约肌功能障碍型尿失禁

主要是由于膀胱颈和尿道括约肌关闭功能不全引起的。绝经后妇女尿道黏膜及黏膜下层变薄，以及手术或机械创伤对括约肌系统及其支配神经的直接破坏，均可使尿道本身的自禁机制丧失。解剖型和内括约肌功能障碍压力性尿失禁并不是相互排斥截然分开的。由于没有盆底的支持，尿道的过度活动也会使内括约肌丧失收缩的有效性。研究认为在所有解剖型患者中均存在不同程度的内括约肌功能障碍。通过超声和动态核磁显像发现，腹压增加时尿道前壁的位置被耻骨尿道韧带固定，而尿道下方支持结构的缺陷使得尿道后壁下降，影响尿道本身的收缩机制，致膀胱颈和尿道近端开放。如果将膀胱颈和近端尿道复位就能纠正尿失禁，因此尿道的高活动性和内括约肌功能不足并不是相互排斥的，而是该病的两个极端表现。

三、临床分型

临床上简单地分为两型。90%的压力性尿失禁是解剖型。

1. 解剖型

解剖型也称尿道高活动性压力性尿失禁。解剖型压力性尿失禁是由于盆底肌肉筋膜松弛支持结构的缺陷，使得膀胱颈和尿道活动度增加引起的。尿动力学表现为腹压漏尿点压力 $< 60 \, cmH_2O$。

2. 尿道内括约肌功能障碍型

因尿道括约肌张力减弱所致，逼尿肌静止时膀胱颈处于开放状态。尿动力学表现为漏尿点压力 $< 60 \, cmH_2O$，最大尿道闭合压 $< 20 \, cmH_2O$。

四、临床表现

临床特点是在腹压增高因素影响下发生不能自制的尿失禁。咳嗽、跳跃、体位改变均可发生。严重患者从卧位坐起即可发生，失禁尿量不等，一般尿量较少，个别患者可全部排空。其程度分为轻、中、重度。轻度：一般活动及夜间无尿失禁，腹压增加时偶发尿失禁，不需佩戴尿垫。中度：腹压增加及起立活动时，有频繁的尿失禁，需要佩戴尿垫生活。重度：起立活动或卧位体位变化时即有尿失禁，严重地影响患者的生活及社交活动。要仔细注意合并其他疾病，如尿道瘘、尿瘘、子宫脱垂或膀胱膨出等。

五、辅助检查

1. 压力试验

在患者膀胱充盈的情况下检查。患者取膀胱截石位，嘱患者连续用力咳嗽数次，注意观察尿道口有无尿液流出，有则表示压力试验阳性。如仰卧位时没有漏尿，患者应两脚分开与肩同宽站立，咳嗽观察有无漏尿。压力试验是压力性尿失禁的初筛试验，不能鉴别压力性尿失禁和急迫性尿失禁，也不能判断尿失禁的严重程度。压力试验阳性时，必须分清漏尿是由于腹压升高引起的还是咳嗽诱导的逼尿肌收缩引起，后者漏尿往往延迟，在咳嗽几秒钟后发生，停止咳嗽后漏尿不会马上停止。

2. 膀胱颈抬高试验

诱发试验阳性者，检查者用右手伸入阴道，中、示指置阴道壁尿道的两侧，指尖位于膀胱及尿道交接处，向前上将膀胱颈抬高，再行诱发试验，如无尿溢出即为阳性。阳性者宜选用膀胱尿道悬吊固定术。

3. 棉签试验

用来测定尿道膀胱后角大小以及尿道下垂的程度。患者取膀胱截石位，消毒尿道外口周围后，用蘸有利多卡因的棉签 1 根，轻轻放入患者尿道内，深约 4 cm。此时棉签与水平线所成的角度为 –5° ～ 10°。让患者向下屏气以增加腹压，仔细观察露于尿道外口的棉签游离端可有三种情况出现。

（1）如尿道无解剖上的缺点，棉签将维持在原水平。

（2）如尿道膀胱后角已消失，但后尿道尚未向下移动，则棉签的游离端仍可维持原来水平或稍向上移动，但不超过 10°。

（3）如尿道支持组织已有严重削弱，后尿道下垂显著，表示尿道已远离耻骨联合，则棉签的游离端将明显上升，可与水平线形成 45° 以上的角度。

4. 尿垫试验

在压力试验无漏尿时应进行尿垫试验。尿垫试验是指患者在一定时间内做一系列规定的动作，测量活动前后卫生巾的重量，计算漏尿量，从而评估尿失禁的严重程度。尿垫试验有两类：短期试验和长期试验。前者包括 20 min 尿垫试验、1 h 尿垫试验、2 h 尿垫试验；后者包括 24 h 尿垫试验和 48 h 尿垫试验。常用 1 h 尿垫试验和 24 h 尿垫试验。

（1）1 h 尿垫试验步骤：①患者无排尿，试验时膀胱充盈；②安放好已经称重的收集装置，试验开始；③15 min 内喝 500 mL 无钠液体，然后坐下或躺下；④步行半小时，包括上下一层楼梯；⑤起立和坐下 10 次；⑥剧烈咳嗽 10 次；⑦原地跑 1 min；⑧弯腰拾小物体 5 次；⑨流动水冲洗手 1 min；⑩1 h 终末去除收集装置并称重。

（2）结果判断：尿垫增重 > 2 g 为轻度尿失禁，2 ～ 10 g 为中度尿失禁，> 10 g 为重度尿失禁，10 ～ 50 g 为极重度尿失禁。尿垫试验可定量反映漏尿程度，较主观评价更准确。

5. 排尿日记

排尿日记是评估尿失禁患者状况的重要工具，是患者保存数天的排尿记录。患者在指导下将每次排尿时间记录在图表上并测量尿量，并将尿失禁时间及与漏尿有关的特殊活动记录下来，同时记录患者液体摄入量。

6. 膀胱尿道造影

进行膀胱尿道造影应取正侧位，患者直立并用力增加腹压，正常情况下，尿道膀胱连接部在耻骨联合下缘与 S_3 连接线以上，膀胱尿道后角 < 90°，近侧尿道稍向后倾斜。张力性尿失禁可有下列变化：

（1）尿道角改变：可将其分为两型。Ⅰ型为尿道后角消失，尿道倾斜角正常；Ⅱ型为尿道后角消失伴尿道倾斜角 > 45°。

（2）膀胱尿道位置的改变：正常者在静止时膀胱颈位于耻骨联合中下 1/3 交接处，用力时向下移动 0.5 ~ 1.5 cm，同时膀胱颈不在膀胱最下缘。而张力性尿失禁者在用力时下移范围大于正常范围，且膀胱颈位置低于膀胱任何部位。

（3）膀胱颈形态的改变，张力性尿失禁者用力时膀胱颈开放如锥状。

7. 最大功能性膀胱容量和残余尿量测定

嘱患者饮水，待膀胱膨胀后排尿，所测的尿量即为最大功能性膀胱容量。然后插导尿管测残余尿量，留尿做常规分析和培养。如残余尿量多，提示为神经源性膀胱，大量残余尿（几百毫升）多由于无张力性膀胱引起。

8. 尿动力学测定

患者平卧位，置测压导尿管于膀胱内并固定于牵拉器上，排尽尿液。测压导尿管接一压力转换器，记录曲线在记纹纸上。测定时用 37℃ 的生理盐水以每分钟 30 ~ 75 滴（2 ~ 5 mL）的速度注入。由膀胱颈起至尿道外口止，每隔 0.5 cm 距离测尿道 1 次。当看到水柱固定不动时，即为导尿管测孔部分的尿道压。把尿道每 0.5 cm 所测出的压力记录在坐标纸上（横坐标代表尿道的部位，纵坐标代表尿道压力），然后把各部位的尿道压力连接起来，构成曲线。正常女性功能性尿道长度为 3 ~ 5 cm，平均 3.5 cm，最大尿道关闭压力 50 ~ 94 cmH$_2$O，平均 77 cmH$_2$O。正常女子尿道压力曲线呈抛物线。在张力性尿失禁患者可见整个尿道曲线正常，但尿道压力下降，最大尿道压力下降，或整个尿道压力普遍下降，同时尿道最大关闭压下降，功能尿道长度变短。

9. 超声波检查

经阴道或直肠超声检查是目前应用最广泛的一种检查。不仅简易、方便、准确，而且无痛苦，患者易于接受，并可用于术后随访。阴道超声诊断张力性尿失禁的标准：①休息状态的膀胱角 > 95°；②膀胱颈至耻骨弓的距离 < 2.3 cm；③膀胱颈的活动度 > 20°。如以上标准有其中 2 项即可诊断张力性尿失禁。

六、治疗

1. 非手术治疗

（1）盆底肌训练（pelvic floor muscle exercise，PFME）：PFME 于 1948 年首次由美国妇科医师 Kegel 描述，是以锻炼耻骨尾骨肌为主的一种盆底康复方法。患者通过自主的、反复的盆底肌肉群的收缩和舒张，增强支持尿道、膀胱、子宫和直肠的盆底肌张力，增加尿道阻力,恢复松弛的盆底肌,达到预防和治疗女性尿失禁和生殖器官脱垂的目的。PFME 是一种简单、易行、无痛苦和有效的方法,因损伤最小、风险最低而作为轻中度女性尿失禁初次治疗的首选方案。正确的方法首先为识别所要进行锻炼的盆底肌群,指导患者将示指和中指放置于阴道内,收缩肛门时,手指周围感觉到有压力包绕,即为正确的肌群收缩;也可在排尿时收缩盆底,使尿流终止,放松时继续排出,亦表示为正确的肌群收缩。在收缩盆底肌群的同时要尽量避免大腿、背部和腹部肌肉的收缩。训练前应对肛提肌的强度和收缩情况等做全面评价,制定出个性化的训练方案。训练的强度和时间可以逐渐增加,开始每次收缩尿道、肛门和会阴 5 ~ 10 s 后放松,间隔 5 ~ 10 s 重复上述动作,连续 5 min,2 次 /d,以后逐渐增加训练量。适应证为轻、中度 SUI 和轻、中度盆腔器官脱垂患者,产后 SUI 及无法耐受或不愿手术的患者。

(2)生物反馈治疗(BFB):与 PFME 一样,BFB 也是一种主动的盆底复健功能方法,用以指导患者正确地收缩骨盆底肌肉以及自主性地抑制膀胱逼尿肌的不正常收缩。其原理是借助置于阴道或直肠内的电子生物反馈治疗仪,监视盆底肌肉的肌电活动,同时也可监测腹部肌肉活动和逼尿肌活动,将这些肌肉活动的信息转化为听觉和视觉信号反馈给患者,指导患者进行正确的、自主的盆底肌肉训练,并形成条件反射。生物反馈辅助仪可通过测量表面肌电信号对盆底肌肉收缩和舒张的功能状况进行精确测量、记录并进行分析,再以声学和影像信号反馈给医师及患者,帮助医师为患者制定个性化的分类、分级治疗方案及训练计划,让患者在视听系统的指导下逐步完成训练计划,以增强盆底肌肉张力,控制膀胱,达到康复骨盆底肌肉、治疗失禁的目的。文献报道的疗效可达 70% ~ 80%。适应证与 PFME 相同。

(3)功能性电刺激治疗(FES):是一种被动的盆底康复方法,对尿失禁的治疗可能从两方面发挥作用,一是刺激尿道括约肌收缩,通过神经回路进一步增强尿道括约收缩、加强控尿能力;二是刺激神经和肌肉,通过形成冲动,兴奋交感通路并抑制副交感通路、抑制膀胱收缩和降低膀胱收缩能力。电刺激的电极有表面电极、腔内电极(如阴道电极和直肠电极)和放置于神经根处或皮的置入性电极,女性患者以阴道电极最为常用。电刺激器的电压为 9 V,脉冲 20 ~ 200 次 /s,电流强度以患者能耐受为度。电极有两种:①阴道电极托,将电极插入阴道,方法简便,但易滑脱;②直肠电极栓,呈哑铃形,方法简便,不易滑脱。适应证为伴或不伴有 SUI 的盆底肌薄弱者;压力性、急迫性及混合性尿失禁和膀胱过度刺激征患者以及原发性括约肌功能不全者。电刺激疗法无绝对禁忌证。妊娠、重度盆底器官脱垂、阴道炎症和出血为相对禁忌证。电刺激疗法的近期疗效可达 50% ~ 80%。

(4)器具:通过压迫和托高尿道以阻止尿液流出。适用于难以手术和年老体衰不能耐受手术者。

（5）雌激素治疗：对一些老年患者，可口服雌激素或采用阴道栓剂，以增加尿道的血供和张力，从而增加阻力，防止尿液外溢。

（6）药物注射治疗：在尿道周围注射硬化剂以达到尿道阻力增加。最早使用鱼肝油酸钠，现常用四氟乙烯、石蜡和胶原等。

（7）中医中药治疗：针刺和中医辨证治疗，有增强盆底肌肉收缩的作用。

2. 手术治疗

非手术治疗无效或尿失禁严重者可采用手术治疗。手术方法很多，目前常用的可分为三类，即阴道前壁修补术、耻骨后尿道悬吊术、悬吊带术。1997 年美国尿控协会提出耻骨后尿道悬吊术和悬吊带术是治疗压力性尿失禁的有效方法。

（1）阴道前壁修补及膀胱颈筋膜缝合术：由 Kelly 的阴道前后壁修补术发展而来。该术式是基于位于膀胱和尿道之间的盆底筋膜损伤造成膀胱尿道支持减弱这一假说，通过增加膀胱尿道后壁的作用，缩小尿道内径，可使部分膀胱颈位置提高，从而达到治疗目的。

手术指征：①并发阴道壁膨出，需行手术治疗者；②膀胱颈位置正常，尿道长度正常者；③尿道后角消失的 I 型张力性尿失禁；④尿道后角消失，尿道倾斜角 > 45° 的 II 型张力性尿失禁，有阴道前壁膨出，必须进行阴道前壁修补者，在行阴道前壁修补的同时行膀胱尿道悬吊固定术。

手术为正中切开尿道口下 0.5 cm 至宫颈内口阴道前壁的黏膜，向两侧分离阴道壁达尿道两侧深部，自尿道内口开始平行褥式缝合尿道两侧耻骨膀胱颈筋膜。本法效果差，治愈率低，现很少采用。

（2）经阴道膀胱颈悬吊术：Pereyra 术是最早的经阴道膀胱颈悬吊术式，后经改良演变，有 Stamey、Cobb-Radge、Raz 和 Gittes 术。Pereyra 和 Stamey 术都是将尿道骨盆韧带悬吊于腹直肌腱鞘上，而 Gittes 和 Raz 术则是将该韧带和阴道壁一起悬吊于腹直肌腱鞘上。从 Stamey 开始术中做膀胱镜检，以了解悬吊线是否安置恰当和有无膀胱尿道损伤。Gittes 术是所谓无切口手术，悬吊线打结于耻骨上皮下组织内，距腹直肌鞘尚有一定距离，容易割裂松弛并导致 SUI 复发。

手术指征：①膀胱颈抬高试验阳性者；②膀胱尿道造影，在腹压增加时膀胱颈的位置低于正常者；③膀胱尿道造影，仅尿道后角消失的 I 型张力性尿失禁；④膀胱尿道造影，除尿道后角消失外，倾斜角也 > 45°，所谓 II 型张力性尿失禁；⑤需伸长尿道者；⑥经阴道修补失败，需再次手术者。

（3）经腹耻骨后膀胱颈悬吊术：经典的代表性术式有 Marshall-Marchetti-Krantz（MMK），Burch 和 Vagino-obturator shelf（VOS，又称为阴道旁修补）。MMK 手术是经耻骨上切口显露膀胱颈，将近侧尿道至尿道膀胱连接部两侧附近组织缝合固定于耻骨下部骨膜或缝合到软骨上。Burch 手术为经耻区纵切口进入耻骨后间隙，显露膀胱颈部与髂耻骨韧带，助手用手指从阴道将尿道膀胱连接部抬高，使与韧带贴近，再将膀胱颈部两侧的阴道壁全层分别缝合固定于同侧髂耻骨韧带。Burch 手术利用韧带固定较骨膜牢固，且避免发生耻骨炎，故现在应用较多；VOS 术将阴道和耻骨宫颈筋膜缝于闭孔内肌和弓状腱膜上达到悬吊目的。此术式的作用为提高膀胱颈及尿道的位置，增大尿道后角，伸长尿道，增强尿道阻力。

手术指征：同经阴道膀胱颈悬吊术。近年来腹腔镜下的库伯韧带膀胱尿道悬吊术发展较快，其适应证基本同耻骨后膀胱尿道悬吊术。禁忌证有：①有阴道前壁膨出的张力性尿失禁；②肥胖；③有腹部手术史。手术途径分腹膜内及腹膜外。腹膜内的步骤为在脐轮下行 1 cm 切口，置套管针及腔镜，在脐耻之间耻区两旁再置两个小套管针，钝、锐分离阴道侧壁暴露膀胱双侧壁，远端的第 1 针为穿过距膀胱颈较远的尿道旁阴道壁，近端的第 2 针为膀胱颈旁的阴道壁，再缝至 Cooper 韧带打结。如悬吊不满意，行近膀胱颈的第 3 针缝合。术后膀胱镜检查有否缝线穿过膀胱。而腹膜外的步骤以开放式腹腔镜操作达耻骨后间隙，充气后行 Cooper 韧带膀胱尿道悬吊术。

（4）悬吊带术：1907 年由 von Giordano 首先采用悬吊带术治疗 SUI，此后各种手术方式层出不穷，总体来讲主要包括筋膜悬吊术和采用医用材料吊带术，利用各种吊带提高膀胱颈和尿道的位置增加膀胱颈的阻力从而达到治疗 SUI 的目的。近几年来随着微创手术和医用合成材料在妇产科领域的应用，各种治疗女性 SUI 的手术方式相继出现，根据吊带种类不同、手术途径不同主要分为阴道无张力尿道中段悬吊术（TVT）、经阴道尿道中段吊带（IVS）、湿必克悬吊术（SPARC）、经闭孔悬吊带术（TOT）和经闭孔无张力尿道中段悬吊术（TVT-O）等耻骨阴道吊带术：是利用自体腹直肌前鞘或大腿阔筋膜条，经阴道绕过膀胱颈尿道连接部后面，再经耻骨后缝于腹直肌前鞘上。最初用于治疗神经源性尿道功能障碍尿失禁，后来用于张力性尿失禁效果也非常好。也有用合成材料如 Polyester、Dacron、Dexon 来做吊带术的。目前 TVT 和 TVT-O 最常采用。

1）耻骨后无张力尿道中段悬吊术（包括 TVT、前路 IVS 和 SPARC 术）。1996 年瑞典的 Ulmstenn 基于"吊床"理论，首先提出了 TVT 术，以后相继出现 IVS 和 SPARC 等手术。其是在尿道中段放置一条特制的聚丙烯吊带床，恢复尿道的"吊床"支持，从而将尿道中段抬高。置入的聚丙烯吊带抗拉力强，不被组织吸收、消化，具有良好的生物相容性，在 2～3 个月后会与周围组织逐渐融合，成纤维细胞长入吊带中，形成一种新的人工韧带，恢复盆底的正常结构和功能。置入的吊带平时无张力，在无腹压增加时，并不对尿道中段形成压力，而腹压增加时，吊带对尿道中段形成压力，通过增高尿道关闭压而维持尿自禁。该术式完全治愈率达 85%～90%，另有 6%～8% 为明显改善。

2）经闭孔无张力尿道中段悬吊术（TOT、TVT-O）：在 TVT 基础上发展而来，这两种术式悬吊机制与 TVT 同，都是在尿道中段下加入聚丙烯吊带。与 TVT 不同的是该术式不经过耻骨后间隙而是经两侧闭孔的耻骨降支将吊带置于尿道中段下形成支撑。与TVT、前路IVS和SPARC术相比，该术式避开耻骨后间隙，穿刺路径远离膀胱和尿道，减少了损伤、出血等并发症的发生，手术安全性进一步提高，术中可以不使用膀胱镜检查，手术时间缩短，更为简便、安全，治愈率与TVT相似。

（5）手术治疗并发症：对非选择的张力性尿失禁患者，上述手术近期疗效都较好，但远期疗效差异很大，阴道前后壁修补及膀胱颈筋膜缝合术最差，术后2年的成功率为50%左右，5～10年的有效率为20%～45%；经腹耻骨后膀胱颈悬吊和经阴道膀胱颈悬吊术5～10年的有效率为33%～90%；而吊带术疗效最稳定，5年甚至15～20年后成功率仍在80%以上，但尿瘘和窦道形成等并发症较多。从这些结果看，悬吊带术经得起时间的考验，应作为抗SUI的首选术式，尤其适合于Ⅲ型和Ⅱ/Ⅲ型及既往手术失败的SUI病例。

张力性尿失禁术后最主要的并发症是下尿路梗阻，出现持续尿急、急迫性尿失禁，膀胱排空障碍和尿路感染。三大类手术术后都存在症状复发和发生尿路梗阻的问题。术中究竟要用多大的力量来悬吊或悬吊到什么程度，既治好尿失禁又不致梗阻尿潴留，是手术治疗中一直没有解决的问题。最近的研究认为，吊带术悬吊完毕后，悬吊线与腹直肌鞘表面之间应能很松地伸进一个示指，但术后仍有梗阻和尿失禁复发的情况。另一个问题是，张力性尿失禁合并急迫性尿失禁或膀胱非自主性收缩达30%，3/4的患者术后症状会自然消失，但另1/4的患者急迫性尿失禁或尿急症状无改善或加重，以致手术失败。到目前为止尚无较好的方法在术前将这部分患者区别出来，使免于手术而改用其他疗法。

（王东红）

第二节　阴道前壁膨出

阴道前壁膨出是一种较常见的盆底功能障碍性疾病，常合并尿失禁、尿潴留等泌尿系统症状，严重影响患者生活质量。

一、病因及发病机制

1. 分娩

随着孕次产次（特别是阴道分娩）增多，脱垂的发病率及脱垂程度也有所增加。分娩过程中软产道及其周围的盆底组织极度扩张，肌纤维拉长或撕裂，特别是第2产程延长和助产手术所导致的损伤。如产后过早参加体力劳动，特别是重体力劳动，将影响盆底组织张力的恢复，从而导致阴道前壁脱垂。此外，宫颈成熟和扩张伴随胶原酶和弹性蛋白酶的激活，降解宫颈结缔组织基质，同时也会降解阴道周围结缔组织，从而导致盆底结构松弛。但是未产妇也不是绝对不会发生子宫脱垂。根据女性健康促进会报道在未行子宫切除的未产妇中，约19.2%有不同程度的脱垂，其中阴道前壁膨出占14.9%，子宫脱垂6.3%，阴道后壁膨出占6.5%。

2. 盆底器官脱垂手术史

阴道后壁修补术、后陷凹成形术及骶棘韧带悬吊术后，阴道前壁膨出和尿失禁的发病率增加，这与因阴道被拉向后方，传导至前盆腔压力增加有关。

3. 肥胖

肥胖是有限的几个可以改变的危险因素之一，一项研究表明体重指数 $> 30\ kg/m^2$ 的女性发生脱垂的调整危险系数为 $1.40 \sim 1.75$（与体重指数 $< 25\ kg/m^2$ 的女性比较，脱垂的危险性增加 $40\% \sim 75\%$）。

4. 慢性腹压增加

与慢性腹压增加有关的生活习惯是引起脱垂的危险因素，一项研究表明长期做抬举工作的女性发生脱垂的危险性增高，在其他情况如习惯性便秘、哮喘、慢性阻塞性肺部疾病慢性咳嗽也不同程度地增加脱垂的发生率。

5. 支持组织松弛薄弱

主要见于绝经后雌激素降低、盆底组织萎缩退化而薄弱或盆底组织先天发育不良。

二、临床表现

主要有阴道口有肿物突出，盆底坠胀、压迫感，性功能改变，泌尿系统症状有压力性尿失禁（包括以前有压力性尿失禁症状但随着脱垂情况的加重反而消失了）、尿急或急迫性尿失禁、混合性尿失禁、尿频、排尿功能障碍，如：尿等待不能排空膀胱、排尿时需要复位脱垂。尽管这些症状不能将脱垂定位于特异腔室，但却可以反映脱垂的程度。当脱垂发生在处女膜内时，妇女通常不会注意到有膨出存在，但是会感到盆腔下坠感和负重感。尽管盆腔疼痛和腰骶部疼痛一直以来被认为脱垂症状，但最近一项对152名妇女的研究中却发现盆腔疼痛并不与脱垂相关。

三、诊断

根据临床表现即可初步诊断阴道前壁膨出。根据耻骨宫颈筋膜断裂的部位不同，可分为阴道旁缺陷、中央缺陷、横行缺陷和远端缺陷等类型，在诊断时应加以区别。

1. 阴道旁缺陷

阴道旁缺陷是最常见的阴道前壁膨出类型，是指耻骨宫颈筋膜与骨盆侧壁盆筋膜腱弓连接处断裂而造成的阴道前壁膨出。体格检查过程中阴道旁缺陷的特点是：①阴道侧沟消失；②于阴道内以手指沿阴道侧壁向耻骨支方向向上顶起阴道，阴道侧壁抵抗力消失，部分患者可将阴道顶至腹壁下；③用卵圆钳撑起阴道侧沟，卵圆钳远端达坐骨棘，近端置于耻骨下方，并令患者做 Valsalva 动作，如果阴道前壁膨出完全消失，则为阴道旁缺陷。继而分别支撑两侧阴道侧沟，以明确患者为单侧缺陷还是双侧缺陷，部分缺陷或是完全缺陷。阴道旁缺陷常为单侧，并且更多累及右侧。

2. 中央缺陷

中央缺陷为耻骨宫颈筋膜在中线或其周围撕裂而导致的膀胱与阴道壁之间的薄弱，较少见。表现为阴道前壁中央黏膜襞消失，支撑阴道侧沟后，膨出仍然存在。

3. 横行缺陷

横行缺陷为耻骨宫颈筋膜在宫颈前有横行断裂。表现为膀胱底于阴道前壁与宫颈之间膨出，阴道前穹隆消失。

4. 远端缺陷

远端缺陷是尿道的支撑结构薄弱或撕裂而导致远端尿道从耻骨联合下分离所致。极为罕见。

四、治疗

1. 非手术治疗

阴道前壁膨出的非手术治疗主要包括：子宫托疗法、盆底肌肉锻炼、电刺激疗法以及生物反馈疗法。适合于症状较轻或无法耐受手术治疗的患者。

2. 手术治疗

（1）阴道前壁修补术：切开阴道前壁黏膜，荷包缝合或褥式对缝膀胱筋膜，缩小膨出的部位，切除部分阴道黏膜。该术式是目前国内治疗子宫脱垂的较常用方法，其手术操作较容易，术中、术后并发症少，但因其解剖学校正效果较差，故术后复发率较高。部分患者需再次手术。

（2）阴道旁修补术：1912 年，White 提出阴道前壁膨出的真正原因是盆内筋膜与骨盆侧壁的分离，并提出了缝合阴道侧沟与白线治疗阴道前壁膨出的手术方式。但直到 1976年这一理论才经 Richardson 等的研究被人们所了解。Richardson 发现许多阴道前壁膨出患者，阴道前壁黏膜皱襞完好，术中解剖发现膀胱与阴道前壁之间耻骨宫颈筋膜并不薄弱，而存在耻骨宫颈筋膜从骨盆侧壁两侧的白线处撕裂，形成阴道旁组织缺陷。

1）经腹阴道旁修补术：耻区纵切口或横切口，分离耻骨后间隙，背侧至坐骨棘，腹侧至耻骨后，暴露白线，确定阴道旁缺陷。间断缝合两侧耻骨宫颈筋膜、盆筋膜腱弓 5 ~ 6针，使耻骨宫颈筋膜恢复其原来附着水平。

2）经阴道旁修补术：患者取膀胱截石位，纵向切开阴道前壁黏膜，钝、锐性分离阴道壁黏膜及其下筋膜。暴露盆筋膜腱弓，背侧达坐骨棘前方 1 ~ 2 cm，腹侧达耻骨支下外1 cm 盆筋膜腱弓起点处。此时经阴道可看到白亮的盆筋膜腱弓。在此过程中进行触诊以最后明确阴道旁缺陷部位，若手指能轻松通过阴道旁间隙进入耻骨后间隙，则说明该部位耻骨宫颈筋膜与盆筋膜腱弓已经断裂，该部位存在缺陷。根据缺陷范围，用不可吸收缝线将盆筋膜腱弓缝至耻骨宫颈筋膜，留线，待缝合完毕后，由内至外逐一打结，若同时存在中央缺陷或横向缺陷还应在修补阴道旁缺陷的同时进行修补。

3）腹腔镜下阴道旁修补术：在耻骨联合上缘打开腹膜。充分游离膀胱前间隙，显露耻骨联合，继续向下游离耻骨后筋膜，暴露双侧耻骨支内面和闭孔内肌筋膜。将膀胱推向一侧，术者左手置入阴道，向一侧上方顶高阴道侧沟，可清楚看到阴道旁缺陷。继续分离，背侧至坐骨棘，腹侧至耻骨支后方。在阴道内的手抬高侧上阴道沟，用非吸收线穿过侧阴道沟缝合阴道壁（勿缝穿黏膜层），在盆筋膜腱弓相应位置进针，缝合打结。缝好第1针后，约每隔1 cm一针，缝合阴道及其上面覆盖的耻骨宫颈筋膜与盆筋膜腱弓，最背侧的一针在坐骨棘前1 cm处，最腹侧的一针应尽可能靠近耻骨支。如有出血用双极电凝止血。观察无出血后用可吸收线连续缝合腹膜。

这三种术式虽途径不同，但手术的目的都是将耻骨宫颈筋膜的侧缘重新缝合至盆筋膜腱弓。经腹阴道旁修补术暴露好、止血容易，可清楚直视缺陷的具体部位并根据缺陷的部位进行针对性修补，但是手术创伤大，术后恢复慢，患者接受性差。经阴道旁修补术手术视野暴露困难，特别是盆筋膜腱弓，愈靠近坐骨棘愈难暴露，常常需要特殊的器械，如需要带光源的拉钩。有报道使用自动缝合器进行缝合，但自动缝合器价格昂贵，不易普及使用。无特殊器械时，手术难度较大，术中易出现出血等并发症。腹腔镜下阴道旁修补术保留了开放耻骨后术式暴露好、止血容易、可明确缺陷的具体部位、手术后阴道内无伤口等优点，同时手术创伤小、痛苦轻、术后恢复快，患者可接受性强。

（3）加用补片的阴道前壁修补术：一些自身组织薄弱的盆腔脏器脱垂患者应使用替代材料加固阴道壁的支撑结构。替代材料主要包括：自体筋膜补片、同种异体筋膜、异种筋膜组织、人工合成材料4种。自体筋膜组织相容性好，无侵蚀，但术中创伤较大。生物补片相容性好，质地柔软，侵蚀少，但价格昂贵，人工合成材料牢固、耐用，但术后感染、侵蚀发生率较高。

术者可根据患者脱垂范围修剪移植物的大小及形状，常见的补片形状有长方形、T形及双翼形等。切开阴道前壁，分离阴道黏膜与其下筋膜组织，于膀胱下缝合固定于两侧盆筋膜腱弓（亦有学者认为可不缝合），注意补片不应有张力，亦不能重叠、打折。目前多数学者报道对于重度及复发性膀胱膨出患者加用补片修补短期随访效果优于不加补片修补者，但亦有报道补片修补后阴道弹性较差，对性生活有一定影响。

（朱小红）

第四章　妇科肿瘤

第一节　子宫肌瘤

　　子宫肌瘤是女性生殖系统最常见的良性肿瘤，多见于 30 ~ 50 岁的妇女。由于很多患者无症状或肌瘤较小不易发现，因此，临床报告肌瘤的发生率仅为 4% ~ 11%，低于实际发生率。子宫肌瘤确切的发病因素尚不清楚，一般认为主要与女性激素刺激有关。近年来研究还发现，子宫肌瘤的发生与孕激素、生长激素也有一定关系。

一、临床分类

　　按肌瘤生长的部位可分为子宫体肌瘤和子宫颈肌瘤，前者占 92%，后者仅占 8%。子宫体肌瘤可向不同的方向生长，根据其发展过程中与子宫肌壁的关系分为以下三类（图 4-1）。

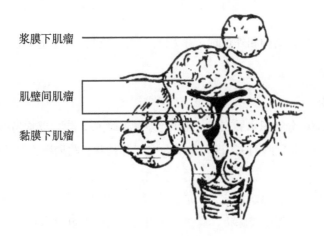

浆膜下肌瘤

肌壁间肌瘤

黏膜下肌瘤

图 4-1　各型子宫肌瘤示意

（一）肌壁间子宫肌瘤

　　其最常见，占 60% ~ 70%。肌瘤位于子宫肌壁内，周围均为肌层包围。

（二）浆膜下子宫肌瘤

这类肌瘤占 20%。肌瘤向子宫体表面生长、突起，上面覆盖子宫浆膜层。若肌瘤继续向浆膜面生长，仅有一蒂与子宫肌壁相连，称带蒂的浆膜下肌瘤。宫体肌瘤向宫旁生长突入阔韧带前后叶之间，称为阔韧带肌瘤。

（三）黏膜下肌瘤

临床较少见，约占 10%。肌瘤向宫腔方向生长，突出于子宫腔，表面覆盖子宫黏膜，称为黏膜下肌瘤。黏膜下肌瘤易形成蒂，子宫收缩使肌瘤经宫颈逐渐排入阴道。子宫肌瘤大多数为多个，称为多发性子宫肌瘤。也可为单个肌瘤生长。

二、病理

（一）巨检

典型的肌瘤为实质性的球形结节，表面光滑，与周围肌组织有明显界限。肌瘤虽无包膜，但由于其周围的子宫肌层受压形成假包膜。切开假包膜后肌瘤突出于切面。肌瘤剖面呈灰白色漩涡状或编织状。纤维组织成分多者肌瘤质硬，肌细胞多者肌瘤偏软。

（二）镜检

肌瘤由平滑肌与纤维组织交叉排列组成，呈漩涡状。细胞呈梭形，大小均匀，核染色较深。

三、继发变性

肌瘤失去原有典型结构和外观时，称为继发变性，可分为良性和恶性两类。

（一）良性变性

1. 玻璃样变

最多见，肌瘤部分组织水肿变软，剖面漩涡结构消失，代之以均匀的透明样物质，色苍白。镜下见病变区肌细胞消失，呈均匀粉红色无结构状，与周围无变性区边界明显。

2. 囊性变

常继发于玻璃样变，组织液化，形成多个囊腔，也可融合成一个大囊腔。囊内含清澈无色液体，并可自然凝固成胶冻状。囊壁由透明变性的肌瘤组织构成。

3. 红色变性

多发于妊娠期或产褥期，其发生原因尚不清。肌瘤体积迅速增大，发生血管破裂。血红蛋白渗入瘤组织，故剖面呈暗红色，如同半熟烤牛肉，有腥臭味，完全失去原漩涡状结构。

其他良性变性还有脂肪变性、钙化等。

（二）恶性变性

恶性变性即为肉瘤变性，约占子宫肌瘤的 0.4% ~ 0.8%。恶变后肌瘤组织脆而软，与周围界限不清，切面漩涡状结构消失，呈灰黄色，似生鱼肉，多见于年龄较大、生长较快与较大的肌瘤。对子宫迅速增大或伴不规则阴道流血者，考虑有恶变可能。

四、临床表现

（一）症状

肌瘤的典型症状为月经过多和继发贫血，但多数患者无症状，仅于盆腔检查时发现。症状与肌瘤的生长部位、生长速度及有无变性有关。

1. 阴道流血

阴道流血为肌瘤患者的主要症状。浆膜下肌瘤常无出血，黏膜下肌瘤及肌壁间肌瘤表现为月经量过多，经期延长。黏膜下肌瘤若伴有坏死、溃疡，则表现为不规则阴道流血。

2. 腹部包块

偶然情况下扪及包块。包块常位于下腹正中，质地硬，形态可不规则。

3. 白带增多

肌瘤使子宫腔面积增大，内膜腺体分泌旺盛，故白带增多。黏膜下肌瘤表面感染、坏死，可产生大量脓血性排液。

4. 腹痛、腰酸

一般情况下不引起疼痛，较大肌瘤引起盆腔瘀血，出现耻区坠胀及腰骶部酸痛，经期由于盆腔充血，症状更加明显。浆膜下肌瘤发生蒂扭转时，可出现急性腹痛。肌瘤红色变性时可出现剧烈疼痛，伴恶心、呕吐、发热、白细胞升高。

5. 压迫症状

压迫膀胱可发生尿频、尿急，压迫尿道可发生排尿困难或尿潴留，压迫直肠可发生便秘等。

6. 不孕

不孕占 25% ~ 40%，肌瘤改变宫腔形态，妨碍孕卵着床。

7. 全身症状

出血多者有头晕、全身乏力、心悸、面色苍白等继发性贫血表现。

（二）体征

1. 腹部检查

较大的肌瘤可升至腹腔，腹部检查可扪及肿物，一般居耻区正中，质硬，表面不规则，与周围组织界限清。

2. 盆腔检查

由于肌瘤生长的部位不同，检查结果各异。

（1）浆膜下肌瘤：肌瘤不规则增大，表面呈结节状。带蒂肌瘤有细蒂与子宫体相连，可活动；阔韧带肌瘤位于子宫一侧，与子宫分不开，常把子宫推向对侧。

（2）肌壁间肌瘤：子宫呈均匀性增大，肌瘤较大时，可在子宫表面摸到突起结节或球形肿块，质硬。

（3）黏膜下肌瘤：窥器撑开阴道后，可见带蒂的黏膜下肌瘤脱出于宫颈口外，质实，表面为充血暗红的黏膜包围，可有溃疡及继发感染坏死。宫口较松，手指进宫颈管可触到肿瘤蒂部。如肌瘤尚未脱出宫口外，只能扪及子宫略呈均匀增大，而不能摸到瘤体。

五、诊断及鉴别诊断

根据经量增多及检查时子宫增大，诊断多无困难。对不能确诊者通过探测宫腔、子宫碘油造影、B超检查、宫腔镜及腹腔镜检查等协助诊断。

子宫肌瘤常易与下列疾病相混淆，需加以鉴别。

（一）妊娠子宫

子宫肌瘤透明变性或囊性变时质地较软，可被误认为妊娠子宫，尤其是 40～50 岁高龄孕妇。如忽视病史询问，亦可能将妊娠子宫误诊为子宫肌瘤。已婚生育期妇女有停经史、早孕反应史，结合尿 hCG 测定、B超检查一般不难诊断。

（二）卵巢肿瘤

多为囊性或囊实性，位于下腹一侧，可与子宫分开，亦可为双侧，很少有月经改变。而子宫肌瘤质硬，位于下腹正中，随子宫移动，常有月经改变。必要时可用 B 超、腹腔镜检查明确诊断。

（三）盆腔炎性包块

盆腔炎性包块与子宫紧密粘连，患者常有生殖道感染史。检查时包块固定有压痛，质地较肌瘤软，B超检查有助于诊断。抗感染治疗后症状、体征好转。

此外，子宫肌瘤应与子宫腺肌病、子宫肥大症、子宫畸形、子宫颈癌等疾病相鉴别。

六、治疗

应根据患者年龄、生育要求、肌瘤大小和部位、有无并发症及子宫出血程度等情况综合考虑。

（一）随访观察

围绝经期妇女，如肌瘤小、无自觉症状，一般不需治疗，可每 3～6 个月随访检查一次。

（二）药物治疗

肌瘤不超过 8 周妊娠子宫大小，症状轻，近绝经年龄，或全身情况不能承受手术者，可给药物保守治疗。

1. 雄激素

抗雌激素，使子宫内膜萎缩，减少出血，使近绝经期妇女提前绝经。常用药物有甲睾酮及丙酸睾酮，每月总量不超过 300 mg，以免引起男性化。

2. 黄体生成素释放激素类似物（LHRH-a）

用于治疗与雌激素有关的疾病包括子宫肌瘤。使用后患者经量减少或闭经，肌瘤缩小，但停药后肌瘤常又逐渐增大，目前主要作为术前的辅助治疗或近绝经患者的治疗。

3. 米非司酮

作为抗孕激素药物近年用于子宫肌瘤的治疗，也可作为术前辅助治疗或近绝经患者的治疗。

4. 其他药物

月经量多时可使用子宫收缩药及其他止血补血药物。

（三）手术治疗

1. 手术适应证

月经量过多造成贫血，保守治疗无效者；妇科检查子宫超过孕 10 周大小；黏膜下肌瘤；肿瘤压迫膀胱或直肠出现压迫症状者；短期内肿瘤生长迅速或疑有恶变者；肌瘤影响生育功能，患者有生育要求者。

2. 手术方式

（1）经阴道肌瘤摘除术：突出于阴道内的黏膜下肌瘤可经阴道摘除，对位于宫腔内的黏膜下肌瘤，部分病例可在宫腔镜下行电切术。

（2）经腹肌瘤摘除术：适用于年轻、希望生育且输卵管通畅，浆膜下、肌壁间单个或数量较少的肌瘤患者。

（3）子宫切除术：对肌瘤较大，症状明显，经药物治疗无效，不需保留生育功能或怀疑恶变者，可行子宫全切术。切除宫颈有困难者也可行子宫全切术。

（邓艳琴）

第二节　子宫颈癌

子宫颈癌（cervical cancer）是最常见的妇女恶性肿瘤之一。在欧美国家，宫颈癌在妇科恶性肿瘤中已退居第二、三位，但在我国仍居首位，并在地理分布上主要集中在中部地区，山区多于平原。宫颈癌的发病年龄呈双峰状，35～39 岁和 60～64 岁高发。近 40 年由于宫颈细胞学筛查的普及使宫颈癌得以早期发现、早期诊断及早期治疗，生存率明显提高，发病率及死亡率已明显下降。

一、病因

宫颈癌的发病因素至今尚未完全明确，但大量资料表明，其发病与下列因素有关。

（一）性生活过早

早婚、早年分娩、多产、密产者发病率高。18 岁以前有性生活者为性生活过早。早婚指 20 岁以前结婚者，其发病率高，约占宫颈癌患者 50%。未婚及未产妇女宫颈癌发病率明显降低。

（二）性生活紊乱

多次结婚史，发病率高。第二次结婚者宫颈癌发病率为初婚者的 4.5 倍。

（三）慢性宫颈炎

长期刺激发病率高。宫颈炎患者发病率为正常人的 4.7 倍。

（四）细菌病毒感染可能是诱发宫颈癌的重要因素

近来发现性交感染的某些病毒，如人类疱疹病毒 II 型（HSV-2）、人类乳头状病毒（HPV）、人巨细胞病毒（CMV）可能与宫颈癌发病有关。宫颈癌患者血清抗 HPV-2 抗体阳性率达 80%～100%，正常对照仅 20%；宫颈癌组织中可检查出 CMV 的 DNA 片段。

（五）包皮垢因素

一些临床资料指出，人的包皮垢不仅对阴茎癌的发生有决定性影响，而且与子宫颈癌的发生有密切关系。流行病学研究证明，犹太人几乎见不到阴茎癌的发生，同时犹太妇女的子宫颈癌发病率也很低。其他如穆斯林妇女中宫颈癌发病率亦较低。其原因与犹太人及穆斯林教规规定男孩有行包皮环切的风俗有关，提示包皮垢可能是病毒或化学致癌物质的携带者，包皮垢中的胆固醇经细胞作用后，可转变为致癌物质。

（六）其他

如性激素失调、遗传因素、社会经济状况和精神创伤等因素，也可有一定关系。也有报道指出，母亲为安胎在怀孕期间服用己烯雌酚，生下的女儿在成年时容易患子宫颈癌。另外，吸烟、长期服避孕药可能会增加宫颈癌发病的危险。子宫颈细胞发育不良也可以转变为早期癌。

二、病理

（一）组织学分类

1. 鳞状细胞癌

鳞状细胞癌（简称鳞癌）占 90%～95%，其生长方式有外生型、内生型和溃疡型。其中外生型易出血，内生型临床表现出现晚而淋巴转移发生早，溃疡型易继发感染并有恶臭分泌物排出。

2. 腺癌

来源为被覆宫颈管表面和颈管内腺体的柱状上皮，占 5%～10%，其外观与鳞癌相似。

若腺癌与鳞癌并存，称为宫颈腺–鳞癌；腺癌合并有鳞状上皮化生时，称为宫颈腺角化癌。

镜检时，根据细胞形态均可分为高分化、中分化和低分化三类，对于选择和制订具体治疗方案有参考价值。

（二）病程发展阶段

1. 不典型增生

属于癌前病变。表现为细胞分化不良、排列不齐、核深染等。

2. 原位癌

原位癌又称上皮内癌、宫颈上皮内癌，宫颈上皮全层被癌细胞所替代，但未穿透基底膜。

3. 浸润癌

早期浸润癌，是指癌细胞穿破基膜，出现间质浸润，但深度不超过 5 mm，宽不超过 7 mm，无临床特征。若进一步发展则成为子宫颈浸润部。

（三）转移途径

1. 直接蔓延

向下方沿阴道黏膜蔓延是最常见的方式，其次为向上至子宫下段肌层，向两侧至阔韧带、阴道旁组织，甚至达骨盆壁。晚期可致输尿管阻塞，向前后可侵犯膀胱和直肠。

2. 淋巴转移

其发生概率与病程进展阶段有关，越近晚期，转移率越高。首先受累的是宫颈旁、髂内、髂外及闭孔淋巴结，次为骶前、髂总、腹主动脉旁及腹股沟淋巴结，晚期可转移至左锁骨上淋巴结。

3. 血行转移

多发生于晚期，癌组织破坏小静脉后，经体循环至肺、肾、脊柱等处。

三、临床分期

采用国际妇产科联盟（FIGO，2000 年）修订的临床分期（表 4-1，图 4-2）。

表 4-1　宫颈癌的临床分期标准（FIGO，2000）

期别	肿瘤范围
0 期	原位癌（浸润前癌）
Ⅰ 期	癌灶局限在宫颈（包括累及宫体）
Ⅰ A	肉眼未见癌灶，仅在显微镜下可见浸润癌
Ⅰ A1	间质浸润深度 ≤ 3 mm，宽度 ≤ 7 mm
Ⅰ A2	间质浸润深度 > 3 mm 至 ≤ 5 mm，宽度 ≤ 7 mm
Ⅰ B	临床可见癌灶局限于宫颈，或显微镜下可见病变 > Ⅰ A2
Ⅰ B1	临床可见癌灶最大直径 ≤ 4 cm
Ⅰ B2	临床可见癌灶最大直径 > 4 cm
Ⅱ 期	癌灶已超出宫颈，但未达盆壁。癌累及阴道，但未达阴道下 1/3
Ⅱ A	无宫旁浸润
Ⅱ B	有宫旁浸润
Ⅲ 期	癌肿扩散盆壁和（或）累及阴道下 1/3，导致肾盂积水或无功能肾
Ⅲ A	癌累及阴道下 1/3，但未达盆腔
Ⅲ B	癌已达盆壁，或有肾盂积水或无功能肾
Ⅳ A	癌弥散超出真骨盆或癌浸润膀胱黏膜或直肠黏膜
Ⅳ B	远处转移

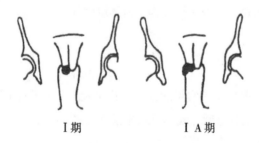

Ⅰ 期　　　　　　　Ⅰ A 期

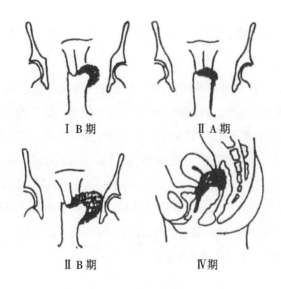

Ⅰ B 期   Ⅱ A 期

Ⅱ B 期   Ⅳ期

图 4-2　子宫颈癌的部分临床分期示意图

四、临床表现

1. 症状

（1）早期宫颈癌常无症状或仅有少量接触性出血，与慢性宫颈炎无明显区别。

（2）阴道流血：表现为性交后或妇科检查后的接触性出血以及阴道不规则流血。病灶较大侵蚀较大血管时，可出现致命性大出血。年老患者常表现为绝经后阴道流血。外生型癌出血较早，血量也多；内生型癌出血较晚。

（3）阴道排液：阴道排液增多，白色或血性，稀薄如水样或米泔样，有腥臭。

（4）晚期癌的症状：根据病灶侵犯的范围而出现继发性症状。病灶波及盆腔结缔组织、骨盆壁，压迫输尿管或直肠、坐骨神经等时，患者诉尿频、尿急、肛门坠胀、大便秘结、里急后重、下肢肿痛等。到了疾病末期，患者表现消瘦、发热、全身衰竭等。

2. 体征

宫颈原位癌，镜下早期浸润癌及早期宫颈浸润癌，局部均无明显改变，宫颈光滑或为轻度糜烂。随着病变的进一步发展，可出现不同的体征。外生型患者可有息肉状、乳头状、菜花状赘生物，常被感染，质脆，触之易出血；内生型则见宫颈肥大，质硬，宫颈膨大如桶状，宫颈表面光滑或有结节。当晚期癌组织坏死脱落时可形成溃疡或空洞并有恶臭。阴道壁被侵及时则可见赘生物生长；宫旁组织受累时，妇检可扪及宫旁组织增厚、结节状、质硬甚或为冰冻盆腔。

五、实验室及其他检查

1. 宫颈刮片细胞学检查

宫颈刮片细胞学检查为最简单的宫颈鳞状上皮内瘤变的辅助检查方法，可发现早期病变。必须在宫颈移行区刮片。有巴氏5级分类法及伯塞斯达系统（the Bethesda system，TBS）两种方法。国际上现多采用 TBS 分类法，TBS 分为3类：不典型鳞状上皮（atypical squamous cells，ASC），轻度鳞状上皮内瘤变（low-grade squamous intraepithelial lesion，LSIL），重度鳞状上皮内病变（high-grade squamous intraepithelial lesion，HSIL）。LSIL相当于 CIN Ⅰ，较少发展为浸润癌；HSIL 则相当于 CIN Ⅱ和Ⅲ，可能发展为浸润癌。由于巴氏涂片假阴性有 50% ~ 60% 是由制样误差所致，故目前采用了改良的细胞学制样技术——薄层液基细胞学，并有自动阅片系统。

2. 碘试验

碘试验又称希勒（Schiller's）试验，是将碘溶液涂在宫颈和阴道壁上，观察其染色情况，正常宫颈和阴道鳞状上皮含丰富糖原，可被碘溶液染为棕色或深赤褐色，不着色者为阳性，应在该部位活检。当宫颈细胞涂片异常或临床为可疑癌而又无阴道镜时，借助碘试验可发现异常部位。目前常用的碘溶液是 Lugol 溶液或 2% 碘液。Lugol 溶液由碘1 g、碘化钾2 g、水100 mL 混合而成。应注意，宫颈柱状上皮异位、颈管黏膜外翻、宫颈白斑等多不着色；着色区不一定是癌变区。此法仅能辅助选择可疑癌的活检部位。

3. 体征

宫颈上皮肉瘤样病变和镜下早期浸润癌宫颈光滑或仅有宫颈柱状上皮异位的表现，外生型宫颈癌见宫颈有息肉状、乳头状、菜花状赘生物，质脆，触之易出血，可并发感染；内生型见宫颈肥大、质硬，宫颈膨大如桶状。晚期癌组织坏死脱落形成溃疡或空洞。癌灶浸润阴道壁时可见阴道壁有赘生物。如向宫旁浸润，双合诊和三合诊可扪及子宫两侧增厚、结节状，有时浸润达盆壁，形成"冰冻骨盆"。

六、诊断及鉴别诊断

1. 诊断

根据病史、临床表现和病理检查确诊。还需做周身的详细检查与妇科三合诊检查，确定病变范围及临床分期。

2. 鉴别诊断

应与子宫颈柱状上皮异位、宫颈息肉、宫颈乳头状瘤、子宫黏膜下肌瘤、宫颈结核、宫颈尖锐湿疣、宫颈子宫内膜异位症等鉴别，宫颈细胞学检查和活检是可靠的鉴别方法。颈管型宫颈癌应与Ⅱ期子宫内膜癌相鉴别。

七、治疗

宫颈癌的治愈率与临床期别、有无淋巴转移、癌肿的病理及治疗方法有关。根据宫颈癌的预后情况，早期手术与放疗效果相近，腺癌放疗不如鳞癌。无淋巴转移者预后好。早期诊断、早期治疗非常重要。宫颈癌治疗是以西医治疗为主的中西医结合治疗。采用中药辨证施治可减少放疗与化疗的不良反应并提高疗效。

（一）宫颈上皮内瘤样病变

确诊为 CIN I 级者，暂时按炎症处理，每 3 ～ 6 个月随访刮片，必要时再次活检，病变持续不变者继续观察。确诊为 CIN II 级者，应选用电熨、激光、冷凝或宫颈锥切术进行治疗，术后每 3 ～ 6 个月随访一次。确诊为 CIN III 级者，主张行子宫全切术。年轻患者若迫切要求生育，可行宫颈锥切术，术后定期随访。

（二）宫颈浸润癌

1. **手术治疗**

（1） I A1 期：一般做筋膜外全子宫切除术。对年轻要求保留生育功能患者，若病灶没有累及淋巴、血管区，可做宫颈锥切术，只要锥切边缘正常，可不再做子宫切除术。

（2） I A2、 I B 和 I A 期：广泛子宫切除术（子宫根治术）和双侧盆腔淋巴结清扫术。对年轻患者，卵巢若正常应予保留。

（3） II B、 III 称IV A 期：可单独放疗，包括体外照射和腔内照射两种方法。腔内照射多用后装机，放射源为 ^{137} 铯（^{137}Cs）、 ^{192} 铱（^{192}Ir）等。体外照射多用直线加速器 ^{60} 钴（^{60}Co）等。早期病例以腔内照射为主，晚期病例以体外照射为主；也可以采用放疗配合手术治疗的方法。

（4）VI B 期：全盆腔放疗结合化疗控制症状。

2. **放射治疗**

放射治疗适用于各期患者。但有阴道萎缩、狭窄、畸形或子宫脱垂等解剖结构异常，骨髓抑制，急、慢性盆腔炎，并发膀胱阴道瘘或直肠阴道瘘等病变，则不宜放疗。放疗时尽可能地保护正常组织和器官。子宫颈癌的放射治疗以腔内照射为主。晚期则除腔内之外，体外照射也非常重要。

3. **化学药物治疗**

可作为综合治疗的一种手段，多用于晚期癌的姑息治疗，也可作为对手术或放疗的辅助治疗，如配合放疗，能增加放射敏感性。化疗药中以环磷酰胺、5-FU 的疗效较好，平阳霉素、阿霉素和硝卡芥亦有一定的缓解率。

（1）术前化疗： II B 期子宫颈癌患者行术前化疗 1 ～ 2 个疗程后使宫颈瘤灶缩小，宫颈组织变软，可转为ⅠA期，手术能顺利进行，特别是腺癌，对放疗不敏感，且适合于没有放疗条件的医院，经术前化疗后手术，避免了放疗引起的阴道狭窄等，提高了患者的生存质量。

1）去氧氟尿苷（氟铁龙）：学名叫"Dexifluridine"简称5'-DFUR，由在肿瘤组织中具有高度活性的PYNPase酶分解，最终转化成氟尿嘧啶。

在基础实验中通过对宫颈癌细胞株Yu-moto细胞和卵细胞及卵巢癌细胞株Nakaji-ma株的抑制肿瘤增生实验，发现5'-DFUR的抗肿瘤效果比UFT和氟尿嘧啶好。进一步测定在手术中采集到的妇科肿瘤患者肿瘤组织的PYNPase活性，发现PYNPase在肿瘤组织的活性要高于正常组织，特别是在宫颈癌的癌组织中显示了非常高的活性。

对于宫颈癌患者，术前每日给予5-DFUR 1200 mg，连续7 d口服后，测定组织内的氟尿嘧啶浓度，发现瘤组织内氟尿嘧啶高于其他的正常组织如子宫体部肌、子宫内膜、子宫旁组织、卵巢、淋巴结以及血液中氟尿嘧啶浓度，临床有效率为20.6%。

2）术前介入治疗：长期以来，化疗被用于治疗晚期或复发性宫颈癌，处于辅助性和姑息性治疗的地位。近10年来，随着介入放射诊断学和治疗学不断发展，术前介入治疗在宫颈癌中应用越来越受到重视。

指征：①宫颈癌的手术和放疗是效果较为肯定的治疗方法，但对于局部肿瘤较大，有区域淋巴结转移者，复发及转移率较高，用术前化疗可以有效地消灭肿瘤细胞，使宫颈局部肿瘤缩小或消失；②宫颈局部感染随肿瘤缩小而减轻，增加了手术切除的彻底性，并可减低肿瘤细胞的活力，以免手术时使肿瘤细胞扩散，减少了肿瘤的复发和转移；③介入动脉灌注局部浓度高，持续时间长，癌组织中的药物浓度较静脉化疗高2.8倍，杀伤肿瘤的能力增加10～100倍；④介入化疗不保留导管，患者不需要长时间卧床，减少了患者的痛苦与各种并发症；⑤顺铂是细胞毒性药物，进入体内有游离型和结合型两种，其抗癌作用主要是游离型，静脉给药时蛋白结合型高达75%～92%，而动脉灌注则大部分的游离型到达肿瘤部位，提高了抗癌效果；⑥介入动脉灌注给药毒性反应轻，除有轻度恶心、呕吐及骨髓抑制外，无其他毒性反应发生，且恢复快，不会因毒性反应而影响手术。

药物：顺铂（DDP）100 mg，博莱霉素（BLM）30 mg，丝裂霉素（MMC）20 mg，多柔比星（阿霉素，ADM）或表柔比星（表阿霉素，EPI）50 mg，长春新碱（VCR）2 mg，氨甲蝶呤（MTX）20 mg。

具体方案：DDP+ADM+BLM；DDP+VCR；DDP+BLM+MTX；DDP+EPI。

药物剂量随患者的情况酌量调整，药物分配按造影时肿瘤血供占优势侧而定。对于侵犯直肠病例加做肠系膜下动脉灌注。栓塞剂采用药物微球：即直径1 mm的吸收性明胶海绵颗粒，MMC或ADM粉剂，对比剂充分混合，用量按肿瘤体积及其血管是否丰富而定，透视监控下栓塞，以防对比剂反流误栓其他脏器血管。吸收性明胶海绵具有相对较短的吸收期（10～30 d），故便于重复治疗，介入治疗结束后，观察因肿块所致的阴道流血、流液，腰骶及下腹痛，肛门坠胀等症状，一般上述症状于介入治疗3～5 d内不同程度地缓解。

不良反应与并发症：常见的不良反应有发热、消化道反应、白细胞下降及肝功能一过性损伤，对症处理后2周可消失。下腹痛见于所有病例，是由于肿瘤组织化疗栓塞后缺氧及坏死所致，且化疗栓塞者较单纯化疗为重，对症处理可缓解。少数患者臀部皮肤出现瘀斑，是化疗药物反流到臀部血管引起软组织损伤所致，可热敷、理疗。极少数患者有便血、尿血，是由于药物损伤直肠及膀胱所致，经止血处理，数日内可停止。

介入性髂内动脉栓塞化疗为中晚期宫颈癌提供了一种安全而有效的治疗方法，对缩小原发病灶、提高局部治疗效果、预防周围淋巴结和脏器转移、提高手术切除率，具有重要的临床意义，也可作为综合治疗的一部分，配合其他治疗方法，可望提高其远期疗效。

（2）局部晚期宫颈癌的化疗：局部晚期宫颈癌的范围是指ⅡB～ⅣA期。

中华医学会妇产科学会在"妇科常见恶性肿瘤诊断与治疗规范草案（1998年）"中推荐的化疗方案（表4-2），应用时按鳞癌或腺癌选择不同方案。

（3）宫颈癌化疗新观念：近年来，有关宫颈癌化疗的新观念如下。

1）化疗在治疗宫颈复发、转移患者时，单独使用DDP、IFO、ADM等药物有一定疗效，联合化疗的疗效并不一定比单药的效果好。

2）新辅助化疗＋手术治疗早期高危患者有一定作用。

3）盆腔动脉插管化疗可能优于全身化疗。

4）在放化疗中，羟基脲或DDP＋5-FU等对提高疗效有一定的作用。

4. 激光治疗

激光不仅有杀伤癌细胞的作用，而且还能产生免疫性，并能提高化疗效果。宫颈癌早期，病灶局限的患者可作局部治疗。近年来，激光已被用于治疗宫颈细胞发育不良。

5. 电灼治疗

局部电灼能使癌细胞加热坏死，并可提高癌对放射和化学药物的敏感性，以达到治疗目的。

6. 冷冻治疗

适用于早期无转移的宫颈癌患者，常选用液氮快速制冷的方法。

7. 中医治疗

中医治疗采用标本兼治、攻补兼施、全身与局部治疗相结合的原则。全身治疗以辨证论治为主，以改善全身功能为主要目的，在配合手术及放、化疗时能起到独特的作用。局部治疗是中医治疗宫颈癌的主要特色。

表 4-2 宫颈鳞癌和腺癌的化疗方案

类别	方案	药物组成	剂量	途径	每疗程用药时间	备注
鳞癌	PVB	DDP	50 mg/m²	静脉注射	第1天（须水化）	每3周重复1次
		VCR	1 mg	静脉冲入	第1天	共3个周期
		BLM	20 mg/m²	静脉滴注	第1~8天	
	BIP	BLM	15 mg, G.N	1000 mL 静脉滴注	第1天	此方案较上述方案有效率高
		IFO	1 mg/m²	林格液 500 mL 静脉滴注	第1~5天	
		Mesna	200 mg/m²	静脉注射	第0、4、8小时（保护尿路）	
腺癌	PM	DDP	50 mg/m²	静脉注射	第1天	每3周重复1次
		MMC	10 mg/m²	静脉注射	第1、22天	每6周重复1次
	FIP	5-FU	1500 mg/m²	静脉滴注	第1天	分3天应用，每4周重复1次
		IFO	38 mg/m²	静脉滴注		
		DDP	90 mg/m²	静脉注射		

（金爱红）

第三节　子宫内膜癌

子宫内膜癌（endometrial carcinoma），又称子宫体癌，指发生于子宫内膜的一组上皮恶性肿瘤，以来源于子宫内膜腺体的腺癌最常见，故又称子宫内膜腺癌（endometrial adenocarcinoma）。子宫内膜癌属女性生殖道常见的三大恶性肿瘤之一，占女性全身恶性肿瘤7%，占女性生殖道恶性肿瘤20%~30%。本病发生可自生殖年龄到绝经后，以50~69岁为发病高峰年龄，绝经后妇女占70%~75%，围绝经期妇女占15%~20%，40岁以下仅占5%~10%。本病近年发生率有上升趋势，特别是工业发达国家，上升更为明显。

在我国某些大城市及某些欧美国家，其发生率已占妇科恶性肿瘤的第一位，1998年美国新发子宫内膜癌36 100例，死亡6300例。发展中国家内膜癌的发生率明显低于西方工业化国家。近20年来，其发生率有逐渐上升趋势，我国亦不例外，上升原因与妇女平均寿命延长、防癌知识较普及、诊断技术提高、妇女生活水平改善、饮食卫生欠佳及不合理使用性激素替代治疗有关。

近年来，由于对子宫内膜癌的发病有关因素、病理类型与分级、转移途径、预后相关因素等认识的深入，和子宫膜癌手术 – 病理分期的问世，目前子宫内膜癌的治疗也趋于以手术治疗为主的综合治疗。

一、病因

子宫内膜癌病因尚不清楚，目前认为与下列因素有关。

（一）未孕、未产、不孕

受孕次数低，未产妇比有 5 个孩子的妇女易感性高 3 倍。据日本妇产科学会子宫癌登记委员会报道，年轻宫体癌患者中有 66.4％为未产妇，更有人认为不孕、无排卵者以及更年期排卵紊乱者，其宫体癌发生率明显高于有正常排卵性月经的妇女，故推测年轻的宫体癌患者多处于长期无排卵的内分泌紊乱状态，这些患者可能与未能被孕激素拮抗的雌激素长期作用有关。

（二）体质因素

内膜癌易发生在肥胖、高血压、糖尿病的妇女。这些因素是内膜癌高危因素。

（三）与雌激素的关系

多年来无论从临床观察或实验研究已认为子宫内膜癌的发生与雌激素的长期刺激有关。

1. 内源性雌激素

内源性雌激素主要来自性腺即卵巢分泌的雌激素。Lucas（1974）报告，在分泌雌激素的卵巢粒层 – 卵泡膜瘤患者中子宫内膜增生者高达 35％，子宫内膜癌高达 10％，子宫内膜癌常与无排卵型功血、多囊卵巢综合征、功能性卵巢瘤等合并存在，她们的子宫内膜长期受雌激素刺激而无黄体酮拮抗，子宫内膜长期受少量或过多雌激素的刺激可能导致子宫内膜癌的发生。另一种内源性的雌激素是来自性腺外的雌激素，在绝经后妇女，卵巢功能已衰竭，但体内仍有雌激素，这是肾上腺分泌的雄烯二酮，经芳香化而产生的雌酮，体内的雌酮的增加容易导致子宫内膜癌。此外，当肝硬化引起肝功能代谢障碍，以致雌激素积蓄，也是易于发生宫体癌的因素。

2. 外源性的雌激素

外源性的雌激素是指替代疗法时使用的雌激素。更年期妇女使用雌激素者，其发生子宫内膜癌的相对危险性 5 倍于不使用者。大宗有代表性的回顾性流行病学研究显示，在应用雌激素的妇女中子宫内膜癌发生的危险性增加 4 ~ 14 倍，且与雌激素应用时间的长短及剂量有关。McDonald 等报告，使用妊马雌酮 6 个月至 3 年的妇女患宫体癌的相对危险指数是 4.9，使用 3 年以上者为 7.9，每日量达 1.25 mg 以上者，其危险指数上升到 7.2。

但是，对于雌激素的致癌作用目前仍存有争议，事实也确有许多子宫内膜癌患者并不肥胖，能正常孕育，也从未应用过雌激素等。因此，对于雌激素在子宫内膜癌发生中的确切作用，至今仍在探究。

（四）与子宫内膜增生过长的关系

长期以来已公认子宫内膜癌的发生可能与子宫内膜增生过长有关。但究竟哪一类型的子宫内膜增生过长与子宫内膜癌的发生关系最密切，也是长期以来研究的课题。现已证实子宫内膜癌的发生与子宫内膜腺囊型增生过长关系不大，而与子宫内膜腺型增生过长密切有关，尤其是伴细胞不典型者，关系更为密切。

（五）社会及经济因素

与宫颈癌比较，子宫内膜癌更多发生于中上等社会阶层的妇女。

（六）绝经后延

绝经后延妇女发生内膜癌的危险性增加 4 倍。内膜癌患者的绝经年龄比一般妇女平均晚 6 年。

（七）遗传因素

约 20％的内膜癌患者有家族史。内膜癌患者近亲有家族肿瘤史者比宫颈癌患者高 2 倍。

二、分类

按其累及范围和生长方式，可分为两类。

（一）局限型

癌变局限于宫壁某部，肿瘤呈颗粒状、小菜花状或小息肉状生长。范围虽小，可浸润深肌层。

（二）弥散型

癌变累及大部或全部内膜。肿瘤呈息肉状或菜花状生长，可充满宫腔，甚至下达宫颈管，质脆，表面可有坏死、溃疡。如浸润肌层，则形成结节状病灶；如蔓及浆膜层，子宫表面出现结节状突起。

按细胞组织学特征，可分为以下几类：①子宫内膜样腺癌，包括腺癌、腺棘皮癌（腺癌并发鳞状上皮化生）和腺鳞癌（腺癌和鳞癌并存），占80％～90％；②黏液性癌；③浆液性癌；④透明细胞癌；⑤鳞状细胞癌；⑥混合性癌；⑦未分化癌。

三、转移途径

多数生长缓慢，局限于内膜或宫腔内时间较长，也有极少数发展较快，短期内出现转移。主要转移途径是直接蔓延、淋巴转移，晚期可有血行转移（图 4-3）。

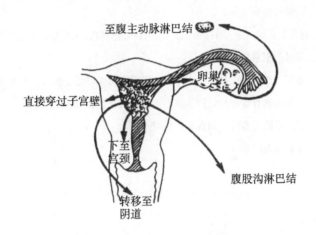

图 4-3 子宫内膜癌转移

（一）直接蔓延

癌灶沿子宫内膜向上蔓延生长，经子宫角达输卵管；向下蔓延累及宫颈、阴道；向肌层浸润，可穿透浆膜而延及输卵管、卵巢，并广泛种植于盆腔腹膜、子宫直肠陷凹及大网膜。

（二）淋巴转移

为内膜癌的主要转移途径。其转移途径与肿瘤生长的部位有关。宫底部的癌灶可沿阔韧带上部的淋巴管网转移到卵巢，再向上到腹主动脉旁淋巴结。子宫角及前壁的病灶可经圆韧带转移到腹股沟淋巴结。子宫后壁的病灶可沿骶韧带至直肠淋巴结。子宫下段及宫颈管的病灶与宫颈癌的淋巴转移途径相同。

（三）血行转移

少见，出现较晚，主要转移到肺、肝、骨等处。

四、临床分期

至今仍用国际妇产科联盟 1971 年的临床分期（表 4-3），对手术治疗者采用手术 - 病理分期（表 4-4）。

表4-3 子宫内膜癌的临床分期（FIGO，1971）

0期	腺瘤样增生或原位癌（不列入治疗效果统计）
Ⅰ期	癌局限于宫体
Ⅰ A 期	宫腔长度 ≤ 8 cm
Ⅰ B 期	宫腔长度 > 8 cm
根据组织学分类 Ⅰ A 期及 Ⅰ B 期又分为 3 个亚期：G1 为高分化腺癌；G2 为中分化腺癌；G3 为未分化癌	
Ⅱ期	癌已侵犯宫颈
Ⅲ期	癌扩散至子宫以外盆腔内（阴道或宫旁组织可能受累），但未超出真骨盆
Ⅳ期	癌超出真骨盆或侵犯膀胱或直肠黏膜或有盆腔以外的播散
Ⅳ A 期	癌侵犯附近器官，如直肠、膀胱
Ⅳ B 期	癌有远处转移

表4-4 子宫内膜癌手术－病理分期（FIGO，2000）

分期	肿瘤范围
Ⅰ期	癌局限于宫体
Ⅰ A	癌局限在子宫内膜
Ⅰ B	侵犯肌层 ≤ 1/2
Ⅰ C期	侵犯肌层 > 1/2
Ⅱ期	癌扩散至宫颈，但未超越子宫
Ⅱ A	仅累及宫颈管腺体
Ⅱ B	浸润宫颈间质
Ⅲ期	癌局部或（和）区域转移
Ⅲ A	癌浸润至浆膜和（或）附件，或腹水含癌细胞，或腹腔冲洗液阳性
Ⅲ B	癌扩散至阴道
Ⅲ C	癌转移至盆腔和（或）腹主动脉旁淋巴结
Ⅳ A	癌浸润膀胱黏膜和（或）直肠肠黏膜
Ⅳ B	远处转移（不包括阴道、盆腔黏膜、附件，以及腹主动脉旁淋巴结转移，但包括腹腔内其他淋巴结转移）

五、临床表现

1. 症状

阴道流血、阴道流液、宫腔积液或积脓是子宫内膜癌的主要症状。

（1）阴道流血。

1）绝经后阴道出血：绝经后阴道出血，为子宫内膜癌患者的主要症状。

出血机制：无论局限型或弥散型子宫内膜癌，癌组织可呈息肉状、乳头状或菜花状生长，伴有血管增生，质脆，易坏死脱落，引起出血或渗液。

发生时间：绝大多数内膜癌患者，阴道出血发生于 50 岁左右的围绝经期，仅 5% 的患者出血发生于 40 岁以下。

出血特征：绝经后出血后多表现为持续性或间断性不规则阴道出血，常为少量至中等量，很少大量。尚未绝经的患者，则表现为经量增多，经期延长或不规则出血。

非出血期间：常伴有阴道排液，早期呈浆液性或血脓性，并发感染时则有大量恶臭脓血样液体排出，或夹有癌组织碎片。

宫腔积血或积液时：刺激子宫收缩，引起疼痛，如癌组织浸润压迫神经丛，则可致腰骶部持续性疼痛。

2）绝经期月经紊乱：约 20% 的子宫内膜癌患者为围绝经期妇女，5%~10% 的患者为 40 岁以下的年轻妇女。40 岁以下妇女主要表现为月经紊乱或经量增多。

（2）阴道不正常排液：可为浆液或血性分泌物。

（3）下腹疼痛及其他症状：下腹疼痛可由宫腔积脓或积液引起。晚期则因癌肿扩散导致消瘦、下肢疼痛等。

（4）恶病质：晚期可出现贫血、消瘦、发热、全身衰竭等。

2. 体征

早期可无明显体征，子宫可以正常大小或稍大。疾病发展时，子宫增大变软、固定或在宫旁或盆腔内扪及不规则形结节状肿物。

六、实验室及其他检查

1. 细胞学检查

子宫颈刮片、阴道后穹隆涂片及宫颈管吸片取材做细胞学检查，但其阳性率不高，故临床价值不高。

2. B 超检查

近年来，广泛应用于妇科临床，特别是经阴道 B 超检查（transvaginal ultrasound examination，TUB）在辅助诊断子宫内膜病变方面有一定的进展。经阴道 B 超检查，可了解子宫大小、宫腔形状、宫腔内有无赘生物、子宫内膜厚度、肌层有无浸润及深度。据报道，绝经后妇女经阴道测定萎缩性子宫内膜厚度为（3.4±1.2）mm，内膜癌为（18.2±6.2）mm，并认为绝经后出血者若经阴道 B 超检查内膜厚度 < 5 mm 者，可不做诊断性刮宫。

3. 宫腔镜检查

目前较广泛地应用于子宫内膜病变诊断。绝经后子宫出血患者中约 20% 为子宫内膜癌，应用宫腔镜可直接观察宫颈管及宫腔情况，发现病灶并准确活检，可提高活检准确率，避免常规诊刮漏诊，并可提供病变范围，协助术前正确临床分期。

但因宫腔镜检查时多要注入膨宫液，有可能经输卵管流入盆腔导致癌组织扩散，影响预后。

4. 淋巴造影、CT 及 MRI 检查

淋巴转移为子宫内膜癌转移的主要途径。淋巴造影可放在术前检查预测有无淋巴转移，但操作复杂，穿刺困难，临床难以推广应用。CT、MRI 主要用于了解宫腔、宫颈病变、肌层浸润深度，淋巴结有无肿大（2 cm 以上）等。

5. 病理组织学检查

病理组织学检查是了解病理类型、细胞分化程度的唯一方法。组织标本采集方法是影响病理检查准确性的重要问题，常用方法：①子宫内膜活检；②诊断性刮宫。

七、诊断

除根据病史、症状和体征外，最后确诊需根据分段刮宫病理检查结果，可参考下列诊断步骤进行。有下述因素应视为高危人群，若有症状可立即进行分段诊刮，组织进行病理检查。

（1）肥胖、不育、未产、延迟绝经（52 岁后）。

（2）有与垂体功能失调相关的病症如糖尿病、高血压。

（3）有与雌激素增高有关的妇科病症如多囊卵巢综合征、卵巢颗粒细胞瘤，有子宫内膜增生或不典型增生史和子宫肌瘤不规则出血。

（4）有使用外源性雌激素史。

（5）有癌家族史、多发癌和重复癌倾向（乳腺癌、卵巢癌）。

（6）阴道出血见于：①绝经后阴道出血；②围绝经期月经紊乱。

（7）有阴道不正常排液，可为浆液性或血性分泌物。

（8）下腹疼痛，可由宫腔积脓、积液或肿瘤扩散所致。

（9）早期盆腔检查多正常，晚期可有子宫增大、盆腔肿块。

（10）阴道 B 超检查有以下发现：①绝经后妇女子宫内膜厚度 < 5 mm，属于正常范围，> 5 mm 应进一步检查排除子宫内膜病变。②内膜增厚，边缘不规则，进而肿瘤侵入肌层，宫腔内见实质的回声区，边缘不规则；子宫可呈萎缩或正常大小，中晚期子宫增大。③彩色多普勒显示混杂的斑点状或棒状血流信号，流速高、方向不定，呈低阻抗血流频谱。

（11）分段诊刮为确诊或排除子宫内膜癌的重要方法。

（12）宫腔镜检查：可直接观察，直视下取材，减少对早期癌的漏诊（宜用于反复阴道出血、B 超及诊刮阴性者）。

（13）癌血清标志物检查：CA125 可升高。

八、鉴别诊断

1. 绝经过渡期功能失调性子宫出血

临床症状与体征和子宫内膜癌相似，临床上难以鉴别。应先行分段性诊刮，确诊后对症处理。

2. 老年性阴道炎

老年性阴道炎表现为血性、脓性白带，妇科检查阴道黏膜充血或散在性出血点，子宫颈与子宫体明显萎缩。子宫内膜癌阴道壁正常，排液来自子宫颈管内。

3. 子宫黏膜下肌瘤或内膜息肉

多表现为月经过多，经期延长，及时行分段刮宫，子宫镜检查及 B 超检查，确诊并不困难。

4. 输卵管癌

主要表现为阴道排液，阴道流血，但刮宫为阴性，妇科检查及 B 超检查在子宫旁发现肿物。而内膜癌刮宫阳性，宫旁无肿块。

5. 子宫颈管癌、子宫肉瘤

均表现为不规则阴道流血及排液增多。宫颈管癌宫颈扩大成桶状；子宫肉瘤，一般子宫可增大。分段性刮宫及宫颈活检即能鉴别。

九、治疗

采用手术治疗为主，放疗、化疗或激素治疗为辅的综合治疗方法。

1. 手术治疗

子宫内膜癌手术分期程序是：腹部正中直切口、打开腹腔后立即取盆、腹腔冲洗液或腹腔积液进行细胞学检查，然后仔细探查整个腹腔内脏器。网膜、肝脏、结肠旁沟和附件表面均需检查和触摸任何可能存在的转移病灶，然后仔细触摸腹主动脉旁和盆腔内可疑或增大的淋巴结。在开始手术前先结扎或钳夹输卵管远侧端以防在处理子宫及附件时有肿瘤组织流出。切除子宫后，应该在手术区域外切开子宫以判断病变的范围。许多子宫内膜癌患者过度肥胖或年纪过大，或有并发症，所以在临床上必须判断患者能否耐受过大的手术。

2. 放疗

单纯放疗适用于晚期或有严重的全身疾病、高龄和无法手术的病例，术后放疗用于补充手术的不足及复发病例。在大多数西方国家，常采用先放疗，然后进行全子宫及双侧附件切除术、选择性盆腔及腹主动脉旁淋巴结切除术的方法。

腔内放射包括宫颈癌腔内放射、宫腔填充法腔内治疗、后装法腔内放射 3 种方法。

腔内照射可在术前进行，以利于手术的成功，可减少复发，提高五年生存率。近代研究表明，术前先行腔内放疗，2周内切除子宫者，36％已无残余癌；8周后手术者，59％无残余癌。无残余癌者5年复发率为3.8％，有残余癌者19.2％。又有研究指出，Ⅰ期癌单纯手术5年存活率为69.5％，术前腔内放疗组5年存活率为93.75％；单纯手术组复发率为11.51％，术前放疗组为6.97％。此外，腔内照射亦可在术后进行，主要针对病变累及宫颈或阴道切缘残瘤，最好在术后3～4周时辅以阴道内放射。

体外放射治疗，不论为术前、术后或单纯放射，都必须考虑个体差异区别对待。术前体外放射主要针对宫旁或盆腔淋巴结可疑转移灶。术后体外照射主要针对手术不能切除的转移灶和盆腔及腹主动脉旁淋巴结转移。单纯体外照射适用于晚期病例，阴道及盆腔浸润较广泛，不宜手术，且腔内放射治疗亦有困难者。

3. 化学治疗

子宫内膜癌的化疗主要适宜于晚期或复发、转移的患者或作为高危患者手术后的辅助治疗，如低分化肿瘤，肿瘤侵犯深肌层、盆腔或主动脉旁淋巴结阳性者以及一些恶性程度极高的病理类型的肿瘤。

（1）PAC方案。

顺铂（DDP）60 mg/m^2，静脉注射＋多柔比星（阿霉素，ADM）50 mg/m^2，静脉注射＋环磷酰胺（CTX）500 mg/m^2，静脉注射，间隔4周，连续6个疗程。

（2）CP方案。

环磷酰胺（CTX）500 mg/m^2，静脉注射＋顺铂（DDP）60 mg/m^2，静脉注射，间隔4周，连续用6～8个疗程。

（3）CAF方案。

环磷酰胺（CTX）500 mg/m^2，静脉注射＋多柔比星（ADM）50 mg/m^2，静脉注射＋氟尿嘧啶（5-FU）500 mg/m^2，静脉注射，间隔4周，连续用6个疗程。

4. 激素治疗

对晚期癌、癌复发患者，不能手术切除的病例或年轻、早期患者要求保留生育功能者均可考虑孕激素治疗。

（1）孕激素：正常子宫具有较丰富的雌激素受体（ER）和孕激素受体（PR），能分别识别雌激素和孕激素，与其结合后发挥生物效应。子宫内膜癌为激素依赖性肿瘤，但受体含量较正常内膜低，且肿瘤分化程度越差，临床期别越晚，受体含量就越低。公认激素受体含量与预后和治疗选择有重要关系：受体含量低者，肿瘤复发率高，生存期短，预后不良，死亡率高，对孕激素治疗反应差，对细胞毒药物反应好。反之，受体含量高者，肿瘤分化好，生存期长，预后好，适宜孕激素治疗。据报道，受体阳性者，治疗有效率分别为：ER阳性者50％～60％，PR阳性者70％～80％，两者均阳性为80％；未做受体检测者则为30%。

在孕激素作用下，子宫内膜癌细胞可以从恶性向正常内膜转化，直接延缓脱氧核糖核酸和核糖核酸的合成，从而控制癌瘤的生长。孕激素还可增强癌细胞对放疗的敏感性，使早期患者肿瘤缩小、消失或分化好转。诸多学者的研究表明，孕激素不但对原发灶有抑制作用，对转移灶，尤其是肺转移灶也有较好疗效，对内膜癌的皮肤转移灶也有治疗作用，年轻未育的子宫内膜癌患者在孕激素治疗后可以妊娠。

当今临床应用的孕激素主要有3种：

1）醋酸甲孕酮：200～300 mg，每日1次口服；或500 mg，每日3次口服；或400～1000 mg，肌内注射，每周1次。8周以后每周250 g；或每日100 mg×10日，后每日200 mg，每周3次，维持量为每周100～200 mg。

2）醋酸甲地孕酮：每日每次400 mg，肌内注射，连用半年至1年；或每周40～60 mg口服。

3）17-羟乙酸孕酮：500 mg，每周2次，肌内注射；或1000 mg，肌内注射，每周1次，连用3～6个月；或每日500 mg，1～2个月后每日250 mg。

上述长效孕激素通常应连续使用2个月以上，才能产生疗效，对癌瘤分化良好，PR阳性者疗效好，对远处复发者疗效优于盆腔复发者，治疗时间在1年以上。大规模随机安慰剂对照研究未显示出辅以孕激素治疗能够改善子宫内膜癌患者的无进展生存率及总生存率，故目前激素治疗多用于晚期和复发转移患者，孕激素的有效率<20%。

孕激素治疗产生的不良反应少，症状轻，偶见恶心、呕吐、水肿、秃发、皮疹、体重过度增加及满月脸等，严重的变态反应及血栓性静脉炎、肺动脉栓塞较罕见。

（2）抗雌激素药物：近年报道，雌激素拮抗剂三苯氧胺（TMX）对原发性肿瘤为雌激素受体阳性的复发病变有效，或当孕激素治疗失败时，应用此药有效。用法：20 mg，每日2次，口服连用3个月至2年。三苯氧胺有促使孕激素受体水平升高的作用，对受体水平低的患者可先用三苯氧胺使受体水平上升后，再用孕激素治疗，或者两者同时应用可以提高疗效。药物不良反应有潮热、畏寒类似更年期综合征的表现，骨髓抑制表现为白细胞、血小板计数下降，但一般较其他化疗药物反应轻，其他可以有少量不规则阴道流血、恶心、呕吐等。

（3）氨鲁米特（氨基导眠能，aminoglutethimide）：是一种作用于中枢神经系统的药物，除有镇静作用外，还能抑制肾上腺，从而抑制外周组织芳香化酶的产生，使血浆17羟孕烯醇酮、雄烯二酮下降，体内E水平下降。从20世纪80年代开始，氨鲁米特用于乳腺癌的治疗，取得了一定的疗效，但其对内膜癌的治疗，国内外鲜见报道。国内学者们用氨鲁米特治疗子宫内膜癌患者发现，氨鲁米特可降低患者血中雌激素（E）、孕激素（P）水平，并使内膜癌组织中雌激素受体（ER）、孕激素受体（PR）含量下降，用药后癌组织在光镜下形态学变化主要表现为癌细胞退性变，提示氨鲁米特可抑制癌细胞生长，由于此类报道较少，氨鲁米特对内膜癌的作用有待进一步研究。

（金爱红）

第四节　滋养细胞肿瘤

滋养细胞肿瘤是一种少见的 GTN，来源于胎盘种植部位的中间型滋养细胞（IT），起初曾被称为"滋养细胞假瘤""非典型绒毛膜上皮瘤""合体细胞瘤"及"合体细胞性子宫内膜炎"等。随着认识的深入，PSTT 这一兼有良恶性内涵的命名得以公认，并正式与葡萄胎、侵蚀性葡萄胎和绒癌并列，成为第四种 GTD。该肿瘤在临床上一般呈良性经过，生长缓慢，可在足月产或流产后多年才发现，但有 15% ~ 25% 出现转移和复发，可转移至肺、肝、腹腔和脑，转移部位的组织学特征和原发部位相同。死亡率约为 20%，其生物学行为不同于滋养细胞的生理性浸润，也不同于绒癌。

一、发病机制

1. 细胞学

1984 年，Kuman 等首先提出 PSTT 起源于绒毛外的中间型滋养细胞。在正常妊娠时，卵子受精后分裂为两种功能的细胞，一种细胞分裂发育成胚体，另一种细胞发育成为胚外组织，包括滋养细胞。而细胞滋养细胞作为干细胞，分别分化成合体滋养细胞和中间型滋养细胞，后者根据解剖部位的不同又分为绒毛型、种植型和绒毛膜型 3 种亚型，各种亚型具有不同的形态和免疫组化特征，并可分化为不同类型的肿瘤：①绒毛型，细胞为多角形，单核，胞质丰富透明，嗜酸性，边界清，可演化为绒癌；②种植型，细胞为多角至梭形，核大，可单核或多核，胞质丰富，嗜双色性，可衍化为胎盘部位超常反应及 PSTT；③绒毛膜型，细胞呈圆形或多角形，常为单核，胞质丰富透明，嗜酸性，可衍化为胎盘部位结节及 ETT_0。

2. 分子生物学

中间型滋养细胞向 PSTT 转化的分子机制尚不清楚，但研究发现，PSTT 可产生类纤维蛋白、人胎盘泌乳素（HPL）和大量的妊娠相关主要基础蛋白（MBP）。研究表明，MBP 作为 PSTT 的标志物比 HPL 和细胞角蛋白的特异性更强，而且可能是一项可靠的预测肿瘤侵蚀性的指标。此外整合素、人类白细胞抗原 G、黑色素瘤黏附分子、尿激酶型蛋白水解酶和 CA125 等也可作为标志物。正常妊娠时中间型滋养细胞的侵蚀性受到严格控制，但 PSTT 的分子生物学研究显示 P53 和 Ki-67 基因高表达，并同时表达所有类型的细胞周期蛋白（包括 A、B、D1 和 E）及周期依赖性激酶，且 P53 阳性细胞与表达细胞周期蛋白 A 的细胞区域一致，EGFR 表达升高，Bcl-2 不表达。这些因素不仅可能是肿瘤发生的先决条件，还可能与预后相关。

3. 遗传学

用 PCR 技术对 PSTT 遗传起源的研究提示，它可能来源于双源基因产物的正常妊娠或父源性完全性葡萄胎，发病的遗传基础可能涉及有活性的父源性 X 染色体（Xp），其雄激素受体位点表现为低甲基化。结合体细胞染色体单纯父源性基因表达可能成为癌的易感或启动因素的发现，推测 Xp 参与 PSTT 发病的途径可能有两个：① Xp 上有显性致癌基因，如 Exsl、Pem、MYCL2 和 IAP 等；②功能性 Xp 含量异常。通过染色体原位杂交发现，恶性的 PSTT 核型为二倍体，比较基因杂交显示，PSTT 的 DNA 复制数目并无改变，说明 PSTT 的恶性行为与 DNA 的复制数目无关，这一点也有助于 PSTT 与绒癌的鉴别。

二、病理特点

肉眼见子宫体积增大，子宫标本见肿瘤位于胎盘种植部位，呈息肉状或结节状突向子宫腔或弥漫浸润子宫壁，切面呈紫红色、棕褐色，可有灶状出血，一般无绒癌那样广泛的出血。显微镜下无绒毛结构，无典型的细胞滋养细胞及合体滋养细胞，主要表现为形态单一的增生中间型滋养细胞，可呈片状、条索状，或单细胞状穿插在平滑肌纤维之间，不破坏平滑肌组织结构，呈分离状肌束浸润，出血坏死少，可伴有纤维素样物沉积。免疫组化 CK、HPL、CD146、MUC-4、$HSD3B_1$、HLA-G 强阳性，hCG 弱阳性，抑制素、P63 阴性，Ki-67 指数 5%～10%。

三、临床特点

PSTT 临床上较少见，发病率约为 1/10 万次妊娠，占 GTN 的 1%～2%，根据英国 Sheffield 滋养细胞肿瘤中心从 1984～2004 年的资料分析，所有 7489 例 GTD 中 PSTT 仅 17 例，占 0.23%。多数发生于生育年龄，平均年龄 30 岁，但也有报道发生于绝经后妇女的。先前妊娠约 2/3 为足月产，其也可继发于流产、引产，仅 5%～8% 有完全性葡萄胎病史。距末次妊娠的时间从 6 个月到 22 年，平均为 18 个月。

临床症状主要表现为闭经或不规则阴道出血。少数患者可表现为肾病综合征、肾小球损害等病症，其原因可能为肿瘤引起的免疫复合物沉积。血 β-hCG 及人胎盘生乳素（HPL）测定一般为轻度升高或不高，80% 的患者 hCG < 1000 U/L（平均 680 U/L），超过 80% 的患者就诊时为 I 期，10%～20% 的患者诊断时已发生子宫外转移，II 期患者多为双侧附件、盆腔淋巴结及宫旁累及。最常见的转移部位为肺、盆腔和淋巴结，而肝、肾和中枢神经系统的转移相对少见。多数文献报道 I 期患者生存率达 90% 以上，而有转移者生存率仅 30% 左右。

四、诊断及鉴别诊断

1. 诊断

PSTT 的临床表现无特异性，血清 hCG 轻度升高或不升高，故诊断需结合临床表现、病史、形态学特点，最终依据病理学确诊。

2. 鉴别诊断

PSTT 和 ETT 属于特殊类型的滋养细胞肿瘤，临床上均罕见，与绒癌的鉴别诊断要点如下（表 4-5）。

表 4-5　PSTT、ETT 和绒癌的鉴别诊断

鉴别点	PSTT	ETT	绒癌
临床表现	异常阴道出血	异常阴道出血	停经和阴道出血
葡萄胎史	5% ~ 8%	14%	50%
血清 hCG	低（＜1000 U/L）	低（＜3000 U/L）	高（＞10 000 U/L）
化疗疗效	不肯定	不肯定	好
肿瘤细胞	种植型 IT	绒毛膜型 IT	绒毛型 IT、CT、ST
细胞异型性	中重度	轻中度	重度
生长方式	膨胀浸润性生长	巢状、索状膨胀生长	浸润性生长
出血	局限性或偶尔	常见	多见
细胞坏死	极少见	广泛	广泛
钙化	无	常见	无
肌纤维	存在	存在	无
核分裂	变异较大（0 ~ 6）个 /10 HPF	变异较大（1 ~ 10）个 /10 HPF	高（2 ~ 22）个 /10 HPF
HPL	+++	–/+	+/+++
hCG	–/+	–/+	++/+++
Mel–CAM	+++	–/+	+/+++
PLAP	–	++	–/+

注：HPL 为胎盘生乳素；Mel–CAM 为黑色素瘤细胞黏附因子；PLAP 为胎盘碱性磷酸酶。

五、分期及预后

FIGO 对 GTN 的临床分期可用于 PSTT 的分期，但预后评分系统不适合 PSTT。目前认为影响 PSTT 预后的主要高危因素如下：① FIGO 分期晚，有子宫外转移灶；②距离先前妊娠时间 > 4 年（也有报道认为 > 2 年）；③有丝分裂指数 > 5 个 /10 HPF；④肿瘤较大且有坏死；⑤肿瘤细胞胞质透明；⑥有深肌层浸润，肿瘤切缘 ≤ 1 mm，脉管阳性。其中，肿

瘤细胞胞质透明、FIGO 晚期及距末次妊娠 4 年以上是独立的不良预后因素。没有转移的 PSTT 患者生存率接近 100%，而有转移的患者生存率为 50%～60%。Schmid 等对 62 例 PSTT 的回顾性研究显示，Ⅰ期患者手术后的 10 年生存率为 90%，与术后化疗与否无关，而Ⅱ～Ⅳ期患者即便给予手术及术后化疗，10 年生存率仍欠佳，Ⅱ期者为 52%，Ⅲ～Ⅳ期为 49%，复发及耐药者的五年生存率仅为 22%。

六、治疗及随访

手术治疗是最主要的治疗手段，全子宫切除是大多数Ⅰ期患者采取的初次治疗手段，Ⅰ期的卵巢转移率极低，年轻患者可保留双侧附件。大多数Ⅰ期患者仅通过全子宫切除即可治愈，但仍有 25%～30% 的患者出现复发，并且其中的 50% 可能死亡。有学者推荐同时行盆腔甚至腹主动脉旁淋巴结切除术，原因：①PSTT 的治疗主要靠手术切净肿瘤，手术即可切除阳性淋巴结，又可预防潜在的淋巴结扩散的风险；②盆腔淋巴结切除术的操作本身不困难；③一旦留下阳性的淋巴结则化疗常不敏感或耐药。由于Ⅰ期患者预后较好，对有生育要求的患者可采用保守性子宫病灶切除，也有报道在宫腔镜下进行病灶切除的。在行保守性手术前，B 超、MRI、DSA 等影像学检查有助于病灶定位及保守性手术方式的选择。保守性治疗后若出现持续性子宫病灶、hCG 异常或已完成生育，则应考虑子宫切除术及淋巴结清扫术。Ⅰ期术后，若无高危因素可不化疗，有研究显示，Ⅰ期患者术后化疗无意义。对于≥Ⅱ期的有子宫外转移的患者，手术应采用肿瘤细胞减灭术，包括全子宫、盆腹腔淋巴结及子宫外的可见转移灶切除，同时给予联合化疗。

联合化疗对转移性或手术无法切净病灶的 PSTT 患者来说是重要的治疗手段，也是有不良愈后因素患者初次治疗的组成部分。目前尚没有标准的化疗方案，有学者认为 EMA-EP 方案在治疗有转移的 PSTT 时优于 EMA-CO 方案，临床治疗也提示含铂类的化疗方案如 EMA-EP 或 TP/TE（紫杉醇＋顺铂、紫杉醇＋依托泊苷）似乎更佳，建议对有化疗指征者行 EMA-EP 或 TP/TE 方案化疗 8 周。对于距离末次妊娠超过 4 年的 PSTT 患者其复发及死亡的风险极大，故建议行超大剂量化疗同时进行干细胞支持治疗。治疗后的随访同 GTN，由于缺乏肿瘤标志物，随访时临床表现和影像学检查更有价值。

（金爱红）

🦠 子宫肌瘤 1

一、病历摘要

姓名：×××　　性别：女　　年龄：48 岁
过敏史：否认药物过敏史。

主诉：超声发现"子宫肌瘤"10余天。

现病史：患者平素月经欠规则，经期 7 ~ 10 天，月经周期 28 ~ 32 天，量中，偶有血块及痛经。末次月经：2021-12-05，量少。2021-11-29 我院彩超：子宫肌壁实质性病灶（肌瘤可能，其中一个 8.3 cm × 7.3 cm）。偶有尿频，无发热、尿急、尿痛、腹泻等不适。今来我院要求手术治疗，门诊以"子宫肌瘤"收入院。病程中，患者精神、饮食可，睡眠欠佳，小便如上述，大便正常，体力及体重无明显改变。

二、查体

体格检查：T 36.6℃，P 91 次 / 分，R 18 次 / 分，BP 128/83 mmHg，心、肺未及异常，腹软，无压痛及反跳痛。肝脾肋下未触及。双肾区无压痛及叩击痛，双下肢无水肿。

专科检查：外阴已婚经产型；阴道通畅，伸展；宫颈光滑；子宫前位，男拳大，形态不规则，子宫壁可触及约 8 mm × 7 mm 大小包块，质硬；双侧附件区未触及明显异常。

辅助检查：2021-11-29 我院彩超：子宫肌壁实质性病灶（肌瘤可能，其中一个 8.3 cm × 7.3 cm）。

三、诊断

1. 初步诊断

子宫肌瘤。

2. 鉴别诊断

（1）盆腔炎性包块：有急性盆腔炎病史，包块边界不清，形态不规则，妇科检查触痛多阳性，抗感染治疗多有效，可行抗感染及支持治疗后复查，进一步鉴别。

（2）输卵管卵巢囊肿：多有盆腔炎病史，输卵管及卵巢包裹粘连形成炎性包块，妇检包块多较固定，压痛；超声提示盆腔囊性包块，经抗感染治疗有效。患者症状体征不支持，待术中明确诊断。

（3）子宫恶性肿瘤：多表现为阴道不规则流血、排液等情况，超声示宫腔内或子宫肌层内异常回声，待术中及术后病检结果进一步鉴别。

3. 最终诊断

多发性子宫肌瘤。

四、诊疗经过

完善相关辅助检查，无手术禁忌。2021-12-15 因"多发性子宫肌瘤"在全麻下行"腹腔镜下全子宫切除术"。腹腔镜探查：子宫前位，约男拳大小，质硬，子宫右后壁见一7 cm × 6 cm 大小瘤结节突起，前壁分别见 3 cm × 2 cm、2 cm × 2 cm 瘤结节凸起，双侧附件外观正常。手术顺利，麻醉满意。术后行抗感染、补液及对症支持治疗。病检：子宫多发性平滑肌瘤；子宫内膜呈增生形象改变；慢性子宫颈炎。术后第 6 天，患者一般情况好，腹部切口拆线，甲级愈合，办理出院。

五、出院情况

患者一般情况好，未诉特殊不适，阴道无出血，大小便正常。查体：生命体征正常，心肺未及异常，腹平软，无压痛及反跳痛，腹部切口拆线，甲级愈合。

六、讨论

48 岁已婚已育女患者，子宫增大约男生拳头大小，多发性子宫肌瘤，有手术指征，患者及家属要求切除子宫，可行腹腔镜全子宫切除术。

（邓艳琴）

🍂 子宫肌瘤 2

一、病历摘要

姓名：×××　　性别：女　　年龄：45 岁

过敏史：否认药物过敏史。

主诉：超声发现"子宫肌瘤" 6 天。

现病史：患者平素月经规则，经期 6 天，周期 25 天，量中，无痛经，偶有痛经。末次月经：2021-08-25，色量同前。患者于 2021-09-01 我院查彩超：子宫增大，子宫内低回声团（考虑子宫肌瘤，右侧壁一个 6.4 cm×5.2 cm）。无发热、腹痛、尿频、尿急等不适。今来我院要求手术治疗，门诊以"子宫肌瘤"收入院。病程中，患者精神、饮食、睡眠可，大小便正常，体力及体重无明显改变。

二、查体

体格检查：T 36.5℃，P 93 次 / 分，R 20 次 / 分，BP 115/72 mmHg，心、肺未见明显异常，腹平软，无压痛及反跳痛。肝脾肋下未触及。双肾区无压痛及叩击痛，双下肢无水肿。

专科检查：外阴已婚经产型；阴道通畅，伸展；宫颈光滑；子宫前位，增大如女拳大小，形态不规则，右侧壁可及一 6 cm×5 cm 包块，质硬，活动可，无压痛；双侧附件区未触及明显异常。

辅助检查：2021-09-01 我院查彩超：子宫增大，子宫内低回声团（考虑子宫肌瘤，右侧壁一个 6.4 cm × 5.2 cm 大小）。

三、诊断

1. 初步诊断

子宫肌瘤。

2. 鉴别诊断

（1）盆腔炎性包块：有急性盆腔炎病史，包块边界不清，形态不规则，妇科检查触痛多阳性，抗感染治疗多有效，可行抗感染及支持治疗后复查，进一步鉴别。

（2）输卵管卵巢囊肿：多有盆腔炎病史，输卵管及卵巢包裹粘连形成炎性包块，妇检包块多较固定，压痛；超声提示盆腔囊性包块，经抗感染治疗有效。患者症状体征不支持，待术中明确诊断。

（3）子宫恶性肿瘤：多表现为阴道不规则流血、排液等情况，超声示宫腔内或子宫肌层内异常回声，待术中及术后病检结果进一步鉴别。

3. 最终诊断

子宫肌瘤。

四、诊疗经过

完善相关辅助检查，无手术禁忌。2021-09-13 因"子宫肌瘤"在全麻下行"腹腔镜下子宫肌瘤剔除术"。腹腔镜探查：子宫增大如女拳大小，子宫右后壁见一约 6 cm × 5 cm 大小包块突起，双侧输卵管外观正常，双侧卵巢稍小。手术顺利，麻醉满意。术后行抗感染、补液、缩宫及对症支持治疗。病检结果：子宫平滑肌瘤。术后第 6 天，患者一般情况好，腹部切口拆线，甲级愈合，办理出院。

五、出院情况

患者精神、饮食、睡眠可，大小便正常，未诉特殊不适。查体：生命体征稳定，心、肺未及异常，腹平软，无压痛及反跳痛，腹部切口拆线，甲级愈合。

六、讨论

45 岁已婚已育女患者，彩超：子宫增大，子宫内低回声团（考虑子宫肌瘤，右侧壁一个 6.4 cm × 5.2 cm）。有手术指征，单个肌瘤，可行腹腔镜子宫肌瘤剔除术。

（邓艳琴）

子宫肌瘤 3

一、病历摘要

姓名：×××　　性别：女　　年龄：40 岁

主诉：超声提示子宫占位 4⁺ 月。

现病史：患者既往月经规律，经期 5 ~ 6 天，月经周期 28 ~ 32 天，量中，无痛经。LMP：2022-01-02。2021-08-24 患者于深圳市某医院行子宫、附件超声提示：子宫左侧壁见一个大小约 79 mm×71 mm×69 mm 低回声团，考虑肌瘤可能。患者无腹痛、腹胀，无阴道流血、流液，无尿频、尿急等不适，建议患者入院手术治疗，患者未采纳，要求保守治疗，遂予"丹参、当归"等中草药物服用。2021-10-12 患者至该医院复诊，查子宫、附件超声：左前壁见一个大小约 83 mm×69 mm 的低回声区，考虑肌瘤可能。因肌瘤保守治疗后无明显缩小，建议患者手术治疗。因个人因素，患者当时未予采纳。现患者无腹痛、腹胀，无阴道流血、流液，无头晕、乏力，无尿频、尿急等不适。为求进一步诊疗，遂于我科门诊就诊，门诊拟"子宫占位性质待查：子宫肌瘤？"收入院。患者起病以来，精神、饮食、睡眠可，大小便正常，近期体重无明显改变。

既往史：自诉部分妆品皮肤过敏史，无药物过敏史，否认高血压，否认糖尿病，否认冠心病，否认肝炎、结核等传染病史，否认输血、外伤史，预防接种史不详。

婚育史：既往月经规律，经期 5 ~ 6 天，月经周期 28 ~ 32 天，量中，无痛经。LMP 2022-01-02。G1P0，未婚，有性生活。

二、查体

专科检查：

妇检：外阴（－），阴道畅，少许白色分泌物，无异味，宫颈光滑，无触血，子宫前位，增大如孕 2+ 月，无压痛，活动可。双侧附件区未见明显异常改变。

辅助检查：

子宫、附件超声提示（2021-08-24××医院）：子宫增大，切面形态失常，边缘欠规则，左侧壁可见一个大小约 79 mm×71 mm×69 mm 低回声团，考虑肌瘤可能，左卵巢可见一 15 mm×14 mm 无回声区，左附件未见异常。子宫、附件超声提示（2021-10-12）：子宫增大，局部基层回声不均，左前壁可见一大小约 83 mm×69 mm 的低回声团，考虑肌瘤可能，双附件区未见明显异常。

三、诊断

1. 初步诊断

子宫占位性质待查：子宫肌瘤？

2. 鉴别诊断

（1）子宫腺肌病：可有子宫增大、月经增多等，局限型子宫腺肌病类似子宫肌壁间肌瘤，质硬。但子宫腺肌病继发性痛经明显，子宫多呈均匀性增大，较少超过3个月妊娠子宫大小，超声检查及外周血CA125有助于诊断。但有时两者可并存。

（2）卵巢肿瘤：多无月经改变，肿块多呈囊性，位于子宫一侧。注意实质性卵巢肿瘤与带蒂浆膜下肌瘤鉴别，肌瘤囊性变与卵巢囊肿鉴别，注意肿块与子宫的关系，可借助超声协助诊断，必要时腹腔镜检查可明确诊断。

（3）妊娠子宫：肌瘤囊性变时质地较软，应注意与妊娠子宫相鉴别。借助尿hCG或血hCG测定、超声检查可鉴别。

（4）子宫恶性肿瘤：子宫肉瘤好发于老年妇女，生长迅速，多有腹痛、腹部包块及阴道不规则流血；子宫内膜癌以绝经后阴道流血为主要症状，子宫呈均匀增大或正常；内生型宫颈癌应与宫颈黏膜下肌瘤鉴别。

3. 最终诊断

子宫平滑肌瘤。

四、诊疗经过

入院完善相关检查：2022-01-10我院妇科超声示子宫前位，切面体积增大，形态失常，轮廓线不规则，宫壁回声不均匀，于左侧壁肌壁间可见一个大小约56 mm×46 mm×69 mm的低回声区，形状呈椭圆形，团块内回声不一致，边缘清楚，可见包膜回声，后方回声无变化，考虑子宫肌瘤，子宫内膜线居中，内膜厚约6 mm，子宫内膜未见受压变形。双侧卵巢可显示，双侧附件区未见明显异常回声。2022-01-11血常规、尿常规、白带常规、肝肾功能、空腹血糖、凝血功能、术前四项、心电图、胸片、泌尿系及肝胆胰脾超声未见明显异常。

患者超声提示子宫占位，考虑子宫肌瘤可能，告知患者相关治疗方案及风险，患者要求手术治疗，遂于2022-01-12行腹腔镜子宫肌瘤剔除术，术后病理结果示：子宫平滑肌瘤。

五、出院情况

患者无阴道流血，无发热、腹痛，精神、食欲、睡眠可，大小便正常。查体：生命体征平稳，心肺未及异常，腹平软，无压痛、反跳痛，腹部切口甲级愈合。

六、讨论

（一）概述

子宫肌瘤：是女性生殖器最常见的良性肿瘤，由平滑肌及结缔组织组成。相关部门统计数据显示，我国育龄期女性子宫肌瘤的发病率在20%～40%，多见于30～50岁的女性，其中40～50岁的女性发生率高达50%以上。近年来的门诊病例统计数据显示子宫肌瘤患者人群正在趋于年轻化，其中孕前检查发现子宫肌瘤的人群也在逐年增多。

确切病因尚不明了，根据好发于生育年龄妇女，绝经后肌瘤停止生殖，甚至萎缩、消失等，提示子宫肌瘤的发生可能与女性性激素相关。

子宫肌瘤分型：按肌瘤生长部位分为宫体肌瘤（90%）和宫颈肌瘤（10%）；按肌瘤与子宫肌壁的关系分为肌壁间肌瘤（60%～70%）、浆膜下肌瘤（20%）、黏膜下肌瘤（10%～15%）。

（二）子宫肌瘤临床表现

（1）经量增多及经期延长：是子宫肌瘤最常见的症状。

（2）下腹包块：当肌瘤逐渐增大使子宫超过3个月妊娠期时，可从腹部触及。

（3）白带增多：肌壁间肌瘤使宫腔面积增大，内膜腺体分泌增多。

（4）压迫症状：子宫前壁压迫膀胱引起尿频，宫颈肌瘤引起排尿困难、尿潴留，子宫后壁肌瘤引起便秘等。

（5）其他：包括下腹坠胀、腰背酸痛、不孕、流产等。

子宫肌瘤诊断：根据病史、体征及超声检查，诊断多无困难。超声检查能区分子宫肌瘤与其他盆腔肿块，磁共振检查可准确判断肌瘤大小与数目和位置。若有需要，还可选择宫腔镜、腹腔镜、子宫输卵管造影等协助诊断。

（三）子宫肌瘤治疗方案

1. 期待治疗

无症状肌瘤一般不需要治疗，特别是近绝经期妇女。绝境和肌瘤多可萎缩或症状消失。每3～6个月随访一次，若出现症状可考虑进一步治疗。

2. 药物治疗

除了无意愿手术或存在禁忌证的患者，使用药物治疗大多基于术前控制症状、妊娠缩小瘤体以及术后预防复发的目的。然而，不能排除肌瘤恶性病变、子宫内膜病变或者伴有肌瘤蒂扭转的情况均需手术治疗。

（1）能缓解症状而不缩小瘤体：①非甾体激素类药物，非甾体消炎药、止血药（氨甲环酸等）能有效减少出血，治疗经量过多以及缓解痛经症状。两者均存在胃肠道不良反应。患者若存在血栓形成倾向以及心肌梗死倾向需慎用氨甲环酸。②甾体激素类药物，对于联合口服避孕药（COC）是否会促进肌瘤生长一直存在争议。然而，低剂量 COC 促进子宫肌瘤进展方面证据尚不足。世界卫生组织推荐患者可以使用 COC 控制子宫肌瘤导致的经量过多。③左炔诺孕酮宫内缓释系统含有左炔诺孕酮（LNG）52 mg，放置最佳时机在月经来潮 7 天内，避开月经量多的时期，也可在预处理药物减少经量或造成闭经后直接放置。在放置宫腔数周后血清中左炔诺孕酮浓度达到 150 ~ 200 ng/L。该高浓度孕激素环境能迅速萎缩内膜，有效治疗月经量过多。需要注意的是，子宫腔过大（体积＞孕 8 周，宫腔深度＞10 cm，月经过多的患者宫内节育器的累积脱落率较高，可使用药物预处理后再行放置。

（2）既缓解症状又缩小瘤体：①促性腺激素释放激素激动剂（GnRHa），所有治疗药物中该药物缩小子宫及瘤体的效果最为显著，通过间接减少垂体分泌促性腺激素，高效抑制卵巢功能，从而达到迅速缓解疼痛减少月经量的目的。由于该药物治疗费用高，我国共识多推荐患者使用 3 ~ 6 个周期，短期内使用可联合黑升麻提取物缓解低雌激素状态带来血管舒缩症状障碍或情绪睡眠问题，若使用超过 6 个周期，建议进行含雌激素活性药物反向添加以减少不可逆性骨质丢失。②米非司酮，米非司酮具有拮抗孕激素以及阻断孕激素在子宫肌瘤中的扩血管作用。临床数据显示米非司酮治疗子宫肌瘤的总有效率可达 79.84%，长期口服小剂量米非司酮对血脂、肝肾功能、电解质无明显影响，且米非司酮对于缓解症状及减小瘤体体积可维持至停药后 1 年，是治疗子宫肌瘤安全有效的药物之一。与 GnRHa 相比，虽然米非司酮缩小瘤体和子宫的作用稍弱，但由于价廉、效优，不良反应相对较小，因此多用于术前预处理或围绝经期有症状的患者。使用剂量上，目前推荐使用 10 mg/d，可连续使用 3 个月的安全剂量。该剂量在治疗期间未发现子宫内膜非典型增生的相关报道。

3. 手术治疗

对于手术适应证来说并没有严格的界定，在我国专家共识中提出，如有以下情况出现可考虑手术：①患者合并有月经过多或异常出血导致贫血或其他器官压迫相关症状（如泌尿系统、消化系统以及神经系统），且经药物治疗无效。②子宫肌瘤合并不孕的患者，这类患者是否会因手术获益，根据美国生殖协会的指南中纳入的唯一一项随机对照研究，结果提示不论是肌壁间或者浆膜下肌瘤的患者，手术组与非手术组的自然妊娠率差异无统计学意义。因此，子宫肌瘤合并不孕患者是否应该先进行肌瘤剔除手术尚有争议。③对于准备妊娠前存在≥ 4 cm 肌瘤的患者，我国共识建议手术；而美国生殖协会指南指出目前有充分证据表明宫腔镜下黏膜下肌瘤剔除后能明显改善患者的妊娠率。其他类型的肌瘤剔除与自然妊娠率的改善之间无可靠循证医学证据支持。④绝经后未行激素补充治疗，但肌瘤仍生长。

（1）子宫肌瘤剔除术：适用于希望保留生育功能的患者，包括肌瘤经腹剔除、黏膜下肌瘤和凸向宫腔的肌壁间肌瘤宫腔镜下切除及突入阴道的黏膜下肌瘤经阴道内摘除。术后有残留或复发可能。

经腹子宫肌瘤剔除术为传统的治疗子宫肌瘤的方法，具有难度系数低、操作简单的特点，但这种临床治疗方法存在一定的缺点，该手术方式为开放性手术，腹部器官长时间暴露，容易影响盆腔环境和胃肠功能，增加术后感染风险，手术创伤较大，术中出血量会相对增多。

腹腔镜治疗子宫肌瘤是近年治疗子宫肌瘤的一种新的、流行的方法。与传统的开腹手术相比，该方法具有创伤小、出血少、术后恢复快等优点。但无论是浆膜下子宫肌瘤还是肌壁间子宫肌瘤，腹腔镜治疗所需时间和术中出血量与肌瘤大小及位置直接相关。因此，严格掌握腹腔镜手术适应证非常重要。

（2）子宫切除术：不要求保留生育功能或怀疑有恶变者，可行全子宫切除术，包括全子宫切除和次全子宫切除，术前应先排除子宫颈鳞状上皮内病变或子宫颈癌。

（3）子宫肌瘤的动脉栓塞治疗：该治疗适应证除了同手术治疗的主要适应证外，尤其适于子宫肌瘤剔除术后复发，多次腹部手术史、不能耐受或不愿意接受手术但希望保留子宫的患者。子宫大量急性出血时可行急诊 UAE。

（4）高强度聚焦超声消融治疗技术：HIFU 适应证基本同手术治疗，同样适用于要求保留子宫者，尤其适合于不能耐受或不愿意手术治疗者。

（5）其他类型操作：主要以破坏或去除子宫内膜为主，用于治疗子宫肌瘤合并月经过多。包括：射频消术、微波消融术、冷冻治疗、子宫热球治疗等。

七、参考文献

［1］子宫肌瘤的诊治中国专家共识专家组.子宫肌瘤的诊治中国专家共识［J］.中华妇产科杂志，2017，52（12）：793-800.

［2］欧阳晨捷.子宫肌瘤的发病机制研究进展［J］.中南医学科学杂志，2016，44（6）：708-711.

［3］WISE L A，LAUGHLIN-TOMMASO S K.Epidemiology of uterine fibroids：from menarche to menopause［J］.Clinical Obstetrics and Gynecology，2016，59（1）：2-24.

［4］郎景和，冷金花，邓姗，等.左炔诺孕酮宫内缓释系统临床应用的中国专家共识［J］.中华妇产科杂志，2019，54（12）：815-825.

［5］PAVONE D，CLEMENZA S，SORBI F，et al.Epidemiology and risk factors of uterinefibroids［J］.Best Pract Res Clin Obstet Gynaecol，2018，46（1）：3-11.

［6］郭艳雪，陈洁，陈香，等.米非司酮不同剂量对子宫肌瘤患者瘤体大小及卵巢功

能的影响［J］.现诊断与治疗，2021，32（2）：217-218.

　　［7］CASINI M L，ROSSI F，AGOSITINI R，et al. Effects of the position of fibroids on fertility［J］. GynecologicalEndocrinology，2006，22（2）：106-109.

　　［8］BULLETTI C，DEZIEGLER D，POLLI V，et al. The role of leiomyomasin infertility ［J］. J Am Assoc Gynecol Laparosc，1999，6（4）：441-445.

　　［9］狄亚楠，崔卓.右美托咪定超前镇痛对腹腔镜下子宫肌瘤剔除术患者应激反应及血流动力学指标的影响［J］.临床医学研究与实践，2021，6（28）：103-105.

（金爱红）

🦠 宫颈肌瘤

一、病历摘要

姓名：×××　　　性别：女　　年龄：61 岁

过敏史：否认食物、药物过敏史。

主诉：发现阴道内肿物 2⁺ 年。

现病史：已绝经 6⁺ 年，2⁺ 年前自觉阴道内肿物脱出至今，遂于 2020-06-26 我院妇科门诊就诊，查超声示绝经后子宫，内膜回声欠清，厚约 4 mm，阴道壁处可见一个大小约 32 mm×26 mm 的低回声结节，边界尚清，其内回声不均，似位于前壁，其内及周边可见点条状血流信号，性质待查，未予特殊处理，建议定期复查，04-12 我院复查超声示绝经后子宫，内膜厚 2.7 mm，宫颈外口处可见一个大小约 41 mm×35 mm×31 mm 的低回声结节，边界清，类椭圆形，与宫颈关系密切，周边可见半环状血流信号，结节内可见条状血流信号，性质待查，考虑宫颈肌瘤。患者现无阴道流血，无腹痛、腹胀，无尿频、尿急，偶有肛门坠胀感，为求进一步治疗，门诊拟"阴道壁肿物性质待查"收入院。患者起病以来，精神、胃纳好，二便正常，近期体重无明显改变。

既往史：2015 年因"右侧先天性髋关节发育不良、右侧髋关节创伤性关节炎、右股骨头坏死"于我院行右侧全髋关节置换术；自述 5⁺ 年前因"子宫内膜息肉"于我院行宫腔镜子宫内膜息肉切除术（具体不详）；自述发现"双下肢静脉曲张"8⁺ 年，未予特殊处理；否认高血压，否认糖尿病，否认冠心病，否认肝炎、结核等传染病史，否认输血、外伤史，否认过敏史，预防接种史不详。

婚育史：已婚，配偶体健，已绝经 6⁺ 年，G2P2A0。顺产 2 次。

二、查体

体格检查：T 36.5℃，P 80 次 / 分，R 18 次 / 分，BP 145/83 mmHg。发育正常，营养良

好，面容无异常，表情自如，神志清楚，自主体位，查体合作。全身皮肤黏膜色泽正常，未见皮疹，未见皮下出血点及瘀斑，毛发分布正常，皮肤温度正常、弹性正常，未见肝掌，未见蜘蛛痣。全身浅表淋巴结未扪及肿大。头颅大小正常无畸形。眼睑正常，结膜正常，巩膜无黄染，角膜正常，眼球正常，双侧瞳孔等圆等大，左瞳孔 3.0 mm，右瞳孔 3.0 mm，对光反射正常。耳郭正常无畸形，外耳道未见分泌物，乳突无压痛。鼻外观正常无畸形，无鼻翼扇动，鼻旁窦体表区无压痛。口唇红润，口腔黏膜正常，扁桃体无肿大，咽正常无充血。声音正常。颈部无抵抗，颈动脉搏动正常，颈静脉正常，气管居中，肝颈静脉回流征阴性，甲状腺未触及肿大。胸廓正常，乳房正常对称，胸骨无叩痛。呼吸运动正常，呼吸节律正常，肋间隙正常。语颤正常，未触及胸膜摩擦感，双肺叩诊呈清音。呼吸规整，双肺呼吸音清，未闻及干湿啰音，未闻及胸膜摩擦音。心前区无隆起，心尖冲动正常，未触及震颤，未触及心包摩擦感，心浊音界正常，心率 80 次 / 分，心律齐整，心音正常，未闻及杂音，未闻及心包摩擦音。腹部柔软，无压痛、反跳痛，无液波震颤，未触及腹部包块，肝脏肋下未触及，脾脏肋下未触及，肾脏未触及，Murphy 征阴性，移动性浊音阴性，肾区无叩击痛，肠鸣音正常。外生殖器未查、肛门直肠未查。脊柱正常，活动度正常。四肢无畸形，双下肢可见散在静脉曲张，关节无红肿、强直，肌肉无萎缩，下肢静脉曲张，无杵状指（趾），四肢关节活动正常，四肢肌力 V 级，肌张力正常，足动脉搏动正常。生理性反射存在，Hoffmann 征阴性、Babinski 征阴性、Oppenheim 征阴性、Kernig 征阴性、Brudzinski 征阴性

专科检查：外阴萎缩，阴道萎缩，少许白色分泌物，无异味，可见一大小约 3 cm×3 cm 肿物脱出，表面光滑，活动可，肿物蒂部附着于右侧阴道壁，与宫颈似不相连，宫颈因肿物遮挡未窥见，子宫前位，无压痛，活动可。双侧附件区未见明显异常改变。

辅助检查：2020-06-26 在我院超声提示绝经后子宫，前位子宫，体积缩小，内膜回声欠清，厚约 4 mm，阴道壁处可见一个大小约 32 mm×26 mm 的低回声结节，边界尚清，其内回声不均，似位于前壁，其内及周边可见点条状血流信号，性质待查；双侧附件区未见明显异常回声。

2022-04-12 我院超声示：绝经后子宫，前位子宫，体积缩小，内膜厚 2.7 mm，宫颈外口处可见一个大小约 41 mm×35 mm×31 mm 的低回声结节，边界清，类椭圆形，与宫颈关系密切，周边可见半环状血流信号，结节内可见条状血流信号，性质待查，考虑宫颈肌瘤。双侧附件区未见明显异常回声。盆腔未见明显积液暗区。

三、诊断

1. 初步诊断

阴道壁肿物性质待查；下肢静脉曲张。

2. 鉴别诊断

（1）阴道恶性肿瘤。

支持点：发现阴道肿物 2^+ 年。

不支持点：包块囊性，界清。

（2）宫颈肌瘤。

支持点：超声提示宫颈管占位。

不支持点：需待病理排除。

3. 最终诊断

宫颈肌瘤；下肢静脉曲张；肝囊肿？乙型肝炎小三阳；高血压？

四、诊疗经过

入院后予监测血压，完善相关检查：04-12 子宫双附件彩超示绝经后子宫，前位子宫，体积缩小，内膜厚 2.7 mm，其内未见明显异常回声，宫颈外口处可见一个大小约 41 mm×35 mm×31 mm 的低回声结节，边界清，类椭圆形，内回声不均，与宫颈关系密切，结节周边可见半环状血流信号，结节内可见条状血流信号；考虑宫颈肌瘤。双侧附件区未见明显异常回声。盆腔未见明显积液暗区。入院后完善相关检查：血尿常规、白带常规、肿瘤六项、心电图、泌尿系彩超未见明显异常；肝胆脾彩超示肝内囊肿。胆囊、脾、胰：未见明显异常。2022-04-13 感染四项：乙型肝炎病毒表面抗原 93.43 IU/mL ↑；2022-04-13 急诊凝血四项 + 急诊 D- 二聚体：D- 二聚体 0.62 mg/L ↑，血浆纤维蛋白原测定 5.31 g/L ↑；2022-04-13 葡萄糖测定（干化学法）+ 急诊肝功能五项 + 急诊蛋白二项 + 急诊电解质五项 + 急诊心肌酶四项 + 急诊肾功能四项：肌酸激酶 139 U/L ↑，尿素氮 6.3 mmol/L ↑；胸片示：双肺纹理增强，右上肺见小斑片状稍高密度影，请结合临床，必要时进一步 CT 检查。心脏彩超：左室舒张功能减退、收缩功能正常。阴道镜示：宫颈萎缩，宫颈管囊肿。盆腔 MR 示：子宫肌层可见数个大小不一类圆形异常信号灶，T_1WI 呈等信号，T_2WI 呈稍低信号，较大者大小约 8 mm×7 mm，考虑子宫数个小肌瘤，宫颈口及阴道处见一类圆形病灶，T_1WI 呈等信号，T_2WI 呈混杂稍低信号，大小约 38 mm×34 mm，边界尚清；宫颈口及阴道处占位，肌瘤？请结合相关检查。考虑子宫数个小肌瘤。宫颈后方见结节状低信号影，边界清，长径约 8 mm；排除手术禁忌证后于 2022-04-15 全麻下行经阴道宫颈肿物剥除术，术程顺利，安返病房，予抗炎、补液等对症支持治疗。术后复查血常规未见异常，乙肝二对半检测：乙型肝炎病毒表面抗原 81.27 IU/mL ↑，乙型肝炎病毒核心抗体 882.30 C.O.I ↑，乙型肝炎病毒 e 抗体 100.00 Inh% ↑；乙型肝炎 DNA 测定：乙肝 DNA 荧光定量测定 $7.81×10^4$ IU/mL ↑；病理结果回报示：（宫颈）平滑肌瘤，大小 3 cm×2.5 cm×2 cm。患者现一般情况可，予办理出院。

五、出院情况

患者一般情况好，无阴道流血，无发热、腹痛，精神、食欲、睡眠可，大小便正常。查体：腹平软，无压痛、反跳痛。

六、讨论

病例点评需结合本病例，阐述相关知识要点，剖析临床诊疗思路，分析手术方法，总结经验教训。

宫颈肌瘤是子宫肌瘤的特殊类型，发生率占子宫肌瘤的 2.2%～8%。宫颈肌瘤生长部位低，或长入腹膜下或阔韧带内，紧靠周围血管、输尿管及其他盆腔脏器，血供丰富，使周围脏器移位，扰乱正常解剖，增加手术难度和并发症的发生率。宫颈肌瘤按其生长部位可以分为四种类型：前壁、后壁、侧壁及悬垂型（黏膜下宫颈肌瘤），亦可多方向生长。

宫颈肌瘤比较少见，多为单发，多发生在宫颈后唇，也有发生在前唇或侧方者。宫颈肌瘤的手术方式，依据肌瘤的大小、生长部位及患者对生育的要求等因素决定。

FIGO 将子宫肌瘤分为 9 种不同的类型：

0 型：完全位于宫腔内的黏膜下肌瘤。

1 型：子宫肌瘤大部分位于宫腔内，位于肌壁间的部分 ≤ 50%。

2 型：子宫肌瘤大部分位于肌壁间，并向黏膜下突出，肌壁间的部分 > 50%。

以上三型为传统分型中的子宫黏膜下肌瘤。

3 型：子宫肌瘤完全位于肌壁间，但其位置紧贴黏膜层。

4 型：子宫肌瘤完全位于肌壁间，既不突向黏膜层，也不突向浆膜层。

5 型：子宫肌瘤突向浆膜层，但位于肌壁间部分 ≥ 50%。

以上三型为传统分型中的子宫肌壁间肌瘤。

6 型：子宫肌瘤突向浆膜层，但位于肌壁间的部分 < 50%。

7 型：带蒂的浆膜下子宫肌瘤。

以上二型为传统分型中的子宫浆膜下肌瘤。

8 型：其他类型的子宫肌瘤，如宫颈肌瘤、阔韧带肌瘤。

宫肌瘤确切病因不明，可能与体内雌激素水平过高、长期受雌激素刺激有关。

（1）偶见于初潮后妇女，多见于中年妇女，绝经后肌瘤多停止生长并逐渐萎缩。

（2）肌瘤多并发子宫内膜增生。

（3）卵巢颗粒细胞瘤、卵泡膜细胞瘤（可分泌雌激素）患者常合并子宫肌瘤。

（4）妊娠时雌激素水平增高，肌瘤多迅速增大。

（5）外源性雌激素可加速肌瘤生长。

宫颈肌瘤对月经的影响较小，部分患者无月经改变，无贫血等异常症状。疾病早期肌瘤压迫症状如腹胀、尿频等不明显，使肌瘤得以长期在体内生长，瘤体可逐渐增大，甚至超越盆腔达腹腔，当肌瘤直径 ≥ 10 cm，通常称为巨大宫颈肌瘤。妇科检验可发现宫颈局部有突出肌瘤结节或子宫颈外形发生变动，肌瘤所在一侧宫颈扩充，而对侧被压变薄，宫颈外口伸张展平呈麻花形。

子宫肌瘤是女性多发病、常见病。临床依肌瘤位置和大小，采取不同的治疗方法，对于子宫体肌壁间肌瘤，手术治疗的指征是引起月经过多、贫血的大于 5 cm 肌瘤。宫颈肌瘤由于其位置的特殊性，临床处理较宫体肌瘤相对困难和棘手，我们的经验是临床一旦发现宫颈肌瘤要提高重视，小于 3 cm 的定期复查，大于 3 cm 的建议手术，避免宫颈肌瘤继续长大，增加手术难度和手术并发症。对于有生育要求女性，直径 < 10 cm 单发的宫颈肌瘤，可以行肌瘤剔除，传统术式为开腹肌瘤剔除术。近年来，因腹腔镜微创切口美观、术后快速康复及微创技术发展，腹腔镜下肌瘤剔除术已成为主导，受到越来越多医生和患者青睐。对于直径 < 10 cm 的宫颈肌瘤，根据肌瘤具体位置及与周围脏器的关系，可以考虑行腹腔镜手术。但巨大宫颈肌瘤因肌瘤体积较大，腹腔镜暴露困难，子宫活动度差，操作受限，手术难度及并发症发生风险较高，术者应根据自身技术能力、器械条件、患者及家属意愿等综合评估手术方式，切勿盲目追求微创，导致有创甚至巨创。对于无生育要求女性，直径 > 10 cm 的巨大宫颈肌瘤，建议行全子宫切除术，手术方式常规选择开腹，也有学者如 Kentaro Nakayama 等报道 3 例巨大宫颈肌瘤行腹腔镜下全宫切除，除 1 例因术中出血 1380 mL 予输血治疗，余两例均无并发症，但此类手术需要较高手术技巧，术者常需具备腹腔镜下恶性肿瘤根治术的能力，术中可能需要辨认移位输尿管位置及解剖、松解、游离输尿管等。因宫颈肌瘤与输尿管关系密切，巨大宫颈肌瘤可能导致输尿管移位，术中损伤输尿管风险较高。我科行此类手术常规选择术前输尿管插管，以利于术中辨认并避免输尿管损伤。巨大宫颈肌瘤发病率虽然不高，但因其位置特殊术前不易确诊，术中容易发生大出血及脏器损伤，故临床医师应重视该疾病诊断，治疗上根据术者及患者情况，采取个体化治疗方案，谨慎选择开腹或腹腔镜手术方式，以期达到最佳治疗效果。

（金爱红）

✿ 宫颈癌

一、病历摘要

姓名：×××　　性别：女　　年龄：48 岁

主诉：同房后出血 2$^+$ 年，经期出血淋漓不尽 2$^+$ 月。

现病史：平素月经规律，经期 4 ~ 5，周期 30 天，LMP 2020-12-10。经量中，有血块，无痛经。患者 2⁺ 年前无明显诱因出现性交后阴道出血，量少，暗红色。无发热，无腹痛腹胀，无尿频便秘等不适，未就诊，近 2 月来出现经期淋漓不尽，无腹痛，无发热等不适，至外院就诊，查：HPV16、53（＋），B 超：子宫形态大小正常，内膜线居中，内膜厚约 6 mm，宫腔及双侧附件未见明显异常，门诊医师建议进一步检查，现为求进一步治疗来我院就诊，查阴道镜诊断：LSIL，宫颈活检病理结果：（宫颈 8 点）CIN Ⅱ ~ Ⅲ 累腺；（12 点）CIN Ⅲ 累腺，组织表浅，浸润性癌不能排除；（ECC）少许颈管上皮组织，呈慢性炎，起病来，患者无发热，无腹痛腹胀，无咳嗽咳痰，无尿频便秘等不适，门诊予"宫颈上皮内瘤变高级别（累腺）"收入院。患者起病以来，精神、胃纳好，二便正常，近期体重无明显改变。

既往史：10 年前因"异位妊娠"于当地医院行"右侧输卵管切除术"。否认高血压，否认糖尿病，否认冠心病，否认肝炎、结核等传染病史，否认输血、外伤史，预防接种史不详。否认过敏史。

婚育史：G5P2A3。顺产 2 次，平素月经规律，经期 4 ~ 5 天，周期 30 天，LMP 2020-12-10。经量中，有血块，无痛经。

二、查体

专科检查：

妇检：外阴（－），已婚经产式，阴道畅，少许黄白色分泌物，无异味，宫颈肥大，柱状上皮外移 Ⅰ 度，子宫前位，常大，无压痛，活动可。双侧附件区未见明显异常改变。

辅助检查：

2020-12-07 阴道镜：LSIL。2020-12-16 宫颈活检病理结果：（宫颈 8 点）CIN Ⅱ ~ Ⅲ 累腺；（12 点）CIN Ⅲ 累腺，组织表浅，浸润性癌不能排除；（ECC）少许颈管上皮组织，呈慢性炎。

三、诊断

初步诊断：宫颈鳞状上皮内瘤变高级别（累腺）；右侧输卵管切除术后。

鉴别诊断：主要依据子宫颈活组织病理检查，与有类似临床症状或体征的各种子宫颈病变鉴别，包括：①子宫颈良性病变，子宫颈柱状上皮异位、子宫颈息肉、子宫颈子宫内膜异位症和子宫颈结核性溃疡等；②子宫颈良性肿瘤、子宫颈管肌瘤、子宫颈乳头瘤等；③子宫颈转移性癌等。

最终诊断：宫颈癌 Ⅰ A1 期；子宫腺肌症；盆腔粘连。

四、诊疗经过

入院完善相关检查：2020-12-21 查血常规、尿常规、白带常规、肝肾功能、空腹血糖、凝血功能、术前四项、CA125、CA199、SCC、心电图、胸片、肝胆脾胰及泌尿系超声未见明显异常。双下肢动、静脉，右侧腘静脉、胫后静脉、腓静脉血流速度缓慢。余下肢血管未见明显异常声像，排除禁忌后于 2020-12-23 行子宫颈锥形切除术，术后病理回报：（宫颈锥切）CIN Ⅲ 并累及腺体，其中 6 点处见微浸润癌，浸润深度约 2 mm，浸润宽度约 4 mm；其中 6 点、7 点、10 点及 11 点内切缘见 CIN Ⅲ，余内外切缘及基底切缘阴性，于 2020-12-25 全麻下行腹腔镜经腹全子宫切除术 + 左输卵管切除术 + 盆腔粘连松解术，术程顺利，安返病房，予抗炎、补液等对症支持治疗。术后病理回报：（全子宫）残余宫颈 HSIL（CIN Ⅲ 累腺），子宫腺肌症，分泌期宫内膜；左输卵管未见异常。现患者一般情况可，予 2022-12-31 办理出院。

五、出院情况

患者一般情况好，无明显阴道流血，无发热、腹痛，精神、食欲、睡眠可，大小便正常。查体：腹平软，无压痛、反跳痛，切口甲级愈合。

六、讨论

1. 概述

宫颈癌是女性生殖系统三大恶性肿瘤之一，根据 2018 年全球癌症统计数据显示其发病率在所有癌症中居第 14 位，在女性癌症中居第 4 位，宫颈癌的防治工作非常重要，主要包括预防与治疗。宫颈癌的危险因素分为两类：一是生物学因素，即高危型 HPV 持续感染，如 HPV16、18、31、33、35、39、45、51、52、58、59、68 型；二是外源性的行为性危险因素，如不良性行为、早婚、早育、多孕多产、吸烟、口服避孕药等。在宫颈癌预防方面，随着人乳头瘤病毒（HPV）疫苗的推广应用、宫颈癌筛查、宫颈上皮内瘤变的诊断和治疗等措施的开展，宫颈癌在全球很多地区尤其发达国家发病率已经开始下降。

2. 诊断

（1）临床表现：①阴道流血，常表现为接触性出血，即性生活或妇科检查后阴道流血，也可表现为不规则阴道流血，或经期延长、经量增多，老年患者常为绝经后不规则阴道流血。出血量根据病灶大小、侵及间质内血管情况而不同，若侵蚀大血管可引起大出血。一般外生型癌出血较早，量多；内生型癌出血较晚。②阴道排液，多数患者有白色或血性、稀薄如水样或米糠状、有腥臭味的阴道排液，晚期患者因癌组织坏死伴感染，可有大米油样或血性恶臭白带。③晚期症状，根据癌灶累及范围出现不同的继发性症状：如尿频、尿急、便秘、下肢肿痛等；癌肿压迫或累及输尿管时，可引起输尿管梗阻、肾盂积水及尿毒症；晚期可有贫血、恶病质等全身衰竭症状。④体征，微小浸润癌可无明显病灶，子宫颈光滑或糜烂样改变。随病情发展，可出现不同体征外生型子宫颈癌，可见息肉状、菜花状赘生物，常伴感染，质脆易出血；内生型表现为子宫颈肥大、质硬、子宫颈管膨大；晚期癌组织坏死脱落，形成溃疡或空洞伴恶臭。阴道壁受累时，可见赘生物生长或阴道壁变硬；宫旁组织受累时，双合诊、三合诊检查可扪及子宫颈旁组织增厚、结节状、质硬或形成冰冻骨盆状。

（2）宫颈/阴道细胞学涂片检查及 HPV 检测：宫颈/阴道细胞学涂片检查及 HPV 检测是现阶段发现早期宫颈癌及癌前病变的初筛手段，特别是对临床体征不明显的早期病变的诊断，目前主要采用的是宫颈薄层液基细胞学检查（TCT）。HPV 检测可以作为 TCT 的有效补充，二者联合有助于提高筛查效率，对于 HPV16 及 18 型阳性的患者，建议直接转诊阴道镜，进行组织学活检。

（3）阴道镜检查：阴道镜检查对发现子宫颈癌前病变、早期子宫颈癌，确定病变部位有重要作用，可提高活检的阳性率，阴道镜活检的同时应注意宫颈勺搔刮术的重要性。

（4）病理诊断：阴道镜或直视下的宫颈组织血活检病理检查是最终确诊的金标准，对于少见或疑难病理类型（如腺癌或小细胞癌等），应行免疫组化检查协助鉴别和诊断。当宫颈表面活检阴性，阴道细胞学涂片检查阳性或影像学不能排除宫颈癌时，可行宫颈锥切送病理检查。

（5）影像学检查：由于解剖部位表浅，绝大多数子宫颈癌经妇科检查及细胞病理学检查即可确诊，在子宫颈癌诊断中影像学检查的价值主要是对肿瘤转移、侵犯范围和程度的了解（包括评价肿瘤局部侵犯的范围、淋巴结转移及远处器官转移等），以指导临床决策并用于疗效评价。①腹盆腔超声：主要用于宫颈局部病变的观察，同时可以观察盆腔及腹膜后淋巴结转移情况，以及盆腹腔其他脏器转移情况。②盆腔 MRI：是子宫颈癌最佳影像学检查方法，有助于病变的检出和大小、位置的判断，提供治疗前分期的重要依据。③盆腹腔 CT：对于有核磁禁忌证的患者可选择 CT 检查。④胸部 CT 检查：主要目的是排除肺转移和纵隔淋巴结转移。胸片只能排除明显肺转移。

（6）腔镜检查：膀胱镜、直肠镜。临床上怀疑膀胱或直肠受侵犯的患者应对其进行相应腔镜检查。

（7）肿瘤标志物检查：鳞癌相关抗原是宫颈鳞状细胞癌的重要标志物，宫颈腺癌可以有癌胚抗原、糖类抗原（CA125 或 CA199）的升高。

3. 病理类型

（1）浸润性鳞状细胞癌：占子宫颈癌 75% ~ 80%，分为内生型和外生型。

（2）腺癌：近年来子宫颈腺癌的发生率有上升趋势，占子宫颈癌的 20% ~ 25%，分为普通型宫颈腺癌和黏液性腺癌。

（3）其他：少见类型，如腺鳞癌、腺样基底细胞癌、绒毛管状腺癌、内膜样癌等上皮性癌，神经内分泌肿瘤，间叶性肿瘤等。

4. 转移途径

主要为直接蔓延（最常见）和淋巴转移，血行转移极少见。

5. 分期

对初次诊断的宫颈癌患者进行准确分期是选择治疗方案的主要依据。FIGO 2009 年版宫颈癌分期主要依靠临床检查结果，由 2 名高年资医师对患者进行体格检查，根据宫颈阴道、宫旁（包括主骶韧带及膀胱直肠的侵犯）及远处转移的情况进行分期，分期中不纳入淋巴结的转移情况，且术后不再根据病理结果进行分期的修正。多年的临床实践结果表明FIGO 2009 年版宫颈癌分期带有很大的主观性，其准确性不能满足临床需求及对预后的判断。2018 年 FIGO 对宫颈癌的分期进行了较大的修改，并于 2019 年对其中 I 期和 II 期中病灶浸润深度或肿瘤大小"="临界值时的分期进行了更正，由采用较高分期更正为较低分期，比如 I A 期中原浸润深度为 3 mm，2018 年将其划归为 I A2 期，而 2009 年将其划归为 I A1 期，两者有着完全不同的治疗方案推荐，一个"="的位置变化决定着宫颈癌患者的精准分期、治疗方案的选择及预后。2018 年发布（2019 年修订）的 FIGO 宫颈癌分期将影像学和病理学结果引入到分期系统中，术后根据病理结果可进行分期修正，对患者的诊断更加精准，能更好地指导此类患者的治疗、预后及随访（表 4-6）。

表 4-6　宫颈癌 2018 FIGO 分期

分期	描述
I 期	宫颈癌局限在子宫（扩展至宫体将被忽略）
I A	镜下浸润癌，间质浸润深度 < 5 mm
I A1	间质浸润深度 < 3 mm
I A2	间质浸润深度 ≥ 3 mm，< 5 mm
I B	肿瘤局限于宫颈，镜下最大浸润深度 ≥ 5 mm
I B1	间质浸润深度 ≥ 5 mm，癌灶最大径线 < 2 cm
I B2	癌灶最大径线 ≥ 2 cm，< 4 cm
I B3	癌灶最大径线 ≥ 4 cm
II 期	肿瘤超越子宫，但未达阴道下 1/3 或未达骨盆壁
II A	累及阴道上 2/3，无宫旁浸润
II A1	癌灶最大径线 < 4 cm
II A2	癌灶最大径线 ≥ 4 cm

分期	描述
ⅡB	有宫旁浸润，未达盆壁
Ⅲ期	肿瘤累及阴道下 1/3 和（或）扩展到骨盆壁和（或）引起肾盂积水或肾无功能和（或）累及盆腔和（或）主动脉旁淋巴结
ⅢA	肿瘤累及阴道下 1/3，没有扩展到骨盆壁
ⅢB	肿瘤扩展到骨盆壁和（或）引起肾盂积水或肾无功能
ⅢC	不论肿瘤大小和扩散程度，累及盆腔和（或）主动脉旁淋巴结［注明 r（影像学）或 p（病理）证据］
ⅢC1	仅累及盆腔淋巴结
ⅢC2	主动脉旁淋巴结转移（无论有无盆腔淋巴结转移）
Ⅳ期	肿瘤侵犯膀胱黏膜或直肠黏膜（活检证实）和（或）超出真骨盆（泡状水肿不分为Ⅳ期）
ⅣA	侵犯盆腔邻近器官
ⅣB	转移至远处器官

对于宫颈癌的分期诊断，除了局部肿瘤的大小，宫旁是否受到侵犯、淋巴结及远处的转移也是分期的重要依据。是否存在宫旁浸润将决定患者的首选，治疗方式为手术或同步放化疗。对于ⅡB期及以上患者，对转移病灶的评估是制定同步放化疗方案的依据。术前评估中影像学的检查包括超声、CT、正电子发射计算机断层显像（PET-CT）和磁共振检查，除检查手段本身对宫颈病变的立体测量不够准确外，临床实践中发现影像学检查报告中并未完整报告肿瘤大小、浸润范围、淋巴结有无肿大等判断分期的关键信息的现象非常普遍，而不同级别和地区的医院诊断准确性也存在很大差距，无论是常规 CT、MRI 检查，还是联合弥散加权成像（diffusion weighted imaging，DWI），均未解决常规检查诊断淋巴结灵敏度低的问题。PET-CT 诊断早期淋巴结转移的灵敏度为 32% ~ 58%，但也有研究表明 PET-CT 评估淋巴结转移的总灵敏度可以达到 86%。

6. 宫颈癌的治疗

宫颈癌的治疗主要包括手术治疗和放疗，化疗可与手术、放疗配合或作为晚期及复发性宫颈癌的治疗方式。目前靶向治疗、免疫治疗等也用于复发或转移宫颈癌的治疗。中国抗癌协会妇科肿瘤专业委员会发布的《宫颈癌诊断与治疗指南（2021 年版）》推荐手术治疗适合ⅠA期、ⅠB1期、ⅠB2期、ⅡA1期患者，对于ⅠB3期及ⅡA2期患者，首选同步放化疗，在放疗资源缺乏的地区可选择手术治疗。对于尚未绝经的患者（特别是年龄 < 40 岁者），放疗容易引起盆腔纤维化和阴道萎缩狭窄，故早于ⅡB期、无手术禁忌证者可选择手术治疗。手术入路推荐开腹手术或经阴道手术，对于ⅠA1期无脉管侵犯的患者可选腔镜微创手术。目前以铂类药物为基础的单药或联合化疗广泛适用于宫颈癌治疗，

化疗中可联合贝伐珠单抗治疗。靶向治疗或免疫治疗可作为二线治疗的选择。

7. 小结

关于宫颈癌手术及治疗方案的建议总结国内外指南关于宫颈癌的手术治疗方式均包括：保留生育功能手术、不保留生育功能手术、盆腔廓清术和腹主动脉 ± 盆腔淋巴结切除分期手术。

（1）保留生育功能手术包括子宫颈锥切术和经腹或经阴道根治性子宫颈切除术。2021年版 NCCN 指南推荐Ⅰ A1 期无淋巴脉管侵犯（LVSI）及Ⅰ A1 期伴 LVSI 或Ⅰ A2 期行锥切术时，整块切除病灶、阴性切缘至少 3 mm 距离，Ⅰ A1 期伴 LVSI 或Ⅰ A2 期的首选根治性子宫颈切除 + 盆腔淋巴结切除，次选锥切 + 盆腔淋巴结切除。不推荐小细胞神经内分泌癌、胃型腺癌保留生育功能。

（2）不保留生育功能手术采用 Querleu-Morrow（QM）分型。根治性子宫切除手术方式推荐开放性手术。对于治疗后复发，尤其是盆腔中心性复发可选择盆腔廓清术，包括前盆腔廓清术、后盆腔廓清术和全盆腔廓清术。对于盆腔淋巴结的处理，可选择盆腔淋巴结或前哨淋巴结切除。对于Ⅰ A2 ～Ⅰ B2 期及部分Ⅰ B3 ～Ⅱ A1 期的患者，NCCN 及 ESMO 均推荐根治性子宫切除术加双侧盆腔淋巴结切除术（或前哨淋巴结切除），必要时切除腹主动脉旁淋巴结，根治性子宫切除术的标准术式是开腹入路。Ⅱ B 期及以上的晚期病例通常建议采用放、化疗。在部分国家和地区，有一部分Ⅱ B 期的病例可能会选择根治性子宫切除术或新辅助化疗后再手术。对于局部晚期或不能耐受手术者，放疗是最佳治疗方法，根治性子宫切除术后存在高危因素可以选择放疗作为辅助治疗。2020 年 ESMO 大会上公布了一项国际、多中心、回顾性队列研究（ENGOTCX3/CEEGOGCX2），该研究比较了早期宫颈癌中根治性子宫切除术和放化疗的疗效，不论肿瘤大小、类型或其他危险因素如何，根治性子宫切除术并不能改善淋巴结阳性宫颈癌患者的肿瘤结局。建议如果术中发现淋巴结受累，应考虑放弃进一步的根治性手术，并建议患者进行放、化疗。这也提示临床医师，应更加重视宫颈癌治疗前的分期和评估。

七、参考文献

［1］FOWLER J R, MAANI E V, JACK B W. Cervical Cancer［M］. Treasure Island（FL）：StatPearls Publishing, 2021.

［2］BRAY F, FERLAY J, SOERJOMATARAM I, et al. Global cancer statistics 2018：GLOBOCAN estimates of incidence and mortality worldwide for 36 cancers in 185 countries［J］. CA Cancer J Clin, 2018, 68（6）：394-424.

［3］BHATLA N, DENNY L. FIGO cancer report 2018［J］. Int J Gynecol Obstet, 2018, 143：2-3.

［4］Corrigendum to "Revised FIGO staging for carcinoma of the cervix uteri"［Int J Gynecol Obstet 145（2019）129-135］. Int J Gynaecol Obstet. 2019 Nov；147（2）：279-280.

［5］王登凤，张国楠. FIGO 2018 年子宫颈癌分期的重要更正提示［J］. 中国实用妇科与产科杂志，2020，36（9）：905-906.

［6］刘萍，李朋飞. 子宫颈癌治疗前评估的规范化［J］. 中国实用妇科与产科杂志，2021，37（1）：41-44.

［7］LIU P, LI P F. Standardized evaluation of cervical cancer patients before treatment［J］. Chin J Pract Gynecol Obstet，2021，37（1）：41-44.

［8］KHIEWVAN B, TORIGIAN D A, EMAMZADEHFARD S, et al. Update of the role of PET/CT and PET/MRI in the management of patients with cervical cancer［J］. Hell J Nucl Med，2016，19（3）：254-268.

［9］SONG J, HU Q, HUANG J, et al. Combining tumor size and diffusion-weighted imaging to diagnose normal-sized metastatic pelvic lymph nodes in cervical cancers［J］. Acta Radiol，2019，60（3）：388-395.

［10］中国抗癌协会妇科肿瘤专业委员会. 子宫颈癌诊断与治疗指南（2021 年版）［J］. 中国癌症杂志，2021，31（6）：474-489.

（金爱红）

🌸 卵巢囊肿蒂扭转

一、病历摘要

姓名：×××　　性别：女　年龄：26 岁

主诉：发现盆腔占位 2 年余，腹痛 3 天。

现病史：患者平素月经规则，经期 7 天，月经周期 30 天，经量中，无痛经，LMP 2020-12-10，现为哺乳期。2019-08-06 我院产检超声示孕妇右附件区可见囊性回声包块，大小约 73 mm×48 mm，因孕期未予特殊处理，定期复查超声；2022-04-21 患者跑步后出现左下腹持续性绞痛，逐渐转变为下腹阵发性胀痛，伴呕吐 1 次，呕吐物为胃内容物，伴肛门坠胀感。遂至某医院就诊，行 B 超左侧附件区见大小约 4.1 cm×3.1 cm 混合回声团，考虑肿大卵巢，予口服止痛药物治疗（具体不详），建议住院治疗，未遵嘱。04-22 于我院就诊，复查超声示：左侧附件区可见一个大小约 61 mm×47 mm 的无回声暗区，形状呈圆形，性质待查。阑尾超声未见明显异常；向患者及家属告知病情及风险，不除外卵巢囊肿蒂扭转可能，建议住院治疗，其未遵嘱。患者自觉腹痛较前无明显缓解，遂于今日再次于我院门诊就诊，复查超声示：子宫内膜厚 3.1 mm，盆腔稍偏左侧可见一个 68 mm×49 mm 的囊性无回声包块，考虑输卵管系膜囊肿可能。囊性包块左旁可见似卵巢结构，大小约 61 mm×25 mm，结合病史考虑系膜囊肿扭转致左卵巢缺血坏死？盆腔可见前后径 19 mm 的液性暗区。患者现诉下腹痛，无阴道流血，无恶心、呕吐，无发热，无头晕、头痛，无腹泻等不适，为求进一步治疗，急诊拟"腹痛查因：左侧卵巢囊肿蒂扭转？"予收住院。起病以来，食欲欠佳，精神及睡眠一般，大小便正常。

既往史：否认高血压，否认糖尿病，否认冠心病，否认肝炎、结核等传染病史，否认输血、外伤史，否认过敏史，预防接种史不详。

婚育史：患者平素月经规则，经期 7 天，月经周期 30 天，经量中，无痛经，LMP 2020–12–10，现为哺乳期。G2P2A0。顺产两次。

二、查体

专科检查：

妇检：外阴（–），已婚经产式，阴道畅，少许白色分泌物，无异味，宫颈常大，光滑，子宫前位，常大，无压痛，活动可。左侧可扪及大小约 6 cm×5 cm 包块，质中，活动可，有压痛、反跳痛，右侧附件区未见明显异常改变。

辅助检查：2022–04–22 我院血 hCG < 2.39 mIU/mL。2022–04–22 我院 B 超示：子宫平位，子宫切面形态大小正常，肌壁回声均匀，内膜厚约 3 mm，内膜线居中，宫腔内未见异常回声。左侧附件区可见一个大小约 61 mm×47 mm 的无回声暗区，形状呈圆形，壁薄光滑，后壁回声增强。CDFI：囊壁未见明显血流信号。右侧附件区未见明显异常回声。阑尾超声未见异常。

2022–04–24 我院 B 超提示：子宫前位，大小正常，内膜厚 3.1 mm，内膜线居中，宫腔内未见明显异常回声。右侧卵巢未见明显异常回声。盆腔稍偏左侧可见一个 68 mm×49 mm 的囊性无回声包块，边界清，考虑输卵管系膜囊肿可能；囊性包块左旁可见似卵巢结构，大小约 61 mm×25 mm，结合病史考虑系膜囊肿扭转致左卵巢缺血坏死？盆腔可见前后 19 mm 的液性暗区。

三、诊断

1. 初步诊断

腹痛查因：左卵巢囊肿蒂扭转？

2. 鉴别诊断

（1）阑尾周围脓肿。阑尾周围脓肿和卵巢囊肿蒂扭转的临床表现相似，然而在彩色多普勒超声上，存在明显区别，主要体现为：阑尾周围脓肿患者肿块边界模糊、无活动性，回声混杂粗糙，内部混合回声不高；卵巢囊肿蒂扭转经彩色多普勒超声检查，大多数肿块轮廓完整，可活动。

（2）输卵管积水扭转。虽该病在临床较为少见，但其伴随的下腹剧痛等易被误诊为卵巢囊肿蒂扭转，输卵管积水扭转彩超检查中，一般边界清晰，且内部透声情况不佳，盆腔中经常有少量积液，这些可作为和卵巢囊肿蒂扭转鉴别的依据。

（3）异位妊娠破裂。该病患者临床症状亦有下腹剧痛症状，声像图像显示有孕囊型或不匀质团块型存在，孕囊型多表现出"面包圈征"，回声与妊娠囊相似，进行彩色多普勒超声检查时，需进行区分。结合 hCG 可鉴别。

3. 最终诊断

左卵巢囊肿蒂扭转。

四、诊疗经过

入院完善相关检查：血常规、感染二项、尿常规、肝肾功能、电解质、凝血功能、肿瘤六项未见明显异常；心电图示窦性心动过缓，T 波改变。向患者及家属告知病情，排除手术禁忌证后在全麻性急诊行腹腔镜探查术，术中见卵巢增大，上可见一个囊肿大小约 5 cm×7 cm，卵巢表面呈黑褐色，瘀血坏死。左输卵管自峡部扭转 3 圈，输卵管峡部及壶腹部膨大增粗，瘀血坏死，右卵巢未见明显异常。遂行腹腔镜下左侧附件切除术。

五、出院情况

患者无阴道流血，无发热、腹痛，精神、食欲、睡眠可，大小便正常。查体：生命体征平稳，心肺未及异常，腹平软，无压痛、反跳痛，腹部切口甲级愈合。

六、讨论

卵巢囊肿（ovariancysts）是卵巢内或其表面形成的囊肿结构，各年龄均可发病，以 20 ~ 50 岁女性发病率最高，属于女性生殖系统常见肿瘤。卵巢囊肿蒂扭转是妇科常见急腹症，其临床主要表现为改变体位后急性腹痛腹胀，腹部包块，可伴呼吸困难、食欲下降及恶心、发热等；妊娠期腹腔容积增加，卵巢囊肿活动空间大，卵巢囊肿发生蒂扭转的风险较非妊娠期增高 2 ~ 3 倍，且受妊娠的影响，致早期诊断难度增加，同时更容易并发囊肿破裂，其发生率为 3% ~ 5%，较非妊娠期增加 3 ~ 5 倍。卵巢囊肿蒂扭转后静脉回流受阻，张力改变，坏死细胞液渗出，腹盆腔内会表现出游离液性回声，但完成扭转后，动脉血流发生障碍，囊壁出现水肿增厚现象，致使囊肿坏死与变性，发生感染与破裂。严重时可致感染性休克等，进而危及生命安全。卵巢囊肿过大重心偏移、活动度欠佳、瘤蒂过长等是诱发该症的主要因素，该症患者体位改变时易扭曲卵巢囊肿的供应血管，导致卵巢囊肿出现缺血现象，有研究表明，卵巢囊肿蒂扭转多发生于右侧。这可能与盆腔左侧有乙状结肠影响，右侧附件活动范围较大有关。卵巢囊肿蒂扭转一经确诊即应尽快手术，传统手术方式是开腹囊肿＋患侧附件切除，近年来，随着腹腔镜技术的推广及普及，腹腔镜手术越来越受到广大医生及患者的重视；尤其是腹腔镜下单纯卵巢囊肿剥离，保留患侧附件的手术方式，对处于卵巢囊肿高发期的青春期及育龄期女性卵巢功能的保留具有重要意义。尽可能保留卵巢从而最大限度保留内分泌功能，成为当前手术治疗的主流，对于卵巢能否保留，主要依赖术中镜下的观察及个人经验，如何判断能否保留卵巢及其手术方式的选择目前没有定论，普遍认为发病时间和扭转周数是判断卵巢是否坏死的重要参考因素，若扭转时间过长、扭转度数较大，更容易导致局部卵巢静脉血栓形成，血流阻断使卵巢组织缺血坏死，复位卵巢可引起血栓脱落回心引起肺动脉栓，故该患者主张行患侧附件切除术。

七、参考文献

［1］孙媛媛，汤丽荣．腹腔镜手术治疗妊娠合并卵巢囊肿蒂扭转 26 例报告［J］．中国微创外科杂志，2017，17（12）：1091–1093.

［2］BASARANOGLU S，AGACAYAK E，TUNE S Y，et al．Clinical experience in pregnancies complicated by adnexal torsion［J］．Clin Exp Obstet Gynecol，2016，43（3）：345 – 349.

［3］孙媛媛，汤丽荣．妊娠合并卵巢囊肿蒂扭转的诊断和处理［J］．中国微创外科杂志，2017，23（11）：87–89.

［4］柏玲，潘玉莲，宋德红，等．腹腔镜手术在卵巢囊肿蒂扭转治疗中的效果观察［J］．中外女性健康研究，2020，28（4）：177，190.

［5］解艳馨．腹腔镜手术治疗卵巢囊肿蒂扭转的临床效果［J］．中外女性健康研究，2017，25（18）：31–32.

［6］薛艳，曾宪玲，岳婷，等．卵巢囊肿蒂扭转在绝经后与育龄期患者中的临床特征 比较［J］．中国妇幼健康研究，2016，27（11）：1399–1401.

［7］周洪友，陈丹．孕 28+3 周合并卵巢囊肿蒂扭转行腹腔镜手术 1 例报告［J］．中国微创外科杂志，2015，15（9）：855–856.

［8］MELCER Y，SARIGMETH T，MAYMON R，et al．Similar But Different：A Comparison of Adnexal Torsion in Pediatric，Adolescent，and Pregnant and Reproductive–Age Women［J］．J Womens Health（Larchmt），2016，25（4）：391–396.

［9］吴伟芳，潘勉．妊娠合并卵巢囊肿蒂扭转手术方式的选择探讨［J］．实用妇产科杂志，2019，35（12）：937–940.

［10］MANDELBAUM R S，SMITH M B，VIOLETTE C J，et al. Conservative surgery for ovarian torsion in young women：perioperative complications and national trends ［J］. BJOG，2020，127（8）：957-965.

（金爱红）

🦠 卵巢癌

一、病历摘要

姓名：×××　　性别：女　　年龄：48岁

主诉：绝经后阴道不规则流血1月，腹胀半月。

现病史：患者绝经1年，既往月经规律，经期7天，周期30天，量多，偶有痛经，无须服用止痛药物。2021-11-01无诱因出现阴道不规则流血至今，色鲜红，偶有下腹痛，近半月出现腹胀，有尿频、尿急，有便秘症状，2021-11-28我院B超提示：于右侧壁肌壁间可见一个大小约16 mm×14 mm的稍高回声区，子宫肌壁间肌瘤？子宫内膜厚约8.8 mm，宫颈可见大小约13 mm×7 mm囊性回声，考虑宫颈囊肿。子宫后方可见一大小约74 mm×56 mm异常回声团，性质待查，盆腔可见前后径约33 mm的液性暗区。遂至我院就诊，门诊拟"①盆腔包块性质待查；②绝经后阴道流血查因"收入我科。起病来，患者精神、食欲、睡眠可，体重无明显改变。

既往史：有"糖尿病"病史2年，现口服二甲双胍缓释片1片/qd，格列苯脲胶囊1片/qd，现血糖控制可。否认高血压，否认冠心病，否认肝炎、结核等传染病史，否认输血、外伤史，否认已知食物、药物过敏史，预防接种史不详。

婚育史：患者16岁月经初潮，绝经1年，既往月经规律，经期7天，周期30天，量多，偶有痛经，无须服用止痛药物。G2P2A0，1998年顺产2男孩，2003年顺产1女孩，均体健。

二、查体

专科检查：

妇检：外阴（-）；阴道通畅，内可见少许血性分泌物；宫颈肥大，质中，宫颈口米粒大小的息肉，无触血，宫颈有举痛；宫体前位，常大，质中，轻微压痛；后穹隆较饱满，触痛，双附件区未及异常。

辅助检查：2021-11-28本院B超提示于右侧壁肌壁间可见一个大小约16 mm×14 mm的稍高回声区，子宫肌壁间肌瘤？子宫内膜厚约8.8 mm，宫颈可见大小约13 mm×7 mm囊性回声，考虑宫颈囊肿。子宫后方可见一大小约74 mm×56 mm异常回声团，性质待查，盆腔可见前后径约 33 mm 的液性暗区。

三、诊断

初步诊断：盆腔包块性质待查；绝经后阴道流血查因；子宫肌壁间肌瘤；宫颈息肉；2 型糖尿病。

鉴别诊断：

1. 子宫内膜异位症

子宫内膜异位症可有粘连性肿块及直肠子宫陷凹结节，有时与恶性肿瘤相混淆，内异症常有进行痛经、月经改变，超声检查、腹腔镜检查有助于鉴别。

2. 结核性腹膜炎

因合并腹腔积液和盆腹腔内粘连性块物而与恶性肿瘤相混淆，但结核性腹膜炎常有肺结核史，多发生于年轻、不孕妇女，伴月经稀少或闭经、低热、盗汗等全身症状；肿块位置较高，诊时鼓音和浊音分界不清。影像学检查等有助鉴别，必要时行剖腹探查或腹腔镜检查取活检确诊。

3. 生殖道以外的肿瘤

需要与卵巢癌鉴别的肿瘤包括腹膜后肿瘤、直肠癌、乙状结肠癌等。

最终诊断：卵巢癌新辅助化疗第一疗程后；卵巢高级别浆液性癌（ⅢB 期？）；盆腔粘连；盆腹腔积脓；盆腔炎；宫颈息肉；2 型糖尿病；肺炎。

四、诊疗经过

入院完善相关检查：2021-11-30 血常规、尿常规、白带常规、肝肾功能、空腹血糖、凝血功能、术前四项、心电图、胸片未见明显异常。糖化血红蛋白测定：糖化血红蛋白 7.4%↑；肿瘤六项 / 女性：肿瘤相关抗原 125：290.00 U/mL ↑，人附睾蛋白 4：136.00 pmol/L ↑，CA153 60.6 U/mL ↑；2021-12-01 上下腹 + 盆腔磁共振 + 增强：盆腔近中线处肿物，考虑恶性肿瘤性病变可能。盆腔肿大淋巴结，腹主动脉旁稍大淋巴结。2021-12-01 行分段诊刮术 + 宫颈息肉摘除术，病理：（宫颈息肉）宫颈管炎性息肉。（宫颈管组织）慢性炎。（宫腔组织）出血性子宫内膜，腺体呈分泌晚期形态。2021-12-02 胃肠镜：慢性非萎缩性胃炎伴隆起糜烂，升结肠息肉（冷切除）；病理：（升结肠，冷切）管状腺瘤。患者 2021-12-04 出现发热，抗感染治疗，效果欠佳，于 2021-12-06 全麻下行腹腔镜探查，术中行腹腔镜右附件切除 + 左卵巢活检术 + 大网膜部分切除 + 盆腔粘连松解术 + 腹腔引流术。冰冻：（大网膜组织）冰冻取材组织 1 块，未见明确肿瘤。（左卵巢活检组织）查见肿瘤组织。（右侧附件）符合恶性肿瘤伴坏死，首先考虑为腺癌。考虑患者发热，腹水为脓性，向患者家属交代病情，患者签字拒绝行扩大手术，术后予抗炎、止血、补液等对症支持治疗，术后病理：（腹腔冲洗液）未见癌细胞。（大网膜组织）未见明确肿瘤。（左卵巢活检组织）低分化腺癌伴坏死。（右侧附件）低分化癌伴坏死，待免疫组化后补充报告，输卵管周围粘连组织内查见癌。免疫组化结果：WT-1（+），PR（-），ER（-），Ki-67（60 % +），P16（+），P53（+，突变型），Vimentin（-），CK7（+），CK20（-），CDX2（-），CyclinD1（-），CEA（-），MUC6（-），PAX-8（+）。（右侧附件）符合卵巢高级别浆液性癌，体积 16 cm×3 cm×0.6 cm 伴坏死，输卵管周围粘连组织内查见癌。患者 2021-12-08 咳嗽，2021-12-09 胸部 CT：双肺炎性灶，双肺下叶部分膨胀不全，双侧少量胸腔积液。2021-12-15 局麻下输液港置入术，2021-12-16 行 TC 方案（紫杉醇酯脂质体 260 mg+ 卡铂 0.65 g）新辅助化疗第一疗程，2021-12-18 复查血常规、肝肾功能未见明显异常，患者一般情况可，予 2021-12-19 出院。

五、出院情况

患者一般情况好，无阴道流血，无发热、腹痛，精神、食欲、睡眠可，大小便正常。查体：腹平软，无压痛、反跳痛，切口甲级愈合。

六、讨论

（一）概述

卵巢癌是严重威胁妇女健康的恶性肿瘤之一，发病率在女性生殖系统恶性肿瘤中位居第三位，病死率居妇科恶性肿瘤之首。卵巢癌发病隐匿，因目前尚缺乏有效的筛查及早期诊断措施，绝大多数患者在确诊时已存在局部或远处播散，五年生存率约为 46%。据其组织病理学特征，卵巢癌主要分为上皮性卵巢癌、生殖细胞肿瘤以及性索-间质肿瘤三大类。上皮性卵巢癌多见于绝经后女性，而恶性生殖细胞肿瘤则高发于儿童和青春期女性。不同病理学类型的卵巢癌在其发病机制、生物学行为、组织学形态、临床表现、治疗方法以及预后等方面均有些许不同。

（二）诊断

1. 临床表现

早期常无症状，晚期主要症状为腹胀、腹部肿块、腹腔积液及其他消化道症状；部分患者可有消瘦、贫血等恶病质表现；功能性肿瘤可出现不规则阴道流血或绝经后出血，妇科检查可扪及肿块多为双侧，实性或囊实性，表面凹凸不平，活动差，常伴有腹腔积液，三合诊检查可在直肠子宫陷凹处触及质硬结节或肿块，有时可扪及上腹部肿块及腹股沟、腋下或锁骨上肿大的淋巴结。

2. 影像学检查

①超声检查：可根据肿块的囊性或实性、囊内有无乳头等判断肿块性质，诊断符合率 > 90％，彩色多普勒超声扫描可测定肿块血流变化，有助于诊断；②磁共振、PET 磁共振可较好判断肿块性质及其与周围器官的关系，有利于病灶定位及病灶与相邻结构关系的确定；CT 可判断周围侵犯淋巴结转移及远处转移情况；PET-CT 一般不推荐为初次诊断。

3. 肿瘤标志物

①血清 CA125：80％患者的血清 CA125 水平升高，但近半数的早期病例并不升高，不单独用于早期诊断，更多用于病情监测和疗效评估。②血清 AFP：对卵巢卵黄囊瘤有特异性诊断价值，卵巢未成熟畸胎瘤、混合性无性细胞瘤中含卵黄囊成分者，AFP 也可升高。③血清 hCG：非妊娠性绒癌有特异性。④性激素：卵巢颗粒细胞瘤、卵泡膜细胞瘤产生较高水平雌激素，而浆液性、黏液性囊腺瘤或勃勒纳瘤有时也可分泌一定雌激素。⑤血清 HE4：与 CA125 联合应用来判断盆腔肿块的良、恶性。

4. 腹腔镜检查

可直接观察肿块外观和盆腔、腹腔及横膈等部位，在可疑部位进行多点活检，抽取腹腔积液行细胞学检查。

5. 细胞学检查

抽取腹腔积液或腹腔冲洗液和胸腔积液，查找癌细胞。

※ 注意排除胃肠道原发肿瘤，如盆腔肿物为实性或双侧，或存在明显胃肠道症状，或胃肠道相关肿瘤指标异常升高时，胃肠道检查（胃镜、肠镜）尤为必要。

（三）恶性肿瘤的转移途径

直接蔓延、腹腔种植和淋巴转移是卵巢恶性肿瘤的主要转移途径，其转移特点是盆、腹腔内广泛转移灶，包括横膈、大网膜、腹腔脏器表面、壁腹膜等，以及腹膜后淋巴结转移，即使原发部位外观为局限的肿瘤，也可发生广泛转移，其中以上皮性癌表现最为典型。

（四）卵巢癌的分期

基于生物学行为的相似性，2014 年国际妇产科联盟（FIGO）妇科肿瘤学组将卵巢癌、输卵管癌和原发腹膜癌应用统一的标准进行分期。在 2018 年 FIGO 相关指南制订 3 年后，且综合大量研究结果，2021 年 FIGO 对这一疾病进行再次指南更新，所用分期依然沿用 2014 年分期标准（表 4-7）。

表 4-7 FIGO 卵巢癌、输卵管癌、腹膜癌分期

Ⅰ期	肿瘤局限于卵巢或输卵管
Ⅰ A	肿瘤局限于一侧卵巢（包膜完整）或输卵管，卵巢和输卵管表面无肿瘤；腹水或腹腔冲洗液未找到癌细胞
Ⅰ B	肿瘤局限于双侧卵巢（包膜完整）或输卵管，卵巢和输卵管表面无肿瘤；腹水或腹腔冲洗液未找到癌细胞
Ⅰ C	肿瘤局限于单侧或双侧卵巢或输卵管，并伴有如下任何一项： 　Ⅰ C1：手术导致肿瘤破裂；Ⅰ C2：手术前肿瘤包膜已破裂或卵巢、输卵管表面有肿瘤；Ⅰ C3：腹水或腹腔冲洗液发现癌细胞
Ⅱ期	肿瘤累及一侧或双侧卵巢或输卵管并有盆腔扩散（在骨盆入口平面以下）或原发性腹膜癌
Ⅱ A	肿瘤蔓延至或种植到子宫和（或）输卵管和（或）卵巢
Ⅱ B	肿瘤蔓延至其他盆腔内组织
Ⅲ期	肿瘤累及单侧或双侧卵巢、输卵管或原发性腹膜癌，伴有细胞学或组织学证实的盆腔外腹膜转移或证实存在腹膜后淋巴结转移
Ⅲ A	Ⅲ A1：仅有腹膜后淋巴结阳性（细胞学或组织学证实）；（1）Ⅲ A1（ⅰ）期：转移灶最大直径≤ 10 mm；（2）Ⅲ A1（ⅱ）期：转移灶最大直径 > 10 mm。Ⅲ A2：显微镜下盆腔外腹膜受累，伴或不伴腹膜后阳性淋巴结
Ⅲ B	肉眼盆腔外腹膜转移，病灶最大直径≤ 2 cm，伴或不伴腹膜后阳性淋巴结
Ⅲ C	肉眼盆腔外腹膜转移，病灶最大直径 > 2 cm，伴或不伴腹膜后阳性淋巴结（包括肿瘤蔓延至肝包膜和脾，但无转移到器官实质）
Ⅳ期	超出腹腔外的远处转移
Ⅳ A	胸腔积液中发现癌细胞
Ⅳ B	腹腔外器官实质转移（包括肝实质转移和腹股沟淋巴结和腹腔外淋巴结转移）

（五）治疗

治疗原则：以手术为主，辅助化疗，强调综合治疗。

1. 手术治疗

（1）全面分期手术。

1）指征：适用于临床早期的卵巢恶性肿瘤患者。腹腔镜手术仅适用于肿瘤体积小、可以完整装入取物袋中取出的病例。

2）分期手术原则及内容

分期手术原则及内容见表 4-8。

表 4-8　全面分期手术的内容

术前肠道准备
足够长的腹部纵向切口
抽取腹水或盆、腹腔冲洗液进行脱落细胞学检查
尽可能完整地取出卵巢肿瘤，避免包膜破裂，并送术中快速冷冻切片病理学检查
全子宫双附件切除术，高位断扎骨盆漏斗韧带
全面探查及评估所有腹膜、肠表面、横膈、肝脾表面，对粘连或可疑之处进行活检，以及腹膜随机取样活检，包括子宫直肠窝、膀胱浆膜面、盆腔侧腹膜、两侧结肠旁沟、横膈面（也可使用细胞刮片行膈下细胞学取样）
沿横结肠切除大网膜
腹主动脉旁淋巴结切除水平至少达肠系膜下动脉血管水平，最好达肾血管水平，包括下腔静脉和腹主动脉周围，以及动静脉之间的淋巴结
两侧盆腔淋巴结切除应包括髂总血管前外侧、髂内外血管表面及闭孔神经上方的淋巴结
若为黏液性肿瘤，应切除阑尾
术后详细记录病变范围和大小、术式、残留病灶部位及大小、卵巢肿瘤是否自发破裂或术中破裂

（2）再次全面分期手术。

1）指征：因各种原因在首次手术时未能行全面分期手术，术后尚未进行抗肿瘤化疗的，应考虑再次手术，完成全面探查和分期的手术。尤其适用于早期低危（即可能为ⅠA期 G1 或ⅠB期 G1）术后无须化疗的患者。如果系早期高危患者（如ⅠA期 G2/G3、ⅠB期 G2/G3、ⅠC期、Ⅱ期或透明细胞癌），可先行 CT 或 MRI 等影像学检查。有残留灶也应再次手术分期；如影像学检查无残留灶，且患者对再次手术有顾虑时，可给予铂类药物联合化疗 6 个疗程。手术分期不完全包括如下情形：子宫未切除、附件未切除、大网膜未切除、分期记录不完整、有残留灶并可能再行切除、淋巴结未切除、预防性切除手术时发现附件隐匿性浸润癌等。

对于一些特殊病理学类型，如膨胀性浸润的早期黏液腺癌、早期性索 – 间质细胞瘤（SCST）等腹膜后转移发生率较低，不推荐对其进行腹膜后再分期手术。

2）手术原则及内容：①如果首次手术时已完整切除肿瘤，无明显肿瘤残留，可考虑经腹腔镜行再次分期手术。②手术方式及内容与全面分期手术相同。

（3）保留生育功能的全面分期手术。

1）指征：①对于年轻有生育要求的生殖细胞肿瘤患者，无论期别早晚均可实施保留生育功能手术。单侧卵巢受累者，推荐单侧卵巢 – 输卵管切除术，不建议对外观正常的卵巢进行活检。部分双侧卵巢受累者可通过保留部分正常卵巢组织来实现。年轻 SCST 患者实施保留生育功能手术需综合考虑病理学类型和期别。Ⅰ期以内 SCST 可选择保留生育功能的单纯卵巢 – 输卵管切除术。②对上皮性卵巢癌患者，则要求严格满足下列条件才能保留生育功能：患者年轻，渴望生育，无不孕不育因素，分化好的ⅠA期或ⅠC期；子宫和对侧卵巢外观正常；有随诊条件。完成生育后视情况可能需再次手术切除子宫及对侧附件。

2）手术原则及内容：保留子宫和正常一侧的附件。若对侧卵巢外观正常，则不必做活检，以免引起继发性不孕；盆腔和腹主动脉旁淋巴结切除；其余同全面分期手术。

（4）肿瘤细胞减灭术。

指征：①初始肿瘤细胞减灭术（PDS），适用于临床拟诊断为中晚期（部分Ⅱ期、Ⅲ期和Ⅳ期）的卵巢恶性肿瘤患者。②中间性肿瘤细胞减灭术（IDS），适用于新辅助化疗（NACT）后肿瘤缩小，达到完全缓解（CR）或部分缓解（PR）或稳定（SD），且经评估有可能满意减灭的晚期病例。③最大程度的PDS/IDS应在患者可以耐受手术或无严重内科合并症的前提下进行。

满意的肿瘤细胞减灭术：单个残留肿瘤病灶最大径≤1 cm记录为R1，完全切净肿瘤记录无肉眼残留肿瘤为R0。不满意的肿瘤细胞减灭术：单个残留肿瘤病灶最大径>1 cm，记录为R2。

2. 化疗

（1）NACT。

1）共识：对卵巢癌进行NACT一直存有争议。目前的共识是，经过妇科肿瘤医师评估后，认定PDS无法达到R0切除的晚期卵巢癌患者，行NACT后再施行IDS，其疗效不劣于PDS。必须由妇科肿瘤医师进行评估，决定是否先行NACT。对于一些虽然机体状态适合于PDS，但如果妇科肿瘤医师认定达到满意减瘤可能性不大的患者，应推荐NACT，而不采用PDS。先接受NACT患者的围手术期和术后并发症发生率及病死率更低，住院时间更短。

2）指征、方案和疗程：①适用于Ⅲ/Ⅳ期患者，不适用于早期病例。②取得病理学诊断结果，有条件时优先选择获取组织病理学诊断结果。③经体检和影像学检查评估，或手术探查（包括腹腔镜探查）评估，难以达到满意减瘤效果。④围手术期高危患者，如高龄、有内科合并症或无法耐受PDS者。⑤经3~4个疗程NACT后，应考虑IDS。⑥NACT的方案与术后辅助化疗的一线方案相同，但严格要求采用静脉化疗。⑦NACT时需慎用贝伐珠单抗（bevacizumab）。在IDS前应停用贝伐珠单抗至少6周。

（2）术后辅助化疗。

上皮性卵巢癌和卵巢性索间质恶性肿瘤化疗指征和疗程。

①ⅠA和ⅠB期，G1分化，全面分期手术后，无须辅助化疗。②ⅠA和ⅠB期，G2分化，可观察或酌情给予化疗3~6个疗程。③其他Ⅰ期，全面分期手术后，化疗3~6个疗程。Ⅱ~Ⅳ期：术后视手术满意度决定化疗疗程数以及是否行再次肿瘤细胞减灭术。

接受满意的肿瘤细胞减灭术的患者共化疗 6 个疗程（包括 NACT 的疗程数），或在血清肿瘤标志物正常后至少化疗 2 个疗程。无论 NACT 的疗程数有多少，IDS 术后至少需要化疗 3 个疗程（即总疗程数可能多于 6 个）。④对达到满意减灭术的 Ⅱ / Ⅲ 期患者，可给予静脉联合腹腔灌注化疗。⑤早期 SCST 患者是否需要辅助治疗存在争议。Ⅰ A 期颗粒细胞瘤可不需化疗。Ⅰ C 期幼年型颗粒细胞瘤和 Ⅰ C2 期成年型颗粒细胞瘤需行术后化疗。⑥紫杉醇联合卡铂仍是上皮性卵巢癌一线化疗的标准方案和首选方案。在此方案中，加入第 3 种化疗药或其他三药联合的化疗方案，不仅不能提高疗效，还会增加毒性。⑦多西他赛联合卡铂和多柔比星脂质体联合卡铂，主要优点是神经毒性低，脱发较轻，可用于不能耐受紫杉醇毒性的患者。剂量密集型紫杉醇周疗联合卡铂 3 周给药可改善晚期卵巢癌患者的总生存和无进展生存，缺点是贫血和生活质量略有下降。对于高龄、体力状况评分差的患者，小剂量紫杉醇周疗和卡铂周疗也是一种选择。

3. 初治卵巢癌的靶向药物与维持治疗

FIGO Ⅱ 期及以上的高级别浆液性 / 高级别子宫内膜样卵巢癌或携带有 BRCA 突变的其他病理学类型卵巢癌患者均需要考虑在初始治疗结束且获得临床缓解后，开始维持治疗，以期最大限度地延长无疾病进展期、提高临床治愈率。目前，用于初始卵巢癌患者维持治疗的靶向药物主要有贝伐珠单抗与多腺苷二磷酸核糖聚合酶［poly（ADP-ribose）polymerase，PARP）］抑制剂。奥拉帕利单药维持治疗仅限于 BRCA 突变的患者，而尼拉帕利单药维持治疗则不受分子标志物的限制（可用于 BRCA 突变或野生型的患者）。一线化疗过程中联合使用贝伐珠单抗，且存在 BRCA 突变或 HRD 的患者中，奥拉帕利联合贝伐珠单抗是这一人群维持治疗的首选。

七、参考文献

［1］BEREK J S, RENZ M, KEHOE S, et al. Cancer of the ovary, fallopian tube, and peritoneum: 2021 update［J］. Int J Gynaecol Obstet, 2021, 155（Suppl 1）: 61-85.

［2］KUEMAN R J, CARCANGIU M L, HERRINGTON C S, et al. WHO classification of tumours of female reproductive organs［M］. Lyon: IARCC, 2014: 14.

［3］NASIOUDIS D, KANNINEN T T, HOLCOMB K, et al. Prevalence of lymph node metastasis and prognostic significance of lymphadenectomy in apparent early-stage malignant ovarian sex cord-stromal tumors［J］. Gynecol Oncol, 2017, 145（2）: 243-247.

［4］WRIGHT J D, SHAH M, MATHEW L, et al. Fertility preservation in young women with epithelial ovarian cancer［J］. Cancer, 2009, 115（18）: 4118-4126.

［5］NASIOUDIS D, MASTROYANNIS S A, LATIF N A, et al. Trends in the surgical management of malignant ovarian germ cell tumors［J］. Gynecol Oncol, 2020, 157（1）:

89-93.

［6］AL HARBI R, MCNEISH I A, EL-BAHRAWY M. Ovarian sex cord-stromal tumors: an update on clinical features, molecular changes, and management［J］. Int J Gynecol Cancer, 2021, 31（2）: 161-168.

［7］SATOH T, HATAE M, WATANABE Y, et al. Outcomes of fertility-sparing surgery for stage Ⅰ epithelial ovarian cancer: a proposal for patient selection［J］. J Clin Oncol, 2010, 28（10）: 1727-1732.

［8］WRIGHT A A, BOHLKE K, ARMSTRONG D K, et al. Neoadjuvant chemotherapy for newly diagnosed, advanced ovarian cancer: Society of Gynecologic Oncology and American Society of Clinical Oncology clinical practice guideline［J］. J Clin Oncol, 2016, 34（28）: 3460-3473.

［9］WILSON M K, FONG P, MESNAGE S, et al. Stage I granulosa cell tumours: a management conundrum? Results of long-term follow up［J］. Gynecol Oncol, 2015, 138（2）: 285-291.

［10］GERSHENSON D M. Current advances in the management of malignant germ cell and sex cord-stromal tumors of the ovary［J］. Gynecol Oncol, 2012, 125（3）: 515-517.

（金爱红）

🌸 子宫内膜息肉

一、病历摘要

姓名：×××   性别：女   年龄：35 岁

主诉：超声发现宫腔占位 3 年，月经经期延长半年余。

现病史：平素月经规律，经期 7 天，周期 30 天，经量中，有血块，无痛经，LMP 2022-04-11。2019 年患者体检超声发现宫腔内异常回声，考虑子宫内膜息肉可能（未见单），无月经量及经期改变，未予处理，定期复查，2021 年 10 月起患者出现月经经期延长至 10～11 天，经量无明改变，2022-04-25 于我院复查超声示宫腔内可见一个大小约 23.8 mm×8.4 mm×12.9 mm 的增强回声团，形状呈椭圆形，考虑为子宫内膜息肉样病变；患者现无阴道流血，无腹痛腹胀等不适，为求进一步治疗，遂来我院，门诊拟"宫腔占位性质待查：子宫内膜息肉？"收入院。患者起病以来，精神、胃纳好，二便正常，近期体重无明显改变。

既往史：否认高血压，否认糖尿病，否认冠心病，否认肝炎、结核等传染病史，否认输血、手术、外伤史，否认过敏史，预防接种史不详。

婚育史：已婚，G0P0。

二、查体

专科检查：

妇检：外阴（-），阴道畅，少许白色分泌物，无异味，宫颈常大，Ⅰ度柱状上皮外移，子宫后位，常大，无压痛，活动可。双侧附件区未见明显异常改变。

辅助检查：

子宫附件超声（2022-04-25 本院）：子宫后位，切面大小基本正常，形态正常，宫壁回声均匀；内膜厚约 8.5 mm，中下部内膜线居中，中上部宫腔线变形，宫腔内可见一个大小约 23.8 mm×8.4 mm×12.9 mm 的增强回声团，形状呈椭圆形，边缘与子宫内膜分界清晰，子宫内膜基底线未见变形，宫腔内可见分离间隙，考虑为子宫内膜息肉样病变。CDFI：宫腔内异常回声区内及周边可见较丰富血流信号。双侧卵巢可显示，双侧附件区未见明显异常回声。盆腔未见明显积液暗区。

三、诊断

1. 初步诊断

宫腔占位性质待查：子宫内膜息肉？

2. 鉴别诊断

（1）子宫黏膜下肌瘤：超声下，Ⅰ型或Ⅱ型黏膜下肌瘤凸向宫腔，部分位于基层内，与内膜息肉位于宫腔内与肌层无关不同。0 型黏膜下为带蒂的肌瘤，完全位于宫腔内，通过蒂部与子宫壁相连，不向肌层扩展，这类黏膜下肌瘤可能与内膜息肉混淆。可通过宫腔镜检查进一步评估。

（2）子宫内膜增生症和子宫内膜癌：超声检查见子宫内膜厚薄不均或宫腔占位性病变，子宫内膜癌存在肌层浸润时超声见结合带不清，病灶累及肌层，有相当一部分患者在子宫内膜息肉表面出现子宫内膜增生性病变甚至子宫内膜癌。

（3）子宫肉瘤：子宫肉瘤是来源于子宫内膜间质细胞或子宫间叶细胞的恶性肿瘤，多见于围绝经期妇女，患者也以异常子宫出血或子宫或宫腔占位性病变为主要临床表现，可通过病灶活检病理明确诊断。

3. 最终诊断

子宫内膜息肉。

四、诊疗经过

入院完善相关检查：2022-04-27 血常规、尿常规、白带常规、肝肾功能、空腹血糖、凝血功能、术前四项、心电图、胸片未见明显异常。

超声提示宫腔占位性质待查，患者有症状（经期延长），有生育要求，遂排除手术禁忌后于 2022-04-28 在腰麻下行宫腔镜子宫内膜息肉刨削术 + 宫颈扩张术，术后病理结果示：子宫内膜息肉。

五、出院情况

患者少许阴道流血，无发热、腹痛，精神、食欲、睡眠可，大小便正常。查体：生命体征平稳，心肺未及异常，腹平软，无压痛、反跳痛。

六、讨论

子宫内膜息肉：是由子宫内膜腺体和含有厚壁血管的纤维化内膜间质构成，为突出于内膜表面的有蒂或无蒂赘生物，数量可多个或单个，直径从数毫米到数厘米不等。高龄、晚绝经、肥胖、糖尿病、高血压、他莫昔芬治疗均是发生 EP（异位妊娠）的危险因素。70% 至 90% 的子宫内膜息肉表现为经间期出血、月经过多、经期延长或不规则出血。单发、较小的子宫内膜息肉常无症状，仅在超声检查、诊刮或切除子宫后标本剖检时被发现。

（一）子宫内膜息肉的病因

1. 激素刺激学说

EP 为激素依赖性疾病，雌激素可促进细胞分裂，促使子宫内膜增生，孕激素可对抗这种作用，诱导子宫内膜向分泌期转化，发生周期性撤退剥脱，高雌激素、低孕激素状态可导致子宫内膜过度增殖，促使 EP 的发生。

2. 炎症刺激理论

Al-Jefout 等发现在整个月经周期中，EP 中激活的肥大细胞数目明显增多，较正常子宫内膜的 7 倍还多。反复宫腔操作、流产及宫内节育器（IUD）患者 EP 的发病率较高。

3. 细胞增殖、凋亡失衡

细胞增殖、凋亡失衡与息肉形成相关，Ki-67 高表达是细胞增殖活性增强的可靠标记。

4. 细胞因子表达失调

血管内皮生长因子（VEGF）可促使局部新生血管过度增生和细胞外基质的沉积。有研究发现，在整个月经周期中，VEGF 在息肉组织腺体中的含量比邻近内膜高。

5. 遗传学研究

研究发现，EPs 细胞存在多条染色体变异，包括 6p21-p22、12q13-15、7q22 等重组，（6；20）（p21；q13）易位等，最常见的是染色体 6pHMGIC 基因的突变。

6. 中医病因机制

中医认为本病位于下焦、女子胞，女子以血为先天，血行瘀滞、胞脉不通、冲任不调，发为本病。故 "血瘀" 是本病最根本的病因。

（二）子宫内膜息肉的诊断

1. 阴道超声

TVS 是目前最常用的评价子宫内膜的方法，典型超声特点是子宫内膜中断，宫腔或宫颈管内强回声。B 超一直是临床筛查宫内病变的常规检查。

2. 诊刮术

对于阴道出血量较多、内膜较厚的患者，可行诊刮术，术后内膜组织送病理检查，诊刮术是诊断兼治疗的方法，但术者只能在盲视下进行操作，对于成熟性息肉，容易将组织刮碎，病理检查时不易与正常内膜区分。

3. 宫腔镜检查

宫腔镜检查是应用最广泛的一种能够直视子宫内膜生理、病理改变的诊断方法，被视为诊断内膜病变的金标准。

（三）子宫内膜息肉的鉴别诊断

任何导致异常子宫出血、宫腔占位的疾病均应与子宫内膜息肉鉴别。其鉴别诊断参考异常子宫出血的 PALM-COEIN，如子宫腺肌病、子宫肌瘤、子宫内膜增生症和子宫内膜癌、子宫肉瘤等，还应该与育龄妇女无器质性病变的子宫内膜增厚相鉴别。

（四）子宫内膜息肉的治疗

1. 期待治疗

直径 < 1 cm 的息肉若无症状，1 年内自然消失率约为 27%，恶变率低，可随诊观察。

2. 药物治疗

（1）左炔诺孕酮宫内释放系统（LNG-IUS）是一种外观似 "T" 形的宫内节育器，其纵行管内含 52 mg 孕激素，每天可释放左炔诺孕酮 20 μg，诱导内膜萎缩的同时，使内膜功能处于低落状态。其宫内药物浓度是血浆药物浓度的 8000 倍，局部药效高，全身吸收少，可明显减少不良反应，国外有研究提示，LNG-IUS 能预防长期服用三苯氧胺患者 EP 的形成，治疗 EP 的同时，可预防息肉复发。

（2）孕激素：口服孕激素对 EP 的治疗作用机制与 LNG-IUS 相似，使子宫内膜进入分泌期，促进子宫内膜的萎缩脱落。

（3）复方口服避孕药：COC 为雌孕激素复合制剂，可以在修复子宫内膜的同时抑制子宫内膜的过度增长，同时也可用于宫腔镜术前准备，COC 的短期预处理可以改善子宫内膜状况，进而有助于提高宫腔镜子宫内膜息肉电切术总体术后结局。

（4）促性腺激素释放激素激动剂：GnRHa 可以直接作用于垂体，抑制卵巢分泌雌孕激素，从而促进 EP 病灶萎缩与脱落。GnRHa 会造成低雌激素不良反应，用药安全性差，故不建议常规应用在育龄期 EP 患者的临床药物治疗中。

（5）止血药物：EP 患者使用止血药物，常常是为了缓解异常子宫出血症状，如氨甲环酸、维生素 K 等。

（6）中药或中成药：中医认为凡血证与虚、瘀、热相关，以瘀最为常见。沈艳用益坤宁颗粒治疗经期延长，经期明显缩短，血红蛋白含量上升，可达到去瘀生新之功效。潘志坚等认为正气虚弱为经期延长之本，同时伴有免疫能力下降现象，自拟止血汤益气摄血、滋阴养血，调节脏腑气血阴阳平衡，提高免疫力，达到标本兼治的目的。

3. 手术治疗

（1）刮宫术：传统的刮宫术是在盲视下操作，是既往治疗 EP 的主要方式，但刮匙不易刮及宫底及双侧宫角部，可能遗漏 1/3 ~ 1/4 的宫腔面积，残留率可高达 20% ~ 25%。刮宫术容易损伤子宫内膜，易导致术后感染、宫腔粘连、不孕等。

（2）宫腔镜下息肉切除术：宫腔镜可在直视下自蒂部去除息肉，对正常内膜损伤小，对于有生育要求的患者，宫腔镜操作不会对卵巢生理功能造成负面影响，其在治疗上不可替代。

（3）宫腔镜下子宫内膜切除术：包括子宫内膜电切术、子宫内膜汽化电切术、子宫内膜电凝术。子宫内膜电切术即切除子宫内膜功能层、基底层和肌层的 2 ~ 3 mm。子宫内膜电凝术即用滚球电极电凝并破坏子宫内膜功能层。调查显示，生育期女性息肉恶变率为 0.5% ~ 1.0%，但围绝经期和绝经后可增加至 10% ~ 15%。有研究发现绝经后及异常子宫出血的患者，EP 直径 > 1 cm，增加了子宫内膜癌及癌前病变的风险，对有相应症状的患者应提高警惕。对于年龄较大、有明显月经改变、合并严重内科疾病、不能耐受开腹手术的围绝经期女性，术中切除息肉同时行全层内膜切除术，既可完整切除息肉和周围可疑内膜，又保留了盆腔正常解剖结构，预后较好。

针对该患者，35 岁，且有经期延长临床症状，超声提示宫腔占位持续存在 3 年，有手术指征，患者尚未生育，遂选择对子宫内膜损伤较小的宫腔刨削镜。EP 术后易复发，术后预防复发的药物有：

左炔诺孕酮宫内缓释系统（LNG-IUS）：LNG-IUS 是 10- 去甲睾酮的衍生物，能局部微量连续释放左炔诺孕酮，子宫内膜腺体萎缩，间质水肿，短期内子宫内膜明显变薄，月经量减少，LNG-IUS 局部用药，对卵巢功能影响小，出现的月经量明显减少和闭经，主要是局部 LNG 对子宫内膜的直接抑制作用的结果，因此应该能安全有效地预防术后 EP 的复发。但 LNG-IUS 有宫内节育器下移及脱落、子宫穿孔、宫腔感染等多种并发症，需要手术操作者规范操作，严密随访。

孕激素、避孕药等均有研究显示能短期预防 EPs 的复发。米非司酮是孕激素受体拮抗剂，通过降低 ER、PR 表达，促进子宫内膜萎缩、凋亡，抑制子宫内膜形成和发展。但长期使用米非司酮，可引起内膜增生，一般发生在服用米非司酮的 120 天，可能是长期服用米非司酮后孕酮水平较低，子宫内膜一直处于雌激素环境所致。妈富隆是炔诺孕酮类孕激素的衍生物，对孕激素受体具有高度亲和力，可使在高雌激素作用下的增殖子宫内膜转化为分泌期内膜，使子宫内膜逐渐变薄，从而抑制 EP 形成。宫腔镜术后联合口服孕激素可以调节月经，恢复正常内分泌功能。

中药：金刚藤胶囊、化瘀益宫汤等联合复方炔诺酮可减少息肉复发。丁枫对 36 例 EP 术后患者联合应用金刚藤胶囊配合妇科灌肠合剂，明显减少复发，提高受孕率。陈春晓等宫腔镜术后联合口服香棱丸，可明显缩短术后阴道流血时间，减少感染概率及复发率。

总结：息肉的治疗应根据患者的具体情况而定，TCRP 是治疗首选方案，术后局部或全身应用孕激素、COC 治疗，可减少复发，但长期口服激素治疗具有一定不良反应，术后联合中医中药治疗成为新的研究热点，进一步探讨 EPs 发病机制及有效治疗方法可以指导临床医生更好地预防息肉复发。

七、参考文献

［1］AL-JEFOUT M，BLACK K，SCHULKE L，et al. Novel finding of high density of activated mast cells in endometrial polyps［J］. Fertil Steril，2009，92（3）：1104-1106.

［2］PENG X B，LI T C，XIA E L，et al. Is endometrial polyp formation associated with increased expression of vascular endothelial growth factor and transforming growth factor-beta1?［J］. Eur J Obstet Gynecol Repord Biol，2011，159（1）：198-203.

［3］沈艳. 益坤宁颗粒治疗 30 例切口假腔经期延长的临床观察［J］. 医学综述，2012，18（9）：1439-1440.

［4］潘志坚，高丽萍. 自拟止血汤治疗月经经期延长临床观察［J］. CJTCM，2012，24（1）：60-61.

［5］丁月红. 宫腔镜下电切术与刮宫术治疗子宫内膜息肉不孕的疗效对比［J］. 当代医学，2013，19（8）：31-32.

［6］王轩，黄向华. EPs 手术治疗进展及其复发的预防［J］. 中华妇产科杂志，2011，46（40）：307-310.

［7］WANG J H，ZAHO J，LIN J. Opportunities and risk factors for premalignant and malignant transformation of endometrial polyps：management strategies［J］. J Minim Invasive Gynecolgy，2010，17（1）：53-58.

[8] 丁枫. 金刚藤胶囊联合抗生素等治疗 EPs36 例 [J]. 陕西中医, 2011, 32（3）: 272.

[9] 陈春晓, 卢清艺. 宫腔镜联合香棱丸治疗 EPs45 例疗效观察 [J]. 临床与实践, 2013, 11（24）: 28-29.

[10] 王淑丽, 王秋霞, 张茹, 等. 子宫内膜息肉病因、诊断、治疗和预防复发的研究进展 [J]. 中国妇幼保健, 2015, 30（22）: 3917-3919.

（金爱红）

🌸 子宫腺肌病

一、病历摘要

姓名: ××× 性别: 女 年龄: 41 岁

主诉: 进行性痛经 5 年余, 经量增多、经期延长 3 月。

现病史: 平素月经规律, 经期 7 天, 周期 28 ~ 30 天, LMP 2022-05-02。经量多, 有血块, 痛经, 口服止痛药治疗。患者 5 年前开始出现痛经, 进行性加重, 伴经量增多, 有恶心呕吐、里急后重、头晕乏力等不适, 经期需止痛药物治疗, 查 B 超提示子宫腺肌瘤, 未予特殊处理。患者 2019 年因"痛经加重"外院放置"曼月乐"后痛经症状较前好转, 经量较前减少。偶有经期延长 10 余天。定期复查 B 超。3 月前开始再次出现月经量增多, 经期延长至 20 余天, 量少, 淋漓不尽。无头晕头痛等不适, 无牙龈及口鼻出血等不适。我院门诊就诊行 B 超提示子宫腺肌瘤, 宫内节育器位置下移。患者要求手术, 遂门诊拟"子宫腺肌瘤"收住入院。患者起病以来, 精神、胃纳好, 二便正常, 近期体重较前增加。

既往史: 2000 年因"异位妊娠"行左输卵管切开取胚术, 2009 年行双侧输卵管结扎术, 否认高血压, 否认糖尿病, 否认冠心病, 否认肝炎、结核等传染病史, 否认输血、外伤史, 预防接种史不详。否认过敏史。

婚育史: G6P2A4。其中顺产一次, 宫外孕一次, 人工流产 3 次, 有宫腔残留后清宫手术史。平素月经规律, 经期 7 天, 周期 28 ~ 30 天, LMP 2022-05-02。经量多, 有血块, 有痛经, 口服止痛药治疗。

二、查体

专科检查:

妇检: 外阴（-）, 已婚经产式, 阴道畅, 血污, 无异味, 宫颈肥大, 可见纳氏囊肿, Ⅰ度糜烂, 子宫前位, 如孕 2 月, 无压痛, 活动可。双侧附件区未见明显异常改变。

辅助检查：2022-05-23 我院妇科彩超示子宫切面长径约 78 mm，左右径约 68 mm，前后径约 75 mm，形态失常，体积球样增大，宫腔内可见节育器回声，位置下移近宫颈内口处，宫内回声不均，宫前壁明显增厚，厚度为 45 mm，于子宫前壁可见一个大小约 51 mm×38 mm 的异常回声团，宫腔黏膜线向后移位，内膜厚约 5 mm。双侧卵巢可显示，双侧附件区未见明显异常回声。

三、诊断

初步诊断：子宫腺肌瘤；子宫腺肌病；子宫内节育器移位；双侧输卵管结扎术后。

鉴别诊断：子宫肌瘤，超声提示子宫肌层异常回声，子宫增大，但一般子宫肌瘤界限清晰。

最终诊断：子宫腺肌瘤；子宫腺肌病；宫内节育器（已取出）；心律失常：频发室性早搏。

四、诊疗经过

入院完善相关检查：血常规、尿常规、白带常规、肝肾功能、空腹血糖、凝血功能、术前四项、胸片未见明显异常。2022-05-24 心电图：①窦性心律；②频发室性早搏，呈二联律；③ ST-T 改变。阴道镜检查：慢性子宫颈炎。24 小时动态心电图：①窦性心律；②偶发房性期前收缩；③频发室性早搏，部分呈二联律；④ ST-T 改变；⑤心率变异性正常。2022-05-25 急诊心肌损伤四联检：超敏肌钙蛋白 I 0.001 ng/mL，N- 末端脑钠肽前体 133 pg/mL ↑，肌酸激酶同工酶 0.69 ng/mL，肌红蛋白 9.5 ng/mL ↓；请麻醉科及心内科行术前评估。心内科：诊断心律失常，频发室性早搏，建议避免浓茶咖啡，避免过度劳累熬夜；加用美西律 150 mg Q8 h 治疗，1 月后复查 24 小时动态心电图，每 6 ~ 12 月复查心脏超声；患者室性早搏有手术指征，建议患者择期心内科门诊随诊。麻醉科会诊意见：① ASA 2 级，心功能 1 级。麻醉无禁忌证，麻醉风险：中危。②患者频发室早，部分呈二联律，围手术期可能出现恶性、心律失常，麻醉风险明显增加。完善术前相关检查，予口服美西律 150 mg Q8 h 治疗，加强麻醉术中监测，于 2022-05-27 全麻下行腹腔镜子宫次全切除术 + 腹腔镜双输卵管切除术 + 刮宫术 + 取环术，术程顺利，安返病房，予抗炎、止血、预防血栓等对症支持治疗。患者要求今日出院，予办理。术后病理回报：（子宫内膜）分泌期状态子宫内膜；（子宫体）子宫腺肌瘤；（左输卵管）输卵管组织，未见特殊；（右输卵管）输卵管组织，未见特殊。

五、出院情况

患者一般情况好，无阴道流血，无发热、腹痛，精神、食欲、睡眠可，大小便正常。

查体：腹平软，无压痛、反跳痛，切口甲级愈合。

六、讨论

1. 概述

当子宫内膜腺体及间质侵入子宫肌层时，称为子宫腺肌病，在育龄期女性中发病率高达 19.5%，主要表现为经量增多、经期延长、进行性痛经和不孕。部分腺肌病病灶呈局限性生长形成结节或团块，似肌壁间肌瘤，称为子宫腺肌瘤，是子宫腺肌病的一种特殊类型。目前主要病因尚不明确，考虑可能与流产、刮宫、宫内节育器、遗传、病毒感染、高雌激素和高泌乳素有关。

2. 诊断

（1）临床表现：子宫腺肌病的典型临床表现为继发性痛经且进行性加重、月经失调、子宫增大以及不孕，典型的临床表现对于临床诊断非常有价值；其临床症状可表现多样，复杂化及不典型的临床表现值得临床医师重视。

①痛经：是子宫腺肌病特异的临床症状。患者可有典型的继发性进行性加重的痛经，但少数痛经症状不典型；同时还可伴有性交痛或慢性盆腔痛等临床症状。②月经失调：可表现为月经过多、经期延长及月经前后点滴出血。月经过多最常见，严重时可致贫血。与子宫体积增大、子宫腔内膜面积增加及子宫肌壁间病灶影响子宫肌纤维收缩等有关。③子宫增大：是本病的固有症状、体征，患者几乎均有不同程度的子宫增大。④生育力低下：本病有 20% 以上的患者合并不孕；妊娠后出现流产、早产和死产的概率显著增高，相应的不良产科并发症包括胎膜早破、子痫前期、胎位异常、胎盘早剥和前置胎盘的发生率也增高。

（2）影像学检查：首选腔内（经阴道／经直肠）或经腹部彩色多普勒超声检查；推荐盆腔磁共振增强检查明确分型，明确病灶位置可最大限度保障保守手术彻底性；建议泌尿系超声或静脉肾盂造影（IVP）排除无症状性泌尿系梗阻或积水。建议有条件的医院行盆腔增强 MRI 分型，子宫腺肌病目前可按影像学表现分为弥漫性子宫腺肌病与局灶性子宫腺肌病（包括子宫腺肌瘤及子宫囊性腺肌病）。

（3）病理检查：确诊取决于术后的病理检查。

3. 治疗

（1）药物治疗。

1）非甾体消炎药（NSAID）：是一类不含糖皮质激素的抗炎、解热、镇痛药物，主要作用机制是通过抑制前列腺素的合成，减轻疼痛。用法：根据需要应用，间隔不少于 6 小时。不良反应：主要为胃肠道反应，偶有肝肾功能异常。长期应用要警惕胃溃疡的可能。

2）口服避孕药：是最早用于治疗内异症的激素类药物，其目的是降低垂体促性腺激素水平，并直接作用于子宫内膜和异位内膜，导致内膜萎缩和经量减少。长期连续服用避孕药造成类似妊娠的人工闭经，称假孕疗法，适用于轻度内异症患者。用法：低剂量高效孕激素和炔雌醇复合制剂，每日1片，联用6～9个月。不良反应：较少，偶有消化道症状或肝功能异常。40岁以上或有高危因素（如糖尿病、高血压、血栓史及吸烟）的患者，要警惕血栓栓塞的风险。

3）口服孕激素类药物：单用人工合成高效孕激素，通过负反馈作用中度抑制促性腺激素的分泌，造成低雌激素的内分泌环境；并与内源性雌激素共同作用，造成高孕激素性闭经和内膜蜕膜化形成假孕。用法：甲羟孕酮30 mg/d，连续应用6个月；不良反应主要是子宫不规则出血，其他少见不良反应包括体重增加、头痛、乳房胀痛等。

4）孕激素受体拮抗剂：米非司酮可通过拮抗孕激素、阻断子宫内膜对孕激素的反应性及抗增生效应抑制内膜细胞分裂，促使子宫内膜萎缩而缓解临床症状，还可通过作用于下丘脑－垂体－卵巢轴抑制黄体生成素（LH）、尿促卵泡素（FSH）分泌，抑制卵泡发育及排卵，造成闭经，进而缓解症状。同时，米非司酮具有抗血管生成作用、促进异位子宫内膜细胞凋亡和抑制炎症因子分泌等作用，可有效抑制异位细胞生长及迁移，促进异位子宫内膜细胞凋亡，改善炎症反应，减轻症状。低剂量米非司酮治疗子宫腺肌病伴痛经均可显著缓解痛经症状，5 mg/d米非司酮的用药方案可较明显缩小子宫体积，可作为长期用药控制该病的首选方案。

5）促性腺激素释放激素激动剂（GnRHa）：在短期促进垂体LH和FSH释放后持续抑制垂体分泌促性腺激素，导致卵巢激素水平明显下降，出现暂时性闭经，此疗法又称"药物性卵巢切除"，作为大子宫或合并贫血患者的术前预处理及术后巩固治疗。用法：月经第一日皮下注射后，每隔28日注射一次（亮丙瑞林、戈舍瑞林等）。不良反应：主要是低雌激素血症引起的绝经相关症状如潮热、阴道干燥、性欲降低、失眠及抑郁等，长期应用则有骨质丢失的可能。不良反应的治疗：包括联合调节、反向添加治疗。

6）左炔诺孕酮宫内缓释系统（LNG-IUS）：LNG-IUS放置方便，可以持续缓释左炔诺孕酮5年。临床应用表明，LNG-IUS对子宫腺肌病痛经、慢性盆腔痛和月经过多均有效，已经得到多个指南的推荐以及患者的认可，其效果优于复方口服避孕药，可作为月经过多的子宫腺肌病患者的首选治疗。不良反应：月经模式的改变，包括淋漓出血及闭经；子宫腺肌病患者中LNG-IUS使用后的脱落和下移时有发生，使用前应让患者充分知情。

放置时机：①直接放置，可于月经来潮的7 d内，避开月经量多时放置；②对于子宫过大、重度痛经或严重贫血患者，可在GnRHa预处理后再放置；③术中放置，对于月经不规律或影像学提示子宫内膜异常者应在放置前诊刮或宫腔镜检查并诊刮以除外子宫内膜病变。

LNG-IUS治疗AM疗效确切，LNG-IUS可有效降低AM患者症状严重程度、缩小子宫体积。但有研究指出，约 1/3 的患者可能因曼月乐环脱落或治疗无效而需要接受进一步治疗。因此，联合用药可综合优势、弥补劣势。在放置 LNG–IUS 前给予 GnRHa 治疗可有效减少脱环率及月经量、减轻疼痛，使患者免于手术治疗，但由于其可致低雌激素症状及骨质丢失，故不建议使用超过 6 个周期。GnRHa 可有效改善 LNG–IUS 导致的阴道不规则出血，有效降低脱环率。

7）中医中药：以缓解痛经为主。在 2015 年子宫内膜异位症诊疗指南的子宫腺肌病部分，明确提出"某些中药对痛经有明显的缓解作用，可以试用"。

8）其他可用于减少出血的药物：云南白药、氨甲环酸。氨甲环酸有血栓形成的可能性，对于有血栓形成倾向及有心肌梗死倾向者应慎用。对缺铁性贫血者止血的同时还应使用铁剂，同时服用维生素 C 可提高铁的吸收率。

小结：子宫腺肌病药物治疗的选择取决于患者的年龄、症状严重程度和生育要求，药物治疗时需个体化与规范化结合、长期疗效与不良反应兼顾。同子宫内膜异位症一样，子宫腺肌病患者也需要长期管理甚至终身管理。

（2）手术治疗。

1）子宫全切除术：有症状的子宫腺肌病患者的根治性治疗是子宫全切除术，可以经腹腔镜、开腹或经阴道完成，手术路径的选择基于子宫大小、盆腔粘连情况等多种因素的考虑。需要指出的是，应避免子宫次全切除术，因为有子宫颈或直肠阴道隔病灶复发的报道。

2）保留子宫的手术：对于无法耐受长期药物治疗、药物治疗失败的生育年龄患者，可以选择保留子宫的手术，即保留生育功能的手术。如局灶性子宫腺肌病的腺肌瘤切除术、弥漫性子宫腺肌病的病灶减少术、子宫内膜消融或切除术。与子宫肌瘤不同，子宫腺肌瘤与正常肌层分界并不清楚，病灶难以切净，这是术后疼痛复发的主要原因，疼痛复发与残留的病灶大小有一定的相关性。对于弥漫性子宫腺肌病的病灶减少术也有多种术式的报道，子宫壁上的切口可以是垂直的、对角的、H 形切口，子宫重建的术式有 U 形缝合、"重叠法""三瓣法"等。为了延缓或减少术后的复发，需要尽可能多地切除病灶，可能进入宫腔，切除病灶后子宫壁的重塑比较困难，因此更适于开腹手术完成。

3）子宫腺肌病的宫腔镜治疗：为子宫腺肌病的保守性手术治疗。宫腔镜不推荐作为子宫腺肌病的一线治疗方案，仅在部分局灶性及浅层弥漫性子宫腺肌病中有一定的治疗作用。

4）子宫腺肌病的介入治疗：子宫动脉栓塞术、高强度聚焦超声消融治疗及其他（如射频或微波消融等）治疗方法。在临床应用中，应充分认识这些方法仅能缩小病灶、改善症状，而不能切除病灶、无法获取病变组织进行病理检查，故应严格掌握治疗的适应证。

HIFU 治疗是近年临床推出的一种新型技术，具有无创性及无放射性等特点，HIFU 治疗子宫腺肌瘤的临床疗效在近年来已被不少国内外研究所证实。其原理是在实时的医学影像引导下，使体外低强度的超声波形成高能量密度的焦点，聚焦于体内的靶点区域，导致其内组织发生凝固性坏死，坏死的组织逐渐纤维化并被吸收，减轻或缓解病灶引起的症状或体征，而不损害覆盖和相邻的组织。已有研究表明，HIFU 治疗子宫腺肌瘤症，能有效缩小子宫体积，减轻痛经程度，总有效率为 98.88%，并且对性激素水平无明显影响。

小结：子宫腺肌病是女性生殖系统常见的肿瘤，对女性生殖有负面影响。研究表明，有子宫腺肌病女性的流产率较正常女性显著增加，而孕卵着床率、临床妊娠率及活胎产率则显著降低，目前已经采用的改善妊娠结局的措施包括左炔诺酮宫内缓释系统（LNG-IUS）、手术和促性腺激素释放激素（GnRH）激动剂。在所有治疗子宫腺肌病的方式中，子宫切除术被认为是最有效的，可以达到根治的目的，但切除子宫会使患者丧失生育能力，而且可能会导致盆底功能障碍、更年期症状提前、卵巢早衰等。随着发病年龄年轻化，人群的整体生育年龄逐渐推迟，高龄产妇比例增加，越来越多的子宫腺肌瘤患者要求保守治疗。保守治疗的主要方法有：药物、手术、经皮穿刺物理治疗、子宫动脉栓塞、HI-FU 等，各种治疗都有其局限性。药物创伤最小，但干扰内分泌，疗效不持久，停药后复发。口服避孕药和 LNG-IUS 可长期使用，但不适于有生育要求的患者，而且单纯宫腔置入 LNG-IUS 不能有效治疗子宫腺肌瘤。对于局灶性病变，子宫腺肌瘤切除术是疗效较确切的治疗方法。因此要根据患者的病情及需求确定具体治疗方案。

七、参考文献

［1］DEVLIEGE R R. Uterine adenomyosis in the infertility clinic ［J］. Hum Reprod Updat, 2003, 9（2）：139-147.

［2］BENAGIANO G, HABIBA M, BROSENS I. The pathophysiology of uterine adenomyosis: an update ［J］. Fertil Steril, 2012, 98（3）：572-579.

［3］VAN DEN BOSCH T, VAN SCHOUBROECK D. Ultrasound diagnosis of endometriosis and adenomyosis：state of the art ［J］. Best Pract Res Clin Obstet Gynaecol, 2018, 51：16-24.

［4］VAN DEN BOSCH T, DE BRUIJN A M, DE LEEUW R A, et al. Sonographic classification and reporting system for diagnosing adenomyosis ［J］. Ultrasound Obstet Gynecol, 2019, 53（5）：576-582.

［5］KISHI Y, SUGINAMI H, KURAMORI R, et al. Four subtypes of adenomyosis assessed by magnetic resonance imaging and their specification ［J］. Am J Obstet Gynecol, 2012, 207（2）：114. e1-7.

［6］宋桂芬. 不同低剂量米非司酮治疗子宫腺肌病伴有痛经的疗效 ［J］. 山西卫生

健康职业学院学报，2020，30（04）：48-50.

［7］杨新春，刘子康，李寒宇，等. GnRHa 联合左炔诺孕酮宫内缓释系统治疗子宫腺肌病的 meta 分析［J］. 中国医药导报，2021，18（02）：73-77.

［8］刘欣，汪伟，王旸，等. 聚焦超声消融治疗子宫腺肌病的中远期疗效观察［J］. 中华妇产科杂志，2015，50（12）：944-946.

［9］杨秀梅，朱丽华，时玲玲. 高强度聚焦超声治疗子宫腺肌瘤的临床疗效观察［J］. 西部医学，2017，29（11）：1551-1554.

［10］都静平，邱学华，孙风起. 射频消融术在子宫腺肌瘤症治疗中的作用［J］. 解放军预防医学杂志，2016，34（S1）：259.

（金爱红）

❀ 低级别子宫内膜间质肉瘤伴坏死（ⅠB 期）

一、病历摘要

姓名：×××　　性别：女　　年龄：39 岁

过敏史：否认食物、药物过敏史。

主诉：发现子宫占位半月余。

现病史：患者既往月经规律，经期 5 天，月经周期 28 ～ 30 天，量中，无痛经。LMP 2022-04-07。患者半月前因左下腹持续性隐痛 3 天，未见缓解，遂至我院就诊，03-27 查超声提示子宫切面形态失常，体积增大，左前壁肌壁间可见大小约 78 mm×70 mm 稍高回声团块，性质待查，CDFI：稍高回声团块内未见明显血流信号，周边可见少许血流信号；内膜厚约 7.9 mm，宫腔内未见异常回声；双侧附件区未见明显异常回声。嘱患者月经干净后复查，遂 04-18 返院复查超声示子宫切面体积增大，形态失常，左侧壁肌壁间可见一个大小约 70 mm×66 mm×62 mm 的混合回声区，性质待查，考虑肌瘤（部分变形）可能，内见少许不规则无回声暗区；子宫内膜线稍移位，内膜厚约 8.8 mm，子宫内膜未见明显受压变形，CDFI：团块周边可见半环状血流信号，团块内可见点状血流信号；双侧附件区未见明显异常声像；子宫直肠窝未见明显液性暗区。宫颈 HPV、TCT（－）。患者现一般情况可，无腹痛腹胀、无阴道流血、无尿频尿急、无发热等不适，门诊拟"子宫占位"收入我科。起病来，患者精神、食欲、睡眠可，大小便正常，体重无明显改变。

既往史：否认高血压，否认糖尿病，否认冠心病，否认肝炎、结核等传染病史，否认输血、外伤史，否认已知食物、药物过敏史，预防接种史不详。

婚育史：13 岁月经初潮，患者既往月经规律，经期 5 天，周期 28 ～ 30 天，量中，无痛经。LMP 2022-04-07。G2P1，顺产 1 次。

二、查体

体格检查：T 36.7℃，P 91 次 / 分，R 18 次 / 分，BP 128/80 mmHg。发育正常，营养良好，面容无异常，表情自如，神志清楚，自主体位，查体合作。全身皮肤黏膜色泽正常，未见皮疹，未见皮下出血点及瘀斑，毛发分布正常，皮肤温度正常、弹性正常，未见肝掌，未见蜘蛛痣。全身浅表淋巴结未扪及肿大。头颅大小正常无畸形。眼睑正常，结膜正常，巩膜无黄染，角膜正常，眼球正常，双侧瞳孔等圆等大，左瞳孔 3.0 mm，右瞳孔 3.0 mm，对光反射正常。耳郭正常无畸形，外耳道未见分泌物，乳突无压痛。鼻外观正常无畸形，无鼻翼扇动，鼻旁窦体表区无压痛。口唇红润，口腔黏膜正常，扁桃体无肿大，咽正常无充血。声音正常。颈部无抵抗，颈动脉搏动正常，颈静脉正常，气管居中，肝颈静脉回流征阴性，甲状腺未触及肿大。胸廓正常，乳房正常对称，胸骨无叩痛。呼吸运动正常，呼吸节律正常，肋间隙正常。语颤正常，未触及胸膜摩擦感，双肺叩诊呈清音。呼吸规整，双肺呼吸音清，未闻及干湿啰音，未闻及胸膜摩擦音。心前区无隆起，心尖冲动正常，未触及震颤，未触及心包摩擦感，心浊音界正常，心率 91 次 / 分，心律齐整，心音正常，未闻及杂音，未闻及心包摩擦音。腹部柔软，无压痛、反跳痛，无液波震颤，未触及腹部包块，肝脏肋下未触及，脾脏肋下未触及，肾脏未触及，Murphy 征阴性，移动性浊音阴性，肾区无叩击痛，肠鸣音正常。外生殖器未查，肛门直肠未查。脊柱正常，活动度正常。四肢无畸形，关节无红肿、强直，肌肉无萎缩，下肢静脉无曲张，无杵状指（趾），四肢关节活动正常，四肢肌力 Ⅴ 级，肌张力正常，足动脉搏动正常。生理性反射存在，Hoffmann 征阴性、Babinski 征阴性、Oppenheim 征阴性、Kernig 征阴性、Brudzinski 征阴性。

专科检查：外阴（−）；阴道通畅，内可见少量白色分泌物；宫颈肥大，质中，无触血，无举痛；宫体前位，增大如孕 2 月大小，质中，轻压痛；双附件区未及异常。

辅助检查：2022-04-18 我院超声显示子宫切面体积增大，形态失常，左侧壁肌壁间可见一个大小约 70 mm × 66 mm × 62 mm 的混合回声区，性质待查，考虑肌瘤（部分变形）可能，内见少许不规则无回声暗区；子宫内膜线稍移位，内膜厚约 8.8 mm，子宫内膜未见明显受压变形，CDFI：团块周边可见半环状血流信号，团块内可见点状血流信号；双侧附件区未见明显异常声像；子宫直肠窝未见明显液性暗区。宫颈 HPV、TCT（−）。

三、诊断

1. 初步诊断

子宫占位：子宫肌瘤？慢性子宫颈炎。

2. 鉴别诊断

（1）盆腔炎性包块：常有盆腔感染病史，块物边界不清，与子宫粘连或不粘连，有压痛，抗感染治疗后症状、体征好转。B超检查有助鉴别，本病可排除。

（2）子宫肌腺病及腺肌病：两者均可使子宫增大，经量增多，但腺肌病时子宫多呈均匀性增大，子宫肌瘤多表现为局限性、质硬结节状突起，子宫肌腺病及腺肌病多数进行性痛经，子宫很少超过 2 ~ 3 个月妊娠大小，且有经期增大，经后缩小的特征。B超有助鉴别，待术后病理可明确。

（3）子宫体恶性肿瘤：可表现为不规则阴道流血、月经增多、阴道排液、贫血、下腹痛等。超声显示子宫占位，早期的盆腔检查所见与子宫肌壁间肌瘤相似。待术后病理可明确。

3. 最终诊断

低级别子宫内膜间质肉瘤伴坏死（ⅠB期）；子宫平滑肌瘤；双侧卵巢多发滤泡囊肿；盆腔粘连；慢性子宫颈炎。

四、诊疗经过

入院查血常规、尿常规、肝肾功能、电解质、凝血功能、术前四项、心电图、胸片未见明显异常。排除手术禁忌，于 2022-04-21 全麻下行腹腔镜子宫肌瘤剔除术 + 子宫腺肌瘤剔除术 + 左输卵管系膜囊肿剔除术 + 盆腔粘连松解术，术程顺利，安返病房，予抗炎、补液等对症支持治疗，术后复查血常规未见明显异常。术中冰冻病理：（子宫肿瘤）肿瘤，细胞小圆形及短梭形，细胞较温和，部分水肿变性，倾向上皮样平滑肌瘤，需鉴别低级别间质肿瘤，待石蜡及免疫组化诊断。术后病理结果回报：（左输卵管系膜囊肿）符合系膜囊肿；（子宫肌瘤）平滑肌瘤，（子宫腺肌瘤）肿瘤伴坏死；（子宫肿瘤）肿瘤，伴坏死，待免疫组化后补充诊断。患者术后恢复可，04-26 签字要求出院，不等最终免疫组化结果。04-26 免疫组化病理结果回报：免疫组化结果：Desmin（+），SMA（+），h-Caldesmon（-），WT-1（-），Ki-67（1 % +），CD3（散在 +），CD5（散在 +），CD20（-），CD10（+），ER（+），PR（+），Syn（-），CD56（部分 +）；（子宫肿瘤）结合免疫组化结果：考虑低级别子宫内膜间质肉瘤伴坏死，部分伴平滑肌分化，电话告知患者病理结果，嘱尽快返院手术治疗。患者遂于 04-28 返院，入院查血常规未见明显异常，排除手术禁忌，于 2022-04-29 全麻下行腹腔镜全子宫 + 双附件切除术，术程顺利，安返病房，予抗炎、补液、护胃等对症支持治疗。术后复查血常规、电解质、感染二项未见明显异常。05-03 复查血常规、感染二项未见明显异常。病理结果回报显示，免疫组化结果：1 号切片数据为 CD10（-），Desmin（+），Ki-67（约 20 % +）；5 号切片 CD10（-），Desmin（+），Ki-67（约 20 % +）。（全子宫）子宫肌壁可见片状出血及变性梗死；子宫平滑肌瘤；慢性宫颈炎，纳氏囊肿；分泌期样宫内膜。（左附件）输卵管未见特殊；卵巢多发滤泡囊肿。（右附件）输卵管见灶性组织细胞样细胞聚集，待免疫组化后补充报告；卵巢多发滤泡囊肿。免疫组化结果回报显示，16号切片：CD10（－），Calretinin（－），ER（－），Ki-67（1%＋）。（右附件）输卵管见灶性组织细胞样细胞聚集，未见肿瘤。患者现一般情况可，要求今日出院，予办理。

五、出院情况

患者一般情况好，无阴道流血，无发热、腹痛，精神、食欲、睡眠可，大小便正常。查体：腹平软，无压痛、反跳痛，切口甲级愈合。

六、讨论

病例点评需结合本病例，阐述相关知识要点，剖析临床诊疗思路，分析手术方法，总结经验教训。

子宫内膜间质肉瘤是来源于子宫内膜间质细胞的肿瘤。根据肿瘤的组织学和临床特征将其分为2类，即低度恶性子宫内膜间质肉瘤和高度恶性子宫内膜间质肉瘤。低度恶性子宫内膜间质肉瘤，以前曾称淋巴管内间质异位症、淋巴管内间质肌病等，约占80%，病情发展缓慢，预后较好。高度恶性子宫内膜间质肉瘤恶性程度高，病情发展快，易侵袭和转移，预后差。两者的病理特征也不相同。目前病因、机制尚不明确。

低级别子宫内膜间质肉瘤是一种临床少见的子宫体肿瘤，起源于子宫内膜间质细胞，高发年龄为40～55岁，常见症状为异常子宫出血、腹痛、盆腔包块，无明显症状者多达25%，确诊依据为组织病理学检查。临床上易误诊为子宫肌瘤或子宫腺肌瘤。

（一）误诊原因分析

1. 临床表现无特异性

低级别子宫内膜间质肉瘤多见于围绝经期女性，平均发病年龄46岁。其最常见的临床表现为异常子宫出血、腹痛、盆腔包块等，但多达25%的患者无临床症状。这些临床症状与子宫肌瘤、子宫腺肌瘤等相比无明显的特异性。本研究的3例中，1例表现为异常子宫出血，2例因检查发现盆腔包块就诊，这些症状均不具有特异性。

2. 影像检查的局限性

子宫内膜间质肉瘤患者术前影像学检查准确性有限。妇科彩超对子宫内膜间质肉瘤的诊断性差，在童龙霞等的研究中显示，约80%子宫内膜间质肉瘤在超声下表现为子宫肌壁弱回声团，考虑为子宫肌瘤或肌瘤伴变性，仅7.8%怀疑子宫恶性肿瘤。蔡琪等研究显示，术前超声诊断低级别子宫内膜间质肉瘤的准确率仅为5.1%。本研究中有2例术前彩超考虑子宫肌瘤，1例考虑卵巢肿瘤，均未考虑子宫肉瘤的可能。MRI是临床上常用来鉴别子宫肌瘤和肉瘤的影像检查。研究显示低级别子宫内膜间质肉瘤在 MRI 表现为 T_1WI 低信号和 T_2WI 高信号的子宫占位，其典型特征为"蠕虫样"征象。当呈现典型图像时，诊断比较容易，但在某些情况下，MRI 很难确定肿瘤的浸润性增长，且由于该病多发生在较年轻妇女，因此很难将其和肌瘤、腺肌瘤区分。本研究中有 2 例术前行盆腔 MRI 检查，1 例考虑为子宫肌瘤变性，1 例考虑为卵巢肿瘤，这可能与 MRI 表现不典型及影像医师对该病的认识不足有关。

3. 诊断性刮宫的局限性

在 Cui 等的研究中发现，子宫内膜间质肉瘤诊断性刮宫阳性率为 71.4%。但若病灶基底部宽或病灶位于子宫肌层时，其敏感性较低。本研究的 3 例中有 2 例行诊断性刮宫均无明显异常，主要是因为这 2 例瘤体均在肌层内并向浆膜下凸起，未累及宫腔。

4. 术中快速病理检查局限

本研究的 3 例中，有 2 例术中送快速病理检查均未考虑低级别子宫内膜间质肉瘤。这可能与该病病理特征有关，此类肿瘤细胞异型性不明显，有丝分裂活性较低（通常 ≤ 5/10 HPF），从而造成了术中快速病理检查诊断困难，当然也和病理医师对该病的认识不足有关。

（二）误诊后的处理

当误诊发生后，临床医师应当采取恰当的补救措施以降低患者复发率，延长患者的生存时间。Park 等对比了 27 例未行碎瘤术和 23 例使用碎瘤术的低级别子宫内膜间质肉瘤患者，结果显示碎瘤术组盆腹腔复发率高于未碎瘤组，5 年无瘤生存率更低，但通过补救措施如再次手术和（或）辅助治疗，其 5 年总生存率无明显差异。当误诊发生后此类患者大多需要再次手术、激素治疗和（或）放化疗。《FIGO2018 癌症报告》推荐低级别子宫内膜间质肉瘤基本术式为全子宫切除术 + 双侧输卵管卵巢切除术，淋巴结切除可能并无作用。

《2020 NCCN 子宫肿瘤临床实践指南》推荐经活检或肌瘤剔除术后确诊的肉瘤行全子宫 ± 双附件切除术及根据术中发现超出子宫的病灶行个体化切除。本研究中 3 例均按指南要求再次手术行全子宫及双侧附件切除术。此外，大网膜是具有独特免疫功能的内脏脂肪组织，可能通过免疫和代谢机制收集转移性肿瘤细胞并支持肿瘤生长。Sugarbaker 等推荐对于经腹腔镜旋切瘤体后确诊的子宫肉瘤患者，即使外观正常也应行大网膜切除术以减少疾病复发。病例 1、病例 2 在初次手术旋切瘤体的过程中未采取保护性措施，旋切过程中产生的肿瘤碎屑可能被大网膜包裹导致病灶种植生长，故这 2 例术中同时进行了大网膜切除术。病例 2 再次手术时术中见盆腔腹膜多发病灶，取盆腔腹膜送冰冻病理检查报告：腹膜梭形细胞瘤，考虑低级别子宫内膜间质肉瘤，因此术中同时进行了盆腔腹膜的切除术。

近年来腹腔热灌注化疗在妇科肿瘤尤其是卵巢癌治疗中的地位不断提升。目前已有国外学者研究证实，肿瘤细胞减灭术联合腹腔热灌注化疗对于腹腔镜碎瘤后意外发现子宫肉瘤患者的有效性。国内指南对于经腹腔镜碎瘤后意外发现的子宫肉瘤患者也明确推荐术后行腹腔热灌注化疗以改善患者预后。本研究中的病例 1 和病例 2 再次手术后均进行了顺铂腹腔热灌注化疗以期改善预后。《2020 NCCN 子宫肿瘤临床实践指南》明确推荐对于 I 期低级别子宫内膜间质肉瘤患者术后可选择观察或抗雌激素治疗（2 B 类），Ⅱ ~ Ⅳ期患者术后推荐抗雌激素治疗。本研究中的 3 例经再次手术后虽无证据表明存在子宫外转移灶，但考虑到患者术中均行碎瘤术，故术后均给予甲地孕酮抗雌激素治疗 3 ~ 6 个月。对于使用了碎瘤术的低级别子宫内膜间质肉瘤患者而言，治疗后的随访尤为重要。因为这部分患者盆腹腔复发率高于未碎瘤患者，而严密的随访会增加完全切除盆腹腔复发灶的可能性从而改善患者预后。目前本研究的 3 例均在严密随访中。

（三）误诊防范措施

通过对本文 3 例误诊病例临床资料进行回顾性分析，认为临床医师应该提高警惕，注意识别子宫内膜间质肉瘤的高危因素，尤其要重视病史中快速增大的子宫瘤体，绝经后继续增大的子宫瘤体更应引起高度警惕；注意辅助检查如超声和 MRI 影像的异常描述；根据患者具体情况选择合适的手术方式和路径；术中注重瘤体质地、血供、色泽、边界的观察，若发现瘤体质地异常、边界不清、血供丰富、色泽异常等要尽量避免无保护措施的碎瘤术；术中送冰冻病理检查，并加强与病理科医师的沟通。通过多环节质控，尽量减少意外发现低级别子宫内膜间质肉瘤的可能性。

总之，低级别子宫内膜间质肉瘤临床少见，症状体征无特异性，易被误诊。临床医师应提高对该病的认识，时刻保持警惕，对病史、影像、术中快速病理等进行多环节质控，减少误诊，尽量避免二次手术。对于经碎瘤后意外发现的低级别子宫内膜间质肉瘤，强调彻底的肿瘤细胞减灭术，并可联合腹腔热灌注化疗、术后的激素治疗以改善患者预后。

1. 手术治疗

对于已经诊断为子宫肉瘤的患者，应该考虑给予及时的手术治疗。

（1）低度恶性内膜间质肉瘤手术范围：行全子宫及双附件切除术，不宜保留卵巢。即使发生广泛转移，仍应将病灶尽可能切净。肺转移患者行肺叶切除术。

（2）高度恶性子宫内膜间质肉瘤术后易复发。对晚期患者，可做姑息性手术，以缓解症状，术后辅助放疗和化疗。

2. 化疗

（1）低度恶性子宫内膜间质肉瘤用以顺铂（DDP）或异环磷酰胺每 3 周 1 次为主的方案。

（2）高度恶性子宫内膜间质肉瘤用 IAP 方案（异环磷酰胺 +ADM+ 顺铂）。

3. 放疗

适应证：术后有残存病灶者、Ⅰ期以上患者、高度恶性子宫内膜间质肉瘤。

（1）术后体外照射需根据术后残瘤及转移灶的情况制定治疗方案，术后体外照射的视野与术后预防性盆腔照射大致相同。

如盆腔中心部位有肉瘤残存：全盆腔照射肿瘤量提高到 40 Gy，中央挡铅四野照射仍为 15 Gy。

盆壁肿块较大：在完成全盆及四野照射之后可再缩野照射 10 ~ 15 Gy。

腹主动脉旁淋巴结阳性：另外设野，照射剂量为 45 ~ 55 Gy，每周 8.5 Gy，4 ~ 6 周内完成。

当病变范围超出盆腔范围时，可再在上腹部增设一野，照射野面积根据病变范围划定，对肝、肾部位需要挡铅遮盖。如肺部转移灶范围较小时，可以对肺部转移灶设野行体外照射。

（2）腔内放射术前采用遥控后装腔内放疗。

剂量：以子宫颈癌腔内放疗的参考点（A点）为准，以 15 ~ 20 Gy 为宜，最好能使子宫得到均匀分布的剂量。

术后阴道残端有肉瘤残存时，在体外全盆腔照射之后，可与盆腔四野照射同时补充腔内放射，剂量参考点为黏膜下 0.3 cm，可给予总量 24 ~ 30 Gy，分 3 ~ 5 次完成，间隔为 4 ~ 7 天。

4. 孕激素类药物治疗

适应证：孕激素受体、雌激素受体阳性患者。

注意事项：应长期应用，一般主张 1 年以上。

常用药物：

（1）醋酸甲地孕酮口服，长期维持。

（2）甲羟孕酮口服，长期维持。

（3）己酸羟孕酮肌注，或改上述口服药长期维持。

对孕激素受体阴性者，先应用他莫昔芬，增加肿瘤对孕激素类药物的敏感性，然后再应用甲羟孕酮（MPA）或 MA。

（金爱红）

🐟 子宫内膜癌

一、病历摘要

姓名：×××　　　性别：女　　年龄：44 岁

主诉：经期延长伴痛经进行性加重 3 月。

现病史：患者既往月经规律，经期 7 ~ 8 天，周期 27 ~ 28 天，量中，近 5 年轻度痛经，无须服用止痛药物。LMP 2022-02-18，间断阴道出血至今。患者 3 月前出现经期延长至 15 天，周期延长至 39 ~ 40 天，痛经加重，此次月经 02-18 来潮，间断少量阴道出血至今，为暗红色，02-27 量增多持续 3 天，偶有头晕乏力，伴下腹痛，无发热等其他不适，遂至我院就诊，2022-03-09 查超声提示子宫体积不大，肌壁回声均匀，内膜明显增厚，厚度为 12.7 mm，沿宫腔形态分布，呈梭状强回声，边缘粗糙不光整，其内可见散在小暗区，CDFI：增厚的内膜层内未见明显血流信号，考虑子宫内膜增殖症；宫颈管内似可见一大小约 22 mm×11 mm 的混合回声团，形状欠规则，沿着宫颈管分布，其周边及内部见较丰富的血流信号，性质待定；左侧宫骶韧带内（15.2 mm×9.4 mm）、陶氏腔内阴道后穹隆处（偏右侧 17.2 mm×12.5 mm、6.4 mm×7.2 mm）可见低回声结节，触痛（＋），结合病史考虑内膜异位灶可能；陶氏腔少量积液（最大前后径约 13 mm）；双侧附件区未见明显异常回声。建议患者入院治疗，患者现仍少量阴道流血，伴下腹痛，无头晕，无发热，无便秘等不适，门诊拟"盆腔子宫内膜异位症？子宫内膜增厚？"收入我科。起病来，患者精神、食欲、睡眠可，大小便正常，体重无明显改变。

既往史：否认高血压，否认糖尿病，否认冠心病，否认肝炎、结核等传染病史，否认输血、外伤史，否认已知食物、药物过敏史，预防接种史不详。

婚育史：13 岁月经初潮，既往月经规律，经期 7 ~ 8 天，周期 27 ~ 28 天，量中，轻度痛经，无须服用止痛药物。LMP 2022-02-18，间断阴道出血至今。患者 3 月前出现经期延长至 15 天，周期延长至 39 ~ 40 天，痛经加重，此次月经 02-18 来潮，间断少量阴道出血至今。G3P3，顺产 3 次（2006、2006 及 2015 年）。

二、查体

专科检查：

妇检：外阴（－）；阴道通畅，内可见少量暗红色分泌物，阴道右侧壁轻压痛。宫颈：肥大，柱状上皮Ⅰ度外移，米粒大小息肉，质中，无触血，无举痛。宫体：前位，常大，无压痛；双附件区未及异常。

辅助检查：2022-03-09 本院妇科超声示子宫体积不大，肌壁回声均匀，内膜明显增厚，厚度为 12.7 mm，沿宫腔形态分布，呈梭状强回声，边缘粗糙不光整，其内可见散在小暗区，CDFI：增厚的内膜层内未见明显血流信号，考虑子宫内膜增生症；宫颈管内似可见一大小约 22 mm×11 mm 的混合回声团，形状欠规则，沿着宫颈管分布，其周边及内部见较丰富的血流信号，性质待定；左侧宫骶韧带明显增厚，左侧宫骶韧带内可见一大小约 15.2 mm×9.4 mm 的低回声结节，触痛（+），陶氏腔内阴道后穹隆处腹膜明显增厚，内可见两大小分别约 17.2 mm×12.5 mm（偏右侧）、6.4 mm×7.2 mm 的低回声结节，结合病史考虑内膜异位灶可能；陶氏腔少量积液（最大前后径约 13 mm）；双侧附件区未见明显异常回声。

三、诊断

初步诊断：子宫内膜增厚查因；盆腔子宫内膜异位症？宫颈管内占位性质待查。

鉴别诊断：

1. 萎缩性阴道炎

主要表现为血性白带，检查时可见阴道黏膜变薄、充血或有出血点、分泌物增多等表现；超声检查宫腔内无异常发现，治疗后可好转，必要时可先抗感染治疗后，再作诊断性刮宫。

2. 子宫黏膜下肌瘤或内膜息肉

有月经过多或不规则阴道流血，可行超声检查、宫腔镜检查及诊断性刮宫以明确诊断。

3. 内生型子宫颈癌、子宫肉瘤及输卵管癌

均可有阴道排液增多或不规则流血，内生型子宫颈癌因癌灶位于宫颈管内，宫颈管变粗、硬或呈桶状，子宫肉瘤可有子宫明显增大、质软，输卵管癌以阴道流血、下腹隐痛、间歇性阴道排液为主要症状，可有附件包块，分段诊刮及影像学检查可协助鉴别。

最终诊断：子宫内膜癌非特指型Ⅲ b 期；盆腔粘连；宫颈不典型息肉；左卵巢黄素化滤泡囊肿；轻度贫血；骶管神经束膜囊肿。

四、诊疗经过

入院完善相关检查：血常规、尿常规、白带常规、肝肾功能、空腹血糖、凝血功能、术前四项、心电图、胸片未见明显异常。

入院查阴道镜提示宫颈息肉、慢性子宫颈炎、宫颈肥大；血常规、肝肾功能、电解质、白带常规、感染四项、凝血功能、D- 二聚体、血常规、尿常规、尿 HCG、胸片未见明显异常。排除手术禁忌，于 2022-03-11 全麻下行宫腔镜宫腔占位电切术＋宫颈管扩张术＋分段诊刮术＋宫颈息肉摘除术，术程顺利，术后予抗炎补液治疗。03-12 复查血红

蛋白 109.0 g/L↓；肿瘤六项、D- 二聚体未见异常。03-14 盆腔 MRI：子宫旁静脉迂曲扩张，子宫腔左底部结合带欠完整；左侧宫旁（15 mm×13 mm）、阴道后穹隆右后壁结节（8 mm×9 mm）；宫颈多发纳氏囊肿；附见骶管神经束膜囊肿。术后病理回报：（宫颈管组织）送检为子宫内膜样腺癌组织；（宫腔组织）子宫内膜样腺癌，Ⅰ级；（宫颈息肉）送检少量游离破碎呈乳头状结构的上皮，细胞具不典型性。排除手术禁忌，于 03-16 全麻下行腹腔镜下全子宫 + 双附件切除术 + 盆腔病灶切除术 + 盆腔粘连分离术，术中冰冻病理结果：（全子宫）子宫内膜样腺癌，考虑高分化，浸润小于 1/2 肌层；（左侧骶韧带病灶）局部见少量腺体成分，需鉴别异位腺体和肿瘤性腺体，待石蜡；（子宫直肠陷凹病灶）纤维间质内见高分化腺体，需鉴别内膜异位和肿瘤性腺体。告知患者家属术中冰冻病理结果，患者家属考虑后要求切除双侧卵巢，遂切除双侧附件，手术顺利，予抗炎、止血、预防性抗凝等治疗。术后病理结果回报：①（左侧卵巢）黄素化滤泡囊肿；（右侧卵巢）卵巢未见特殊，另见系膜囊肿。②（全子宫 + 双输卵管）肿瘤位置：左子宫角；肿瘤大体类型：增厚；肿瘤大小：2 cm×2 cm×0.7 cm；组织学类型：子宫内膜样癌，非特指型（8380/3）；FIGO 组织学分级：FIGO 1 级，局部 2 级；浸润深度及范围：浸润肌层 > 1/2；脉管浸润：见广泛多发脉管癌栓。免疫组化结果：1 号蜡块：ER（+），PR（+），Ki-67（30 %+），MLH1（+），MSH2（+），MSH6（+），PMS2（+），P53（野生型）；2 号蜡块：P16（斑驳 +），CD31（血管 +），CD34（血管 +），D2-40（脉管 +），CK7（+）；16 号蜡块：P16（斑驳 +），Ki-67（20%+）。③（左侧骶韧带病灶）结合免疫组合及形态，符合子宫内膜样腺癌。免疫组化结果：P16（斑驳 +），PTEN（-），Ki-67（40 %+），P53（+），ER（+），PAX-8（+），WT-1（-），Calretinin（-）。④（子宫直肠陷凹病灶）结合病史、形态及免疫组化，符合子宫内膜样腺癌。免疫组化结果：P16（斑驳 +），PTEN（+），Ki-67（30%+），P53（少量 +），ER（+），WT-1（-），PAX-8（+），Calretinin（-）。患者全宫术后病理提示子宫内膜样癌Ⅲ b 期？有手术指征，03-26 予停依诺肝素抗凝治疗，03-26 急诊 D- 二聚体：2.85 mg/L↑。2022-03-28 全麻下行腹腔镜下双侧盆腔淋巴结清扫术 + 双侧腹主动脉旁淋巴结清扫术，手术顺利，予静脉抗炎、补液等治疗。03-31 予拔除尿管、腹腔引流管。04-02 急诊 D- 二聚体：8.46 mg/L↑；血常规、感染二项未见明显异常，予依诺肝素预防性抗凝治疗。04-02 患者诉大腿及腹股沟区肿胀，予查超声显示双侧腹股沟区可见数个淋巴结声像，类圆形或椭圆形，较大的约 7.5 mm×4.5 mm（左侧）、6.4 mm×4.0 mm（右侧），边界清，皮质增厚，门结构线样或消失，CDFI：其内可见门型血流信号，考虑反应性增生所致可能，建议随诊；双下肢动静脉超声未见明显异常。术后病理回报：（左圆韧带 + 左骨盆漏斗韧带）送检组织未见癌累及；（右圆韧带 + 右骨盆漏斗韧带）送检组织未见癌累及；（左盆腔淋巴结）淋巴结 3 枚，未见癌转移（0/3）；（右盆腔淋巴结）淋巴结 3 枚，未见癌转移（0/3）；（左腹主动脉旁淋巴结）淋巴结 2 枚，未见癌转移（0/2）；（右腹主动脉旁淋巴结）淋巴结 4 枚，未见癌转移（0/4）；（左髂总淋巴结）淋巴结 2 枚，未见癌转移（0/2）；（右髂总淋巴结）淋巴结 2 枚，未见癌转移（0/2）。04–08 D- 二聚体：3.22 mg/L↑。患者一般情况可，要求出院，予 04–08 办理出院。

五、出院情况

患者一般情况好，无阴道流血，无发热、腹痛，精神、食欲、睡眠可，大小便正常。查体：生命体征平稳，腹平软，无压痛、反跳痛，切口甲级愈合。

六、讨论

1. 概述

子宫内膜癌在中国居女性生殖系统恶性肿瘤的第二位，在发达国家居首位。据 2019 年国家癌症中心统计，中国子宫内膜癌发病率为 10.28/10 万，死亡率为 1.9/10 万。相关危险因素包括持续雌激素暴露［如卵巢排卵功能障碍、分泌雌激素的卵巢肿瘤、无孕激素保护的雌激素替代治疗（包括选择性雌激素受体调节剂治疗，如他莫昔芬等）］、代谢异常（如肥胖、糖尿病）、初潮早、未育、绝经延迟、携带子宫内膜癌遗传易感基因，如林奇综合征（Lynch syndrome）以及高龄等。近年来，由于高脂高热饮食和低运动量生活方式的影响，子宫内膜癌在我国的发病率呈上升趋势。约 70％ 的子宫内膜癌诊断时肿瘤局限于子宫体，属临床早期，预后较好。子宫外转移的晚期和高危组织学类型患者预后不良。子宫内膜癌的预后与发病年龄、分期、肿瘤的分化程度、病理学类型有关，高龄、分期晚、低分化的患者预后更差。临床上可将子宫内膜癌分为Ⅰ型和Ⅱ型（Bokhman 分型）。Ⅰ型为激素依赖型，病理类型以子宫内膜样癌为主，预后较好；Ⅱ型为非激素依赖型，主要包括浆液性癌、透明细胞癌、癌肉瘤等，预后较差。近年来，子宫内膜癌的分子分型被广泛研究，并与病理分型相结合，应用于临床指导内膜癌的术后辅助治疗和预后预测。

2. 诊断

（1）症状与体征：①不规则阴道流血、排液，约 90％ 的子宫内膜癌患者有不规则阴道流血症状，通常发生在绝经后。有的患者表现为阴道异常排液，可为浆液性或血性分泌物。围绝经期患者可以表现为月经量增多、月经期延长、月经淋漓不尽、月经间期出血等。应注意一些子宫内膜良性病变同样可以引起类似症状，如子宫内膜息肉、子宫内膜增生等。②子宫增大及其他晚期表现，因大部分子宫内膜癌诊断时为早期，体检往往没有子宫增大等阳性体征。若肿瘤侵犯子宫颈内口，导致子宫腔积血或积脓，可引起下腹胀痛及痉挛样疼痛。晚期患者因癌组织侵犯周围组织或神经可引起下腹及腰骶部疼痛。

（2）影像学检查：术前的影像学检查可以了解子宫肌层浸润深度和腹膜后淋巴结状

况，帮助诊疗方案的制定。①超声检查是子宫内膜癌最常用的检查方法，盆腔超声可以初步了解子宫体大小、子宫内膜厚度、肌层浸润情况、附件有无占位等，经阴道彩超检查的准确性更高；②盆腹腔增强 MRI 或增强 CT 可用于评估子宫肿瘤累及范围、盆腹腔淋巴结及其他器官累及情况，首选增强 MRI，其对评估子宫内膜癌灶子宫肌层浸润深度和范围、子宫颈间质受累情况具有较高的特异性；③胸部影像学检查推荐胸部 CT 扫描；④对于有可疑远处转移的患者，推荐全身 PET-CT 检查。

（3）肿瘤标志物检测：目前，尚无特异敏感的肿瘤标志物可用于子宫内膜癌的诊断与随访。有子宫外病变的患者，糖类抗原 125（CA125）有助于监测临床治疗效果。但炎症或者放射损伤等因素也会引起 CA125 异常升高，而有些患者（如阴道孤立转移）的 CA125 可能并不升高。因此，在缺乏其他临床表现时，CA125 不能准确预测复发。人附睾蛋白 4（HE4）的检测对子宫内膜癌患者的诊断和预后预测可能有一定的参考价值。

（4）诊断性刮宫：结合患者临床表现和辅助检查，高度怀疑子宫内膜病变时，应进行诊断性刮宫以明确诊断。子宫内膜活体组织病理学检查是确诊子宫内膜癌的"金准"。病理学检查报告需要详细地描述病理学类型及分化程度等特征，必要时需进行免疫组织化学检查。

3. 子宫内膜癌的主要病理学类型

子宫内膜样癌非特指型、浆液性癌非特指型、透明细胞癌非特指型、未分化癌非特指型、混合细胞癌、中肾腺癌、鳞状细胞癌非特指型、黏液性癌，肠型、癌肉瘤非特指型。

4. 手术病理分期

子宫内膜癌多采用手术病理学分期。目前采用的子宫内膜癌的分期包括第 8 版美国癌症联合会（American Joint Committee on Cancer，AJCC）的 TNM 分期（2017 年版）和国际妇产科联盟（International Federation of Gynecology and Obstetrics，FIGO）的 FIGO 分期（2009 年版），具体见表 4-9、表 4-10。

表 4-9　子宫内膜癌 2009 年 FIGO 手术 - 病理学分期

分期	描述
I	肿瘤局限于子宫体
I A	肿瘤浸润深度 <1/2 肌层
I B	肿瘤浸润深度 ≥ 1/2 肌层
II	肿瘤侵犯子宫颈间质，但无子宫体外蔓延
III	肿瘤局部和（或）区域扩散
III A	肿瘤累及子宫浆膜层和（或）附件
III B	阴道和（或）子宫旁受累

分期	描述
ⅢC	盆腔淋巴结和（或）腹主动脉旁淋巴结转移
ⅢC1	盆腔淋巴结转移
ⅢC2	腹主动脉旁淋巴结转移，伴或不伴盆腔淋巴结转移
Ⅳ	肿瘤侵及膀胱和（或）直肠黏膜，和（或）远处转移
ⅣA	肿瘤侵及膀胱和（或）直肠黏膜
ⅣB	远处转移，包括腹腔内和（或）腹股沟淋巴结转移

表 4-10　子宫内膜癌 TNM（2017 年）和 FIGO（2009 年）手术分期系统

TNM 分期	FIGO 分期	标准
原发肿瘤定义（T）		
Tx		原发肿瘤无法评估
T0		无原发肿瘤证据
T1	Ⅰ	肿瘤局限于宫体，包括子宫颈腺体累及
T1a	ⅠA	肿瘤局限于子宫内膜或浸润子宫肌层小于 1/2
T1b	ⅠB	肿瘤浸润子宫肌层大于等于 1/2
T2	Ⅱ	肿瘤浸润子宫颈间质结缔组织，但未超出子宫。不包括子宫颈腺体累及
T3	Ⅲ	肿瘤累及浆膜、附件、阴道或宫旁
T3a	ⅢA	肿瘤累及浆膜和（或）附件（直接浸润或转移）
T3b	ⅢB	阴道累及（直接浸润或转移），或子宫旁累及
T4	ⅣA	肿瘤浸润膀胱黏膜和（或）肠黏膜大泡性水肿不足以将肿瘤定义为 T4
区域淋巴结定义（N）		
Nx		区域淋巴结无法评估
N0		无区域淋巴结转移
N0（i+）		区域淋巴结见孤立肿瘤细胞 ≤ 0.2 mm
N1	ⅢC1	盆腔区域淋巴结转移
N1mi	ⅢC1	盆腔区域淋巴结转移（转移灶直径 > 0.2 ~ 2.0 mm）
N1a	ⅢC1	盆腔区域淋巴结转移（转移灶直径 > 2.0 mm）
N2	ⅢC2	腹主动脉旁淋巴结转移，伴或不伴盆腔淋巴结转移
N2mi	ⅢC2	腹主动脉旁区域淋巴结转移（转移灶直径 > 0.2 ~ 2.0 mm），伴或不伴盆腔淋巴结转移
N2a	ⅢC2	腹主动脉旁区域淋巴结转移（转移灶直径 > 2.0 mm），伴或不伴盆腔淋巴结转移

TNM 分期	FIGO 分期	标准
如仅通过前哨淋巴活检发现有转移，N 前加 sn		
远处转移定义（M）		
M0		无远处转移
M1	ⅣB	远处转移（包括转移至腹股沟淋巴结、腹腔内病灶、肺、肝或骨）（不包括转移至盆腔或腹主动脉旁淋巴结、阴道、子宫浆膜面或附件）

5. 治疗

（1）基本原则：子宫内膜癌治疗以手术为主，放疗和化疗是常用的辅助治疗方式。制定治疗方案应结合患者的年龄、病理学类型和分子分型、临床（影像）分期、高危因素和体能状态等综合考虑决策。手术可采用开腹、经阴道、腹腔镜或机器人手术系统等方式。无论采取何种手术方式，均要坚持无瘤原则，子宫切除后应完整取出，禁止采用子宫粉碎术取标本。肿瘤局限于子宫者（临床Ⅰ/Ⅱ期）应行全面分期手术，推荐术中取腹腔冲洗液送细胞病理学检查，并做记录。术中全面探查评估腹膜、膈肌以及腹腔器官，并对可疑处取样活检。对临床Ⅰ/Ⅱ期的子宫内膜癌，前哨淋巴结示踪切除是系统性淋巴结清扫的可选择替代方案。但前哨淋巴切除可能更适合于中低危患者（不存在任何高危因素或仅存在以下一个高危因素：深肌层浸润、G2 或 G3、ⅠA 期非内膜样癌无肌层浸润）。如果一侧盆腔未检出前哨淋巴结，则该侧需行系统性淋巴结切除术。推荐对前哨淋巴结进行病理超分期。年龄 < 45 岁的低级别子宫内膜样癌、子宫肌层浸润 < 1/2、术前检查和术中评估无卵巢累及和子宫外转移证据的绝经前患者，可考虑保留卵巢，但应切除双侧输卵管。对有胚系 BRCA 突变、Lynch 综合征或子宫内膜癌家族史的患者，不建议保留卵巢。有子宫外转移的晚期患者，经多学科协作团队（MDT）评估能完全切除病灶，且手术风险和对术后生活质量的影响可被接受者，可考虑行肿瘤细胞减灭术（包括切除肿大淋巴结）。如果基于影像学检查和手术探查已发现有明显的子宫外转移病灶，为了分期目的进行淋巴结切除是不必要的。

（2）病灶局限于子宫体：按照手术分期原则进行全面分期手术。基本术式为全子宫切除术 + 双附件切除术 ± 盆腔和腹主动脉旁淋巴结切除术，术中取腹腔冲洗液送细胞学检，可选择前哨淋巴结活检结合病理学超分期替代淋巴结系统切除。对诊刮病理学检查结果为子宫内膜浆液性癌、癌肉瘤及未分化癌的患者，应切除大网膜或进行大网膜活检。对先前接受了不完全分期手术的中高危或高危患者，应考虑进行再分期手术。对有手术禁忌证的患者，可选择盆腔外照射放疗 ± 阴道近距离放疗。少数患者可考虑内分泌治疗。

（3）子宫颈疑有/已有肿瘤浸润：子宫颈活检、子宫颈管搔刮病理学检查结果为阳性，或盆腔 MRI 检查显示子宫颈间质受累者，可行全子宫切除或广泛全子宫切除为基础的分期手术。目前无证据显示广泛全子宫切除术较全子宫切除术能改善这些患者的预后。不适合手术者可先行盆腔外照射放疗 + 阴道近距离放疗 ± 系统治疗，放疗后必要时可再考虑手术治疗。

（4）病变超出子宫：临床体检和影像学检查发现有子宫外病灶的患者，需充分评估是否适合行初始手术治疗。

①病变已超出子宫，但仍局限于腹、盆腔内者，可行肿瘤细胞减灭术，包括全子宫切除 + 双附件切除术 ± 淋巴结切除（切除肿大的淋巴结）± 腹盆腔内肿物切除 ± 大网膜切除等，术后给予系统治疗。也可考虑新辅助化疗后再手术。②出现远处转移者，则以系统治疗为主，根据系统治疗的效果，再次评估是否可以手术治疗（姑息性子宫 + 双附件切除）和（或）盆腔放疗。③局部扩散但不适合手术者，也可先行盆腔外照射 ± 阴道近距离放疗 ± 系统治疗，然后再次评估是否可以手术治疗。

（5）术后辅助治疗：子宫内膜癌患者术后主要根据病理学危险因素进行分级，以决定是否需要辅助治疗及其方法。

①低危子宫内膜癌：包括 I / II 期 POLE 超突变型和 I A 期 dMMR/ NSMP 内膜样癌 + 低级别 + 无或局灶淋巴脉管间隙浸润（LVSI）的患者，不推荐进行辅助治疗。POLE 超突变型的 III / IV A 期患者是否属于低危子宫内膜癌，目前尚无定论，也缺乏不进行辅助治疗的证据，推荐患者参加前瞻性临床试验。②中危子宫内膜癌：近距离腔内放疗可以减少中危子宫内膜癌患者的复发风险，对中危患者也可不进行辅助治疗，尤其是 60 岁以下的患者。已知分子分型后，p53 abn 内膜样癌局限于内膜层或不伴肌层浸润，通常不建议辅助治疗。③高 – 中危子宫内膜癌：淋巴结分期为 pN0 患者，近距离放疗可减少高 – 中危子宫内膜癌的复发。弥漫 LVSI 和 II 期患者可考虑辅助盆腔外照射，或考虑辅助化疗，特别是高级别和（或）弥漫 LVSI 的情况。患者如果能密切随访，也可以选择不进行辅助治疗。④高危子宫内膜癌：推荐术后进行盆腔外照射联合化疗。单纯化疗可作为替代方案。癌肉瘤的术后治疗参照高危内膜癌治疗方案，而不是子宫肉瘤方案（表 4–11）。

表 4–11　预后危险因素定义和分组（引自 ESGO/ESTRO/ESP 2020 子宫内膜癌指南）

危险分组	分子分型未知	分子分型已知△
低危	I A 期内膜样癌 + 低级别 *+LVSI 无或局灶	I ~ II 期，POLEmut 内膜样癌，无残留病灶
		I A 期 dMMR/NSMP 内膜样癌 + 低级别 *+LVSI 无或局灶

危险分组	分子分型未知	分子分型已知△
中危	Ⅰ B 期内膜样癌 + 低级别 *+LVSI 无或局灶	Ⅰ B 期 dMMR/NSMP 内膜样癌 + 低级别 *+LVSI 无或局灶
	Ⅰ A 期内膜样癌 + 高级别 *+LVSI 无或局灶	Ⅰ A 期 dMMR/NSMP 内膜样癌 + 高级别 *+LVSI 无或局灶
	Ⅰ A 期非内膜样癌（浆液性癌、透明细胞癌、未分化癌、癌肉瘤、混合细胞癌）不伴肌层浸润	Ⅰ A 期 p53abn 和（或）非内膜样癌（浆液性癌、透明细胞癌、未分化癌）
高 – 中危	Ⅰ 期内膜样癌 + 弥漫 LVSI，无论级别与浸润深度	Ⅰ 期 dMMR/NSMP 内膜样癌 + 弥漫 LVSI，无论级别或浸润深度
	Ⅰ B 期内膜样癌 + 高级别 *，无论 LVSI 状态	Ⅰ B 期 dMMR/NSMP 内膜样癌高级别 *，无论 LVSI 状态
	Ⅱ 期	Ⅱ 期 dMMR/NSMP 内膜样癌
高危	Ⅲ ~ Ⅳ A 期，无残留病灶	Ⅲ ~ Ⅳ A 期，dMMR/NSMP 内膜样癌无残留病灶
	Ⅰ ~ Ⅳ A 期，非内膜样癌（浆液性癌、透明细胞癌、未分化癌、混合细胞癌）伴肌层浸润，无残留病灶	Ⅰ ~ Ⅳ A 期，p53abn 内膜样癌伴肌层浸润，无癌肉瘤、残留病灶
		Ⅰ ~ Ⅳ A 期 dMMR/NSMP 非内膜样癌（浆液性癌、未分化癌、癌肉瘤）伴肌层浸润，无残留病灶
晚期转移	Ⅲ ~ Ⅳ A 期伴残留病灶	Ⅲ ~ Ⅳ A 期伴残留病灶，任何分子分型
	Ⅳ B 期	Ⅳ B 期，任何分子分型

△：对Ⅲ ~ Ⅳ A 期 POLEmut 子宫内膜样癌和Ⅰ ~ Ⅳ A 期 dMMR 或 NSMP 透明细胞癌伴肌层浸润者，没有充分的数据将这些患者分配到分子分型的预后危险组别中去，建议进行前瞻性登记；*：根据 FIGO 分级分类，G1 和 G2 定义为低级别，G3 为高级别。

（6）要求保留生育功能患者的治疗及监测。

1）保留生育功能患者需满足的条件：①诊断性刮宫病理学检查分化好（G1）的内膜样癌，建议经三级医院的病理学专家评估确认。②增强 MRI（首选）或者阴道超声发现病变局限于子宫内膜，影像学检查无其他可疑转移病灶。③没有内分泌药物治疗或妊娠的禁忌。④患者有强烈的保留生育愿望，对子宫内膜癌保留生育功能治疗所存在的风险充分知情同意。

2）保留生育功能治疗的方法：①治疗前需要由生殖医学专家进行生育力相关评估，

且确认未怀孕。②子宫内膜癌组织需行 MMR 蛋白或 MSI 检测。以下情况应进行遗传咨询和进一步胚系基因检测：存在 MMR 异常或 MSI（排除 MLH-1 启动子甲基化）；MMR 表达正常或 MSS，或未行 MMR 筛查，但有子宫内膜癌和（或）结直肠癌家族史者。③采用以孕激素为基础的连续治疗：可口服醋酸甲地孕酮、醋酸甲羟孕酮，或使用左炔诺孕酮子宫内装置。④进行体重管理和生活方式指导。⑤治疗期间，每 3 ~ 6 个月进行子宫内膜病理学检查评估，可采用诊断性刮宫或宫腔镜下子宫内膜活检，推荐宫腔镜检查评估子宫内膜。⑥治疗 6 ~ 12 个月后，子宫内膜病理学检查评估证实完全缓解者，鼓励妊娠。如暂时无生育要求，应予以孕激素保护子宫内膜。⑦完全缓解患者也应严密随访，每 6 个月进行 1 次子宫内膜活检。⑧建议患者完成生育后进行全子宫 + 双侧输卵管切除 ± 卵巢切除 ± 分期手术。根据术后的危险因素决定后续治疗。⑨如果激素治疗期间病情进展，或治疗 6 ~ 12 个月子宫内膜癌持续存在者，建议手术治疗（全子宫 + 双侧输卵管切除 ± 卵巢切除 ± 淋巴结切除）。根据患者年龄及基因检测结果，评估决定是否保留卵巢和是否需要后续治疗。

（7）子宫内膜癌患者治疗后的随访。

1）随访周期：大多数复发出现在治疗后 3 年内。因此，在治疗结束后的 2 ~ 3 年内，应每 3 ~ 6 个月复查 1 次，之后每半年 1 次，5 年后每年 1 次。

2）随访内容：①询问症状，有无阴道出血、血尿、血便、食欲减退、体重减轻、疼痛、咳嗽、呼吸困难、下肢水肿或腹胀等。②体格检查，每次复查时应特别注意进行全身浅表淋巴结检查和妇科检查。③对无症状患者，不推荐常规进行阴道细胞学检查，特别是短期内接受过近距离阴道放疗后的患者。④ CA125、HE4 检测。⑤影像学检查，可选择 B 超（腹部、盆部）、增强 CT（胸部、腹部、盆部）或 MRI 检查，必要时行全身 PET-CT 检查。

七、参考文献

［1］CHEN W，ZHENG R，BAADE P D，et al. Cancer statistics in China，2015［J］. CA Cancer J Clin，2016，66（2）：115-132.

［2］SIEGEL R L，MILLER K D，JEMAL A. Cancer statistics，2017［J］. CA Cancer J Clin，2017，67：7-30.

［3］DOLL K M，TSENG J，DENSLOW S A，et al. High-grade endometrial cancer：revisiting the impact of tumor size and location on outcomes［J］. Gynecol Oncol，2014，132（1）：44-49.

［4］BENEDETTI PANICI P，BASILE S，SALERNO M G，et al. Secondary analyses from a randomized clinical trial：age as the key prognostic factor in endometrial carcinoma［J］. Am J

Obstet Gynecol, 2014, 210（4）: 363.

［5］BOKHMAN J V. Two pathogenetic types of endometrial carcinoma［J］. Gynecol Oncol, 1983, 15（1）: 10–17.

［6］VAN HEESWIJK M M, LAMBREGTS D M, PALM W M, et al. DWI for assessment of rectal cancer nodes after chemoradiotherapy: is the absence of nodes at DWI proof of a negative nodal status［J］. AJR Am J Roentgenol, 2017, 208（3）: W79–W84.

［7］DEMIR S, PIJNENBORG J M A, BEKKERS R L M. The role of chest computed tomography in the work–up of patients with cervical or endometrial cancer［J］. J Cancer Ther, 2011, 2（4）: 441–447.

［8］FASMER K E, GULATI A, DYBVIK J A, et al. Preoperative 18 F–FDG PET/CT tumor markers outperform MRI–based markers for the prediction of lymph node metastases in primary endometrial cancer［J］. Eur Radiol, 2020, 30（5）: 2443–2453.

［9］PATSNER B, ORR J W Jr, MANN W J Jr. Use of serum CA125 measurement in posttreatment surveillance of early–stage endometrial carcinoma［J］. Am J Obstet Gynecol, 1990, 162（2）: 427–429.

［10］BIGNOTTI E, RAGNOLI M, ZANOTTI L, et al. Diagnostic and prognostic impact of serum HE4 detection in endometrial carcinoma patients［J］. Br J Cancer, 2011, 104（9）: 1418– 1425.

（金爱红）

05

第五章 中西医结合妇科疾病

第一节 子宫内膜异位症

具有生长功能的子宫内膜组织，包括腺体及间质，出现在子宫腔被覆黏膜以外的身体其他部位时，称子宫内膜异位症（endometriosis），简称内异症。异位的子宫内膜虽然可以生长在远离子宫的部位，但绝大部分病变出现在盆腔内生殖器和邻近器官的腹膜面，临床常称盆腔子宫内膜异位症（pelvic endometriosis）。子宫内膜异位症是妇科临床常见的疾病之一，其发病率近年来呈明显升高趋势，此病仅见于生育年龄妇女，发病高峰年龄在30～40岁。本病在人群中的发病率常不清楚，在妇科剖腹手术中，经病理检查确诊的子宫内膜异位症为20%～25%。发病率增高的原因可能与对本病的认识和诊断水平提高有关，但也不排除其发病例数确有增加。

中医古医籍无本病的记载，根据其临床表现，可归属于"痛经""症瘕""月经不调""不孕"等疾病范畴。

一、病因病机

（一）西医学的认识

1. 子宫内膜种植学说

早在1921年Sampson就认为子宫内膜异位症的发生与经血逆流有关，月经期脱落的子宫内膜碎片随经血通过输卵管逆流到盆腔，有生长功能的内膜碎片种植于卵巢和盆腔腹膜，并在此处生长和蔓延，以致形成子宫内膜异位症。子宫过度后屈，子宫颈管狭窄，阴道闭锁，残角子宫等经血潴留患者常并发子宫内膜异位症，也支持这一学说。由于人工流产或剖宫取胚，致使子宫内膜逆流到盆腔或进入切口，并在其中种植发展为子宫内膜异位症，或正常分娩后会阴切口出现的子宫内膜异位症，属医源性。子宫内膜种植学说，在目前已被公认。

2. 淋巴及静脉播散学说

由于子宫内膜种植学说不能解释那些远离盆腔的子宫内膜异位症，有学者在盆腔淋巴管、淋巴结和盆腔静脉中发现子宫内膜组织，提出了淋巴和静脉播散学说，认为肺、手或大腿的皮肤和肌肉，眼睑等处的子宫内膜异位症可能是淋巴和静脉播散的结果，但远离盆腔的子宫内膜异位症临床极为少见。

3. 体腔上皮化生学说

胚胎发育过程中，体腔上皮内陷形成副中肾管，最后形成子宫和输卵管。卵巢表面的生发上皮、盆腔腹膜、脐等均起源于体腔上皮，若长期受经血、卵巢激素或炎症的刺激可以激活化生为子宫内膜样组织，形成子宫内膜异位症。卵巢表面的生发上皮是盆腔子宫内膜异位症中最易累及的部位，用化生学说很易解释，但迄今为止，此学说尚无充分的临床和实验依据。

4. 免疫学说

1980 年 Weed 等报道，异位内膜周围有淋巴细胞、浆细胞浸润，巨噬细胞内含有铁血黄素沉着及不同程度的纤维化，认为内膜异位病灶为异物，激活了机体的免疫系统。此后许多学者从细胞免疫和体液免疫方面探讨了子宫内膜异位症的病因和发病机制。

（1）细胞免疫功能缺陷：①T 淋巴细胞功能缺陷，使异位的子宫内膜碎片不能被消灭（清除）而得以种植。②自然杀伤细胞（NK）功能缺陷，NK 细胞是一群异质性多功能的免疫细胞，其功能特征是不需抗体存在，不需经抗原致敏，即可杀伤某些肿瘤细胞或病毒感染细胞，在体内免疫监护中起重要作用。Oosterlynck 等研究发现子宫内膜异位症患者存在明显 NK 细胞功能缺陷，即 NK 细胞活性降低。

（2）体液免疫功能缺陷：Badawy 用玫瑰花结试验和单克隆抗体免疫株等方法分析，结果子宫内膜异位症患者腹腔积液和周围血中 B 细胞应答反应增强，腹腔液中自身抗体增多。上述研究表明子宫内膜异位症患者体内存在多克隆 B 细胞活化，为自身免疫性疾病的一个重要特点。

5. 遗传因素

1980 年 Simpson 提出子宫内膜异位症一级亲代（女性）中患有同病者明显高于对照组，提示本病与遗传有关，可能为一种多基因遗传。

（二）中医学的认识

1. 气滞血瘀

平素性情抑郁，或恚怒伤肝致肝气郁结，因肝经循少腹，肝经瘀滞，气滞血瘀，可致冲任瘀阻。瘀血内聚，积久成症，故在胞宫胞脉处见症块形成；经前经期冲任、胞脉气血郁滞则加重瘀滞，故见经行腹痛；瘀血阻滞胞脉，两精不得相搏，故而不孕；瘀阻冲任胞宫，新血不得归经，则月经量多或经期延长。

2. 寒凝血瘀

经期、产后血室正开，余血未尽，摄生不慎，感寒饮冷，寒客冲任、胞脉，致寒凝血瘀，瘀阻冲任、胞宫、胞脉，则可见症瘕，痛经，不孕，月经过多或经期延长。

3. 湿热瘀结

经期、产后血室正开，余邪未尽，摄生不慎，湿热之邪乘虚入侵，阻滞气机，或与体内有形之瘀互结为病，致湿热瘀结，湿热瘀阻冲任、胞宫、胞脉，则可见症瘕，痛经，不孕，月经过多或经期延长。

4. 热郁瘀阻

素体阳盛或过食辛燥之品，或五志过极，气郁化火，致邪热内盛，热伏冲任血海，灼烁津血成瘀。瘀阻冲任、胞宫、胞脉，则可见症瘕，痛经，不孕，月经过多、经期延长；积瘀化热，经行之际，血海充盈，瘀热内郁，气血营卫失调，遂致经行发热。

5. 气虚血瘀

饮食劳倦，忧愁思虑损伤脾气，或大病久病失血耗气，气虚运血无力，血行迟滞而成瘀，瘀阻冲任、胞宫、胞脉，则可见癥瘕，痛经，不孕，月经过多或经期延长。

6. 肾虚血瘀

先天肾气不足，胞宫、胞脉气血失调，瘀血内生，或多产、金刃损伤肾气、冲任，致肾精气受损，离经之血聚而成瘀，肾虚血瘀，瘀阻冲任，则可见症瘕，痛经，不孕，月经不调。

二、临床表现

（一）症状

1. 痛经和持续性下腹痛

痛经为子宫内膜异位症的典型症状，主要表现为继发性痛经，进行性加重，中、重度痛经的发生率占50%左右，常影响生活和工作，需服止痛药。疼痛多位于耻区及腰骶部，严重者可放射至阴道、会阴、肛门或大腿，疼痛常于经前1～2日开始，经期第1天最剧，以后逐渐减轻，至月经干净时消失。疼痛的程度与病灶的大小不一定成正比，病变严重者，如较大的子宫内膜异位囊肿可能无明显疼痛或疼痛较轻，而子宫骶韧带等盆腔腹膜上散在的结节病灶可引起剧烈的疼痛。偶有周期性腹痛出现与月经不同步，有于经净后出现明显腹痛的病例。少数病情严重的患者可出现长期持续的下腹疼痛，经期加剧。现认为盆腔子宫内膜异位症可合并许多炎症过程，很可能局部的炎症过程伴有活跃的腹膜病变，从而产生前列腺素、激肽和其他肽类物质引起疼痛和触痛。

2. 月经不调

约有15%的患者可合并月经过多，经期延长，少数患者可出现周期紊乱或点滴出血。

导致月经不调的原因可能是：卵巢的内膜异位病灶直接刺激卵巢间质，影响排卵或黄体功能；常合并子宫腺肌病或子宫肌瘤；病变较严重者常伴盆腔充血。

3. 不孕

子宫内膜异位症患者 50% 左右伴发不孕，原因不明的不孕症中经腹腔镜检查约 1/3 或更多伴有子宫内膜异位症，重症和轻症患者均可发生不孕。重症患者发生不孕的原因可能是盆腔内病变导致子宫与直肠粘连致子宫后位固定，卵巢病变致卵巢与输卵管粘连、扭曲，蠕动减弱，以致影响卵巢的排卵和输卵管的拾卵及受精卵的运行。但盆腔病灶小，粘连不明显的轻症患者伴发不孕可能与下列因素有关：

（1）黄体功能不足：子宫内膜异位症患者卵泡和黄体细胞上的 LH 受体数量较正常妇女为少，以致黄体期黄体分泌不足而影响受孕。

（2）自身免疫反应：内膜异位症患者体内 B 淋巴细胞所产生的抗子宫内膜抗体可干扰早期受精卵的输送和着床，腹腔内巨噬细胞增多亦可吞噬精子和干扰卵细胞的分裂而导致不孕。

4. 性交痛

当病变累及子宫直肠凹陷、子宫骶骨韧带、阴道直肠隔，或子宫后屈粘连固定，性交触动和牵引可引起明显疼痛，经前因盆腔充血，疼痛尤为明显。

5. 其他症状

病变累及肠道、膀胱时可出现排便、排尿疼痛，甚者可发生周期性便血、尿血。剖宫产和会阴切口的内膜异位病灶可在经期出现疼痛或扪及包块，触痛明显，随着病情发展，包块逐渐增大，疼痛亦可加重。

（二）体征

典型的盆腔子宫内膜异位症在盆腔三合诊检查时可发现子宫后位固定，子宫直肠凹陷或子宫骶骨韧带，或子宫后壁下段等部位扪及触痛结节，在子宫一侧或两侧附件处可扪及与子宫、盆壁粘连的不活动包块，多呈囊性，有压痛。宫颈、阴道、会阴切口、腹壁切口的内膜异位病灶，在经前和经期可见紫蓝色小点，或紫蓝色结节、包块，压痛明显。

（三）并发症

卵巢巧克力囊肿破裂是盆腔子宫内膜异位症常见的并发症，囊肿破裂后，巧克力样液体流入腹腔可引起突发性剧烈腹痛，常伴恶心、呕吐和肛门坠胀，疼痛多发生在经期或月经前后。

三、实验室及其他检查

（一）B超波检查

可用于了解卵巢巧克力囊肿的位置、大小、形态。B超显示囊肿壁较厚，与子宫紧贴，囊内容物可为囊性、混合性和实性，以囊性多见，内呈颗粒状细小光点回声。由于B

超探及的内膜异位囊肿声像图无特异性，因此不能依据 B 超确诊。

（二）免疫测定

1. CA125 值测定

CA125 作为一种肿瘤相关抗原对卵巢浆液性囊腺癌的诊断有一定的价值，其敏感性和特异性都较高。有人认为内异症患者 CA125 升高的原因为异位的内膜细胞进入盆腔后，经过体腔生化间变，产生较多 CA125 抗原，且随病灶加重阳性率上升，CA125 值的变化可用于监测本病治疗后的疗效。子宫内膜异位症伴炎症时可增加 CA125 的释放。CA125 在内异症、卵巢癌和盆腔炎性病变中存在着交叉现象，升高值有一定范围的重叠，故临床上不能单独应用 CA125 值将三者予以鉴别。

2. 抗子宫内膜抗体（EMAb）

1982 年 Mathur 用血凝、间接免疫荧光法发现在子宫内膜异位症患者血液、宫颈黏液、阴道分泌物中和子宫内膜处有 EMAb，患者经丹那唑等治疗后 EMAb 浓度明显降低。因此，血清 EMAb 检测可作为一种内异症患者诊断和疗效观察的有效辅助方法。

（三）腹腔镜检查

腹腔镜检查是目前诊断子宫内膜内异症的最可靠的方法，特别是对盆腔检查和 B 超检查未发现明显病灶、临床症状典型的病例，腹腔镜是唯一可以诊断的方法，并能对可疑病灶进行活检以明确诊断。

（四）直接活检

对宫颈、阴道、会阴和腹壁切口的可疑病灶，可直接取活检以明确诊断。

四、诊断及鉴别诊断

（一）诊断依据

（1）生育年龄妇女，有继发性痛经进行性加重或伴有不孕、月经不调、性交痛的病史和症状。

（2）盆腔检查发现子宫后位固定，直肠子宫凹陷或子宫骶骨韧带等处扪及触痛结节，在子宫一侧或两侧附件处可扪及与子宫、盆壁粘连的不活动包块，多呈囊性，有压痛。

（3）B 超提示子宫一侧或两侧囊性或混合性包块，壁厚粗糙，CA125 值增高，结合腹腔镜可确诊。

（二）鉴别诊断

1. 卵巢恶性肿瘤

病情进展快，无痛经，以腹胀为主，晚期可出现持续性下腹疼痛；全身情况较差，可伴有腹腔积液，盆腔检查可扪及包块和结节，但无明显压痛和触痛；B超提示盆腔实质性或混合性包块，边界不清；腹腔镜检查，或腹腔积液、包块穿刺活检，或剖腹探查可鉴别。

2. 盆腔炎性包块

多有急性盆腔炎治疗不彻底或慢性盆腔炎反复发作的病史，腹痛可持续或反复出现，经期加重，抗感染治疗有效。

3. 子宫腺肌病

继发性痛经，进行性加重与内异症相似，程度可能更重。盆腔检查子宫呈均匀性增大，质较硬。若未合并盆腔子宫内膜异位症，附件和子宫韧带无包块或触痛结节。

4. 直肠癌

当子宫内膜异位病灶侵犯直肠、乙状结肠而范围较广时，往往在局部形成硬块，造成部分梗阻，个别情况异位内膜侵及直肠黏膜可引起便血，与直肠癌更难以鉴别。但直肠癌患者便血较频，与月经无关，无痛经，可有体重减轻。肛诊可扪及肿块固定于肠壁，肠腔狭窄，钡盐灌肠或乙状结肠镜检取活检可确诊。

（三）中医分型

1. 气滞血瘀证

少腹症块，推之不移，触痛明显，经前或经期小腹胀痛或刺痛，拒按，经前心烦易怒或乳房胀痛；或婚久不孕，或经行量多、经期延长，经色紫黯，夹块，或经前经期发热；舌质暗红或边有瘀点、瘀斑，脉弦或弦涩。

2. 寒凝血瘀证

少腹症块，推之不移，触痛明显，或经前、经期小腹冷痛或绞痛难忍，拒按，得热则减；痛甚手足厥冷，面色青白，恶心呕吐；或婚久不孕，或月经量少经行不畅，经色紫黯；舌质暗红或边有瘀点、瘀斑，苔白，脉沉紧或沉弦。

3. 湿热瘀结证

少腹症块，推之不移，触痛明显；或经前、经期小腹灼热胀痛不适，拒按；或婚久不孕，或经行量多或经期延长，经色紫红，夹黏液，味臭；或平时白带量多，色黄臭，小腹、腰骶胀痛不适，经前经期加重；舌质偏红，或见瘀点或瘀斑，苔黄厚腻，脉弦滑。

4. 热郁瘀阻证

少腹症块，推之不移，触痛明显，经前或经期小腹灼热胀痛不适，拒按；或经行发热，或婚久不孕；或经行量多或经期延长，经色深红，夹块；舌质偏红，或见瘀点或瘀斑，苔黄，脉弦数或弦涩。

5. 气虚血瘀证

少腹症块，推之不移，触痛明显，经期小腹胀痛，肛门坠胀，排便不畅；伴倦怠乏力，少气懒言，或低热起伏，或婚久不孕；或经行量多，经期延长，经色淡红，夹块；舌质淡暗，苔薄白，脉沉细弦。

6. 肾虚血瘀证

少腹症块，推之不移，触痛明显，经前经期小腹或腰骶胀痛；伴头晕耳鸣，腰酸膝软，或足跟疼痛，夜尿多或小便频数等症；或婚久不孕，或月经不调，经量或多或少，经色紫暗，夹块；舌质偏暗，苔白，脉沉细。

五、治疗

（一）中医治疗

1. 气滞血瘀证

治以行气活血止痛，祛瘀消癥。方药举例：

血府逐瘀汤（《医林改错》）：当归、生地、桃仁、红花、枳壳、赤芍、柴胡、甘草、桔梗、川芎、牛膝，加三棱、莪术、水蛭、丹参。

若瘀久入络，症块不消，加全蝎、䗪虫、鳖甲以软坚散结消癥；月经过多或经期延长，去活血破血之品，酌加失笑散、茜草、益母草、血余炭、生三七化瘀止血；若经行腹痛剧烈，加延胡索、乳香、没药、血竭活血止痛；乳房胀痛明显，加橘核、荔枝核、夏枯草行气散结，活血止痛；婚久不孕因胞脉、胞络不畅，加穿山甲、鸡血藤等活血通络。

2. 寒凝血瘀证

治以温经散寒止痛，祛瘀消癥。方药举例：

少腹逐瘀汤（《医林改错》）：小茴香、干姜、延胡索、没药、当归、川芎、肉桂、赤芍、蒲黄、五灵脂，加山棱、莪术、水蛭、丹参。

若经行腹痛剧烈，加台乌、延胡索、小茴香温经行气止痛；经行不畅，加川牛膝活血通经，引血下行。

3. 湿热瘀结证

治以清热除湿止痛，祛瘀消癥。方药举例：

四妙散（《成方便读》）合失笑散（《和剂局方》）加减：苍术、黄柏、薏苡仁、牛膝、蒲黄、五灵脂，加三棱、莪术、水蛭、丹参。

若月经量多或经期延长，去破血之品，酌加炒贯众、炒地榆、益母草、茜草除湿化瘀止血；小腹疼痛较甚，加金铃子散行气活血止痛；婚久不孕因胞脉、胞络阻塞者，加蒲公英、夏枯草、鸡血藤、穿山甲清热除湿，活血通络。

4. 郁热瘀阻证

治以清热和营，祛瘀消癥。方药举例：

清热调血汤（《古今医鉴》）：丹皮、黄连、生地、白芍、当归、川芎、红花、桃仁、莪术、香附、延胡索。

若经行发热加黄芩、柴胡等解郁散热；大便干结，加大黄、枳实通腑泄热；口苦咽干，烦躁易怒，尿少色黄，加栀子、黄芩清肝泄热；若月经量多，上方去三棱、莪术、水蛭，加茜草、地榆凉血止血。

5. 气虚血瘀证

治以益气活血止痛，祛瘀消癥。方药举例：

举元煎（《景岳全书》）合失笑散加减人参：黄芪、升麻、白术、炙甘草、蒲黄、五灵脂，加三棱、莪术、水蛭、丹参。

若经行小腹疼痛较甚，加延胡索、香附、广木香行气止痛；若经行量多期长，去三棱、莪术、水蛭、丹参，加益母草、生三七、炒蒲黄化瘀止血；纳少、便溏，加淮山药、茯苓、焦山楂健脾止泻。

6. 肾虚血瘀证

治以补肾活血止痛，祛瘀消癥。方药举例：

归肾丸（《景岳全书》）合失笑散加减：熟地、山药、山茱萸、茯苓、当归、枸杞、杜仲、菟丝子，加三棱、莪术、水蛭、丹参。

若腰骶疼痛较甚，加续断、杜仲、狗脊补肾强腰止痛；若畏寒肢冷，小便频多，加仙茅、淫羊藿、肉桂补肾温阳。

（二）西医治疗

西医治疗分非手术疗法和手术疗法，目的在于缓解症状，改善生育功能和防止复发。但具体选用时又当根据患者年龄、症状、病变部位和范围及对生育的要求等不同情况综合考虑。原则上症状和病灶轻微的患者采用非手术疗法，年轻又有生育要求的患者宜选用激素治疗或保守性手术，无生育要求的年轻重症患者可行保留卵巢的手术辅以激素治疗；年龄较大无生育要求的重症患者可行根治性手术。

1. 非手术疗法

（1）随访对症治疗：对症状轻微或无明显症状、体征的轻症患者每3月至半年随访1次；对有生育要求的患者，应积极进行不孕症的各项检查，以促进和指导其尽快受孕，一旦症状体征有所加重，即应酌情治疗；对经期腹痛的患者可予镇痛治疗，临床常选前列腺素合成酶抑制剂，如吲哚美辛、（氟）芬那酸，以及萘普生或甲氧萘丙酸钠等对症止痛治疗。

（2）激素治疗。

1）合成孕激素：①孕激素周期疗法。可选用炔异诺酮、炔诺酮或甲黄体酮（安宫黄体酮）等做周期性的治疗，使异位内膜退化。从月经周期第6天开始用药，每日服上述药物5～10 mg，此法可抑制排卵，疗程当视其疗效而定。②高效孕激素疗法。予口服安宫黄体酮每日 20 ~ 30 mg，连续服用 6 个月，或每两周肌内注射己酸黄体酮 250 mg，共 3 个月，随后每月肌内注射 250 mg，共 3 ~ 6 月。若出现突破性出血，可加用己烯雌酚 0.25 ~ 5 mg，停药后月经多可迅速恢复。用药期间可引起转氨酶升高，停药后可恢复正常。

2）丹那唑：为合成的 17a- 炔孕酮衍生物，具有轻度雄激素作用，适用于轻、中度内异症痛经明显且有生育要求的患者。由于此药能阻断下丘脑促性腺激素释放激素和垂体促性腺激素的合成和释放，直接抑制卵巢甾体激素的合成，以及有可能与靶器官性激素受体结合，导致子宫内膜萎缩，出现短暂闭经，故又称丹那唑治疗为假绝经疗法。

常用剂量为每日 400 mg，分两次服用，从月经第 1 天开始，持续服药 6 个月。一般用药 1 月后症状开始减轻，若症状无改善，可加量至 600 ~ 800 mg，待症状缓解后减量至 200 ~ 400 mg 维持。药物常见的不良反应为体重增加、水肿、乳房缩小、痤疮、多毛、头痛、潮热、性欲减退等，患者一般能够耐受，很少因此而停药。由于该药大部分在肝脏代谢，若肝功能不良者不宜服用。用药期间转氨酶可明显升高，停药后大多可迅速恢复正常。一般停药 4 ~ 6 周月经恢复，有生育要求者，正常行经 2 次后可考虑妊娠，受孕率为 50% ~ 70%。

3）内美通：为 18- 甲基三烯炔诺酮，具有较强的抗孕激素和抗雌激素作用，疗效与丹那唑相似。用法为每次 2.5 mg，每周 2 次。于月经来潮第 1 天开始口服，连服 6 个月为 1 疗程。不良反应有不规则阴道流血，体重增加，痤疮、潮热，肝功能损害等，停药后可消失。

4）雄激素：对本症也有一定的疗效，可能间接地通过其抗雌激素作用直接影响子宫内膜细胞的局部代谢，使异位的内膜细胞软化或退化。一般采用甲睾酮 5 mg 舌下含化，每日 1 次，连服 3 ~ 6 个月，小剂量含服可缓解痛经，但不抑制排卵，若受孕应立即停药。或每日口服甲睾酮 10 mg 或肌内注射丙酸睾酮 25 mg，每周两次。6 ~ 8 周为 1 疗程，两疗程之间至少停用 4 周。此法可引起月经延后，月经过少或闭经，但停药后均可恢复。

5）棉酚：醋酸棉酚 20 mg，每日 2 次口服，20 日后改为 40 mg，每周 2 次，待症状初步缓解后改为 20 mg，每周 2 次，症状明显缓解或闭经后改为 20 mg，每周 1 次，维持半年。服药期间应注意补钾以防止低钾反应。

6）促性腺激素释放激素激动剂：为人工合成 9 肽类化合物，其作用与促性腺激素释放激素相同，能促进释放 LH 和 FSH，但 GnRHa 对垂体有双向作用，大量持续应用，可使垂体细胞产生降调作用，即垂体细胞受体被占满而无法合成和释放 FSH、LH，从而导致卵巢分泌的性激素水平下降，出现暂时性绝经。不良反应为潮热、阴道干涩等，用药不宜超过 6 个月。因药源困难，价格昂贵，临床少用。

2. 手术治疗

手术是治疗子宫内膜异位症的主要手段，根据手术范围的不同可分为保守性手术、半根治性手术和根治性手术。

（1）保守性手术：目的是切除病灶，保存和改善生育功能。适用于年轻有生育要求的患者，特别是应用药物治疗无效者。可采用剖腹手术，或腹腔镜下激光烧灼、电凝切除和破坏病灶，分离粘连，保留子宫、双侧或一侧附件。术后妊娠率为70%左右，但有复发可能。

（2）半根治手术（保留卵巢功能手术）：去除病灶，切除子宫，保留一侧或双侧附件，适用于45岁以下，无生育要求且症状、病变较重的患者。术后仍有20%左右的复发率。

（3）根治性手术：即切除子宫、双附件，若盆腔粘连严重，手术困难者，可只切除双附件，盆腔内残留病灶可自行萎缩、退化至消失。适用于45岁以上，症状、病变较严重的患者。但手术后可出现绝经后症状，严重者需要治疗。

（刘丹丹）

第二节　异位妊娠

异位妊娠（ectopic pregnancy）指受精卵在子宫体腔以外着床，刺激成宫外孕。根据受精卵在子宫体腔外种植部位的不同而分为：输卵管妊娠、卵巢妊娠、腹腔妊娠、阔韧带妊娠、宫颈妊娠及子宫残角妊娠。

异位妊娠是妇产科常见的急腹症，发病率为2%，是孕产妇死亡的原因之一。近年来，由于对异位妊娠的更早诊断和处理，患者的存活率和生育保留能力明显提高。输卵管妊娠最为多见，约占异位妊娠的95%。其中发生部位以壶腹部最多见，约占78%，其次为峡部、伞部，间质部较少见。故本节主要介绍输卵管妊娠。

中医学历代古籍中均未见异位妊娠的病名记载，但其临床表现，于"妊娠腹痛""胎动不安""怪胎"等疾病中有所散见。

一、病因

（一）西医病因

1. 输卵管炎症

输卵管炎症是输卵管妊娠的主要病因，可分为输卵管黏膜炎和输卵管周围炎。输卵管黏膜炎可引起黏膜粘连，管腔变窄、阻塞，或使黏膜纤毛功能受损，从而导致受精卵在输卵管内运行受阻；输卵管周围炎病变主要在输卵管浆膜层或浆肌层，常造成输卵管周围粘连，输卵管扭曲，管腔狭窄，蠕动减弱，影响受精卵运行。淋病奈瑟菌及沙眼衣原体所致的输卵管炎常累及黏膜，而流产和分娩后感染往往引起输卵管周围炎。

2. 输卵管妊娠史或手术史

曾有输卵管妊娠史，不管是经过保守治疗后自然吸收，还是接受输卵管保守手术，再次妊娠复发的概率达 10%。输卵管绝育史及手术史，输卵管妊娠的发生率为 10% ~ 20%。尤其是腹腔镜下电凝输卵管及硅胶环套术绝育，可因输卵管瘘管或再通，均有输卵管妊娠的可能。曾因不孕接受输卵管粘连分离术、输卵管成形术者，再次妊娠时输卵管妊娠的可能性亦增加。

3. 输卵管发育不良或功能异常

输卵管发育异常如输卵管过长、肌层发育不良、黏膜纤毛缺如、双管输卵管、额外伞部等，均可成为输卵管妊娠的原因。此外，精神因素可引起输卵管痉挛和蠕动异常，干扰受精卵运送。

4. 辅助生殖技术

近年由于辅助生殖技术的应用，输卵管妊娠发生率增加，既往少见的异位妊娠，如卵巢妊娠、宫颈妊娠、腹腔妊娠的发生率增加。

5. 避孕失败

包括宫内节育器避孕失败、口服紧急避孕药失败，发生异位妊娠的机会较大。

6. 其他

子宫肌瘤或卵巢肿瘤压迫输卵管，影响输卵管宫腔畅通，使受精卵运行受阻。输卵管子宫内膜异位可增加受精卵着床于输卵管的可能性。

（二）中医病因

中医学对本病的发病机制认识，现尚在探讨之中，根据临床症状审症求因，以及中西医结合治疗经验的佐证，本病大多是宿有少腹瘀滞，冲任胞脉不畅，或先天肾气不足所致，总属少腹瘀血证。输卵管妊娠未破裂型或包块型属癥证；已破裂型则属少腹蓄血证，内出血多，危及生命时可出现气血暴脱，阴阳离决危候。

二、病理

1. 输卵管妊娠的变化与结局

输卵管管腔狭小、管壁薄且缺乏黏膜下组织，其肌层远不如子宫肌壁厚与坚韧，妊娠时又不能形成完好的蜕膜，不能适应胚胎的生长发育，因此，当输卵管妊娠发展到一定时期，将发生以下结局：

（1）输卵管妊娠流产：多见于输卵管壶腹部妊娠，发病多在妊娠 8 ~ 12 周。受精卵种植在输卵管黏膜皱襞内，由于输卵管妊娠时管壁蜕膜形成不完整，发育中的囊胚常向管腔突出，终于突破包膜而出血，囊胚可与管壁分离，若整个囊胚剥离落入管腔并经输卵管逆蠕动经伞端排出到腹腔，形成输卵管完全流产，出血一般不多。若囊胚剥离不完整，妊娠产物部分排出到腹腔，部分尚附着于输卵管壁，形成输卵管不全流产，滋养细胞继续侵蚀输卵管壁，导致反复出血，形成输卵管血肿或输卵管周围血肿。由于输卵管肌壁薄，收缩力差，不易止血，血液不断流出，积聚在直肠子宫陷窝形成盆腔血肿，量多时甚至流入腹腔。

（2）输卵管妊娠破裂：输卵管间质部妊娠虽少见，但后果严重。其结局几乎全为输卵管妊娠破裂。输卵管间质部为通入子宫角的肌壁内部分，管腔周围肌层较厚，因此可以维持妊娠到4个月左右才发生破裂。由于此处血运丰富，其破裂犹如子宫破裂，症状极为严重，往往在短时期内发生大量的腹腔内出血。

输卵管妊娠流产或破裂，有时内出血停止，病情稳定，时间久，胚胎死亡或吸收。但长期反复的内出血所形成的盆腔血肿若不消散，血肿机化变硬并与周围组织粘连，临床上称为陈旧性宫外孕。

（3）继发性腹腔妊娠：不论输卵管妊娠流产或破裂，一般囊胚从输卵管排出到腹腔内或阔韧带内，多数死亡，不会再生长发育，但偶尔也有存活者，若存活胚胎的绒毛组织仍附着于原位或排至腹腔后重新种植而获得营养，可继续生长发育形成继发性腹腔妊娠。若破裂口在阔韧带内，可发展为阔韧带妊娠。

2. 子宫的变化

输卵管妊娠和正常妊娠一样，滋养细胞产生的HCG维持黄体生长，使甾体激素分泌增加。因此，月经停止来潮。子宫增大变软，子宫内膜出现蜕膜反应。输卵管间质部妊娠若胚胎死亡，滋养细胞活力消失，蜕膜自宫壁剥离而发生阴道流血。有时蜕膜可完整剥离，随阴道流血排出三角形蜕膜管型；有时则呈碎片排出。排出的组织见不到绒毛，组织学检查无滋养细胞。子宫内膜的形态学改变呈多样性，除内膜呈蜕膜改变外，若胚胎死亡已久，内膜可呈增生期改变，有时可见Arias-Slella（A-S）反应，镜检见内膜腺体上皮细胞增生，内膜腺体细胞增大，细胞边界不清，腺细胞排列成团，突入腺腔，细胞极性消失，细胞核肥大、深染，胞质有空泡。这种子宫内膜过度增生和分泌的反应可能为甾体激素过度刺激所引起，虽对诊断有一定价值，但并非输卵管妊娠时所特有。此外，胚胎死亡后，部分深入肌层的绒毛仍存活，黄体退化迟缓，内膜仍可呈分泌反应。

三、诊断

（一）临床表现

输卵管妊娠的临床表现与受精卵着床部位、有无流产或破裂以及出血量多少和时间长短等有关。在输卵管妊娠早期，若尚未发生流产或破裂，常无特殊的临床表现，其过程与早孕或先兆流产相似。其典型症状为停经后腹痛与阴道流血。

1. 停经

多有6～8周的停经史，但输卵管间质部妊娠停经时间较长。还有20%～30%患者无停经史，把异位妊娠的不规则阴道流血误认为月经，或由于月经过期仅数日而不认为是停经。

2. 腹痛

腹痛是输卵管妊娠患者的主要症状，占95%。输卵管妊娠发生流产或破裂之前，由于胚胎在输卵管内逐渐增大，常表现为一侧耻区隐痛或酸胀感。当发生输卵管妊娠流产或破裂时，突感一侧耻区撕裂样疼痛，常伴有恶心、呕吐。若血液局限于病变区，主要表现为耻区疼痛，当血液积聚于直肠子宫陷凹时，可出现肛门坠胀感。随着血液由耻区流向全腹，疼痛可由耻区向全腹扩散，血液刺激膈肌，可引起肩胛部放射性疼痛及胸部疼痛。

3. 阴道流血

占60%～80%。胚胎死亡后，常有不规则阴道流血，色暗红或深褐，量少呈点滴状，一般不超过月经量，少数患者阴道流血量较多，类似月经。阴道流血可伴有蜕膜管型或蜕膜碎片排出，是子宫蜕膜剥离所致。阴道流血常在病灶去除后方能停止。

4. 晕厥与休克

由于腹腔内出血及剧烈腹痛，轻者出现晕厥，严重者出现失血性休克。出血量越多越快，症状出现越迅速越严重，但与阴道流血量不成正比。

5. 腹部包块

输卵管妊娠流产或破裂时所形成的血肿时间较久者，由于血液凝固并与周围组织或器官（如子宫、输卵管、卵巢、肠管或大网膜等）发生粘连形成包块，包块较大或位置较高者，腹部可扪及。

（二）体征

1. 一般情况

当腹腔出血不多时，血压可代偿性轻度升高；当腹腔出血较多时，可出现面色苍白、脉搏快而细弱、心率增快和血压下降等休克表现。通常体温正常，休克时体温略低，腹腔内血液吸收时体温略升高，但不超过38℃。

2. 腹部检查

下腹有明显压痛及反跳痛，尤以患侧为著，但腹肌轻微紧张。出血较多时，叩诊有移动性浊音。有些患者下腹可触及包块，若反复出血并积聚，包块可不断增大变硬。

3. 盆腔检查

阴道内常有来自宫腔的少许血液。输卵管妊娠未发生流产或破裂者，除子宫略大较软外，仔细检查可触及胀大的输卵管及轻度压痛。输卵管妊娠流产或破裂者，阴道后穹隆饱满，有触痛。将宫颈轻轻上抬或向左右摆动时引起剧烈疼痛，呈宫颈举痛或摇摆痛，此为输卵管妊娠的主要体征之一，是因为加重对腹膜的刺激所致。内出血多时，检查子宫有漂浮感。子宫一侧或其后方可触及肿块，其大小、形状、质地常有变化，边界多不清楚，触痛明显。病变持久时，肿块机化变硬，边界亦渐清晰。输卵管间质部妊娠时，子宫大小与停经月份基本符合，但子宫不对称，一侧角部突出，破裂所致的征象与子宫破裂极为相似。

（三）辅助检查

输卵管妊娠未发生流产或破裂时，临床表现不明显，诊断较为困难，需采用辅助检查方能确诊。

1. hCG 测定

尿或血 hCG 测定对早期诊断异位妊娠至关重要。异位妊娠时，患者体内 hCG 较宫内妊娠低。连续测定血 hCG，若倍增时间大于 7 日，异位妊娠可能性极大；倍增时间小于 1.4 天，异位妊娠可能性极小。

2. 黄体酮测定

血清黄体酮的测定对判断正常妊娠胚胎的发育情况有帮助。输卵管妊娠时，血清黄体酮水平偏低，多数在 10 ~ 25 ng/mL。如果血清黄体酮值大于 25 ng/mL，异位妊娠概率小于 1.5%，如果其值小于 5 ng/mL，应考虑宫内妊娠流产或异位妊娠。

3. B 超诊断

对异位妊娠的诊断必不可少，还有助于明确异位妊娠的部位和大小。阴道超声检查较腹部超声检查准确性高。异位妊娠的声像特点：宫腔内未探及妊娠囊，若宫旁探及异常低回声区，且见胚芽及原始心管搏动，可确诊异位妊娠；若宫旁探及混合回声区，子宫直肠窝有游离暗区，虽未见胚芽及胎心搏动，也应高度怀疑异位妊娠。由于子宫内有时可见到假妊娠囊，应注意鉴别，以免误诊为宫内妊娠。

4. 腹腔镜检查

腹腔镜检查是异位妊娠诊断的金标准，而且可以在确诊的同时行镜下手术治疗。但有 3% ~ 4% 的患者因妊娠囊过小而被漏诊，也可能因输卵管扩张和颜色改变而误诊为异位妊娠，应予注意。

5. 阴道后穹隆穿刺

阴道后穹隆穿刺是一种简单可靠的诊断方法，适用于疑有腹腔内出血的患者。腹腔内出血最易积聚于直肠子宫陷凹，即使出血量不多，也能经阴道后穹隆穿刺抽出血液。抽出暗红色不凝血，说明有血腹症存在。陈旧性宫外孕时，可抽出小块或不凝固的陈旧血液。当无内出血、内出血量很少、血肿位置较高或直肠子宫陷凹有粘连时，可能抽不出血液，因此阴道后穹隆穿刺阴性不能排除输卵管妊娠。

6. 诊断性刮宫

较少应用，适用于不能存活宫内妊娠的鉴别诊断和超声检查不能确定妊娠部位者。将宫腔排出物或刮出物送病理检查，切片中见到绒毛，可诊断为宫内妊娠；仅见蜕膜未见绒毛，有助于诊断异位妊娠。

四、鉴别诊断

输卵管妊娠应与流产、急性输卵管炎、急性阑尾炎、黄体破裂及卵巢肿瘤蒂扭转鉴别。详见表5-1。

表5-1 异位妊娠的鉴别诊断

	输卵管妊娠	流产	急性输卵管炎	急性阑尾炎	黄体破裂	卵巢肿瘤蒂扭转
停经	多有	有	无	无	多无	无
腹痛	突然撕裂样剧痛，自下腹一侧开始向全腹扩散	下腹中央阵发性坠痛	两下腹持续性疼痛	持续性疼痛，从上腹开始经脐周转至右下腹	下腹一侧突发性疼痛	下腹一侧突发性疼痛
阴道流血	量少，暗红色，可有蜕膜管型排出	开始量少，后增多，鲜红色，有小血块或绒毛排出	无	无	无或有如月经量	无
休克	程度与外出血不成正比	程度与外出血成正比	无	无	无或有轻度休克	无
体温	正常，有时低热	正常	升高	升高	正常或稍高	稍高
盆腔检查	宫颈举痛，直肠子宫陷凹有肿块	无宫颈举痛，宫口稍开，子宫增大变软	举宫颈两侧下腹疼痛	无肿块触及，直肠指检右侧高位压痛	无肿块触及，一侧附件压痛	宫颈举痛，卵巢肿块边缘清晰，蒂部触痛明显
白细胞计数	正常或稍高	正常	升高	升高	正常或稍高	稍高
血红蛋白	下降	正常或稍低	正常	正常	下降	正常
阴道后穹隆穿刺	可抽出不凝血	阴性	可抽出渗出液或脓液	阴性	可抽出血液	阴性
hCG检测	多为阳性	多为阳性	阴性	阴性	阴性	阴性
B超	一侧附件低回声区，其内有妊娠囊	宫内可见妊娠囊	两侧附件低回声区	子宫附件区无异常回声	一侧附件低回声区	一侧附件低回声区，边缘清晰，有条索状蒂

五、治疗

异位妊娠的治疗包括手术治疗和药物治疗。

1. 手术治疗

手术方式有二：一是切除患侧输卵管；二是保留患侧输卵管手术，即保守性手术。

（1）输卵管切除术：输卵管妊娠一般采用输卵管切除术，尤其适用于内出血并发休克的急症患者。对这种急症患者应在积极纠正休克的同时，迅速打开腹腔，提出病变输卵管，用卵圆钳钳夹出血部位，暂时控制出血，并加快输血、输液，待血压上升后继续手术切除输卵管，并酌情处理对侧输卵管。

输卵管同质部妊娠，应争取在破裂前手术，以避免可能威胁生命的出血。手术应作子宫角部楔形切除及患侧输卵管切除，必要时切除子宫。

自体输血是抢救严重内出血伴休克的有效措施之一，尤其在缺乏血源的情况下更重要。回收腹腔内血液应符合以下条件：妊娠 < 12 周、胎膜未破、出血时间 < 24 小时、血液未受污染、镜下红细胞破坏率 < 30%。每 100 mL 血液加入 3.8% 枸橼酸钠 10 mL 抗凝，经 6 ~ 8 层纱布或经 20 μm 微孔过滤器过滤，方可输回体内。自体输血 400 mL 应补充 10% 葡萄糖酸钙 10 mL。

（2）保守性手术：适用于有生育要求的年轻妇女，特别是对侧输卵管已切除或有明显病变者。近年来由于诊断技术的提高，输卵管妊娠在流产或破裂前确诊者增多，因此采用保守性手术较以往明显增多。根据受精卵着床部位及输卵管病变情况选择术式，若为伞部妊娠可行挤压将妊娠产物挤出；壶腹部妊娠行切开输卵管取出胚胎再缝合；峡部妊娠行病变节段切除及端蛸吻合。手术若采用显微外科技术可提高以后的妊娠率。保守性手术除开腹进行外，尚可经腹腔镜进行手术。

2. 药物治疗

（1）化学药物治疗：主要适用于早期异位妊娠，要求保留生育能力的年轻患者。符合下列条件可采用此法：①无药物治疗的禁忌证；②输卵管妊娠未发生破裂；③妊娠囊直径 ≤ 4 cm；④血 hCG < 2000 IU/L；⑤无明显内出血。主要禁忌证为：哺乳；有症状的或实验室证据表明有免疫缺陷疾病；酗酒、乙醇性肝脏疾病或其他的慢性肝脏疾病；先前存在的血液病，例如骨髓发育不全、白细胞减少症、血小板减少症或明显的贫血；已知的对氨甲蝶呤过敏；活动期肺部疾患；消化性溃疡；肝脏、肾脏或凝血功能障碍；孕囊 > 3.5 cm 伴有胎心搏动；异位妊娠破裂。常用药物为氨甲蝶呤 50 mg/m^2，肌内注射，给药后 4 ~ 7 天血 β-hCG 下降小于 15%，可重复给药。血 β-HCG 降至正常，平均 35 天，注意监测血常规及 B 超。近年来，有学者将米非司酮用于异位妊娠的保守治疗，目前尚无定论。

（2）中医治疗：本病系血瘀内停少腹、气血阻滞所致少腹血瘀实证。治疗时将本病分为未破损期和已破损期，已破损期又分为休克型、不稳定型和包块型。治疗原则以活血、化瘀、消癥为主。

1）未破损期。

组成：赤芍、丹参、桃仁、三棱、莪术（宫外孕Ⅱ号方）。

功效：活血化瘀，消癥杀胚。

2）已破损期（休克型）。

组成：人参、附子、麦冬、五味子、丹参、赤芍、桃仁。

功效：回阳救脱，活血化瘀。

3）已破损期（不稳定型）。

组成：人参、附子、麦冬、五味子、丹参、赤芍、桃仁、黄芪、党参、丹参。

功效：活血祛瘀，佐以益气。

4）已破损期（包块型）。

组成：赤芍、丹参、桃仁、三棱、莪术。

功效：破瘀消癥。

（刘丹丹）

❀ 卵巢子宫内膜异位囊肿

一、病历摘要

姓名：×××　　性别：女　　年龄：38 岁

过敏史：无药物、食物及其他过敏史。

主诉：发现卵巢肿瘤 3 年，彩超提示肿瘤增大 1 天。

现病史：患者平素月经基本规律，周期 25 ~ 26 天，经期 5 ~ 6 天，经量中等，偶伴腹痛，白带量多，偶有阴痒。LMP 2021-09-26。患者诉 3 年前彩超发现左侧卵巢囊肿，直径约 2 cm，1 年前复查彩超发现双侧卵巢囊肿，近期患者自觉腰痛，偶有腹胀，昨日就诊于妇科门诊，行阴道彩超示：子宫后方囊实性团块（囊腺瘤？子宫左后方可见大小约 65 mm×51 mm、40 mm×42 mm；46 mm×32 mm 囊实性团块，壁较厚，前者内可见粗细不均的分隔，呈蜂窝状，后者内充满细密光点。子宫右后方可见大小约 82 mm×46 mm 囊实性团块，可见粗细不均的分隔，暗区内可见沉积性细密光点。宫颈处可见大小约 6.5 mm×6.2 mm 的异常暗区，壁薄，透声好，后方回声稍增强。双侧卵巢显示欠清），宫颈囊肿。卵巢肿瘤均较前明显增大，建议手术治疗，今日由门诊以"卵巢囊肿"收入院。

入院症见：腰痛，无明显腹胀、腹痛，无阴道流血，无头晕、头痛，无恶心、呕吐，无心慌、胸闷，纳眠可，二便正常。

二、查体

体格检查：T 36.2℃，P 74 次 / 分，R 19 次 / 分，BP 101/70 mmHg。神志清，发育正常，营养一般，表情正常，对答切题，查体合作，精神可；皮肤弹性良好，皮肤无异常，皮肤黏膜色泽无异常。无瘀血、瘀斑。全身未触及浅表淋巴结肿大；头发色黑浓密，头颅大小正常，无畸形，头颅无压痛，头颅无肿块。眼睑无异常。双侧眼球无异常，双侧结膜无充血，巩膜无黄染，双侧角膜透明，双瞳孔等圆等大，对光反射正常。双侧耳郭无异常，双侧外耳道无分泌物，双侧粗突无压痛，双侧粗测耳听力无异常。鼻翼无煽动，双侧鼻腔无异常，双侧鼻窦无压痛。口唇红润，牙龈无出血及溢脓，伸舌居中。口腔黏膜无溃疡，咽部无充血；颈软，无抵抗感。双侧颈动脉无异常搏动，双侧颈静脉无怒张，气管居中，甲状腺无肿大，未闻及血管杂音。胸廓对称无畸形，双侧呼吸动度正常。双侧语颤对称，双侧无胸膜摩擦感。双肺叩诊清音，双肺听诊呼吸音清，未闻及干湿性啰音。心音正常，心界无扩大，心率 74 次 / 分，律齐心音有力，各瓣膜听诊区未闻及病理性杂音。腹部平软，腹壁无静脉曲张，未见胃肠型蠕动波。腹部平软，腹壁无压痛，无反跳痛。腹部未触及包块，肝脾肋下未触及，墨菲征阴性，麦氏点压痛阴性，移动性浊音阴性。肠鸣音正常，5 次 / 分。无血管杂音及气过水声。双下肢未见静脉曲张，无水肿，生理反射存在，病理反射未引出。

妇科检查：外阴正常，阴道畅，宫颈肥大，中度柱状上皮细胞异位，宫体前位，正常大小，质软，无明显压痛，活动度可，左侧附件区触及大小约 8 cm×6 cm 囊性包块，轻压痛，活动尚可，右侧附件区触及直径约 8 cm 囊性包块，轻压痛，活动尚可。

辅助检查：2021-10-13 阴道彩超显示子宫后方囊实性团块（囊腺瘤？子宫左后方可见大小约 65 mm×51 mm、40 mm×42 mm；46 mm×32 mm 囊实性团块，壁较厚，前者内可见粗细不均的分隔，呈蜂窝状，后者内充满细密光点。子宫右后方可见大小约 82 mm×46 mm 囊实性团块，可见粗细不均的分隔，暗区内可见沉积性细密光点。宫颈处可见大小约 6.5 mm×6.2 mm 的异常暗区，壁薄，透声好，后方回声稍增强。双侧卵巢显示欠清），宫颈囊肿。血常规示：WBC $4.75×10^9$/L，N% 54.2%，Hb 126 g/L，PLT $238×10^9$/L。超高倍女性分泌物示：pH 值 5.6，清洁度Ⅲ，杂菌 +，线索细胞 –，滴虫 –，霉菌孢子 –，霉菌菌丝 –。生化：谷丙转氨酶 10 U/L；谷草转氨酶 16 U/L；白蛋白 42.7 g/L；间接胆红素 7.5 μmol/L；尿素 4.31 mmol/L；肌酐（酶法）58.9 μmol/L；尿酸 267 μmol/L；血糖 4.67 mmol/L；总胆固醇 3.81 mmol/L；甘油三酯 0.39 mmol/L；脂蛋白（a）355.2 mg/L；二氧化碳结合力 21 mmol/L，余均正常。女性肿瘤标志物：癌胚抗原 0.84 ng/mL；甲胎蛋白 1.07 g/mL；铁蛋白 20.10 ng/mL；CA125 25.30 U/mL；CA153 11.40 U/mL；CA199 8.38 U/mL；CA724 5.94 U/mL；非小细胞肺癌相关抗原 1.24 ng/mL；神经元特异性烯醇化酶 16.00 ng/mL。传染病八项：乙型肝炎表面抗原定量 < 0.05 Iu/mL；乙型肝炎表面抗体定量 > 1000 mIU/mL；乙型肝炎 e 抗原定量 0.01 COI；乙型肝炎 e 抗体定量 50.84 INH％；乙型肝炎核心抗体定量 10.67 COI；丙肝抗体 0.02 COI；梅毒抗体 0.02 COI；艾滋病毒抗体 0.05 COI。

2021-10-15 胸部 CT 示：右肺中叶慢性炎症或纤维灶，肺结节灶；肺野密度降低，建议随访。

三、诊断

1. 初步诊断

中医诊断：癥瘕，气滞血瘀证。

西医诊断：卵巢肿瘤。

2. 鉴别诊断

与浆膜下子宫肌瘤相鉴别：浆膜下子宫肌瘤与子宫相连，检查时随宫体及宫颈移动，超声检查可协助鉴别。

3. 最终诊断

中医诊断：癥瘕，气滞血瘀证。

西医诊断：双侧卵巢子宫内膜异位囊肿；盆腔粘连。

四、诊疗经过

入院后完善相关检查，排除手术禁忌证后，于 2021-10-18 14：00 在静吸复合麻醉下行腹腔镜下双侧卵巢囊肿剥除 + 盆腔粘连松解术。术中快速病理提示：（左侧卵巢囊肿）良性囊肿，具体待石蜡；（右侧卵巢囊肿）良性囊肿，具体待石蜡。术后予抗炎、补液、双下肢气压治疗等治疗。予氨甲环酸、酚磺乙胺止血。术后患者胃痛、反酸，予注射用泮托拉唑钠以抑酸，保护胃黏膜，予中药八珍汤合半夏泻心汤加减水煎服，日一剂以健脾和胃，消痞除胀，予胃灵合剂 10 mL、饭前口服、日三次以制酸止痛等对症处理。术后病理：冰冻常规：（左侧卵巢囊肿）子宫内膜异位囊肿，并见黄体形成；（右侧卵巢囊肿）子宫内膜异位囊肿。予醋酸戈舍瑞林缓释植入剂 10.8 mg ih 预防子宫内膜异位症复发。

五、出院情况

患者术后第 9 天，少许阴道流血，无发热，无腹痛，无恶心、呕吐，大小便正常。查体：T 36.4℃，心肺听诊未闻及明显异常，腹软，无压痛，反跳痛，腹部切口敷料清洁固定，无渗液，无渗血，四肢活动自如。今日查房，患者要求出院，嘱患者一月复查雌激素+ 肝功能，加强营养，高蛋白饮食，注意补钙，适度活动。

六、讨论

本例患者根据妇科彩超，双侧卵巢囊肿均达到手术指征，术后病理提示双侧卵巢子宫内膜异位囊肿。手术剥除卵巢子宫内膜异位囊肿后，对患者的持续管理尤为重要，该患者无生育要求，术后长期管理包括药物治疗、定期随访及健康教育等，在过程中要尤其注意药物不良反应的管理及治疗。目前 GnRHa 仍然是内异症药物治疗的"金标准"，本例患者术后予醋酸戈舍瑞林缓释植入剂 10.8 mg ih 预防子宫内膜异位症复发。但应注意复查雌激素、肝功，以防雌激素过低造成心烦易怒、烘热汗出、骨质疏松、阴道干涩、睡眠障碍等围绝经期症状，及时进行反向添加，嘱患者补钙、加强营养、保持情绪舒畅，使患者收到最大获益。

（刘丹丹）

异位妊娠 1

一、病历摘要

姓名：×××　　性别：女　　年龄：36 岁

过敏史：无药物、食物及其他过敏史。

主诉：停经 46 天，不规则阴道流血半月。

现病史：患者平素月经规律，经期 3 ～ 5 天，周期 30 天，LMP 2021-06-01。现停经 46 天，半月前出现阴道不规则流血，量少，一直自以为月经异常，未检查。3 天前夜间出现腹痛，较重，夜间疼醒。后至当地医院检查彩超，未见明显异常。于昨日又到医院抽血查 hCG，今日出结果后证实怀孕（未见报告单），遂来我院进一步检查，复查彩超示：左侧附件区不均质回声团块（37 mm×21 mm 大小，宫外孕待排），左侧附件区管样暗区（36 mm×9.3 mm，考虑输卵管积液），子宫直肠陷窝积液，最深约 20 mm。门诊遂以"异位妊娠"收入院。入院症见：停经 46 天，仍有阴道少量流血，色红，小腹无明显坠胀疼痛感，无肛门下坠感，无头晕，无乏力，纳眠可，二便调。

二、查体

体格检查：T 36.2℃，P 77 次 / 分，R 17 次 / 分，BP 104/64 mmHg。神志清，发育正常，营养良好，表情正常，对答切题，查体合作，精神一般；皮肤弹性良好，皮肤无异常，皮肤黏膜色泽无异常。无瘀血、瘀斑。全身未触及浅表淋巴结肿大；头发色黑浓密，头颅大小正常，无畸形，头颅无压痛，头颅无肿块。眼睑无异常。双侧眼球无异常，双侧结膜无苍白，巩膜无黄染，双侧角膜透明，双瞳孔等圆等大，对光反射正常。双侧耳郭无异常，双侧外耳道无分泌物，双侧乳突无压痛，双侧粗测耳听力无异常。鼻翼无煽动，双侧鼻腔无异常，双侧鼻窦无压痛。口唇无苍白，牙龈无出血及溢脓，伸舌居中。口腔黏膜无溃疡，咽部无充血；颈软，无抵抗感。双侧颈动脉无异常搏动，双侧颈静脉无怒张，气管居中，甲状腺无肿大，未闻及血管杂音。胸廓对称无畸形，双侧呼吸动度正常。双侧语颤对称，双侧无胸膜摩擦感。双肺叩诊清音，双肺听诊呼吸音清，未闻及干湿性啰音。心音正常，心界无扩大，心率 77 次 / 分，律齐心音有力，各瓣膜听诊区未闻及病理性杂音。腹部平软，腹壁无静脉曲张，未见胃肠型蠕动波。上腹部无压痛，下腹部轻压痛，无反跳痛。腹部未触及包块，肝脾肋下未触及，墨菲征阴性，麦氏点压痛阴性，移动性浊音阴性。肠鸣音正常，5 次 / 分。无血管杂音及气过水声。双下肢未见静脉曲张，无水肿，生理反射存在，病理反射未引出。

辅助检查：

2021-07-16 血常规 Hb 125 g/L，白细胞 7.13×10^9/L。彩超：左侧附件区不均质回声团块（37 mm × 21 mm 大小，宫外孕待排），左侧附件区管样暗区（36 mm × 9.3 mm，考虑输卵管积液），子宫直肠陷窝积液，最深约 20 mm。血 hCG：976.20 mIU/mL。

三、诊断

1. 初步诊断

中医诊断：异位妊娠，胎元阻络。

西医诊断：左侧输卵管壶腹部妊娠。

2. 鉴别诊断

（1）中医鉴别诊断。

堕胎：有停经史，出血量或多或少，有血块或绒毛排出，妇科检查宫体增大有压痛，双附件无压痛及包块，B 超检查宫内可见妊娠囊而双附件正常。

（2）西医鉴别诊断。

宫内妊娠流产：多有停经史及下腹痛，阴道流血症状。但当胚胎排净后腹痛、阴道流血逐渐消失，排出物或刮出的宫腔内容物，可见绒毛及蜕膜组织。

3. 最终诊断

中医诊断：异位妊娠，胎元阻络。

西医诊断：左侧输卵管壶腹部妊娠。

四、诊疗经过

入院后完善相关检查，排除手术禁忌，于 2021-07-17 在静吸复合麻醉下行腹腔镜下左侧输卵管切除术，术中见：盆腔内暗红色积血约 300 mL，子宫居中，饱满，正常大小，左侧输卵管壶腹部至伞端增粗约 4 cm×3 cm×2 cm，呈紫蓝色，表面未见明显破口，左侧卵巢及右侧输卵管及卵巢镜下未见明显异常。手术顺利，术中血压、呼吸平稳，术毕标本家属过目送病理。术后给予补液、抗生素、止血等治疗。予双下肢气压泵治疗 bid 预防血栓形成。辨证给予口服中药八珍汤加减以健脾益气，祛湿化痰。2021-07-21 病理回示：（左侧输卵管）输卵管慢性炎，表面局部血管扩张、充血，另于血块中查见绒毛组织。07-22 血 hCG 39.70 mIU/mL。

五、出院情况

患者术后第 5 天，精神可，纳眠可，二便调，未诉特殊不适，阴道仍有流血，量少，色暗。查体：生命体征平稳，心肺听诊未闻及明显异常，腹软，腹部切口敷料清洁固定，今日予以换药，见刀口愈合良好，无红肿、硬结，无渗血、渗液。今日复查血 hCG 39.70 mIU/mL。

六、讨论

育龄期妇女有停经史，有阴道不规则流血病史，首先要鉴别是月经病还是妊娠病，若是妊娠，要注意鉴别是异位妊娠还是宫内妊娠流产。异位妊娠药物治疗的适应证为：①无药物治疗的禁忌证；②输卵管妊娠未发生破裂；③妊娠囊直径 < 4 cm；④血 hCG < 2000 U/L；⑤无明显内出血。此患者血 hCG：976.20 mIU/mL，彩超提示左侧附件区不均质回声团块（37 mm×21 mm 大小，宫外孕待排），左侧附件区管样暗区（36 mm×9.3 mm，考虑输卵管积液），子宫直肠陷窝积液，最深约 20 mm。综合来看，虽然目前血 hCG 值 < 2000 mIU/mL，但左侧附件区包块偏大，有输卵管积液、子宫直肠陷窝积液，且患者曾有较重的腹痛，提示腹腔内出血可能性较大，且目前仍不稳定，保守治疗成功的概率不大，且增加了急症手术的概率及风险，故建议手术治疗，患者无生育要求，选择切除患侧输卵管，减少了持续异位妊娠、再次异位妊娠的可能性。

（刘丹丹）

✿ 异位妊娠 2

一、病历摘要

姓名：×××　　性别：女　　年龄：23 岁

主诉：停经 1⁺ 月，发现盆腔占位性病变 3 天。

现病史：患者既往月经规律，经期 5 ~ 6 天，月经周期 28 ~ 31 天，量中，无痛经。末次月经：2021-10-06。患者自诉 11 月 15 日出现阴道流血，量较月经量少，持续 5 天，伴下腹隐痛，未重视未就诊。11月下旬无明显诱因出现下腹隐痛，可自行缓解，无头晕、眼花、阴道流血等不适，未予重视未就诊。3天前腹痛较前明显加重，伴少量阴道流血，遂至我院急诊就诊，查血 hCG 919.42 mIU/mL，超声示子宫内膜厚约 6 mm，宫腔内未见明显妊娠囊回声，左侧附件区见一大小约 18 mm×14 mm 混合回声包块，内回声欠均，未见明显血流信号，右侧附件囊肿，大小约 34 mm×30 mm，壁稍厚，盆腔可见深约 23 mm 液性暗区声像。考虑"异位妊娠"可能，建议住院，患者拒绝。今为进一步治疗再次我院就诊，复查血 hCG 1386.40 mIU/mL，超声示子宫内膜厚约 8.4 mm，宫腔内未见明显妊娠囊回声，左侧附件区见一大小约 25 mm×21 mm 混合回声包块，内回声欠均，未见明显血流信号，右卵巢囊肿，大小约 34 mm×28 mm，壁稍厚，盆腔可见深约 19 mm 液性暗区声像。无明显腹痛、阴道流血等不适，门诊拟"盆腔占位性质待查：异位妊娠？"收入我科。起病来，患者精神、食欲、睡眠一般，大小便正常，体重无明显改变。

既往史：否认高血压，否认糖尿病，否认冠心病，否认肝炎、结核等传染病史，否认输血、外伤史，否认已知食物、药物过敏史，预防接种史不详。

婚育史：13 岁月经初潮，既往月经规律，经期 5～6 天，周期 28～31 天，量中，无痛经。末次月经：2021-10-06。G1P0。

二、查体

专科检查：外阴（-）；阴道通畅，内可见少量白色分泌物；宫颈常大，质中，无触血，无摇摆痛；宫体前位，质中，无压痛；双附件区未及异常。

辅助检查：2021-11-30 我院血 hCG 919.42 mIU/mL，超声示子宫内膜厚约 6 mm，宫腔内未见明显妊娠囊回声，左侧附件区见一大小约 18 mm×14 mm 混合回声包块，内回声欠均，未见明显血流信号，结合病史考虑异位妊娠可能，右侧附件囊肿，大小约 34 mm×30 mm，壁稍厚，盆腔可见深约 23 mm 液性暗区声像。2021-12-03 我院血 hCG 1386.40 mIU/mL，超声示子宫内膜厚约 8.4 mm，宫腔内未见明显妊娠囊回声，左侧附件区见一大小约 25 mm×21 mm 混合回声包块，内回声欠均，未见明显血流信号，右卵巢囊肿，大小约 34 mm×28 mm，壁稍厚，盆腔可见深约 19 mm 液性暗区声像。

三、诊断

1. 初步诊断

盆腔占位性质待查：异位妊娠？

2. 鉴别诊断

（1）流产：两者均可有 hCG 升高、腹痛、阴道流血等表现，先兆流产宫腔内可见妊娠组织，异位妊娠宫腔内未见明显妊娠组织，腹腔镜探查术可进一步明确诊断。

（2）急性输卵管炎：无停经史，查感染指标升高，妇检盆腔炎症体征明显，超声可无特殊表现。

（3）急性阑尾炎：无停经史，表现为转移性右下腹痛，感染指标升高，超声一般可见肿大的阑尾。

（4）黄体破裂：一般无停经史，表现为下腹一侧突发性疼痛，超声一般提示一侧附件低回声区，严重时可有大量盆腔积液。

（5）卵巢囊肿蒂扭转：无停经史，下腹一侧突发性疼痛，超声提示一侧附件低回声区，边缘清晰，有条索状蒂。

3. 最终诊断

异位妊娠。

四、诊疗经过

入院后完善相关检查，2022-12-03 血常规、尿常规、白带常规、肝肾功能、空腹血糖、凝血功能、术前四项、心电图未见明显异常。告知患者及家属目前病情，患者及家属签字要求保守治疗，2021-12-04 予肌肉注射 MTX 70 mg 杀胚治疗，2021-12-08 hCG 2890.00 mIU/mL；2021-12-10 超声示内膜厚约 11 mm，宫腔内未见明显妊娠囊回声，左侧卵巢可显示，左侧附件区可见大小约 24.7 mm × 19.4 mm 的厚壁囊样回声；2021-12-11 hCG 2239.00 mIU/mL；2021-12-13 予肌肉注射 MTX 70 mg 杀胚治疗第二疗程，2021-12-16 复查超声示子宫内膜厚约 6 mm，宫腔内未见明显妊娠囊回声，左侧卵巢显示不清，左侧附件区可见大小约 26 mm × 18 mm 的厚壁囊样回声，内未见胎芽和胎心搏动；hCG 794.70 mIU/mL。于 12-17 办理出院。

五、出院情况

患者一般情况好，少许阴道流血，无明显腹痛腹胀，无发热等不适，精神、食欲、睡眠可，大小便正常。查体：生命体征平稳，神清，心肺未见明显异常，腹平软，下腹无压痛，无反跳痛。

六、讨论

异位妊娠主要是指受精卵宫腔以外的部位着床，发生异位妊娠的原因尚不明确，研究显示可能与子宫内膜的容受性、宫腔内炎症、输卵管及其周围炎症有关，是目前妇科常见的急腹症之一。异位妊娠多发生在宫颈、输卵管、卵巢以及腹腔等处，上述部位缺乏肌肉组织或较为薄弱，无肌肉组织的保护随着孕囊的生长发育则可能造成该部位异位妊娠破裂，可导致大出血、休克甚至死亡，严重危及患者生命。与其他急腹症相比异位妊娠有着较高的死亡率，如异位妊娠未及时诊断其死亡率可高达 10%。

（一）输卵管妊娠病因

（1）输卵管炎症：因输卵管管腔、周围炎症，导致管腔通畅不佳，影响孕卵正常运行，在输卵管内发育、着床和停留，最终引起输卵管妊娠流产、破裂。

（2）输卵管妊娠史或手术史。

（3）输卵管发育不良或功能异常。

（4）辅助生殖技术。

（5）避孕失败。

（6）其他：子宫肌瘤或卵巢囊肿压迫输卵管，影响输卵管腔通畅性，使受精卵运行受阻。

（二）输卵管妊娠临床表现

1. 症状

典型症状为停经、腹痛及阴道流血，即异位妊娠三联征。在输卵管妊娠早期，若尚未发生流产和破裂，常无特殊的临床表现。如有破裂，可出现晕厥和休克。

2. 体征

下腹有明显压痛及反跳痛，尤以患侧为著，但腹肌紧张轻微，出血较多时，可有移动性浊音。妇科检查：输卵管妊娠未发生流产或破裂者，除子宫略大较软外，仔细检查可触及涨大的输卵管及轻度压痛；输卵管妊娠发生流产或破裂者，阴道后穹隆饱满，有触痛，将宫颈轻轻上抬或向左右摆动时引起剧烈疼痛，称为宫颈举痛或摇摆痛。

（三）输卵管妊娠诊断

输卵管妊娠未发生流产或破裂时，临床表现不明显，诊断较困难，需采用辅助检查方能确诊。输卵管妊娠流产或破裂后，诊断多无困难。

1. 超声检查

经阴道超声检查较经腹部超声检查准确性更高。临床上对可疑异位妊娠患者进行经阴道彩色多普勒超声检查时如患者的宫腔内未见明显孕囊回声，而在患者的盆腔内、双附件区查及孕囊样回声、阴道后穹隆有积液，结合患者的血 hCG 数值便可以诊断为异位妊娠。但是部分患者会在宫腔内出现假孕囊，而双附件区的异常包块此时多表现不典型，患者的临床症状多表现轻微，此时容易造成漏诊。

2. 血 hCG 测定

异位妊娠时，体内 hCG 水平较宫内妊娠低，若经阴道超声未能在宫内或宫外见到孕囊或胚芽则为异位妊娠，如 hCG ≥ 3500 U/L，则应怀疑异位妊娠存在，若 < 3500 U/L，则需

继续观察 hCG 的变化。

3. 血清孕酮测定

对预测异位妊娠意义不大。

4. 腹腔镜检查

腹腔镜检查不再是异位妊娠诊断的金标准，目前很少将腹腔镜作为检查的手段，而更多作为手术治疗。

5. 经阴道后穹隆穿刺

经阴道后穹隆穿刺是一种简单可靠的诊断方法，适用于疑有腹腔出血的患者。

6. 诊断性刮宫

很少应用，适用于不能存活的宫内妊娠鉴别诊断和超声检查不能确定妊娠部位者。

（四）输卵管妊娠治疗

1. 期待治疗

对于输卵管妊娠患者，期待治疗适用于病情稳定、血清 β-hCG 呈下降趋势且初始血清 β-hCG 水平低于 1500 U/L 的患者。必须向患者说明病情及征得同意。

2. 药物治疗

采用化学药物治疗，主要适用于病情稳定的输卵管患者及保守性手术后发生持续性异位妊娠者。化疗必用于异位妊娠确诊和排除了宫内妊娠的患者。

药物治疗适应证：①无药物治疗禁忌证。②输卵管妊娠未发生破裂。③妊娠囊直径 < 4 cm。④血 hCG < 2000 U/L。⑤无明显内出血者。

药物治疗禁忌证：①生命体征不平稳。②异位妊娠破裂。③妊娠囊直径 ≥ 4 cm 或 ≥ 3.5 cm 伴胎心管搏动。④药物过敏、慢性肝病、血液系统疾病、活动性肺部疾病、免疫缺陷等。

全身用药一般是氨甲蝶呤（MTX），治疗机制是抑制滋养细胞增生，破坏绒毛，使胚胎组织坏死、脱落、吸收。MTX 有多种给药方案，单剂量肌肉注射（50 mg/m^2）是最常用的方案。

若单次剂量肌肉注射（50 mg/m^2），在治疗第四日和第七日测血 hCG；若治疗后第 4 ~ 7 日血 hCG 下降小于 15%，应重复治疗，然后每周测血 hCG，直至降至 5 U/L，一般需 3 ~ 4 周。治疗过程中需注意患者生命体征，复查妇科超声。

3. 手术治疗

根据是否保留输卵管分为保守手术和根治手术。

（1）保守手术：适用于有生育要求的年轻妇女，特别是对侧已切除或有明显病变者。需要警惕持续性异位妊娠。

保守手术治疗的原则是明确异位妊娠，最大限度地保留输卵管的生理结构和功能，手术风险较小，临床效果理想。手术能迅速排出孕囊，防止孕囊长期滞留在体内造成破裂出血，提高治愈率和输卵管复通率，弥补保守药物治疗的不足。

（2）根治手术：适用于无生育要求的输卵管妊娠、内出血并发休克的急症患者；目前循证依据支持对侧输卵管正常者行患者输卵管切除术更适合。

手术治疗适应证：①生命体征不稳定或有腹腔内出血征象者。②异位妊娠有进展者（血 hCG > 3000 U/L 或持续升高、有胎心搏动、附件区大包块等）。③随诊不可靠者。④药物治疗禁忌证或无效者。⑤持续性异位妊娠者。

（五）小结

异位妊娠主要与输卵管炎症、盆腹腔手术史及输卵管发育不良或功能异常等有关，也与避孕失败（口服紧急避孕药物避孕失败及宫内节育器避孕失败）及辅助生殖技术有关。患者就诊时详细询问妇科病史，仔细进行妇科查体，可通过血 β 人绒毛膜促性腺激素定量测定及超声检查及时诊断，避免延误病情。异位妊娠的主要表现为停经、腹痛及阴道异常出血。异位妊娠的治疗方法有保守治疗和手术治疗。治疗中，需尽可能考虑患者的生育要求和生活质量，而保持生殖能力是临床研究的重点。药物保守治疗因费用低、无创、在一定程度上保留患侧输卵管的生育能力而被部分患者接受。另外，药物治疗周期较长，治疗过程中会出现急性内出血等急腹症。与药物保守治疗比较，腹腔镜手术具有治疗时间短、创伤小、恢复快等优点。

七、参考文献

［1］CROCHET J R，BASTIAN L A，CHIREAU M V. Does this woman have anectopic pregnancy：the rational clinical examination systematic review［J］. J Am A，2013，309（16）：1722-1729.

［2］BLANCAFOR C，GRAUPER A，MA P，et al. Diagnosis andlaparoscopic management of a rudimentary horn pregnancy：role of three-dimensional ultrasound［J］. J Clin Ultrasound，2017，45（2）：112-115.

［3］MACVANE C Z，IRISH C B，STROUT T D，et al. Implementation of transvaginal ultrasound in an emergency department residency program：ananalysis of resident interpretation［J］. J Emerg Med，2012，43（1）：124-128.

［4］谢忱忱，董虹美，冉素真. 经阴道三维超声自由解剖成像技术在特殊部位异位妊娠诊断中的应用［J］. 中华医学超声杂志：电子版，2019，16（6）：445-450.

［5］孟临侠，张敏楠，张科勋，等. 经阴道及经腹部彩色多普勒超声联合人绒毛膜

促性腺激素和孕酮含量检测在异位妊娠诊断中的价值［J］．中国妇幼保健，2018，33（12）：2823-2826

［6］LI X H，OUYANG Y，LU G X．Value of transvaginal sonography in diagnosing heterotopic pregnancy after in-vitro fertilization with embryo transfer［J］．Ultrasound in Obstetrics & Gynecology，2013，41（5）：563-569.

［7］STOVALL T G，LING F W，GRAY L A．Single-dose methotrexate for treatment of ectopic pregnancy［J］．Obstet Gynecol，1991，77（5）：754-757.

［8］陈欣，刘海元，郎景和，等．手术前 GnRHa 治疗对卵巢子宫内膜异位囊肿患者手术后自然妊娠的影响［J］．中华妇产科杂志，2018，53（10）：683-688.

［9］谢忱忱，董虹美，冉素真．经阴道三维超声自由解剖成像技术在特殊部位异位妊娠诊断中的应用［J］．中华医学超声杂志，2019，16（6）：445-450.

［10］陈蕊娟．腹腔镜保守手术联合药物对输卵管妊娠后持续性异位妊娠的防治效果分析［J］．中华养生保健，2020，38（5）：51-52.

（金爱红）

🦠 子宫内膜癌

一、病历摘要

姓名：×××　　性别：女　　年龄：41 岁

过敏史：无药物、食物及其他过敏史。

主诉：阴道不规则流血 1 月。

现病史：患者既往月经不规律，经期 7～10 天，周期 1～2 月，经量中，颜色正常，无痛经。LMP 2021-11-20。患者本次月经后淋漓不尽，时断时止，量时多时少，色时红时暗，偶有血块，未诊疗。近几日流血增多，有血块，无腹痛，故于今日来诊，查彩超示：子宫前壁约 60 mm×46 mm 低回声团块，外凸；宫腔内可见范围约 36 mm×14 mm 低回声，内可见来源于后壁肌层的血流信号，内膜厚约 19 mm。门诊以"异常子宫出血、贫血、子宫肌瘤"收入院。入院症见：阴道流血量稍多，色红，有血块，无异味，无腹痛，无心慌胸闷，纳眠可，二便调。

二、查体

体格检查：T 36.0℃，P 98 次/分，R 20 次/分，BP 131/90 mmHg。神志清，发育正常，营养良好，表情正常，对答切题，查体合作，精神一般；皮肤弹性良好，皮肤无异常，皮肤黏膜色泽无异常。无瘀血、瘀斑。全身未触及浅表淋巴结肿大；头发色黑浓密，头颅大小正常，无畸形，头颅无压痛，头颅无肿块。眼睑无异常。双侧眼球无异常，双侧结膜无苍白，巩膜无黄染，双侧角膜透明，双瞳孔等圆等大，对光反射正常。双侧耳郭无异常，双侧外耳道无分泌物，双侧乳突无压痛，双侧粗测耳听力无异常。鼻翼无煽动，双侧鼻腔无异常，双侧鼻窦无压痛。口唇无苍白，牙龈无出血及溢脓，伸舌居中。口腔黏膜无溃疡，咽部无充血；颈软，无抵抗感。双侧颈动脉无异常搏动，双侧颈静脉无怒张，气管居中，甲状腺无肿大，未闻及血管杂音。胸廓对称无畸形，双侧呼吸动度正常。双侧语颤对称，双侧无胸膜摩擦感。双肺叩诊清音，双肺听诊呼吸音清，未闻及干湿性啰音。心音正常，心界无扩大，心率98次/分，律齐心音有力，各瓣膜听诊区未闻及病理性杂音。腹部平软，腹壁无静脉曲张，未见胃肠型蠕动波。下腹部耻骨联合上两横指见长约15 cm横切口手术疤痕，愈合良好。腹壁无压痛及反跳痛，腹部未触及包块，肝脾肋下未触及，墨菲征阴性，麦氏点压痛阴性，移动性浊音阴性。肠鸣音正常，5次/分。无血管杂音及气过水声。双下肢未见静脉曲张，无水肿，生理反射存在，病理反射未引出。

妇科检查：外阴正常，阴道通畅，阴道内可见少量血迹，分泌物较多，宫颈肥大，因肥胖，子宫及双侧附件触诊不理想。

辅助检查：血常规：Hb 94 g/L，WBC 8.05×10^9/L，PLT 282×10^9/L。血 hCG 1.00 mIU/mL。彩超：子宫前壁约 60 mm×46 mm 低回声团块，外凸；宫腔内可见范围约 36 mm×14 mm 低回声，内可见来源于后壁肌层的血流信号，内膜厚约 19 mm。2021-12-18 生化：无异常。乙型肝炎表面抗原定量、丙肝抗体、梅毒抗体、艾滋病毒抗体均阴性。女性肿瘤标志物：癌胚抗原 0.86 ng/mL；甲胎蛋白 1.21 ng/mL；铁蛋白 10.3 ng/mL；CA125 16.7 U/mL；CA153 7.58 U/mL；CA199 6.12 U/mL；CA724 < 1.5 U/mL；非小细胞肺癌相关抗原 2.16 ng/mL；神经元特异性烯醇化酶 10.3 ng/mL；人附睾蛋白 4 135 pmol/L；鳞状上皮细胞癌抗原 1.17 ng/mL；绝经前罗马指数 46.28%；绝经后罗马指数 28.34%。2021-12-24 子宫、附件增强 MRI：子宫内膜增厚，信号异常，结合临床符合子宫内膜癌 MR 表现；子宫前壁异常信号，肌瘤病变性可能性大；宫颈囊肿；少量盆腔积液。

三、诊断

1. 初步诊断

中医诊断：症瘕，气滞血瘀证。

西医诊断：异常子宫出血；子宫内膜增厚；子宫肌瘤；轻度贫血。

2. 鉴别诊断

与子宫内膜癌相鉴别：多发于中老年女性，可有阴道不规则出血，查体子宫增大，变软，也可无异常，肿瘤长大出现子宫增大，并出现尿频、尿急、便秘等症状，B超提示子宫内膜增厚，宫腔肿物，其内血流丰富。该患者暂不能排除此诊断，宫腔镜或诊刮后病理可确诊。

3. 最终诊断

中医诊断：症瘕，气滞血瘀证。

西医诊断：子宫内膜腺癌 I A 期；异常子宫出血；子宫肌瘤；轻度贫血。

四、诊疗经过

入院后完善相关检查，排除手术禁忌，于 2021-12-19 在静脉麻醉下行宫腔镜检查 + 诊断性刮宫术，术中进境探查见宫腔下段左侧壁一指状息肉样赘生物，大小约 2.5 cm×1 cm。术后病理报告为：子宫内膜腺癌。于 12 月 25 日在静吸复合麻醉下行腹腔镜下筋膜外子宫切除术 + 双侧附件切除术 + 盆腔淋巴结清扫术，术中输去白悬浮红细胞 2 U。术后静滴头孢呋辛预防感染，静滴氨甲环酸预防术后出渗血，对症补液等治疗。予耳穴压豆（神门、脾、胃、皮质下）促进术后胃肠功能恢复。双下肢气压泵治疗预防下肢静脉血栓形成。给予低分子量肝素钙注射液 4000 IU、ih、qd 预防下肢静脉血栓形成。2021-12-30 病理报告回示：（全子宫 + 双侧附件）结合免疫组化符合宫腔子宫内膜样腺癌（中分化），肿瘤大小约 3.5 cm×2 cm×1.7 cm（具体大小请结合临床及影像学所见），癌组织侵及宫壁浅肌层（< 1/2 宫壁），癌未累及宫颈组织，慢性宫颈炎，双侧输卵管及双侧卵巢均未见癌累及，双侧卵巢多发性滤泡囊肿，阴道壁切缘未见癌组织，（左侧盆腔淋巴结）淋巴结 9 枚（0/9），（右侧盆腔淋巴结）淋巴结 14 枚（0/14）均未见癌转移。免疫组化：MLH-1（+），PMS-2（+），MSH-2（+），MSH-6（+），ER（2+，90 %），PR（2+，90 %），P53（+，野生型），Ki67（+，40 %）。建议进一步二代测序分子分型检查，患者家属同意并送检。

五、出院情况

患者一般情况可，无发热，无腹痛，无阴道流血、流液，纳眠可，二便调。查体：体温血压正常，心肺听诊未闻及明显异常，肝脾肋下未及，腹部刀口敷料干燥，无渗血渗液。双下肢无水肿、无压痛。

六、讨论

育龄期妇女异常子宫出血首先要排除妊娠，其次要明确病因。彩超提示子宫前壁约 60 mm×46 mm 低回声团块，外凸；宫腔内可见范围约 36 mm×14 mm 低回声，内可见来源于后壁肌层的血流信号，内膜厚约 19 mm。患者虽有子宫肌瘤，但肌瘤外凸，未对内膜线造成压迫，宫腔内可见低回声团块，内膜厚考虑有子宫内膜息肉、黏膜下子宫肌瘤、子宫内膜癌等可能，宫腔镜手术指征明确，宫腔镜也是鉴别诊断的依据。患者术后病理报告为：子宫内膜腺癌。又进一步行增强磁共振了解子宫肌层浸润的情况，根据本例患者的结果，考虑患者期别较早，治疗以手术为主，一是进行手术 - 病理分期，确定病变范围及预后，二是切除病灶及可能存在转移的病灶。根据术后病理，可明确进行手术病理分期，因患者肥胖，病理提示为中分化，存在术后复发的高危因素，术后又进行了 3 个周期的化疗。术后加强对患者的随访，因多数患者的复发在术后 2 ~ 3 年内。

（刘丹丹）

🌀 子宫内膜息肉

一、病历摘要

姓名：×××　　性别：女　　年龄：49 岁

过敏史：无药物、食物及其他过敏史。

主诉：阴道不规则流血 13 天，小腹坠痛 2^+ 天。

现病史：患者既往月经周期规律，经期偏长，周期 28 ~ 29 天，经期 10 天，经量多，色暗红，有血块，无小腹痛。近 3^+ 年月经提前至周期 24 ~ 25 天。LMP 2021-09-18，前 3 天量少，色粉红，后流血量多，色暗红，现阴道不规则流血 13 天，量极少，2^+ 天前小腹坠痛、肛门坠胀感，今日腹痛消失。今日就诊于我院门诊，行阴道彩超示：子宫肌瘤（55 mm × 47 mm）；宫腔内等回声（26 mm × 10.9 mm，黏膜下肌瘤？内膜息肉？建议结合临床），宫颈囊肿，右侧卵巢囊肿。建议宫腔镜检查，以"子宫内膜息肉"收入院治疗。入院症见：阴道流血，量极少，分泌物稀薄、量多，无发热，轻微头晕、乏力，无腹痛，无肛门坠胀感，无胸闷、心慌，无尿急、尿痛，无恶心、呕吐，纳眠可，二便调。

二、查体

体格检查：T 36.2℃，P 85 次 / 分，R 20 次 / 分，BP 113/63 mmHg。神志清，发育正常，营养一般，表情正常，对答切题，查体合作，精神可；皮肤弹性良好，皮肤无异常，皮肤黏膜色泽无异常。无瘀血、瘀斑。全身未触及浅表淋巴结肿大；头发色黑浓密，头颅大小正常，无畸形，头颅无压痛，头颅无肿块。眼睑无异常。双侧眼球无异常，双侧结膜苍白，巩膜无黄染，双侧角膜透明，双瞳孔等圆等大，对光反射正常。双侧耳郭无异常，双侧外耳道无分泌物，双侧乳突无压痛，双侧粗测耳听力无异常。鼻翼无煽动，双侧鼻腔无异常，双侧鼻窦无压痛。口唇苍白，牙龈无出血及溢脓，伸舌居中。口腔黏膜无溃疡，咽部无充血；颈软，无抵抗感。双侧颈动脉无异常搏动，双侧颈静脉无怒张，气管居中，甲状腺无肿大，未闻及血管杂音。胸廓对称无畸形，双侧呼吸动度正常。双侧语颤对称，双侧无胸膜摩擦感。双肺叩诊清音，双肺听诊呼吸音清，未闻及干湿性啰音。心音正常，心界无扩大，心率 85 次 / 分，律齐，心音有力，各瓣膜听诊区未闻及病理性杂音。腹部平软，腹壁无静脉曲张，未见胃肠型蠕动波。腹壁无压痛，无反跳痛。腹部未触及包块，肝脾肋下未触及，墨菲征阴性，麦氏点压痛阴性，移动性浊音阴性。肠鸣音正常，5 次 / 分。无血管杂音及气过水声。双下肢未见静脉曲张，无水肿，生理反射存在，病理反射未引出。

妇科检查：外阴正常，阴道畅，内见较多水状黄色分泌物，宫颈肥大，光滑，宫体后位，增大如孕 3 + 月大小，质韧，形态不规则，无压痛，双侧附件区未见明显异常。

辅助检查：

2021–09–30 血常规：白细胞 8.11×10^9/L，血红蛋白 81 g/L，血小板 354×10^9/L。血 hCG 1.0 mIU/mL。

阴道彩超示：子宫肌瘤（55 mm×47 mm）；宫腔内等回声（26 mm×10.9 mm，黏膜下肌瘤？内膜息肉？建议结合临床），宫颈囊肿，右侧卵巢囊肿。2021–10–01 生化：大致正常。传染病八项：乙型肝炎表面抗原、乙型肝炎表面抗体、乙型肝炎 e 抗原、乙型肝炎 e 抗体、乙型肝炎核心抗体、丙肝抗体、梅毒抗体、艾滋病毒抗体均阴性。女性肿瘤标志物：癌胚抗原 0.96 ng/mL；甲胎蛋白 2.43 ng/mL；铁蛋白 3.23 ng/mL；CA125 106.00 U/mL；CA153 11.70 U/mL；CA199 30.70 U/mL；CA724 2.80 U/mL；非小细胞肺癌相关抗原 2.06 ng/mL；神经元特异性烯醇化酶 16.10 ng/mL。

三、诊断

1. 初步诊断

中医诊断：症瘕，气虚血瘀证。

西医诊断：宫腔内等回声性质待查；子宫平滑肌瘤；异常子宫出血；中度贫血；宫颈囊肿；右侧卵巢囊肿。

2. 鉴别诊断

（1）中医鉴别诊断。

与崩漏相鉴别：经血非时而下，或阴道突然大量出血，或淋漓下血不断者，称为"崩漏"，若经期延长达 2 周以上者，应属崩漏范畴，结合患者彩超提示子宫肌瘤、宫腔内等回声团块，考虑本患者阴道流血时间长主要由症瘕引起，故本病诊断为症瘕。

（2）西医鉴别诊断。

子宫内膜息肉与黏膜下子宫肌瘤相鉴别：子宫内膜息肉一般为发生在宫腔内的高回声结节，黏膜下子宫肌瘤来源于子宫肌层，但向宫腔内突出，两者临床表现类似，主要依靠宫腔镜镜下所见和病理鉴别诊断。结合患者彩超宫腔内等回声考虑黏膜下肌瘤可能性更大。

3. 最终诊断

中医诊断：症瘕，气虚血瘀证。

西医诊断：子宫内膜息肉；子宫平滑肌瘤；异常子宫出血；中度贫血；宫颈囊肿；右侧卵巢囊肿。

四、诊疗经过

入院后完善相关检查，于 2021-10-01 14：30 在静脉麻醉下行宫腔镜子宫内膜息肉电切术，术中探查见：于宫腔内后壁见多个息肉样增生物，最大者约 3 cm×1.5 cm，双侧输卵管开口清晰，予宫腔子宫内膜息肉电切，术后见宫腔及颈管形态正常。手术顺利，术中血压、呼吸平稳，术毕标本家属过目后送病理。术后予抗炎、促进子宫收缩、中药八珍汤合桂枝茯苓丸加减水煎服，日一剂以补气养血、化瘀止血等治疗。2021-10-07 病理回示：（宫腔）子宫内膜息肉。

五、出院情况

患者一般情况可，无下腹痛，无阴道流血，纳眠可，二便调，查体：体温正常，心肺听诊未闻及明显异常，腹软，无压痛、反跳痛，肝脾肋下未触及，四肢活动自如。舌质红，苔薄黄，脉弦细滑。

六、讨论

围绝经期妇女异常子宫出血要明确病因，排除妊娠及手术禁忌证，宫腔镜检查目前成为临床最常用的检查及治疗手段，盲目刮宫容易漏诊，复发率增加。术后的管理是预防复发的关键，对于近期无生育要求的患者可考虑使用短效口服避孕药或左炔诺孕酮宫内缓释系统（LNG-IUS）以减少复发风险。有少数子宫内膜息肉存在腺体的不典型增生甚至恶变，息肉体积大、高血压是恶变的危险因素。对于恶变风险大者可考虑行子宫切除术。

（刘丹丹）

🌸 慢性盆腔炎

一、病历摘要

姓名：×××　　性别：女　　年龄：36 岁

过敏史：无药物、食物及其他过敏史。

主诉：白带量多半年，下腹部疼痛 2 个月。

现病史：患者平素月经规律，周期 26 ～ 27 天，经期 5 天，经量正常，无痛经，近半年来出现白带量多，色黄，有异味，白带常规检查无明显异常，自 2 个月前出现下腹部疼痛，伴腰痛、小腹部不适，曾口服抗生素、"妇炎康"等治疗，效果欠佳，今来诊，妇科检查：外阴发育正常，阴道通畅，宫颈光滑，子宫前位，压痛，双侧附件区未触及明显异常。门诊诊断为"盆腔炎性疾病"，故入日间病房治疗。入院症见：白带量多，下腹痛，无心慌胸闷，无恶心呕吐，无腹泻，无头痛、头晕，无尿频尿急，纳眠可，二便调。

二、查体

体格检查：T 36.2 ℃，P 100 次 / 分，R 19 次 / 分，BP 93/65 mmHg。神志清，发育正常，营养良好，表情正常，对答切题，查体合作，皮肤弹性良好，皮肤无异常，皮肤黏膜色泽无异常。无瘀血、瘀斑。全身未触及浅表淋巴结肿大；头发色黑浓密，头颅大小正常，无畸形，头颅无压痛，头颅无肿块。眼睑无异常。双侧眼球无异常，双侧结膜无充血，巩膜无黄染，双侧角膜透明，双瞳孔等圆等大，对光反射正常。双侧耳郭无异常，双侧外耳道无分泌物，双侧乳突无压痛，双侧粗测耳听力无异常。鼻翼无翕动，双侧鼻腔无异常，双侧鼻窦无压痛。口唇红润，牙龈无出血及溢脓，伸舌居中。口腔黏膜无溃疡，咽部无充血；颈软，无抵抗感。双侧颈动脉无异常搏动，双侧颈静脉无怒张，气管居中，甲状腺无肿大，未闻及血管杂音。胸廓对称无畸形，双侧呼吸动度正常。双侧语颤对称，双侧无胸膜摩擦感。双肺叩诊清音，双肺听诊呼吸音清，未闻及干湿性啰音。心音正常，心界无扩大，心率 100 次 / 分，律齐心音有力，各瓣膜听诊区未闻及病理性杂音。腹部平软，腹壁无静脉曲张，未见胃肠型蠕动波。上腹部无压痛，下腹部轻压痛，无反跳痛。腹部未触及包块，肝脾肋下未触及，墨菲征阴性，麦氏点压痛阴性，移动性浊音阴性。肠鸣音正常，5 次 / 分。无血管杂音及气过水声。双下肢未见静脉曲张，无水肿，生理反射存在，病理反射未引出。

妇科检查：外阴发育正常，阴道通畅，见多量分泌物，宫颈光滑，子宫前位，压痛，双侧附件区增厚，有压痛。

辅助检查：妇科彩超：子宫后位，体积正常，外形规则，内膜厚约 0.62 cm，回声均。提示：子宫附件未见明显异常。血常规：Hb 131 g/L，WBC 7.26×10^9/L，N% 76.9%，PLT 217×10^9/L。

三、诊断

1. 初步诊断

中医诊断：带下病，气虚血瘀证。

西医诊断：慢性盆腔炎；瘢痕子宫。

2. 鉴别诊断

阑尾炎：主要表现为麦氏点压痛，反跳痛，转移性右下腹疼痛，血常规示白细胞升高，本患者麦氏点无压痛及反跳痛，必要时可行阑尾彩超再加以鉴别。

3. 最终诊断

中医诊断：带下病，气虚血瘀证。

西医诊断：慢性盆腔炎；瘢痕子宫。

四、诊疗经过

予妇科日间病房护理常规，予隔物灸治疗（神阙、关元），5柱，日一次，普通针刺4组，日二次、电针4对，日二次以行气活血止痛治疗，具体穴位如下：中脘、中极、双侧子宫、命门、血海、三阴交、太溪、太冲、足三里、曲池、丰隆穴。予中药红藤煎加减水煎服，日一剂以清热活血，化痰散结，通络止痛；予中药自拟方浓煎 200 mL 早晚 2 次保留灌肠以温阳散结，化瘀止痛。

五、出院情况

患者一般情况可，月经来潮，量同既往月经量，无明显小腹痛，无头痛、头晕，无胸闷、心慌，无咳嗽、咳痰，纳眠可，二便可。未诉特殊不适。舌质淡暗，苔白，舌下脉络迂曲，脉弦细滑。查体：T 36.5℃，心肺听诊未见明显异常，腹部平软，腹壁无静脉曲张，未见胃肠型蠕动波。腹壁无压痛，无反跳痛。今日查房，患者治疗效果好，现月经来潮，停止治疗，予今日出院。

六、讨论

患者半年来出现白带量多，色黄，有异味，2个月前出现下腹部疼痛，伴腰痛、小腹部不适，白带常规检查无明显异常，彩超无明显异常，妇科检查子宫、附件区有压痛，"盆腔炎"诊断较明确，患者病程已较长，诊为"慢性盆腔炎"，患者曾口服抗生素、"妇炎康"等治疗，效果欠佳，慢性盆腔炎病程长，病机虚实夹杂，西医抗生素治疗往往不能起到良好效果，而中医治疗有特色和优势，通过辨证论治，采用中药口服＋中药灌肠＋针刺＋艾灸的综合治疗手段，以清热活血，化痰散结，温经通络，行气止痛，往往能起到良好的治疗效果。

（刘丹丹）

06

第六章　妇科超声诊断

一、卵巢瘤样病变

卵巢瘤样病变是指一组病因、病理、临床表现各异的疾病，多发生于生育年龄段妇女。根据世界卫生组织（WHO）的分类，卵巢瘤样病变主要包括滤泡囊肿、黄体囊肿、卵巢黄素囊肿、卵巢子宫内膜异位囊肿、多囊卵巢、卵巢冠囊肿等。

（一）滤泡囊肿

1. 病理与临床

滤泡囊肿是由于卵泡不破裂，滤泡液聚集所形成的卵巢单纯性囊肿，是最常见的卵巢生理性囊肿。正常生理情况下卵泡发育为成熟卵泡并排卵，若卵泡不破裂排卵，致卵泡液积聚则形成囊状卵泡，当其直径 > 2.5 cm 时即称为滤泡囊肿。滤泡囊肿多发生于单侧且单发，表面光滑，向卵巢表面局部隆起，囊壁薄而光滑，内含液体清亮。滤泡囊肿直径多 < 5 cm，少数达 7 ~ 8 cm，甚至 10 cm 以上。

患者一般无自觉症状，由妇检或超声检查偶尔发现。囊肿 4 ~ 6 周可自然吸收、消失。个别患者由于持续性卵泡分泌雌激素，可引起子宫内膜增生及功能性子宫出血，偶可见滤泡囊肿破裂或扭转所致急腹症。

2. 超声表现

（1）滤泡囊肿声像图表现呈典型单纯性囊肿的特点：于一侧卵巢上可见无回声区，边界清楚、光滑、壁薄，后方回声增强，多数直径 < 5 cm，但少数较大，甚至 > 10 cm。

（2）生理性囊肿在生育年龄妇女常见，尤其是年轻女性。多数在 1 ~ 2 个月经周期消失（最多 4 ~ 5 个月经周期），因此，随诊观察囊肿变化非常重要。常间隔 6 周复查，观察到囊肿缩小以至消失，可明确诊断。

（3）CDFI：内部无血流信号。

3. 鉴别诊断

（1）卵巢内异症囊肿（巧克力囊肿，简称巧囊，下同。）：经阴道超声检查时巧囊内常见密集点状回声，且巧囊不会在数月内自行消失，因此，随诊观察可资鉴别。

（2）卵巢冠囊肿：也具有单纯性囊肿的特点，但其不是生理性囊肿，不会自行消失。

（3）黄素囊肿：发生在妊娠期或滋养细胞肿瘤时以及辅助生殖促排卵治疗时。

4. 临床价值

超声不仅是卵巢滤泡囊肿的首选检查方法，也是随诊的最好方式。多数患者可通过超声及超声随诊得到准确诊断，从而避免进行其他不必要的影像检查。

（二）黄体囊肿

1. 病理与临床

黄体囊肿也属生理性囊肿，是由于黄体吸收失败或黄体出血所致，较滤泡囊肿少见，也多单侧发生。正常或妊娠期黄体直径 < 2 cm，若黄体直径达 2 ~ 3 cm，称囊状黄体；直径 > 3 cm 时则称黄体囊肿，囊肿直径很少 > 5 cm，偶可达 10 cm 者。黄体囊肿常伴有出血，因此，黄体腔内多为褐色液体或凝血块，多数在 1 ~ 2 个月经周期自行消失。

临床上，黄体囊肿多发生于生育年龄段妇女，一般无明显自觉症状，患者可能诉月经延迟，常在行妇检或超声检查时发现囊肿。

卵巢黄体或黄体囊肿破裂：可由于性交、排便、腹部受撞击等外力引起，也可自发性破裂。由于黄体囊肿位于卵巢表面，张力大、质脆而缺乏弹性、内含丰富血管，发生破裂时，极易出血，血液积聚于盆腹腔，刺激腹膜引起腹痛，这是为什么黄体囊肿破裂易致急腹症，而成熟卵泡排卵并不引起急腹症的原因。应该充分认识到卵巢黄体或黄体囊肿破裂是妇产科较常见的急腹症之一，以避免不必要的漏、误诊。其临床症状主要表现为月经中后期腹痛，疼痛程度不一，出血多者可伴休克，一般无阴道出血。文献报道，多数黄体破裂发生于黄体囊肿。

2. 超声表现

（1）黄体囊肿超声表现变化较大，取决于囊内出血量多少及出血时间长短。无出血的黄体囊肿声像图表现与滤泡囊肿相似；出血性黄体囊肿囊壁稍厚，囊内见网状中强回声及散在点状回声；或可见血凝块的团块状中等回声等各种血液不同时期的表现。于月经周期的不同时期（如 2 周后或 6 周后）随诊可明确诊断，随诊观察可见囊内回声改变，囊肿缩小以至消失。

（2）CDFI：囊壁可见环状血流信号，频谱呈低阻型；囊内无血流信号。

（3）黄体囊肿破裂时，早期可仍为黄体囊肿的回声表现，TVUS 可见卵巢包膜不完整；随之出现卵巢囊性或混合性包块，包块边界不清；或表现为附件区一囊实性包块，内见边界不清的卵巢及黄体回声。临床表现为急腹症，易误诊为宫外孕破裂。

3. 鉴别诊断

（1）卵巢肿瘤：黄体囊肿出血时呈混合回声表现，需与卵巢肿瘤鉴别。鉴别要点：黄体囊肿出血时见网状、点状及团块状回声，随诊观察时可见囊内回声变化较大，囊肿大小也呈缩小趋势，且囊内无血流信号等，均有助鉴别。

（2）黄体囊肿破裂的鉴别诊断：超声上黄体囊肿破裂应与宫外孕、急性盆腔炎、卵巢囊肿或肿瘤扭转相鉴别。①宫外孕：卵巢黄体囊肿破裂腹痛均发生于月经中后期且往往在性生活等外力作用后，血绒毛膜促性腺激素（hCG）阴性；而宫外孕一般有停经史及不规则阴道出血，血绒毛膜促性腺激素（hCG）升高，经阴道超声可见宫外孕形成的附件包块与卵巢相邻但能分开，内大多可探及低阻型血流。密切结合临床与超声表现，一般不难鉴别。②急性盆腔炎：常有发热、腹痛、白带增多、血白细胞升高等急性感染表现，盆腔内混合回声，包块形态不规则，边界不清，后穹隆穿刺为非血性液体，卵巢多未见明显异常等可资鉴别。

4. 临床价值

超声检查不仅是黄体囊肿的首选检查方法，也是最好的随诊方式。多数患者可通过超声及超声随诊得到准确诊断。

（三）卵巢子宫内膜异位囊肿

1. 病理与临床

卵巢子宫内膜异位症是指具有生长功能的子宫内膜组织异位到卵巢上，与子宫腔内膜一样发生周期性的增生、分泌和出血所致的囊肿。由于异位到卵巢的子宫内膜没有一个自然引流的途径，从而在局部形成一个内容物为经血的囊性包块，因其内容物似巧克力，又称巧克力囊肿，简称巧囊。卵巢子宫内膜异位是内膜异位症最常见的形式，约80%的子宫内膜异位症累及卵巢。

卵巢内异症多发生于育龄妇女，以 30 ~ 45 岁为多见，与异位到子宫肌层的内异症（子宫腺肌症）一样，卵巢内异症的发病率近年来也呈明显上升趋势，成为妇科的常见病、多发病，也是女性不育的重要原因之一。其发生学说包括子宫内膜种植学说、体腔上皮化生学说、转移学说等，其中以种植学说最为广泛认同，认为子宫内膜及间质组织细胞随月经血通过输卵管逆流进入盆腔，种植到卵巢和盆腔腹膜上。

卵巢内异症囊肿可单侧发生，也常可双侧发生，大小从数毫米到十几厘米不等，多数大小在 5 ~ 8 cm，囊壁厚薄不均。

临床表现上卵巢内膜异位症的主要症状包括慢性盆腔痛、痛经、性交痛、月经量多以及不育等，其中痛经是最常见症状，病变侵及子宫直肠窝、宫骶韧带时，疼痛可放射到直肠、会阴及后腰背部；囊肿破裂则导致急腹症。一部分患者的临床症状不甚明显或没有症状，由超声检查发现病灶。

近年来发现卵巢内膜异位症与不育的关系越来越密切，约有 1/3 不明原因的不育患者腹腔镜检查到内膜异位症病灶，而在内膜异位症病例中则有半数左右合并不育。

2. 超声表现

（1）典型巧囊的超声表现为边界清楚的附件区囊性包块，包块内充满密集均匀的点状回声，这一特征性表现在经阴道超声图像上显示率高，图像更清晰。少部分巧囊经腹部及经阴道超声均显示内部为完全性无回声，且壁薄而光滑，与单纯囊肿如滤泡囊肿难以鉴别。

（2）巧囊的囊壁常较厚，壁上有时可见点状或条状中强回声，部分巧囊肿内可见分隔；巧囊内部也常可见局灶性中等或中强回声（为血凝块的实性回声，CDFI 无血流信号）。

（3）CDFI：巧囊内无血流信号，仅可在囊壁上见部分环状或条状血流信号。

（4）巧囊的大小、回声特性随月经周期可能有变化，诊断时应结合临床与声像图特征综合判断。

3. 鉴别诊断

（1）巧囊虽有较典型的超声表现，但单纯囊肿伴囊内出血、畸胎瘤、卵巢上皮性肿瘤、盆腔脓肿等均可能表现为囊肿内充满均匀点状回声；而巧囊内血凝块的实性回声也需与卵巢肿瘤的壁上结节鉴别。

巧囊与其他病变的鉴别要点。①出血性黄体囊肿：出血性囊肿内常见网状、条索状或较粗的点状低回声，不均匀；而巧囊内多为均匀细腻的点状回声。随诊观察囊肿大小与回声的变化是鉴别出血性囊肿与巧囊的关键，出血性黄体囊肿多发生于月经周期的中后期，间隔 2～6 周复查大小与回声变化较大。②畸胎瘤：点状回声水平高于巧囊，并常伴有声影的团块状强回声可资鉴别。③卵巢上皮性肿瘤：卵巢壁上的实性结节，CDFI 可见血流信号。④盆腔脓肿：不同时期的盆腔脓肿都可以有类似于内膜异位症囊肿的超声表现，但是二者临床表现完全不同，盆腔脓肿临床常有发热、下腹疼痛与明显压痛等急性感染的症状。

（2）巧囊有时呈类实性表现，需与卵巢实性肿瘤相鉴别，可以通过经阴道超声 CDFI 观察其内的血流信息，不能确诊时，进行超声造影将对诊断帮助很大，可以明确病灶内有否血供，超声造影上巧囊为内部完全无血供的囊性包块，而卵巢实性肿瘤则为内部有血供的实性肿物。

4. 临床价值

超声检查是巧囊首选的检查方法。多数患者可通过超声表现、临床症状、体征以及超声随诊得到明确诊断。

经阴道超声可更好地观察到病变内部回声结构及病灶内血流信息，在巧囊的鉴别诊断中发挥着非常重要的作用，如显示巧囊内部典型的均匀细腻的点状低回声、出血性囊肿内部典型的网状回声等，经阴道超声均明显优于经腹超声。

（四）卵巢冠囊肿

1. 病理与临床

卵巢冠囊肿指位于输卵管系膜与卵巢门之间的囊肿，目前认为其组织来源包括间皮、副中肾管及中肾管。以生育年龄妇女多见，为良性囊肿，但也偶有腺癌样恶变的报道。病理上，囊肿多为 5 cm 左右，但也可大至 15 cm 以上，单发，壁薄光滑，内为清亮液体。临床常无自觉症状，囊肿较大时可扪及包块。

2. 超声表现

位于一侧卵巢旁，为典型单纯性囊肿的表现，呈圆形或椭圆形，单房、壁薄，双侧卵巢可见正常。囊肿偶发扭转和破裂。

3. 鉴别诊断

应与卵巢其他单纯囊肿（如滤泡囊肿）鉴别。典型卵巢冠囊肿表现为附件区圆形或椭圆形单房囊肿，常可见完整卵巢声像图，随诊观察时不会自行消失；经阴道超声检查时用探头推之可见囊肿与卵巢分开。而滤泡囊肿时卵巢图像不完整或显示不清，且随诊观察可见自行消失。

4. 临床价值

卵巢冠囊肿多数可通过超声发现，并通过超声随诊得到较明确诊断。

（五）卵巢黄素囊肿

1. 病理与临床

卵巢黄素囊肿指卵泡壁上卵泡膜细胞在大量绒毛膜促性腺激素（hCG）刺激下黄素化、分泌大量液体而形成的囊肿。可见于：①滋养细胞疾病，如葡萄胎、恶葡、绒癌等；②正常妊娠、双胎、糖尿病合并妊娠、妊娠高血压症等产生过多 hCG 的情况；③促排卵时治疗引起卵巢过度刺激，其卵巢的多囊性改变同黄素囊肿。

卵巢黄素囊肿常为双侧性，数厘米大小。大多无临床症状，可自行消退。

2. 超声表现

卵巢黄素囊肿具有典型卵巢单纯性囊肿的回声特点，即圆形或椭圆形无回声区、壁薄、光滑、边界清；可表现为单侧或双侧，单房或多房。

3. 鉴别诊断

需与其他卵巢单纯性囊肿鉴别，密切结合临床资料一般不难鉴别。

4. 临床价值

卵巢黄素囊肿多数通过超声发现及明确诊断。

（六）多囊卵巢综合征

1. 病理与临床

多囊卵巢综合征（polycystic ovary syndrome，PCOS）是以慢性无排卵、闭经或月经稀发、不育、肥胖、多毛及双侧卵巢多囊性改变为特征的临床综合征，是育龄期妇女无排卵最常见的原因。关于 PCOS 的发病机制，至今尚不十分清楚，认为可能与促性腺激素分泌异常、代谢异常、肥胖、卵巢内分泌失调、高雄激素水平以及遗传等有关，主要内分泌特征包括 LH/FSH 比例增大、雄激素过高等。

大体病理上，60% ~ 70% PCOS 患者表现为双侧卵巢对称性增大，少数病例卵巢无增大或仅单侧增大，切面显示卵巢白膜明显增厚，白膜下一排囊性卵泡，数个至数十个不等，直径 0.2 ~ 0.6 cm。镜下见白膜增厚、卵巢间质和卵泡膜细胞增生。

PCOS 主要为青春期发病，临床表现包括：①月经失调，为长期不排卵所致，表现为月经稀发、量少或继发闭经，偶见功能性出血；②不育，系慢性无排卵所致；③多毛，多毛常见于口唇、下颌颊侧、下腹、耻上、股内侧，并伴有痤疮；④肥胖，约半数患者有不同程度的肥胖；⑤双侧卵巢增大，呈对称性，比正常卵巢大 1 ~ 3 倍；⑥激素测定：LH/FSH > 3，血清睾酮升高、高胰岛素血症等。

2. 超声表现

（1）PCOS 的典型超声特点：①双侧卵巢增大（但约 30% PCOS 患者卵巢体积可正常）；②双侧卵巢内见多个小卵泡，沿卵巢周边部呈车轮状排列，卵泡大小 0.2 ~ 0.8 cm，每侧卵巢最大切面卵泡数目 ≥ 10 个卵泡；③卵巢表面见强回声厚膜包绕；④卵巢中央的卵巢基质回声增强。

（2）经阴道超声可更好地观察小卵泡情况，若观察到卵巢基质回声增强也是一个较敏感且特异的诊断指标。

（3）少数 PCOS 患者上述卵巢的超声表现仅为单侧性。

3. 鉴别诊断

根据 PCOS 卵巢的特征性超声表现，并密切结合临床资料，一般较易与其他病变鉴别。

4. 临床价值

超声检查是 PCOS 首选的影像检查方法，其典型超声表现也是 PCOS 诊断的最佳指标之一，根据卵巢的特征性表现，结合临床表现与生化检查，一般可以对多囊卵巢做出较明确诊断。

经阴道超声不受患者肥胖的影响，在 PCOS 诊断中起着重要的作用，如其显示 PCOS 小卵泡及基质情况即明显优于经腹超声，可提高 PCOS 的诊断准确性。

二、卵巢上皮性肿瘤

卵巢肿瘤是女性生殖系统常见肿瘤，其中恶性肿瘤约占卵巢肿瘤的 10%。卵巢恶性肿瘤是仅次于宫颈癌和子宫内膜癌的女性生殖道第三大癌瘤，恶性程度高、死亡率高，尽早发现、及时手术与治疗是提高卵巢癌生存率的关键。

卵巢肿瘤组织类型繁多而复杂，以上皮性肿瘤最为多见，约占所有原发卵巢肿瘤的 2/3、卵巢良性肿瘤的 50%、原发卵巢恶性肿瘤的 85%～90%。上皮性肿瘤又分为良性、交界性、恶性肿瘤；根据细胞类型，上皮性肿瘤分为浆液性肿瘤、黏液性肿瘤、子宫内膜样肿瘤、透明细胞瘤等。良性上皮性肿瘤包括囊腺瘤、乳头状囊腺瘤等；恶性包括囊腺癌、乳头状囊腺癌、腺癌等。

卵巢上皮性肿瘤多发生于 40～60 岁，很少发生于青春期前。

（一）卵巢浆液性肿瘤

卵巢浆液性肿瘤是卵巢上皮性肿瘤中最常见的，占卵巢肿瘤的 30%～40%，而恶性浆液性肿瘤约占卵巢癌的 50%。卵巢浆液性肿瘤包括：①良性浆液性肿瘤。②交界性浆液性肿瘤。③浆液性乳头状囊腺癌。其中良性约占 70%。

1. 良性浆液性肿瘤

（1）病理与临床：主要有囊腺瘤及乳头状囊腺瘤两种。大体病理上为囊性肿物，大多单侧发生，直径 1～20 cm，单房或多房；囊内壁无明显乳头或有简单乳头者为囊腺瘤；有较复杂乳头者为乳头状囊腺瘤。囊的内壁、外壁均光滑，多数囊内含清亮的浆液，少数也可能含黏稠液。

可发生于任何年龄，但以育龄期多见。小者无临床症状，大者可及下腹包块或有压迫症状、腹痛等。

交界性浆液性肿瘤：9%～15% 的浆液性肿瘤为交界性。肿瘤外观与良性浆液性囊腺瘤或乳头状囊腺瘤相似，唯乳头结构更多而细密复杂，且体积较大，可伴腹腔积液。镜下表现为交界性肿瘤的细胞核特点。

（2）超声表现：①单纯性浆液性囊腺瘤，肿块呈圆形或椭圆形无回声区，边界清楚，单房多见，囊壁薄而完整、内壁光滑，囊内含清亮透明浆液或略混浊囊液；直径大小多在 5～10 cm，较黏液性囊腺瘤小。②浆液性乳头状囊腺瘤，单房或多房囊性肿物，边界清楚，囊内见单个或多个内生性和（或）外生性乳头状突起。囊内液体多为完全性无回声区，当囊内为混浊囊液时，无回声区内可充满点状回声。CDFI 显示乳头上可见少许血流信号。③交界性浆液性乳头状囊腺瘤的表现与上述相似，但乳头可能更多、更大，CDFI 可能显示乳头上较丰富血流信号。

（3）鉴别诊断：①单纯性浆液性囊腺瘤与其他单纯性卵巢囊肿表现相似，一次超声检查有时鉴别较困难，可结合临床并通过随诊观察大小变化等加以区别。滤泡囊肿属生理性囊肿，多会自行消失；卵巢冠囊肿位于卵巢旁；黄素囊肿多与高 hCG 状态有关。②浆液性乳头状囊腺瘤需与巧囊等鉴别，巧囊内或壁上的实性回声 CDFI 上无血流信号，乳头状囊腺瘤的乳头上可见血流信号，超声造影可帮助明确诊断。

（4）临床价值：超声是良性浆液性肿瘤较为可靠的首选影像检查方法。

2. 浆液性乳头状囊腺癌

（1）病理与临床：浆液性乳头状囊腺癌是最常见的卵巢原发恶性肿瘤，好发于40 ~ 60 岁。肿瘤直径 10 ~ 15 cm，常以形成囊腔和乳头为特征，切面为囊实性，有多数糟脆的乳头和实性结节。囊内容物为浆液性或混浊血性液。

临床上，早期常无症状而不易发现，后期随着肿瘤增大扪及包块或出现腹腔积液时才被发现，对高危人群的重点普查有助早期发现卵巢肿瘤。

（2）超声表现：①常表现为多房性囊实性混合回声肿块，囊壁及分隔较厚且不规则及厚薄不均；内部回声呈多样性，实性回声不均质、不规则，囊内壁或隔上可见较大乳头状或不规则状实性回声团块向无回声区内突起。②常合并腹腔积液。③ CDFI 于囊壁、分隔及肿瘤实性部分均可探及丰富的低阻血流信号，RI 值常 < 0.5。

（3）鉴别诊断：见后述卵巢良恶性肿瘤的鉴别。

（4）临床价值：超声检查是诊断卵巢肿瘤的首选检查方法，能发现附件区肿物，判断其为实性、囊性或囊实性肿块，并能对肿物良、恶性做出一定判断，为临床诊治提供较充分的依据。应充分利用超声检查这一便捷手段，结合生化检查，如 CA125 检测等，对高危人群重点普查，以助早期发现卵巢肿瘤。

（二）卵巢黏液性肿瘤

卵巢黏液性肿瘤亦是卵巢常见的上皮性肿瘤。良性黏液性囊腺瘤约占卵巢良性肿瘤的20%，恶性黏液性肿瘤约占卵巢癌的 15%。

1. 黏液性囊腺瘤

（1）病理与临床：①良性黏液性囊腺瘤，大体病理上，肿瘤为囊性，呈圆形，体积可巨大；表面光滑，切面常为多房性，囊壁薄而光滑，有时因房过密而呈实性。囊腔内充满胶胨样黏稠的黏液，乳头少，但少数囊内为浆液性液。②交界性黏液性囊腺瘤，较交界性的浆液性肿瘤少见。大体病理与黏液性囊腺瘤或囊腺癌很难区别。一般体积较大，切面多房性，有时囊壁较厚，有囊内乳头。

（2）超声表现：常为单侧性，囊肿较大，直径 15～30 cm，多数为多房性，且分隔较多，囊壁及分隔光滑而均匀；囊内无回声区中充满较密或稀疏点状回声（由于黏液物质引起）。少数可见乳头状突起。

（3）鉴别诊断：与卵巢囊性畸胎瘤鉴别。①肿瘤大小：卵巢畸胎瘤中等大小，黏液性囊腺瘤则多见较大；②肿瘤内部回声：畸胎瘤内可见团块状强回声区，后方有衰减或声影，囊内可见脂液分层。黏液性囊腺瘤的无回声区内多见充满较密或稀疏点状回声（也可表现为单纯性无回声区），分隔较多，后方回声增强，无声影等，可资鉴别。

（4）临床价值：超声是良性黏液性肿瘤较为可靠的首选影像检查方法。

2. 黏液性囊腺癌

（1）病理与临床：大体病理上肿瘤切面多房性，囊腔多而密集，囊内壁可见乳头，囊内见实性区及实性壁内结节。囊液为黏稠黏液或血性液，但有约 1/4 囊内含浆液性液。

临床症状、表现与浆液性癌相似，一般表现为腹部肿物、腹胀、腹痛或压迫症状。晚期出现恶病质、消瘦等。

（2）超声表现：①超声表现与浆液性囊腺癌相似，不同的是黏液性囊腺癌的无回声区内可充满密集或稀疏点状回声（黏液）。②部分黏液性囊腺瘤包膜穿透或破裂后，发生腹膜种植，形成腹腔内巨大囊肿，又叫腹膜假性黏液瘤。超声表现为腹腔积液，腹腔积液内有特征性点状回声和无数的小分隔，充满盆腹腔，这种情况也可发生在阑尾和结肠的黏液瘤。

（3）鉴别诊断：参见后述卵巢良、恶性肿瘤的鉴别中相关内容。

（4）临床价值：参见浆液性囊腺癌。

（三）卵巢子宫内膜样癌

1. 病理与临床

子宫内膜样癌占卵巢癌的 16%～31%，约 1/3 为双侧性；大体上肿物为囊实性或大部分为实性，大多数为直径 10～20 cm，囊内可有乳头状突起，但很少有表面乳头。如囊内含血性液则应仔细检查是否有子宫内膜异位囊肿。其镜下组织结构与子宫内膜癌极相似。

临床表现包括盆腔包块、腹胀、腹痛、不规则阴道出血、腹腔积液等。

2. 超声表现

声像图表现类似卵巢乳头状囊腺癌，以实性为主的囊实性肿块，肿瘤内有许多乳头状突起和实性回声。

3. 鉴别诊断

需要指出的是术前超声很难做出卵巢癌组织类型的判断。良恶性鉴别见后述卵巢良、恶性肿瘤鉴别的相关内容。

本病可能为子宫内膜异位囊肿恶变，也可与子宫内膜癌并发，因此，当发现囊实性类似囊腺癌的肿块时，若有内异症囊肿病史或同时发现子宫内膜癌时，应注意子宫内膜样腺癌的可能。

4. 临床价值

参考浆液性囊腺癌。

三、卵巢性索 – 间质肿瘤

卵巢性索 – 间质肿瘤包括由性腺间质来源的颗粒细胞、泡膜细胞、成纤维细胞、支持细胞或间质细胞发生的肿瘤，性索 – 间质肿瘤的很多类型能分泌甾体激素，从而导致临床出现相应的内分泌症状，如月经紊乱、绝经后出血等，有助于临床诊断，但最终诊断要根据肿瘤的病理形态。

（一）颗粒细胞瘤

1. 病理与临床

卵巢颗粒细胞瘤属低度恶性的卵巢肿瘤，是性索 – 间质肿瘤的主要类型之一；约75%以上的肿瘤分泌雌激素。自然病程较长，有易复发的特点。

大体病理上，肿瘤大小不等，圆形、卵圆形或分叶状，表面光滑；切面实性或囊实性，可有灶性出血或坏死；少数颗粒细胞瘤以囊性为主，内充满淡黄色液体，大体病理上似囊腺瘤。

颗粒细胞瘤可分为成人型及幼年型，成人型约占95%，而幼年型约占5%。幼年型患者可出现性早熟症状。

成人患者好发年龄为40 ~ 50岁妇女及绝经后妇女，主要临床症状包括月经紊乱、绝经后阴道不规则出血；其他临床症状包括盆腔包块、腹胀、腹痛等。

颗粒细胞瘤的临床症状与肿瘤分泌雌激素相关，幼女发病（幼女型）可出现性早熟；生育年龄段妇女可出现月经紊乱、月经过多、经期延长或闭经等症状；而绝经后妇女表现为绝经后阴道出血，甚至出现月经周期；高水平雌激素的长期刺激使子宫内膜增生或出现息肉甚至癌变，还会出现子宫肌瘤等。

2. 超声表现

（1）颗粒细胞瘤可以为实性、囊实性或囊性，因而声像图表现呈多样性。小者以实性不均质低回声为主，后方无明显声衰减。大者可因出血、坏死、囊性变而呈囊实性或囊性，可有多个分隔而呈多房囊实型，有时表现为实性包块中见蜂窝状无回声区；囊性为主包块可表现为多房性或大的单房性囊肿。

（2）CDFI：由于颗粒细胞瘤产生雌激素，使瘤体内部血管扩张明显，多数肿瘤实性部分和分隔上可检出较丰富血流信号。

（3）子宫：肿瘤产生的雌激素可导致子宫内膜增生、息肉甚至内膜癌表现。

3. 鉴别诊断

（1）实性的卵巢颗粒细胞瘤需与浆膜下子宫肌瘤鉴别：肌瘤内部回声一般无囊腔，且多数情况下可发现蒂或通过 CDFI 观察发现浆膜下肌瘤与子宫间血流的密切关系；颗粒细胞瘤内部常见小囊腔回声，结合临床资料一般可以鉴别。

（2）多房囊实性的卵巢颗粒细胞瘤与其他卵巢肿瘤，如浆液性囊腺癌、黏液性囊腺瘤/癌等较难鉴别：典型浆液性囊腺癌囊壁及分隔厚而不均，囊内实性回声不规则，常见乳头；黏液性囊腺瘤/癌囊内有含黏液的密集云雾状低回声。而颗粒细胞瘤囊内分隔有时呈蜂窝样或网络状，形态相对规则，囊壁及分隔尚光滑，无乳头状结节突入囊腔。需结合临床资料综合判断，但多数情况下鉴别仍困难。

（3）囊肿型颗粒细胞瘤内含清亮液体回声且壁薄，需与囊腺瘤甚或卵巢单纯性囊肿鉴别：多数情况下鉴别较困难，需密切结合临床资料综合判断。

4. 临床价值

超声检查有助于本病的诊断，是必不可少的影像检查方法。

（二）卵泡膜细胞瘤

1. 病理与临床

卵泡膜细胞瘤基本为良性肿瘤，也有分泌雌激素的功能。多中等大且质实，瘤细胞含脂质使肿瘤切面呈黄色，间以灰白色的纤维组织。

卵泡膜细胞瘤好发于绝经前后，约 65% 发生在绝经后，几乎不发生在月经初潮之前。临床症状与颗粒细胞瘤非常相似，雌激素增高引起的功能性表现尤为明显，包括月经紊乱、绝经后阴道出血等。

需要注意的是，卵泡膜细胞瘤分泌雌激素的功能并不如颗粒细胞瘤明显，部分患者可无雌激素增高引起的症状。

卵泡膜细胞瘤与卵巢纤维瘤常混合存在，故有泡膜纤维瘤之称。

2. 超声表现

（1）肿物以实性低回声或中等强回声为主，呈圆形或卵圆形，边界清楚；伴出血、坏死、囊性变时可见无回声区；偶可见钙化灶。

（2）卵泡膜细胞瘤中纤维组织成分较多时，实性包块后方常伴回声衰减；细胞成分多、纤维成分少时，以均匀低回声为主，后方不伴回声衰减；肿物囊性变时则后方回声呈增强效应。

（3）CDFI：肿瘤内部血流一般不丰富，但有时也可见血流较丰富者。

（4）少部分病例伴胸腔积液、腹腔积液。

3. 鉴别诊断

（1）子宫浆膜下肌瘤：向子宫外生长，可仅有细蒂与子宫相连，可以通过经阴道彩色多普勒显示细蒂及肿块血供来源，从而判定肿块来自子宫；如能探及卵巢，且肿物与卵巢分离，则浆膜下肌瘤可能性大。肌瘤的内部漩涡状回声表现也有助鉴别诊断。

（2）卵巢纤维瘤：亦是性索 – 间质肿瘤常见的类型，与卵泡膜细胞瘤存在连续组织学谱系，故两者声像图不易区分。由于纤维细胞含量不同，声像图有一些区别，如卵泡膜细胞瘤后方回声衰减程度较轻，而纤维瘤则衰减更明显。

（3）卵巢恶性肿瘤：大量腹腔积液、盆腔包块及 CA125 升高是卵巢癌的典型临床表现，但卵巢卵泡膜细胞瘤有时也有类似表现，这种情况下无论临床还是超声都难以与卵巢恶性肿瘤鉴别。超声上卵巢恶性肿瘤以囊实性为主，形态不规则，内部血流丰富有助鉴别诊断。

4. 临床价值

卵泡膜细胞瘤声像图表现有一定特点，超声检查有助于本病的诊断，是常规的影像检查方法。

（三）卵巢纤维瘤

1. 病理与临床

卵巢纤维瘤发生率明显高于泡膜细胞瘤，约占卵巢性索 – 间质肿瘤的 76.5%。肿瘤呈圆形、肾形或分叶状；质实而硬，表面光滑，有包膜。切面白色、灰白或粉白色编织状。镜下形态与一般纤维瘤相同。

临床上，卵巢纤维瘤多发于中、老年妇女。主要临床症状包括腹痛、腹部包块以及由于肿瘤压迫引起的泌尿系症状等。特别是卵巢纤维瘤多为中等大小、光滑活动、质实而沉，易扭转而发生急性腹痛。有相当的病例并没有临床症状，于体检及其他手术时发现或因急性扭转始来就诊。

少部分卵巢纤维瘤可能合并腹腔积液或胸、腹腔积液，称麦格综合征（Meig's 综合征，指卵巢肿瘤合并胸、腹腔积液），肿瘤切除后胸、腹腔积液消失。

2. 超声表现

（1）为圆形或椭圆形低回声区（回声水平常较子宫肌瘤更低），边界轮廓清晰，常伴后方衰减。有时难与带蒂的子宫浆膜下肌瘤或阔韧带肌瘤鉴别。

（2）需指出的是卵泡膜细胞瘤与卵巢纤维瘤都起自卵巢基质，即使病理上也可能很难将二者鉴别开来，有大量泡膜细胞的肿瘤确定为卵泡膜细胞瘤，而泡膜组织很少但有大量纤维细胞时定义为泡膜纤维瘤或纤维瘤，泡膜细胞瘤可产生雌激素，而纤维瘤罕见产生雌激素，因此，常无症状。纤维瘤较大时可合并胸、腹腔积液，即 Meig's 综合征。

（3）CDFI：卵巢纤维瘤内可见走行规则的条状血流。

3. 鉴别诊断

（1）子宫浆膜下肌瘤：大多数情况下，可以发现浆膜下肌瘤与子宫相连的蒂，鉴别较易；不能观察到蒂时，若见双侧正常卵巢，也可以判断浆膜下子宫肌瘤的可能性大，若同侧的卵巢未显示则卵巢纤维瘤可能性大。

（2）卵巢囊肿：少数质地致密的纤维瘤，声像图上回声极低，尤其经腹扫查时可表现为无回声样包块，可能误诊为卵巢囊肿。经阴道超声仔细观察后方增强特征及病灶内有无血流信号可帮助明确诊断。

4. 临床价值

卵巢纤维瘤的声像图表现有一定特点，超声检查有助于本病的诊断，是首选且常规的影像检查方法。

（翟小林）

第二节　乳腺疾病

乳腺作为最大的体表具有分泌功能的性激素依赖性器官之一，在一生中受性激素的周期性变化表现为发育、退化等形态学变化。大量研究发现，近年来乳腺癌已经成为妇女恶性肿瘤的第一，严重影响女性的身心健康，乳腺恶性肿瘤的早期发现和早期治疗已经成为我国医疗卫生的重要任务之一。

乳腺超声检查始于 20 世纪 50 年代，1951 年 Wild 等首先应用脉冲法 A 型超声对乳腺组织及乳腺肿物进行探测。1972 年 Kossoff 利用灰阶超声能清楚显示乳腺正常及其病理结构的解剖特征。20 世纪 70 年代后期我国开始在临床上应用实时超声检查乳腺疾病。随着超声技术的不断发展，目前已作为临床上重要常规辅助检查方法之一。

一、乳腺的解剖

（一）乳腺的解剖

正常成年女性乳房为对称性的半球形，位于前胸廓相当于第 2 ～ 6 肋间水平。乳腺是汗腺组织的一种类型，内达胸骨旁，外至腋前线，外上方呈角状伸向腋窝的腺体组织称为 Spence 腋尾区，在乳癌根治切除时该结构具有重要意义，手术时的解剖分界包括上述范围。乳房中央前方突起为乳头，其周围色素沉着区为乳晕。

1. 位置与形态

乳腺位于前胸壁两侧，相当于第 2 ～ 6 肋骨的浅筋膜浅层与深层，内侧为胸骨缘，外侧达腋前线或至腋中线，轮廓均匀，呈圆锥形，两侧大小相似。为定位需要通过乳头中心做垂直线和水平线，再绕乳晕外做环形线，将乳房分为 5 个区，即外上象限、外下象限、内下象限、内上象限及乳晕区；此外还可以按时钟法结合距离乳头进行定位，协助临床手术。

2. 乳管

乳腺导管系统为输乳管反复分支形成的树枝状的结构。直径一般 2.0 ~ 4.5 mm，随导管分支逐渐变细，分支处直径略增大，95% 以上的分支导管与上一级导管主轴延长线的夹角 < 90°，随分支变细则夹角增大，甚至与上一级导管主轴线呈直角相交，这些结构特点有利于乳汁的分泌和排泄。

3. 乳腺叶

乳腺系从大汗腺衍生而来的复管状腺，是乳腺组织独立的结构单位，由乳管、乳腺小叶及腺泡组成。成人的乳腺有 15 ~ 20 个乳管系统，每一系统组成一个乳腺叶，腺叶之间具丰富的脂肪结缔组织，称为叶间结缔组织。乳管系统由乳头皮肤开口部起始向四周辐射，同时乳头区域还有 2 ~ 3 个皮脂腺。每个小叶有输乳管，管径为 2 ~ 3 mm，输乳管以乳头为中心呈放射状排列，在乳头的基底部呈壶腹样膨大，直径 5 ~ 6 mm，称为输乳窦。输乳窦在乳头尖端处再行变细，最后以点状开口于乳头；继乳窦之后为较窄的短管，而后为膨大的乳管壶腹，其后为大乳管，再分支为中小乳管，最后为末端乳管而与腺泡相通。每个乳腺含有 15 ~ 20 个呈轮辐状排列的腺叶、腺小叶及 10 ~ 100 个腺泡；腺叶之间、腺叶与腺泡之间均有结缔组织间隔。腺叶间上连皮肤与浅筋膜浅层，下连浅筋膜深层的纤维束称为 Cooper 韧带，亦称为乳腺悬韧带，使乳腺保持一定的活动度，各腺小叶内与腺泡相通的乳管，向乳头方向汇集形成腺叶乳管，逐渐增大形成壶腹，再分成 6 ~ 8 个开口于乳头表面；大乳管形成壶腹的膨大处，是导管内乳头状癌的好发部位。乳管内衬有上皮细胞，其基底层（生发层）明显增生时，可形成不同的病变，如囊性增生病和导管癌等。

（二）乳腺血管分布

分布于乳腺的动脉主要包括胸肩峰动脉、胸外侧动脉、乳腺动脉、胸廓内动脉、肋间动脉穿支等。

1. 胸肩峰动脉

胸肩峰动脉多起自腋动脉，行走于胸小肌后方；少部分行走于胸小肌上缘，穿锁胸筋膜或胸小肌后即分出数支肌支行于胸大小肌之间，除支配胸大小肌外，并分出乳腺支供应乳腺深面组织。

2. 胸外侧动脉

胸外侧动脉位于胸小肌深面、胸肩峰动脉起点下方，起自腋动脉，向外下紧贴胸壁前锯肌表面，沿胸小肌下缘向下，止于胸小肌的胸壁起点附近后侧，供应胸小肌、前锯肌等胸壁肌肉和皮肤以及乳腺外侧部分。

3. 乳腺动脉

起自肩胛下动脉起点上方、胸外侧动脉起点的下方，由腋动脉发出，向内下前方向进入乳腺的外上方，支配该区域的乳腺。

4. 胸廓内动脉、肋间动脉穿支

胸廓内动脉起源于锁骨下动脉，行于肋软骨后方、壁层胸膜前，一般距胸骨缘 1 ~ 1.5 cm，其中在第 1 ~ 4 肋间有穿支穿肋间肌、胸大肌后支配乳腺内侧乳腺组织。肋间动脉的穿支在第 2 ~ 4 肋间较明显，其穿出点位于胸廓内动脉穿出点的外侧 2 ~ 3 cm，支配乳腺胸肌及乳腺，由于其分支细小，对乳腺的血供意义不大，在乳腺癌根治术时注意结扎之，以免术后出血。乳腺内侧的血供主要来源于胸廓内动脉和肋间动脉穿支。

5. 乳腺的静脉回流

乳腺的静脉回流为乳腺癌血行转移的最重要途径。在乳腺皮下浅筋膜浅层存在着丰富的乳腺静脉网，分为横向和纵向两种。横向的静脉网汇合向内形成胸廓内静脉穿支，伴随胸廓内动脉穿支穿胸大小肌、肋间肌内注射入胸廓内静脉，后者与同名动脉伴行。乳腺的纵向浅静脉向上与颈根部的浅静脉相交通，可注入颈前静脉。

腋静脉的分支包括胸肩峰静脉、胸外侧静脉、乳腺静脉、肩胛下静脉等与同名动脉相伴行，引流乳腺上、外侧的静脉血。与肋间动脉穿支伴行的为同名静脉，引流乳腺深部的血液回流，向内注入肋间静脉，进而注入奇静脉或半奇静脉，后二者与椎静脉相交通，乳腺癌细胞可经此途径较容易地进入椎静脉系统，从而引起椎骨、颅骨以及盆骨等的转移。

（三）乳腺的淋巴结和淋巴引流

乳腺的淋巴是由皮肤和乳腺小叶间的浅深两层淋巴管网和淋巴管丛所组成。浅层向乳头、乳晕下集中，而后再经毛细淋巴管注入深层淋巴管网。在胸前壁和外侧壁呈扇形分布，集中走向腋窝，并注入腋淋巴结。

1. 乳腺内部淋巴回流

乳腺表面皮肤的淋巴引流类似机体其他部位的皮肤，由浅层和深层淋巴管网组成。浅层的毛细淋巴管网位于真皮下层，无瓣膜；乳腺组织内淋巴构成深层淋巴管网，含瓣膜，与浅层相比较为疏松且管径较粗，在乳头和乳晕下方形成相对致密的网状结构，称为乳晕下淋巴管丛。乳腺内的淋巴管起源于小叶周围，与各级导管相伴行，与乳腺的各级导管结构不同的是淋巴管之间相互吻合成网状，并汇集成集合淋巴管，乳腺实质内的淋巴管网与乳晕下淋巴管丛相交通，集合淋巴管可能伴随深静脉汇入相应的淋巴结。

2. 乳腺外部的淋巴回流

乳腺外的淋巴引流区在生理状态下主要包括两大部分，即腋淋巴结区和乳内淋巴结区，一般认为约75％的乳腺淋巴液流向腋淋巴结区，而约25％的乳腺淋巴液流向乳内淋巴结区。

3. 腋淋巴结解剖学分群

（1）外侧群淋巴结：沿腋静脉内侧排列的腋淋巴结，又称腋静脉淋巴结，乳腺癌手术清扫该组淋巴结时不需打开腋鞘，可有效地避免术后上肢水肿。

（2）前群淋巴结：位于前锯肌表面、胸小肌下缘，沿胸外侧动、静脉分布，又称胸肌淋巴结。

（3）后群淋巴结：位于肩胛下动、静脉及胸背神经周围，又称为肩胛下淋巴结，在清扫该群淋巴结时注意避免损伤胸背神经及肩胛下动静脉，结扎切断肩胛下血管的乳腺支，以避免术后出血。

（4）中央群淋巴结：位于腋窝中央的脂肪组织内，是临床体检最易发现的淋巴结群，当上肢内收放松时，可以触及该群淋巴结，本组是腋淋巴结中最大、数目最多的。

（5）尖群淋巴结：位于锁骨下肌下内方、胸小肌上缘及内侧、胸锁筋膜深面、Haslted韧带外侧，沿腋静脉排列，其所处的位置是腋窝的顶端，因其又位于锁骨下，故又称锁骨下淋巴结，是乳腺癌根治术时必须清除的淋巴结，与锁骨上淋巴结相交通。

（6）胸肌间淋巴结位于胸大、小肌之间的血管周围的脂肪内，沿胸肩峰血管肌支分布，又称为 Rotter's 淋巴结。

根据解剖学对腋淋巴结分群在手术时淋巴结的清扫中具有指导意义，各群淋巴结之间有着丰富的淋巴干相连接，任何一群淋巴结受累及均可以汇集到尖群淋巴结，而尖群淋巴结与锁骨上淋巴结、纵隔淋巴结相交通，其淋巴干可直接注入颈内静脉或锁骨下静脉，引发锁骨上、纵隔淋巴结转移或血行播散。但该分群方法不适用病理科医师，因无法在标本上进行淋巴结定位，故解剖学分群的临床意义受到限制。

从乳腺癌的转移特征和病理学角度出发，腋窝淋巴结分群目前较为容易接受并能应用的是以胸小肌为标志三群腋淋巴结。Ⅰ组或称下群：胸小肌下缘的所有腋淋巴结。Ⅱ组或称中群：胸小肌上、下缘之间的淋巴结，包括胸小肌深面和胸大小肌之间的淋巴结。Ⅲ组或称为上群：胸小肌上缘的腋淋巴结。

二、乳腺的发育

乳房的发育特别是女性一生具有较大变化，受许多因素的影响，如胚胎发育的过程、内分泌、脂肪的代谢和分布、皮肤质量和长时间重力效应等。按照女性乳房的发育过程，可以分几个阶段：胚胎期、幼儿期、青春期、生育年龄期（成年期）、妊娠期、哺乳期和老年退化期。不同时期乳房的形态不同，这种变化是延续的、有规律的，主要是受内分泌激素的调节影响。

（一）胚胎期

胚胎期是乳腺形成和发育的第一阶段，由外胚层分化形成。胚胎第 6 周，外胚层上出现乳腺生发线，简称乳线。乳线位于胚胎躯干前壁两侧，由外胚层细胞局部增生变厚形成嵴状的乳房始基，乳房始基由 4 ~ 5 层移行上皮细胞构成，其深层即为富于腺管的间胚中细胞。妊娠第 9 周，乳线的上 1/3 和下 1/3 乳房始基开始退化，仅保留位于胸部 1/3 继续发育，首先外胚叶细胞层向其深层的中胚叶细胞下陷形成凹状结构，表皮的基底细胞也随着增生而同时下降，形成乳芽，并参与两侧乳房发育。妊娠第 3 个月，乳芽近端形成小叶芽，即乳腺腺泡的原始结构，乳芽远端发育成乳管和乳头。胎儿时期和出生后，甚至青春期前这种结构基本不发生变化。如果在胚胎期乳腺上下部分未完全退化，可形成正常部位以外的乳腺组织，即副乳，副乳可以有 1 个或者是多个。如果胚胎期乳线全部退化或者一侧全部退化，则表现为先天性乳房间隔缺损失或单侧乳房间隔缺损失。

（二）幼儿期

胎儿出生后进入婴幼儿期，胎儿时期由于受母体的性腺和胎盘产生的性激素影响，乳房有一定程度的发育和生理性活动。出生时无论男女乳房均可略隆起，并可触到 1 ~ 2 cm 大的结节，挤压乳头时可见乳汁样分泌物，称为巫乳，一般在出生后 2 ~ 3 d 出现，1 ~ 3 周逐渐消失，随后乳腺进入幼儿期的相对静止状态。在 10 岁左右，女孩在下丘脑部和脑垂体的激素分泌量逐渐增加，刺激卵泡发育并分泌性激素，为青春期的发育做好准备。

（三）青春期

青春期是乳腺发育最重要的时期，受性激素等影响男女乳房发育出现明显区别。女性随着下丘脑和脑垂体促性腺激素的分泌量增加，导致卵巢内卵泡周期性发育和生长，从而引起女性体内性激素的周期性变化，在雌激素的作用下，内外生殖器官不断发育增大，女性第二征象也相继出现，如腋毛和阴毛出现，脂肪分布于肩、胸、臀部而形成女性体态。乳房在性激素和垂体激素的作用下，乳腺小叶细胞增生和小叶不断形成，乳腺组织不断丰满，乳头乳晕也相继增大，且色泽逐渐加深。进入青春期大约 1 年后，整个乳房呈盘状，一般青春期 3 ~ 5 年，在青春期末，也就是月经开始时，乳房的发育趋于完善，形状大多数呈半球形。此时的乳房皮下纤维、脂肪组织大量增加；乳管周围纤维组织增生，血管增多；乳管延长、扩张，并不断形成完全分支，但腺小叶尚未完全形成。男性乳腺的青春期发育开始晚于女性，发育程度也不甚规则；多数男性表现为乳房较前略突出，乳头下面可触及腺纤维组织形成的小结节，质地较硬，有轻触痛；一般在 1 ~ 1.5 年逐渐消失，否则可形成男性乳房肥大。

（四）生育年龄期（成年期）

成年期乳腺（又称为性成熟期乳腺）的变化特点为组织结构已经形成，但随月经周期和性激素的变化，乳腺组织也发生相应的变化，并且该期内还包括妊娠期和哺乳期。未孕妇女的乳腺同样有周期性变化。

成年未孕女性月经周期中由于垂体、肾上腺和卵巢的正常生理变化，乳腺在雌激素和孕激素的作用下，乳房发育与子宫内膜一样，呈现周期性变化，可分为增生期与月经期。

增生期：对应的是月经干净至下次月经来潮之前的时期，表现为卵巢内卵泡生长、成熟、排卵和黄体的形成、萎缩。性激素的升高、达峰和降低的周期变化，引起乳腺的乳管扩张，上皮细胞肥大增生，以乳管末端为明显，乳管周围有淋巴细胞浸润、纤维增生和间质水肿。整个乳房的变化为体积较前增大，尤其至月经前期，乳房变硬，部分可有发胀感，少数可触及乳房内的小结节，并有疼痛和压痛。月经后症状消失或减轻并逐渐恢复。

月经期：为月经来潮到月经干净的时间段。受低水平性激素影响，表现为乳腺的乳管末端和腺小叶的显著缩小，乳管收缩、上皮细胞萎缩、管周围纤维减少和淋巴细胞浸润减少。无论乳腺增生程度如何，增生期出现的乳房症状在此期内一般均可消失。

乳腺组织随月经周期变化而有增生或缩小，为本时期乳房的最大特点。

（五）妊娠期

妊娠后卵巢不再发生周期性变化，但妊娠黄体的持续存在，为孕妇体内提供大量的性激素，妊娠3个月后妇女体内的性激素和作用乳腺的相关激素基本上由胎盘产生。一般妊娠5～6周时，乳房开始逐渐增大和明显充血，孕妇常自觉乳房发胀或刺痛，乳房表面的浅静脉明显可见。妊娠前半期乳房增大最为明显。乳管末端小叶融合成大叶，管腔扩张成腺泡，上皮细胞呈立方形，细胞内出现脂肪小滴；以后大叶扩展，腺泡逐渐扩大，其内分泌物增多，乳管周围纤维因受压而大部分消失，代之以较多毛细血管，乳管内亦由分泌物充填。腺泡增生致乳房变韧。乳头增大着色，易勃起。乳晕着色，乳晕上的皮脂腺肥大形成散在的小隆起，称为蒙氏结节。如果妊娠期乳腺中的乳管末端未充分发展成乳腺小叶，在哺乳期将会出现乳汁不足。

（六）哺乳期

胎儿娩出后乳腺进入哺乳期，受体内性激素减少和泌乳素等分娩变化的影响，乳汁开始分泌。产后2～3d时乳腺腺叶细胞高度增生肥大，腺泡上皮排列成单行，其内充满乳汁，乳管周围纤维组织几乎消失，代之为毛细血管，腺泡和乳管普遍扩张，内储乳汁和细胞脱落物。哺乳期后期，随断乳的情况乳腺改变各不相同。如产后不哺乳，乳管内压力渐高，乳管扩张，压迫管壁和乳腺小叶，导致乳腺结构发生退化性改变，以至于乳房复原后其体积小于妊娠前的水平。若产后哺乳，则乳汁持续分泌，其分泌期长短不一，一般在分娩后 8 个月左右乳汁分泌开始逐渐减少，乳腺开始退化，此时断乳很快就停止泌乳，并且乳腺复原后体积影响不大，但也有人较妊娠前乳房体积增大，原因是妊娠前一些静止的腺小叶在哺乳期得以充分发育的缘故。若泌乳减少后仍坚持哺乳则对乳腺组织消耗较大，特别是不规则哺乳的妇女，会使乳房松弛下垂，原因是乳腺基质中的纤维组织增生小叶消耗。一般而言，断乳后数月乳房的形态即可完全复原。

（七）老年退化期

女性乳房进入成年后期，其腺体内脂肪渐增多，而乳腺小叶和乳管等腺结构逐渐减少或萎缩，乳腺组织周围的纤维组织增生且较为致密，这种变化的程度与分娩的次数多少有关，分娩次数少或未分娩者变化较轻且晚。由于脂肪的沉积以及乳房皮肤的松弛，乳房逐渐下垂，并随着年龄的增加而越发明显。进入老年期，由于机体内分泌的变化，乳腺结构也相应发生变化，乳管周围的纤维增多，并可出现钙化，小乳管和血管逐渐硬化而闭塞，乳房内仅仅充满了纤维和脂肪组织。肥胖者以脂肪居多，瘦者以纤维组织居多，乳房瘦小而干瘪，腺体组织逐渐萎缩而减少，乳腺形态变形、变薄。

三、正常乳腺的超声特征

乳腺超声检查技术经过半个世纪的发展，已经发生了巨大变化；从早期低频探头发展到现在的高频探头，从需要水囊作为介质到目前直接放置乳腺表面进行检查，而且图像质量和成像速度等均明显提高，并且不断有新的技术（如三维超声、弹性超声和超声造影）应用在临床诊断中；而且超声也广泛应用在临床治疗目的中（如介入超声、术前定位等）；从而在临床诊断和治疗中起到不可替代的价值。

（一）乳腺超声设备和检查要求

乳腺位于胸前壁皮下，距离表皮较浅，超声检查时不需要超声过大的穿透能力，故可以使用相对频率较高的超声波，从而提高图像的空间分辨力，相对而言乳腺结构随时间变化不大，因此，不需要时间分辨力过高。所以乳腺超声检查时的要求有以下几点。

1. 超声探头频率要求

应该是在保证穿透深度所需的前提下，尽可能使用高频率。目前临床常用的探头频率范围为 5 ~ 17 MHz，宽频探头使得近区使用更加高的频率，远区应用相对低的频率，从而保证图像近区的分辨力和远区图像的穿透力，探头宽度一般为 38 ~ 50 mm。

2. 深度要求

最深以显示胸大肌筋膜为准。

3. 增益和 TCG 条件

通过增益和 TCG 调节，图像明暗适中，结构层次清晰显示。

4. 检查时患者体位

取仰卧位或者对侧斜卧位（如果乳腺过大，倒向同侧，则身体向对侧倾斜），检查侧手臂尽量上抬外展抱头，充分暴露乳腺及同侧腋下。

5. 探头扫查方式

以乳头为中心，进行 360° 的钟表指针样旋转或探头自上而下、自左而右在乳腺表面的矩形范围内移动扫查全部乳腺。扫查区域应当存在重叠，并且包括乳晕和腋下。

6. 彩色超声和多普勒超声

当发现病灶或可疑区域时，可以启动彩色超声观察相应区域的血流信号存在情况，彩色超声检查时应选择合适的彩色超声频率、增益和敏感性，以便能显示低速血流信号。当彩色超声检测到血流信号存在时，可利用多普勒超声测量血流动力学参数，从而间接判断血流速度、血流量等信息。

7. 超声新技术

（1）三维成像：三维超声是利用计算机技术对二维图像的立体重建，从而为超声医师提供具有空间关系的超声图像，并可以在计算机帮助下完成体积的测量。三维超声联合彩色（或能量）超声可观察组织内部血管的分布、走向等，同时可以提供常规二维平面不能获得的冠状面。在冠状面上，最大的特征肿块周边产生汇聚现象，类似于星芒或者太阳，国内外不同学者称为汇聚征或者太阳征。

（2）弹性成像：技术检测的是组织的软硬度，通过测量不同组织的弹性（硬度）从而评估可能的组织成分，为鉴别良、恶性肿瘤提供不同于传统超声的信息。多数研究数据显示，恶性肿瘤的硬度较高。但是由于不同仪器的不同设定，目前弹性成像没有统一的标准，而且第一代弹性成像技术以外力作为弹性源，因而会受到操作者的主观影响。第二代弹性成像采取了内源性的加压，但是尚没有形成一致的认识。

（3）造影增强成像：超声造影技术为利用微波对比剂增加血管内超声波的非线性回波信号进行成像，在肝病的诊断和鉴别中已经广泛应用并达到临床的认可；由于超声对比剂适用的频率段相对低，在高频的乳腺超声检查中的应用价值仍在探索之中。国内外文献报道超声造影技术在乳腺良、恶性疾病的鉴别中有一定的帮助；但由于文献报道差别较大，目前仍缺乏公认的诊断标准，需要临床进一步的研究和验证。

（二）乳腺超声检查指征

1. 诊断目的

（1）可扪及的乳房肿块。

（2）放射学（钼靶）发现为致密的乳房者。

（3）乳腺 X 线图像上不能确定的病变是否存在者。

（4）有乳腺 X 线检查禁忌时（如妊娠、哺乳和 < 30 岁）的可疑病变。

2. 介入治疗目的

（1）超声引导下囊肿穿刺和抽吸。

（2）实质性肿块的细针抽吸和活检手术。

（3）术前或者术中进行乳癌的定位引导切除。

（4）前哨淋巴结活检和瘤旁注射。

3. 术后随访

（1）乳房切除术或者肿块切除术后肿胀的术后诊断和随访。

（2）乳房切除术后胸壁上结节性质的评判。

（3）术后血肿和积液的诊断、治疗及随访。

（4）假体随访（例如渗漏）。

（三）乳腺检查的手法和测量

病灶的测量应该选取最大经线的切面进行，然后取与之垂直的最大切面上进行二次测量，从而获取病灶的相互垂直的 3 条最大经线。肿块边界清晰时按照边界测量，肿块边界模糊时，测量的范围应包括肿块的边缘部分和周边的声晕，但是声晕不一定包含肿瘤细胞，可能仅是结缔组织反应性增生，或者是纤维腺体实质组织的压缩，但是应当作为肿块的边界部分一并测量，测量时应注意在第一个最大平面上测量平行皮肤的最大经线和垂直皮肤的最大经线，另一最大平面上测量第 3 条经线，同样为平行皮肤测量。

（四）正常乳腺组织超声图像特征

正常乳腺的声像图由浅入深依次为以下几层。

1. 皮肤

呈带状强回声，厚度 2 ~ 3 mm，边缘光滑整齐。

2. 浅筋膜和皮下脂肪

浅筋膜呈线状高回声，脂肪组织呈低回声，由条索状高回声分隔，境界欠清。

3. 乳腺腺体

因人而异，厚薄不一，通常厚度为 1 ~ 1.5 cm，由腺叶、小叶、腺泡、导管及脂肪等组成。在老年人可萎缩仅 3 mm，腺体呈中高回声，间夹杂有低回声，排列较整齐。腺体与皮肤间有三角形的中强回声韧带，称为库柏（Copper）韧带，其后方回声可衰减。深筋膜：筋膜呈线状高回声，光滑整齐，筋膜间脂肪呈低回声。胸肌及肋骨：胸肌为梭形的均质低回声区，肋骨为弧形强回声，其后方衰减为声影。整体的乳腺超声表现有均匀和不均匀两种，均匀的乳腺在声像图上表现为连续一致的脂肪、韧带、纤维及腺体组织回声，从乳头、乳晕至周边组织腺体逐渐变薄。乳腺的不均匀可以表现为局部性或者弥漫性的，声像图表现为腺体不规律的增厚、回声的增强或者减弱等。

4. 乳腺后方组织

主要包括胸前壁肌肉和筋膜，超声图像上表现为肌肉的低回声和筋膜的高回声；体形瘦小时可以显示肋骨回声，尤其肋骨的横断面上呈前方的弧形强回声、中间的弱回声伴后方声影；肋骨回声往往表现为规律排列以及平行肋骨扫查时呈长条状，从而可以和乳腺或前胸部占位区别。

四、乳腺不同病理类型疾病的超声特征

乳腺的疾病主要来源于乳腺组织内成分，根据病因可分为增生性、炎症性和肿瘤性。根据疾病的来源可分为纤维组织来源、乳腺导管来源、乳腺腺叶来源等。目前临床和病理上常根据组织来源进行分类。

（一）乳腺增生病

乳腺增生病又称乳腺纤维囊性增生病或乳腺小叶增生、乳腺增生症、乳腺结构不良。病理上表现为乳腺纤维组织及上皮增生，同时伴囊肿形成的一种乳腺结构紊乱的疾病，故也可称为纤维囊性乳腺病。

1. 病因和病理

1829 年首先由 Astley Cooper 描述，特征为腺上皮首先增生，逐渐出现纤维组织增生、纤维囊性增生和纤维腺瘤形成等一系列组织形态方面的病理改变。由于疾病各个时期的临床表现不同，从而导致各种各样的命名。从临床与病理角度考虑，该病名以纤维囊性增生病更为合适。好发于 30～50 岁年龄，发生率可高达 15% 左右，乳腺病专科门诊中占 50%～70%，高峰发病年龄在 30～45 岁，绝经后较为少见，但随着保健性食品以及绝经后激素替代疗法的应用，绝经后的发病率也有升高趋势。主要原因有以下几种。①雌激素、孕激素和催乳素等激素：雌激素可使乳腺导管扩张、延伸，细胞蛋白质的合成和糖的利用，增强毛细血管的通透性和促进组织内水钠潴留。孕激素可使已被雌激素作用的腺泡进一步发育成小叶，还能降低毛细血管的通透性和组织内的水钠潴留。催乳素可促使乳腺上皮生长和发育。当体内雌激素水平绝对或相对增加或孕激素水平相对或绝对减少时，都会造成体内激素内环境的失衡，最终引起乳腺结构的紊乱。②也有学者认为口服避孕药可能会诱发纤维囊性增生病。③黄嘌呤及其他结构相似的药物、吸烟均有可能加重病情。

2. 临床表现

根据临床表现可将乳腺增生病分为 4 个不同阶段。

（1）增生前期（乳痛症）：常见于青春发育期或青年女性，表现为经前有明显的乳房肿胀、疼痛，有时疼痛可延及肩背部，局部常有疼痛及震动性疼痛。经后乳房疼痛及肿胀逐渐自行缓解，并有松弛感。常伴有痛经、月经失调及经期紧张症。缓解期仅有乳房增厚感，未能扪及结节，属生理变化范围。

（2）小叶增生：为乳腺增生中最常见的临床阶段，多见于 20～30 岁的青年女性。主要表现为经前期乳房胀痛、不适，痛剧时可延及肩背与腋下。乳房局部常可扪及大小不等的结节或片状组织增厚。经后结节缩小，组织柔软，但结节很难完全消退。病变较多分布于乳房的外上象限或呈弥散性分布。此期在病理中已出现明显的腺上皮增生表现。

（3）纤维腺瘤或乳头状瘤病：由小叶进一步增生发展而来，临床表现为整个乳腺常均匀增厚，可扪及边界清晰的小结节或纤维腺瘤，活动度好，无压痛，月经后不消失。此期从病理上看，若以腺上皮及纤维组织增生为主，则可由此衍化为纤维腺瘤；若为导管上皮呈乳头状增生，则可发展为乳头状瘤，多发于腺体边缘，呈多发性者，成为乳头状瘤病，有较高的癌变率。

（4）纤维囊性增生病或硬化性乳腺病：多发生于 30 岁以上女性，表现为乳房坚实、增厚，表面光滑或呈结节状，无压痛。经前、经后无症状与体征的改变，囊肿形成后则表现为乳房内有散在的、多发、大小不等的结节。患者常由于乳房扪及结节而就医，部分患者可以出现浆液性或浆液血性的乳头溢液；少数患者可同时有腋淋巴结肿大，甚至可发生癌变。

3. 超声表现

为双侧乳房形态对称，组织增厚，内部为不均匀低回声结节，分布紊乱，边界不清，形态不规则，有囊肿存在时则为无回声，后方回声增强，需要与纤维腺瘤和乳腺癌鉴别。

（二）乳腺纤维腺瘤

乳腺纤维腺瘤是最常见的良性肿瘤之一，发病率仅次于乳腺囊性增生病，好发年龄为 20～25 岁的青年女性。

1. 病因

与雌激素的过度刺激有关，故多见于 20～25 岁性功能旺盛期女性。妊娠和哺乳期或绝经前期，由于雌激素大量分泌，可使肿瘤迅速生长；动物实验亦证实，大量的雌激素可诱发肿瘤生成。

2. 临床表现

乳腺纤维腺瘤的好发部位，以外上象限为多，且多数（约 75%）为单发，少数为多发性的。特征是无痛性孤立肿块，病史叙述中多在无意中偶然发现；肿块呈圆形或椭圆形，直径多在 1～5 cm，偶有巨型纤维腺瘤，直径可超过 10 cm；月经周期对肿瘤大小无影响，亦无异常乳头溢液。生长速度比较缓慢。扪诊肿块表面光滑、边界清楚、质地坚韧，与皮肤和周围组织无粘连，极易被推动，腋窝淋巴结不肿大。

3. 超声表现

纤维腺瘤一般呈圆形或椭圆形，形态规则，边界清晰，边缘光滑，内部回声尚均匀，后方回声不变或稍增强，周围组织受瘤体推挤可变形，但多数情况下周围组织形态和回声没有变化，CDFI 在瘤体内部可发现点状血流信号或无血流信号。瘤体回声与其内部组织成分有一定关系，当腺体成分较多时，可表现为等回声或高回声。

乳腺纤维腺瘤虽属良性，但亦有恶变可能，一经发现，应予手术切除。手术可在局部麻醉下进行，于肿块表面皮肤做放射状切口；显露肿瘤后，将瘤体连同其包膜完整切除；并常规送病理检查，以排除恶性病变的可能。

（三）脂肪坏死

脂肪坏死为非细菌性的炎性。好发部位是乳腺或骨性隆起上。原因可能与外伤、缺血、囊肿抽吸术、组织活检、局部病灶切除术、放射治疗、乳房复位成形术、乳房重建术、置入物移除术、抗凝治疗等有关。

临床、病理和超声表现多种多样，从囊肿到类似恶性的毛刺状肿块。从组织学上看，脂肪细胞的局部破坏，发展为细胞内大小不等的空泡，内充满了脂质物，周边包绕着巨噬细胞、多核巨细胞、成纤维细胞所形成的油脂囊肿，坏死后开始纤维化。乳房脂肪坏死的X 线摄影从良性、不典型到恶性表现的团块，有时可伴有钙化。声像图上表现为实质性回声或无回声，后方回声不增强或伴声影。超声检查时需与乳腺恶性病变鉴别。

（四）乳管内乳头状瘤

好发于 40 ~ 50 岁女性，约 75% 的病例发生在大乳管近乳头的膨大部分。瘤体较小，带蒂并有许多绒毛，血管丰富且壁薄、质脆，极易出血。

1. 临床表现

最常见症状为乳头溢液或血性溢液，通常为白色或鲜红色，由于病灶较小临床触诊不易扪及肿块。多因偶然中发现内衣血迹而就医；如在乳晕区内扪及质软、可被推动的肿块，轻按可从乳头排出血性溢液，则多可诊断。一般无其他症状（如疼痛），偶可因肿瘤阻塞乳管而出现疼痛，一旦积血排出，疼痛可消失并可反复。

2. 超声表现

早期病灶较小时超声图像常无改变或仅表现为乳腺组织增生改变，乳管内有液体聚集时可发现乳管扩张，一般内径在 2 mm 左右，但一旦液体排出，超声多不能发现扩张乳管。如果发现乳管扩张，超声应仔细检查扩张乳管壁是否光滑，当有乳头状瘤存在时，可以发现扩张乳管内低回声或等回声乳头状突出，与乳管壁相连，内部回声较为均匀，血流往往难以显示。较多病灶时，探头挤压可见乳头内液体溢出，常规超声检查可以在乳头附近发现低或等回声结节状结构，边界清晰，形态规则，内部回声尚均匀，后方无声影，CDFI 可以在内部发现点状血流信号，可同时伴导管扩张，从而形成囊实性混合结构。

乳管内乳头状瘤属良性肿瘤，但 6% ~ 8% 的病例可发生恶变，当出现乳头溢液（血），超声未发现改变，可选择 X 线钼靶乳导管造影检查，乳管镜检查对明确病变部位有一定的帮助。

（五）乳腺癌

绝大多数乳房的恶性肿瘤来源于乳腺的上皮组织（导管和小叶），极少数可来源非上皮组织（肉瘤）。乳腺癌的发病率及死亡在世界上有较为明显的地域性差异，以西方国家发病率为高，我国近年来乳腺癌的发病率逐年升高，已经成为女性恶性肿瘤的首位，尤其大城市发病率高达 80/10 万以上。乳腺癌常发生于 50 岁左右的妇女，20 岁以前很少见。患者女性亲属中乳腺癌的发病率高于常人 2 ~ 3 倍。半数以上发生于乳腺外上象限，其次为乳腺中央区和区上象限。

1. 病因

乳腺癌的病因尚不能完全明了。多数学者认为，绝经前后雌激素是刺激发生乳腺癌的明显因素。临床资料统计，乳癌的发病年龄多在 40 ~ 60 岁，其中又以 45 ~ 49 岁（更年期）和 60 ~ 64 岁最多见。也有些学者认为，未婚、未育或未哺乳的妇女乳癌发病率较高。大量的文献报道，乳腺癌家族史的妇女其乳腺癌发病率高于无家族史者 15 倍之多，提示遗传因素在发病中的重要作用。其他可能因素有进食高脂饮食和肥胖、胸部多次接受 X 线透视或摄影照射、乳房良性疾病（乳房囊性增生病、纤维腺瘤、乳管内乳头状瘤等）等。

2. 病理及其分类

乳腺癌的病理分类可按肿瘤细胞的分化程度分为分化低的和分化高的两大类，也可以根据肿瘤的细胞成分分为多种类型。如根据组织发生和形态结构而将其分为导管癌、小叶癌和特殊型癌 3 大类型。①导管癌较多见，来源于乳腺导管系统，特别是末梢导管，包括非浸润性导管内癌及浸润性导管癌；②小叶癌较少见，又称腺泡内癌，来源尚未完全确定，有人认为是起源于肌上皮细胞，也有人认为发生于小叶内导管，包括非浸润性的小叶原位癌及浸润性小叶癌；③特殊型癌少见，为具有特殊形态结构的一类乳腺癌，如黏液癌、大汗腺样癌、腺样囊性癌、鳞状细胞癌及炎性癌等。

（1）分化低癌：特点是细胞分化程度低，恶性程度高，包括以下几种。①硬癌为最多见的类型之一，约占总数的 2/3。切片见癌细胞较少，体积也较小，呈条索状和片状排列；其间纤维组织较多。临床特点是肿块较小，质地坚硬；恶性程度高，早期即有转移。②髓样癌较少见，切片见癌细胞较多，体积也较大，排列紧密，呈索、片状分布；细胞间纤维成分甚少。临床特点是肿块较大，质地较软，易发生溃疡；恶性程度高，早期常有转移。③炎性癌极为少见，切片见癌细胞呈弥漫性增长，皮肤内的淋巴管和毛细血管内充满大量的癌细胞并可形成癌细胞栓子；细胞间纤维组织极少，局部有明显的水肿及大量的淋巴细胞浸润等。临床表现较为特殊，主要特点为皮肤明显水肿，色多暗红，肿瘤发展迅速而常累及整个乳房，没有明显的占位；部分患者可表现为患侧乳房皮肤干燥，弥漫性鳞屑，增厚如铠甲，故也有称铠甲癌者。多见于青年妇女，恶性程度极高，转移早而且广，往往初诊时就发现有远处转移，预后极差，多在短期内死亡。④黏液癌很少见，肿块切面呈胶胨样半透明状；切片见癌细胞数不多，周围伴有多量黏液，临床特点是肿块生长缓慢，转移较晚。

（2）分化高的乳癌：特点是肿瘤细胞分化高，恶性程度较低。①腺癌较少见，起源于腺泡或小乳管。癌细胞排列呈腺样结构。临床特点：肿块常偏大，恶性程度中等，转移较晚。②导管癌可分为导管内癌和浸润性导管癌，起源于中、小乳管。切片可见很多极度增生的乳管样组织，管腔内充满癌细胞，中心部分癌细胞可发生坏死。肿块切面可见灰白色半固体状颗粒物质充满小管腔，可挤压出牙膏状物，犹如粉刺内容物，故又名粉刺癌。此型癌恶性程度低，转移晚。③乳头状癌（亦称乳头状腺癌），往往起源于靠近乳头的大乳管，亦可由乳管内乳头状瘤恶变形成。此型癌病程较长，肿块较大，有时有囊性变。恶性程度较低，转移较晚。④湿疹样癌（亦称 Paget 乳头病）很少见，起源于乳头内的大乳管。癌细胞呈空泡状，在乳头、乳晕的表皮深层浸润发展。临床特点是乳头、乳晕周围皮肤瘙痒、粗糙或皮肤增厚、轻度糜烂，伴有灰黄色痂皮等。此型癌恶性程度低，淋巴转移很晚。⑤小叶癌包括小叶原位癌和小叶浸润癌。一般发生于绝经前妇女。临床上一般摸不到肿块，也无症状。标本肉眼观与一般小叶增生不易区别。镜检癌变小叶体积增大，但小叶轮廓尚保存，小管高度扩张，其中充满单一松散排列的癌细胞。癌细胞呈圆形，大小形状较为一致，核圆形及卵圆形，核分裂象很少，基底膜完整。小叶原位癌经过一定时间可发展为浸润性小叶癌。

乳腺叶状肿瘤是乳腺的一种纤维上皮性肿瘤，病因尚不清楚，多数学者认为与雌激素分泌和代谢紊乱有关，多发于中年妇女。既往国内外对这种疾病的命名比较混乱，1981 年WHO乳腺肿瘤分类推荐叶状肿瘤，将其分为良性、恶性和交界性 3 种类型。本病一般为单发，生长较慢、无触痛，与皮肤和胸大肌无粘连，病灶大小不等，有短期内迅速增大的临床特点。

叶状肿瘤是双相分化肿瘤，组织学特征为裂隙状分布的双层上皮细胞被过度生长的富于细胞的间叶成分围绕，形成典型的叶状、无包膜结构。多数乳腺叶状肿瘤肿块边界清楚，超声显示有强回声包膜，是由邻近受压乳腺间质构成，而非真包膜。叶状肿瘤的生长方式：良性呈膨胀性生长，交界性可有点、灶性浸润，恶性多表现为较大范围的浸润，中间可出现片灶性坏死区。良性和恶性乳腺叶状肿瘤均可发生局部复发和转移，因此，对乳腺叶状肿瘤术后超声随访和术前超声诊断同样重要，有利于及早发现肿瘤是否复发和转移，以便采取措施。

3. 转移途径

（1）直接浸润：直接侵入皮肤、胸肌筋膜、胸肌等周围组织。

（2）淋巴转移：为乳腺癌的主要转移途径。其中主要的途径为：①癌细胞经胸大肌外侧缘淋巴管侵入同侧腋窝淋巴结，然后累及锁骨下淋巴结以至锁骨上淋巴结；转移至锁骨上淋巴结的癌细胞，又可经胸导管（左）或右侧淋巴导管进入静脉血流导致远处转移。②癌细胞向内侧达胸骨旁淋巴结，继而达到锁骨上淋巴结，之后可经同样途径血行转移。根据文献报道，腋窝淋巴结转移率约为60%，胸骨旁淋巴结转移率为30%～35%。另外，乳癌原发部位与转移途径也有一定关系。一般说来，有腋窝淋巴结转移者，原发灶大多（80%）在乳房的外侧象限；有胸骨旁淋巴结转移者，原发灶则大多（70%）在乳房内侧象限。

（3）血液转移：癌细胞经血液向远处转移者多发生在晚期，有学者认为，乳癌的血行转移可能在早期即已发生，以微小癌灶的形式隐藏在体内，成为日后致命的隐患。癌细胞除可经淋巴途径进入静脉，也可直接侵入血液循环。最常见的远处转移依次为肺、骨、肝。在骨转移中，则依次为椎骨、骨盆和股骨。

4. 临床表现

不同的病理类型其临床表现出现的早晚和表现可以不同。临床上较为多见的、较早的表现是患侧乳房出现单发的、无痛性并呈进行性生长的肿块。肿块位于外上象限最多见（占45%～50%），其次是乳头、乳晕区（为15%～20%）和内上象限（占12%～15%）。触诊时肿块质地较硬，表面不光滑，边界不清楚，活动度差。如果患者无自觉症状，患者在无意中（如洗澡、更衣）发现占位常为就诊的因素；少数患者可有不同程度的触痛或刺痛和乳头溢液。肿块的生长速度较快时，受累的周围组织可引起乳房外形的改变。如癌组织累及连接腺体与皮肤的 Cooper 韧带，使之收缩并失去弹性，可导致肿瘤表面皮肤凹陷；邻近乳头的癌肿因侵及乳管使之收缩，可将乳头牵向癌肿方向；乳头深部的肿瘤可因侵入乳管而使乳头内陷。癌肿较大者可使整个乳房组织收缩，肿块明显凸出。癌肿继续增长，表面皮肤可因皮内和皮下淋巴管被癌细胞堵塞而引起局部淋巴水肿，由于皮肤在毛囊处与皮下组织连接紧密，淋巴水肿部位可见毛囊处出现很多点状凹陷，形成所谓"橘皮样"改变。

乳腺癌的淋巴转移多为同侧腋窝淋巴结肿大，最初转移淋巴结为散在、无痛、质硬、可活动，数目较少，随着病程的发展，肿大的淋巴结数目增多，互相粘连成团，与皮肤或腋窝深部组织粘连而固定。如腋窝主要淋巴管被癌细胞栓塞，可出现患侧上肢淋巴水肿。

胸骨旁淋巴结位置较深，通常需要在手术中探查时才能确定有无转移。晚期，锁骨上淋巴结亦肿大、变硬。少数患者可出现对侧腋窝淋巴结转移。

炎性乳腺癌并不多见，一般发生在青年妇女，尤其是在妊娠期或哺乳期。该型乳腺癌发展迅速，病程凶险，可在短期内迅速侵及整个乳房。临床特征是患侧乳房明显增大，皮肤充血、发红、发热犹如急性炎症。触诊扪及整个乳房肿大发硬，无明显局限性肿块。癌细胞转移早且广，对侧乳房亦常被侵及。预后极差，患者常在发病后数月内死亡。

5. 超声表现

乳腺癌的病理类型和超声图像特征有一定的关系，不同的病理类型可以有不同的超声表现，但同一种病理类型也可以表现为不同的超声图像特征。故乳腺癌的超声图像总体表现包括：形状圆形、椭圆形或分叶状或不规则；纵横比 < 2 : 1 或接近于 1；边界不清晰；边缘不光整，表现为小叶、成角或毛刺状；内部回声可表现为低回声、等回声或不均匀回声，占位较大时内部可出现坏死液化或导管扩张，积液时可出现无回声，也可见点状高回声或钙化强回声；后方回声多表现为不变、衰减或混合性变化；晚期由于癌细胞浸润和周围组织破坏，皮肤等也可出现相应改变，如皮肤及皮下脂肪组织层水肿增厚、凹陷、结构扭曲；病灶引起周围正常解剖层次结构的扭曲或连续性中断，包括病灶处皮肤、浅筋膜层等。彩色及能量多普勒超声显示恶性病灶内部及周边的血流可以明显增多，且走向杂乱无序，部分病灶有由周边穿入的特征性血流，关于阻力指数（RI）等血流动力学参数的应用多存在争议，一般认为恶性病变的 RI > 0.70。

此外，三维成像、造影增强对比成像和弹性超声作为超声新技术已在乳腺疾病的良、恶性鉴别中发挥其相应的价值（表 6-1）。

表 6-1　乳腺良、恶性肿瘤的超声特征比较

超声特征	良性	恶性
形态	椭圆形、圆形	圆形、不规则形状
边缘	光整	分叶状、毛刺状、成角
边界	清晰或欠清晰	欠清晰或不清晰
回声	低回声或等回声	等回声、高回声或混合回声
钙化	无	细小钙化
纵横比	> 2	< 2
彩色超声	点状血流信号或无	条状或网状血流信号
RI	< 0.7	> 0.7
后方改变	增强	无变化或衰减
周围组织	受压或无变化	受压、水肿、扭曲

（六）乳腺炎

好发于哺乳期，多因乳头皲裂、乳汁淤积、中性粒细胞的渗出所致。最常见的病原体为葡萄球菌和链球菌。急性乳腺炎的主要表现为乳腺的红、肿、热、痛。慢性炎症致增厚的皮肤类似橘子皮，乳腺组织活动度减小，通常伴腋下淋巴结肿大，如果形成脓肿，可扪及占位性病变。声像图上表现为皮肤和皮下组织增厚、水肿，乳腺组织回声紊乱，后方可伴声影，但多没有占位性回声；一旦脓肿形成，超声检查时可发现边界不清、形态欠规则的占位，如表现为无回声，需与乳腺囊肿鉴别，如表现为低回声，易和恶性肿瘤混淆。

五、BI-RADS 分级

超声对病灶特征描述的专业术语要有统一的规范标准。超声描述的专业术语需要体现对病灶良、恶性的判断和分级的影响，且对多个特征指标的综合分析优于单个指标的判断。随着超声技术的发展，相应的专业术语内涵也将会有所改变。本指南参照美国放射学会的乳腺影像报告和数据系统（即 breast imaging reporting and data system，BI-RADS-US）并结合我国的实际情况制定了以下分级标准。

1. 评估是不完全的

0 级：需要进一步其他影像学检查（如乳腺 X 线检查或 MRI 等）评估。

在多数情况下，超声检查可对乳腺进行全面评估。当超声作为初次检查时，下列情况则需要进一步做其他检查：一种情况是超声检查乳腺内有明显的病灶而其超声特征又不足以做出评价，此时必须借助乳腺 X 线检查或 MRI；另一种情况是临床有阳性体征，如触及肿块、浆液性溢液或乳头溢血、乳腺癌术后以及放疗后瘢痕需要明确是否复发等，超声检查无异常发现，也必须借助乳腺 X 线检查或 MRI 对乳腺进行的评估。

2. 评估是完全的——最后分级

（1）1 级：阴性。

临床上无阳性体征，超声影像未见异常，如无肿块、无结构扭曲、无皮肤增厚及无微钙化等。为使阴性结论更可信，超声检查部位尽量与乳腺 X 线检查联合检查所关注的乳腺组织区域。

（2）2 级：良性病灶。

基本上可以排除恶性病变。根据年龄及临床表现 6～12 个月随诊。如单纯囊肿、乳腺假体、脂肪瘤、乳腺内淋巴结（也可以归类 1 级），多次复查图像无变化的良性病灶术后改变，有记录的经过多次检查影像变化不大的可能纤维腺瘤。

（3）3 级：可能良性病灶。

建议复查（3～6 个月）及其他进一步检查。根据乳腺 X 线检查积累的临床经验，超声发现明确的典型良性超声特征（实性椭圆形、边界清、不饱满的肿块）病灶，很大可能是乳腺纤维腺瘤，它的恶性危险性应该＜2％，如同时得到临床、乳腺 X 线检查或 MRI 的印证更佳。多中心研究数据证实，除了基于超声检查发现的活检，超声检查短期随访也是安全的，短期随访是一种现在的处理策略。新发现的纤维腺瘤、囊性腺病、瘤样增生结节（属不确定类）、未扪及的多发复杂囊肿或簇状囊肿、病理明确的乳腺炎症、恶性病变的术后早期随访都可归于该级。

（4）4 级：可疑的恶性病灶。

建议活检。此级病灶的恶性危险性 3％~94％。评估 4 级即建议组织病理学检查：细针抽吸细胞学检查、空芯针穿刺活检、手术活检提供细胞学或组织病理学诊断。超声声像图上表现不完全符合良性病变或有恶性特征均分于该级。目前可将其划分为 4A、4B 以及 4C 3 类。4A 级更倾向于良性可能，不能肯定的纤维腺瘤、有乳头溢液或溢血的导管内病灶、不能明确的乳腺炎症都可归于该级，此级恶性符合率在 3％~30％；4B 级倾向于恶性，此级恶性符合率在 31％~60％；4C 级提示恶性可能性较高，此级恶性符合率在 61％~94％。

（5）5 级：高度可能恶性。

应积极采取适当的诊断及处理。声像图恶性特征明显的病灶归于此级，其恶性危险性＞95％，应开始进行积极的治疗，经皮活检（通常是影像引导下的空芯针穿刺活检）或手术治疗。

（6）6 级：已经活检证实为恶性。

此级用于在活检已证实为恶性，但还未进行治疗的影像评价或监测手术前和新辅助化疗前后的影像改变。

（翟小林）

🦋 体检报告 1

一、基本信息

姓名：×××　　　性别：女　　　年龄：53 岁

二、体检结论及建议

（一）体检科普检

体重指数：27.27。体型超重，建议体重范围：53.33 ~ 67.34 kg。

（二）医学检验科

HPV 基因分型（37 型）：未见明显异常。

（三）心电图

心电图：正常范围心电图。

（四）体检科彩超

1. 子宫

（1）宫内节育器位置下移：子宫轮廓清晰，被膜光滑，形态规则，肌层回声均匀，内膜居中，宫内节育器位置下移。于宫颈内见一直径约 11 mm 的无回声，界清，其后方回声增强。

（2）宫颈纳囊；附件：未见明显异常。

2. 乳腺

右侧乳腺 11 点处可见大小约 5.5 mm × 3 mm 的低回声，周界清，形态规则，CDFI：内未见明显血流信号。右侧乳腺结节，建议复查。

（五）体检科妇科

体检科妇科检查：未见明显异常。

（六）病理科

TCT：良性反应性改变（中度炎症）。

（七）总检建议

1. 体型超重

注意控制饮食，适量运动，定期复查血脂血糖情况。

2. 宫内节育器下移

建议妇科咨询。

3. 右侧乳腺结节

乳腺外科进一步诊查，积极治疗。

4. 良性反应性改变（中度炎症）

属于宫颈癌筛查，未发现癌前病变及癌变。

三、健康建议

日常生活中均衡膳食，粗细搭配，多食新鲜蔬菜及水果。根据自身状况坚持适量运动。建议每天保证充足睡眠，避免精神紧张及过度劳累。

（翟小林）

🔖 体检报告 2

一、基本信息

姓名：×××　　性别：女　　年龄：42 岁

二、体检结论及建议

（一）体检科普检

身高、体重、血压、脉搏：未见明显异常。

（二）医学检验科

HPV 基因分型（37 型）：未见明显异常。

（三）心电图

心电图：窦性心律；正常范围心电图。

（四）体检科彩超

1. 子宫附件彩超

子宫大小形态尚正常，肌层回声均匀，内膜居中，于宫颈内见多个无回声区，大者直径约 7 mm，界清，其后方回声增强。子宫：宫颈多发纳囊；附件：未见明显异常；膀胱：未见异常；输尿管：未见明显异常。

2. 乳腺彩超

双侧乳腺腺体稍增厚，结构稍紊乱，内回声欠均匀，可见散在片状低回声区，以外上象限为著。CDFI：未见明显异常血流信号。双侧乳腺呈增生样改变。

（五）体检科妇科

体检科妇科检查：未见明显异常。

（六）病理科

TCT：良性反应性改变（轻度炎症）。

（七）总检建议

1. 双侧乳腺呈增生样改变

3 ~ 6 个月复查乳腺彩超，保持心情愉快，睡眠充足。

2. 良性反应性改变（轻度炎症）

属于宫颈癌筛查，未发现癌前病变及癌变。

三、健康建议

日常生活中均衡膳食，粗细搭配，多食新鲜蔬菜及水果。根据自身状况坚持适量运动。建议每天保证充足睡眠，避免精神紧张及过度劳累。

（翟小林）

❀ 体检报告 3

一、基本信息

姓名：×××　　性别：女　　年龄：33 岁

二、体检结论及建议

（一）体检科普检

体重指数：27.94。体型超重，建议体重范围：52.38 ～ 66.13 kg。

（二）医学检验科

1. HPV 基因分型（37 型）

HPV66（高危）：阳性。

2. 阴道微生态检测

乙酰氨基葡萄糖苷酶：阳性（+）；过氧化氢：阳性（+）；白细胞酯酶：弱阳性（±）；优势菌：革兰阳性杆菌 G + b；pH 值：4.6↑（3.8 ～ 4.5）。

（三）体检科彩超

1. 子宫附件彩超

轮廓清晰，被膜光滑，形态规则，肌层回声均匀，内膜居中，宫腔内未见明显异常回声，于宫颈内见一直径约 4 mm 的无回声区，界清，其后方回声增强。宫颈纳囊；附件：未见明显异常。

2. 乳腺彩超

双侧乳腺呈轻度增生样改变。

（四）体检科妇科

体检科妇科检查：未见明显异常。

（五）病理科

TCT：低度鳞状上皮内病变（LSIL）。

（六）总检建议

1. **体型超重**

注意控制饮食，适量运动，定期复查血脂血糖情况。

2. **低度鳞状上皮内病变（LSIL），HPV66（高危）阳性，念珠菌性阴道炎**

建议结合临床及时到妇科就诊。

3. **双侧乳腺呈轻度增生样改变**

3～6个月复查乳腺彩超，保持心情愉快，睡眠充足。

三、健康建议

日常生活中均衡膳食，粗细搭配，多食新鲜蔬菜及水果。根据自身状况坚持适量运动。建议每天保证充足睡眠，避免精神紧张及过度劳累。

（翟小林）

体检报告 4

一、基本信息

姓名：×××　　性别：女　　年龄：57 岁

二、体检结论及建议

（一）体检科普检

血压结论：173/83 mmHg。血压偏高。

（二）医学检验科

HPV 基因分型（37 型）：未见明显异常。

（三）体检科彩超

1. **乳腺彩超**

双侧乳腺腺体稍增厚，结构稍紊乱，内回声欠均匀，可见散在片状低回声区，以外上象限为著。CDFI：未见明显异常血流信号。双侧乳腺呈轻度增生样改变。

2. **子宫附件彩超**

子宫大小形态尚正常，肌层可见大小约 14 mm×8 mm 低回声结节，边界清，形态尚规则。宫腔内可见一强回声带，似节育环样回声，CDFI：内未见明显血流信号显示。提示①子宫肌瘤；②宫腔内强回声带，请结合临床。附件：未见明显异常。

（四）体检科妇科

体检科妇科检查：未见明显异常。

（五）病理科

TCT：良性反应性改变（轻度炎症）。

（六）总检建议

1. 血压偏高

监测血压，心内科诊治。

2. 双侧乳腺呈轻度增生样改变

3～6个月复查乳腺彩超，保持心情愉快，睡眠充足。

3. 子宫肌瘤，宫腔内强回声带

建议结合临床到妇科诊询。

4. TCT：良性反应性改变（轻度炎症）

属于宫颈癌筛查，若无阴道分泌物不适，不需治疗。每年复查一次TCT。

三、健康建议

日常生活中均衡膳食，粗细搭配，多食新鲜蔬菜及水果。根据自身状况坚持适量运动。建议每天保证充足睡眠，避免精神紧张及过度劳累。

（翟小林）

🔷 体检报告5

一、基本信息

姓名：×××　　性别：女　　年龄：40岁

二、体检结论及建议

（一）体检科普检

血压结论：106/55 mmHg。低血压。

（二）心电图

心电图：窦性心律；正常范围心电图。

（三）体检科彩超

1. 子宫附件彩超

双侧附件区未见明显异常。轮廓清晰，被膜光滑，形态规则，肌层回声均匀，宫腔内未见明显异常回声。

2. 乳腺

①双侧乳腺腺体稍增厚，结构稍紊乱，内回声欠匀，可见散在片状低回声区，以外上象限为著。CDFI：未见明显异常血流信号。②左侧乳腺可见大小约 4 mm×3 mm 的低回声，周界清，形态规则，CDFI：内未见明显血流信号。③右侧乳腺可见大小约 3.5 mm×3 mm 的低回声，周界清，形态规则，CDFI：内未见明显血流信号。④左侧乳腺局部可见平行管样结构，较宽处内径约 2.0 mm，内未见明显异常回声。

结论：①双侧乳腺呈增生样改变；②双侧乳腺结节，建议复查；③左侧乳腺局部导管扩张。

（四）体检科妇科

体检科妇科检查：未见明显异常。

（五）病理科

TCT：良性反应性改变（轻度炎症）。

（六）总检建议

1. 低血压

正常状态下成人收缩压低于 90 mmHg 或舒张压低于 60 mmHg，或二者同时存在时为低血压。若低血压持续存在，有明显头晕及晕厥等症状，请及时心内科诊治。

2. 双侧乳腺呈增生样改变

3 ~ 6 个月复查乳腺彩超，保持心情愉快，睡眠充足。

3. 双侧乳腺结节，左侧乳腺局部导管扩张

建议结合临床及时到乳腺外科诊询。

4. 良性反应性改变（轻度炎症）

属于宫颈癌筛查，未发现癌前病变及癌变。

三、健康建议

日常生活中均衡膳食，粗细搭配，多食新鲜蔬菜及水果。根据自身状况坚持适量运动。建议每天保证充足睡眠，避免精神紧张及过度劳累。

（翟小林）

✿ 体检报告 6

一、基本信息

姓名：×××　　　性别：女　　　年龄：32 岁

二、体检结论及建议

（一）医学检验科

HPV 基因分型（37 型）：HPV58（高危），阳性。

（二）体检科彩超

乳腺：①双侧乳腺腺体稍增厚，结构稍紊乱，内回声欠均匀，可见散在片状低回声区，以外上象限为著。CDFI：未见明显异常血流信号。②右侧乳腺 9 点处可见大小约 10.0 mm×5.3 mm（近乳头处），4.8 mm×2.8 mm（近腺体边缘）的低回声，周界清，形态规则，CDFI：内未见明显血流信号。

结论：双侧乳腺呈轻度增生样改变；右侧乳腺结节，建议复查。

（三）体检科妇科

体检科妇科检查：未见明显异常。

（四）病理科

TCT：非典型鳞状细胞，意义不明确（ASC-US）。

（五）总检建议

1. HPV58（高危）：阳性

结合临床妇科诊治。

2. 双侧乳腺呈轻度增生样改变、右侧乳腺结节

建议结合临床及时到乳腺外科诊询。

3. 非典型鳞状细胞不能明确意义

建议做阴道镜检查及活检。

三、健康建议

日常生活中均衡膳食，粗细搭配，多食新鲜蔬菜及水果。根据自身状况坚持适量运动。建议每天保证充足睡眠，避免精神紧张及过度劳累。

（翟小林）

体检报告7

一、基本信息

姓名：×××　　性别：女　　年龄：49 岁

二、体检结论及建议

（一）体检科普检

身高、体重、血压、脉搏：未见明显异常。

（二）医学检验科

HPV 基因分型（37 型）：未见明显异常。

（三）心电图

心电图：正常范围心电图。

（四）体检科妇科

体检科妇科检查：未见明显异常。

（五）病理科

TCT：良性反应性改变（轻度炎症）。

（六）总检建议

良性反应性改变（轻度炎症）：属于宫颈癌筛查，未发现癌前病变及癌变。

三、健康建议

日常生活中均衡膳食，粗细搭配，多食新鲜蔬菜及水果。根据自身状况坚持适量运动。建议每天保证充足睡眠，避免精神紧张及过度劳累。

（翟小林）

🦋 体检报告 8

一、基本信息

姓名：×××　　性别：女　　年龄：35 岁

二、体检结论及建议

（一）体检科妇科

体检科妇科检查：未见明显异常。

（二）病理科

TCT：良性反应性改变（轻度炎症）。

（三）总检建议

良性反应性改变（轻度炎症）：属于宫颈癌筛查，未发现癌前病变及癌变。

三、健康建议

日常生活中均衡膳食，粗细搭配，多食新鲜蔬菜及水果。根据自身状况坚持适量运动。建议每天保证充足睡眠，避免精神紧张及过度劳累。

（翟小林）

🦋 体检报告 9

一、基本信息

姓名：×××　　性别：女　　年龄：39 岁

二、体检结论及建议

（一）医学检验科

HPV 基因分型（37 型）：HPV61（低危），阳性；HPV51（高危），阳性。

（二）体检科妇科

体检科妇科检查：未见明显异常。

（三）病理科

TCT：低度鳞状上皮内病变（LSIL）。

（四）总检建议

HPV61（低危），阳性；HPV51（高危），阳性；TCT：低度鳞状上皮内病变（LSIL）。建议结合临床及时到妇科诊询。

三、健康建议

日常生活中均衡膳食，粗细搭配，多食新鲜蔬菜及水果。根据自身状况坚持适量运动。建议每天保证充足睡眠，避免精神紧张及过度劳累。

（翟小林）

✿ 体检报告 10

一、基本信息

姓名：×××　　性别：女　　年龄：40 岁

二、体检结论及建议

（一）体检科普检

身高、体重、血压、脉搏：未见明显异常。

（二）医学检验科

HPV 基因分型（37 型）：HPV35（高危），阳性。

（三）体检科彩超

1. 乳腺

双侧乳腺腺体稍增厚，结构稍紊乱，内回声欠均匀，可见散在片状低回声区，以外上象限为著。CDFI：未见明显异常血流信号。双侧乳腺呈轻度增生样改变。

2. 子宫附件彩超

（1）附件：左侧附件区可见一大小约 30 mm × 25 mm 的无回声，周界清，形态规则，内可见条索状不规则稍高回声分隔。左附件囊肿。

（2）子宫：子宫大小形态尚正常，肌层回声均匀，内膜居中，于宫颈内见多个无回声区，大者直径约 7 mm，界清，其后方回声增强。宫颈多发纳囊。

（四）体检科妇科

体检科妇科检查：未见明显异常。

（五）病理科

TCT：非典型鳞状细胞，意义不明确（ASC-US）。

（六）总检建议

1. HPV35 阳性

属于高危型别，建议结合宫颈细胞学检查，妇科诊查。

2. 双侧乳腺呈轻度增生样改变

3～6 个月复查乳腺彩超，保持心情愉快，睡眠充足。

3. 左附件囊肿

建议结合临床到妇科诊询。

4. 非典型鳞状细胞，意义不明确（ASC-US）

建议做阴道镜检查及活检。

三、健康建议

日常生活中均衡膳食，粗细搭配，多食新鲜蔬菜及水果。根据自身状况坚持适量运动。建议每天保证充足睡眠，避免精神紧张及过度劳累。

（翟小林）

体检报告 11

一、基本信息

姓名：×××　　性别：女　　年龄：35 岁

二、体检结论及建议

（一）体检科普检

体重指数：36.59，体型肥胖（超重），建议体重范围：55.59～70.18 kg。血压结论：159/87 mmHg，血压偏高。

（二）心电图

心电图：正常范围心电图。

（三）体检科彩超

1. 子宫

轮廓清晰，被膜光滑，形态规则，肌层回声均匀，内膜居中，宫腔内未见明显异常回声，于宫颈内见一大小约 8 mm×6 mm 的无回声区，界清，其后方回声增强。宫颈纳囊；附件：未见明显异常。

2. 乳腺

双侧乳腺腺体稍增厚，结构稍紊乱，内回声欠均匀，可见散在片状低回声区，以外上象限为著。CDFI：未见明显异常血流信号。双侧乳腺呈轻度增生样改变。

（四）体检科妇科

体检科妇科检查：未见明显异常。

（五）病理科

TCT：非典型鳞状细胞，意义不明确（ASC-US）。

（六）放射科

胸片（DR）：心肺膈未见明显异常。

（七）总检建议

1. 体型肥胖（超重）

注意控制饮食，适量运动，定期复查血脂血糖情况。

2. 双侧乳腺呈轻度增生样改变

3～6个月复查乳腺彩超，保持心情愉快，睡眠充足。

3. TCT：非典型鳞状细胞，意义不明确（ASC-US）

建议做阴道镜检查及活检。

三、健康建议

日常生活中均衡膳食，粗细搭配，多食新鲜蔬菜及水果。根据自身状况坚持适量运动。建议每天保证充足睡眠，避免精神紧张及过度劳累。

（翟小林）

体检报告 12

一、基本信息

姓名：×××　　性别：女　　年龄：48 岁

二、体检结论及建议

（一）体检科普检

身高、体重、血压、脉搏：未见明显异常。

（二）心电图

心电图：窦性心律；正常范围心电图。

（三）体检科彩超

1. 子宫

双侧附件区未见明显异常。子宫大小形态尚正常，肌层可见大小约 13 mm×11 mm 低回声结节，边界清，形态尚规则。CDFI：内未见明显血流信号显示。于宫颈内见一直径约 8 mm 的无回声，界清，其后方回声增强。

结论：宫颈纳囊；子宫肌瘤；附件：未见明显异常。

2. 乳腺

①双侧乳腺腺体稍增厚，结构稍紊乱，内回声欠均匀，可见散在片状低回声区，以外上象限为著。CDFI：未见明显异常血流信号。②右侧乳腺可见多个低回声结节，较大约 4.5 mm×3 mm，周界清，形态规则，CDFI：内未见明显血流信号。③左侧乳腺可见大小约 3.5 mm×2.5 mm 的低回声，周界清，形态规则，CDFI：内未见明显血流信号。④左侧乳腺局部可见平行管样结构，较宽处内径约 2.0 mm，内未见明显异常回声。

结论：双侧乳腺呈轻度增生样改变；双侧乳腺结节（右侧多发），建议复查；左侧乳腺局部导管扩张。

（四）体检科妇科

宫颈：宫颈纳囊（米粒大小）；增生。

（五）病理科

TCT：良性反应性改变（中度炎症）。

（六）总检建议

1. 双侧乳腺呈轻度增生样改变

3～6个月复查乳腺彩超，保持心情愉快，睡眠充足。

2. 双侧乳腺结节（右侧多发），左侧乳腺导管扩张

建议结合临床及时到乳腺外科诊询。

3. 子宫肌瘤

建议定期复查，必要时妇科治疗。

4. TCT 中度炎症

属于宫颈癌筛查，若无阴道分泌物不适，不需治疗。每年复查一次 TCT。

三、健康建议

日常生活中均衡膳食，粗细搭配，多食新鲜蔬菜及水果。根据自身状况坚持适量运动。建议每天保证充足睡眠，避免精神紧张及过度劳累。

（翟小林）

产科篇

07

第七章　异常妊娠

第一节　流产

妊娠不足 28 周、胎儿体重不足 1000 g 而终止者称流产。在妊娠 12 周前终止者称早期流产，在妊娠 12 周至不足 28 周终止者称晚期流产。孕 20 周至不足 28 周流产的胎儿有存活的可能，称为有生机儿。流产分为自然流产和人工流产，本节仅阐述自然流产。自然流产发生率占全部妊娠的 10% ~ 15%，多数为早期流产。

一、病因

导致流产的原因较多，主要有以下几方面。

（一）染色体异常

染色体异常是流产的主要原因。早期自然流产时，染色体异常的胚胎占 50% ~ 60%，多为染色体数目异常，其次为染色体结构异常。数目异常有三体、单体、三倍体及四倍体等；结构异常有染色体断裂、倒置、易位和缺失。染色体异常的胚胎多数结局为流产，极少数可能继续发育成胎儿，但出生后也会发生功能异常或合并畸形。若已流产，妊娠产物有时仅为一空孕囊或已退化的胚胎。

（二）环境因素

影响生殖功能的外界不良因素很多，可以直接或间接对胚胎或胎儿造成损害。过多接触某些有害的化学物质（如砷、铅、苯、甲醛、氯丁二烯、氧化乙烯等）和物理因素（如过量的放射线、噪声及高温等），均可引起流产。

（三）母体因素

1. 全身性疾病

妊娠期患急性病、高热可引起子宫收缩而致流产；细菌毒素或病毒（单纯疱疹病毒、巨细胞病毒等）通过胎盘进入胎儿血循环，使胎儿死亡而发生流产。此外，孕妇患严重贫血或心力衰竭可致胎儿缺氧，也可能引起流产。孕妇患慢性肾炎或高血压，胎盘可能发生梗死而引起晚期流产。

2. 生殖器官疾病

孕妇因子宫畸形（如双子宫、纵隔子宫及子宫发育不良等）、盆腔肿瘤（如子宫肌瘤等），均可影响胎儿的生长发育而导致流产。宫颈内口松弛或宫颈重度裂伤，易发生晚期流产。

3. 内分泌失调

黄体功能不足往往影响蜕膜、胎盘而发生流产。甲状腺功能低下者，也可能因胚胎发育不良而流产。

4. 创伤

妊娠期特别是妊娠早期时行腹部手术或妊娠中期受外伤，可刺激子宫收缩而引起流产。

（四）免疫因素

妊娠犹如同种异体移植，胚胎与母体间存在复杂而特殊的免疫学关系，这种关系使胚胎不被排斥。若母儿双方免疫不适应，则可引起母体对胚胎的排斥而致流产。有关免疫因素主要有父方的组织相容性抗原、胎儿特异抗原、血型抗原、母体细胞免疫调节失调、孕期母体封闭抗体不足及母体抗父方淋巴细胞的细胞毒抗体不足等。

二、临床表现

主要症状为停经后出现阴道流血和腹痛。孕 12 周前发生的流产，开始时绒毛与蜕膜剥离，血窦开放，出现阴道流血，耻区疼痛。晚期流产的临床过程与早产及足月产相似，先出现腹痛，后出现阴道流血。

三、临床类型

（一）先兆流产

妊娠 28 周前，先出现少量阴道流血，常为暗红色或血性白带，无妊娠物排出，相继出现阵发性下腹痛或腰背痛。妇科检查宫颈口未开，胎膜未破，子宫大小与停经周数相符，经休息及治疗，症状消失，可继续妊娠；若阴道流血量多或下腹痛加剧，可发展为难免流产。

（二）难免流产

难免流产指流产不可避免。在先兆流产基础上，阴道流血量增多，阵发性下腹痛加剧，或出现阴道流液（胎膜破裂）。妇科检查宫颈口已扩张，有时可见胚胎组织或胎囊堵塞于宫颈口内，子宫大小与停经周数相符或略小。

（三）不全流产

难免流产继续发展，部分妊娠物排出体外，尚有部分残留于宫腔内或嵌顿于宫颈口处，影响子宫收缩，导致大量出血，甚至发生失血性休克。妇科检查见宫颈口已扩张，宫颈口有妊娠物堵塞及持续性血液流出，子宫小于停经周数。

（四）完全流产

妊娠物已全部排出，阴道流血逐渐停止，腹痛逐渐消失，妇科检查宫颈口已关闭，子宫接近正常大小。

四、流产特殊情况

（一）稽留流产

胚胎或胎儿已死亡滞留宫腔内尚未自然排出者。胚胎或胎儿死亡后子宫不再增大反而缩小，早孕反应消失。妇科检查宫颈口未开，子宫较停经周数小，质地不软，未闻及胎心。

（二）习惯性流产

连续自然流产3次或以上者。每次流产多发生于同一妊娠月份，其临床经过与一般流产相同。宫颈内口松弛者常于妊娠中期，胎囊自宫颈内口突出，宫颈管逐渐缩短、扩张。患者多无自觉症状，一旦胎膜破裂，胎儿迅速排出。

（三）流产感染

若阴道流血时间长，有组织残留于宫腔内或非法堕胎等，有可能引起宫腔感染，严重时感染可扩展到盆腔、腹腔甚至全身，并发盆腔炎、腹膜炎、败血症及感染性休克，称流产感染。

五、辅助检查

（一）B超检查

可根据妊娠囊的形态、大小、有无胎心搏动及胎动情况，确定胚胎或胎儿是否存活，并协助诊断流产的类型。宫颈内口关闭不全患者，B超下可见宫颈内口呈漏斗状扩张，直径一般 > 15 mm。

（二）妊娠试验

用早早孕诊断试条可于停经 3 ~ 5 d 即出现阳性结果。另外，可行血 β-hCG 的定量测定，并进行跟踪观察，以判断先兆流产的预后。

（三）激素测定

血中孕激素测定在先兆流产的诊断及预后评估方面有较实用的价值，研究表明在异常妊娠（包括异位妊娠）中，99%的患者血黄体酮水平低于 25 ng/mL，如孕激素水平低于 5 ng/mL，则无论是宫内或宫外妊娠，妊娠物均已死亡。有学者认为如 B 超已见孕囊，血 β–hCG 水平 < 1000 U/mL，血清孕激素水平 < 5 ng/mL，宫内妊娠基本已死亡。

六、鉴别诊断

首先区别流产类型，同时需与异位妊娠及葡萄胎、功能失调性子宫出血、盆腔炎及急性阑尾炎等进行鉴别。

（一）异位妊娠

B 超检查已成为诊断宫内妊娠和异位妊娠的重要方法之一。输卵管妊娠的典型声像图为：①子宫内不见妊娠囊，内膜增厚；②宫旁一侧见边界不清、回声不均的混合性包块，有时可见宫旁包块内有妊娠囊、胚芽及原始心管搏动，为输卵管妊娠的直接证据；③直肠–子宫凹陷处有积液。

（二）葡萄胎

1. 绒毛膜促性腺激素测定

正常妊娠时，随孕周增加，血清 hCG 值逐渐升高，在孕 10 ~ 12 周达高峰。以后随孕周增加，血清 hCG 值逐渐下降。但葡萄胎时，滋养细胞高度增生，产生大量 hCG，血清 hCG 值通常高于相应孕周的正常妊娠值，且在停经 12 周以后，随着子宫增大继续持续上升，利用这种差异可作为辅助诊断。但也有少数葡萄胎，hCG 升高不明显。

2. 超声检查

完全性葡萄胎的主要超声影像学表现为子宫明显大于停经月份，无妊娠囊或胎心搏动，宫腔内充满不均质密集状或短条状回声，呈"落雪状"，若水疱较大而形成大小不等的回声区，则呈"蜂窝状"。子宫壁薄，但回声连续，无局灶状透声区。常可测到两侧或一侧卵巢囊肿，多房，囊壁薄，内见部分纤细分隔。彩色多普勒超声检查可见子宫动脉血流丰富，但子宫肌层内无血流或仅稀疏"星点状"血流信号。部分性葡萄胎宫腔内可见由水疱状胎块所引起的超声图像改变及胎儿或羊膜腔，胎儿常合并畸形。

3. 多普勒胎心测定

葡萄胎时仅能听到子宫血流杂音，无胎心音。

（三）功能失调性子宫出血

尿妊娠试验阴性，B 超检查宫腔内无妊娠图像。

（四）盆腔炎及急性阑尾炎

一般无停经史，尿妊娠试验阴性，血清 hCG 水平正常，B 超检查宫腔内无妊娠图像，血白细胞总数 $> 10 \times 10^9/L$。

七、治疗

（一）先兆流产

卧床休息，禁性生活，必要时给予对胎儿危害小的镇静剂。黄体功能不足者可给予黄体酮 10 ~ 20 mg，每日或隔日肌内注射 1 次，或 hCG 2000 ~ 3000 U 隔日肌内注射 1 次。其次，维生素 E 及小剂量甲状腺片也可应用。经过治疗，如阴道流血停止，B 超提示胚胎存活，可继续妊娠。若临床症状加重，B 超发现胚胎发育不良，hCG 持续不长或下降表明流产不可避免，应终止妊娠。

（二）难免流产

一旦确诊，应尽早使胚胎及胎盘组织完全排出。早期流产应及时行刮宫，对刮出物仔细检查，并送病理检查。晚期流产时，子宫较大，出血较多，可用缩宫素 10 ~ 20 U 加入 5% 葡萄糖液 500 mL 中静脉滴注，促进子宫收缩。当胎儿及胎盘排出后检查是否完全，必要时刮宫清除宫腔内残留的妊娠物。

（三）不全流产

一经确诊，应及时行刮宫术或钳刮术，以清除宫腔内残留组织。出血多或伴有休克者应同时输血输液，并给予抗生素预防感染。

（四）完全流产

症状消失，B 超检查宫腔内无残留物，如无感染、一般不需特殊处理。

（五）稽留流产

处理较困难。处理前应检查血常规、出凝血时间、血小板计数、血纤维蛋白原、凝血酶原时间、凝血块收缩试验及血浆鱼精蛋白副凝试验等，并做好输血准备。口服炔雌醇 1 mg 每日 2 次，或己烯雌酚 5 mg 每日 3 次，连用 5 d 以提高子宫肌对缩宫素的敏感性。子宫小于 12 周者，可行刮宫术，术中肌内注射缩宫素，若胎盘机化并与宫壁粘连较紧，手术应特别小心，防止子宫穿孔，一次不能刮净，可于 5 ~ 7 d 后再次刮宫。如凝血功能障碍，应尽早使用肝素、纤维蛋白原及输新鲜血等，待凝血功能好转后，再行引产或刮宫。

（六）习惯性流产

染色体异常夫妇应于孕前进行遗传咨询，确定是否可以妊娠，在孕前应进行卵巢功能检查、夫妇双方染色体检查与血型鉴定及其丈夫的精液检查，女方尚需进行生殖道检查，包括有无肿瘤、宫腔粘连，并做子宫输卵管造影或（及）宫腔镜检查，以确定子宫有无畸形与病变，有无宫颈内口松弛等。子宫有纵隔的患者，可于宫腔镜下行子宫纵隔切除术；有宫腔粘连者可用探针横向钝性分离粘连；宫颈内口松弛者应在妊娠前行宫颈内口修补术，或于孕 14 ~ 18 周行宫颈内口环扎术，术后定期随诊，提前住院，待分娩发动前拆除缝线，若环扎术后有流产征象，应及时拆除缝线，以免造成宫颈撕裂；黄体功能不足或原因不明的习惯性流产妇女当有怀孕征兆时，可按黄体功能不足给予黄体酮治疗，每日 10 ~ 20 mg 肌内注射，或 hCG 3000 U，隔日肌内注射 1 次，确诊妊娠后继续给药直至妊娠 10 周或超过以往发生流产的月份，并嘱其卧床休息，禁性生活，补充维生素 E，注意心理疏导，安定患者情绪。对不明原因的习惯性流产患者，可予免疫治疗。

（七）流产感染

治疗原则为积极控制感染，尽快清除宫内残留物。若阴道流血不多，应用广谱抗生素 2 ~ 3 d，待控制感染后再刮宫。若阴道流血量多，静脉滴注抗生素及输血的同时，用卵圆钳将宫腔内残留组织夹出，使出血减少，切不可用刮匙全面搔刮宫腔，以免造成感染扩散，术后应继续给予广谱抗生素，待感染控制后再行彻底刮宫。若已合并感染性休克者，在抗感染同时，应积极抢救休克。若感染严重或腹盆腔有脓肿形成，应予手术引流，必要时切除子宫。

八、治疗中应注意问题

（一）对先兆流产

应积极进行预后评估，对估计预后良好者，应积极进行保胎治疗，对估计预后不良者应严密观察，或及时给予终止妊娠。

（二）对稽留流产

一定要注意其凝血功能，如发现凝血功能异常，应先纠正凝血功能后，再予清宫。

（三）对习惯性流产

应进行全面检查明确病因后，再对症处理。

（牛　静）

第二节　胎盘早剥

妊娠 20 周以后或分娩期，正常位置的胎盘在胎儿娩出前，部分或全部从子宫壁剥离称胎盘早剥。胎盘早剥是妊娠晚期严重并发症，其起病急、发展快，处理不及时可危及母儿生命，因此必须予以重视。

一、病因

胎盘早剥确切的病因不清，可能与下列因素有关。

（一）母体血管病变

妊娠合并重度子痫前期、慢性高血压、慢性肾脏疾病或全身血管病变时，由于血管变性坏死甚至破裂出血，致使胎盘与子宫壁分离，胎盘早剥的发生率增高。

（二）机械性因素

腹部直接受到撞击或挤压等外伤时、脐带过短或相对过短时、羊膜腔穿刺时刺破前壁胎盘附着处等情况均可引起胎盘早剥。

（三）宫腔内压力骤减

双胎分娩时第一胎儿娩出过速、羊水过多时破膜后羊水流出过快，均可使宫腔内压力骤减，子宫骤然收缩，胎盘与子宫壁发生错位剥离。

（四）子宫静脉压突然升高

妊娠晚期或临产后，孕妇长时间仰卧位，巨大妊娠子宫压迫下腔静脉，回心血量减少，血压下降，此时子宫静脉瘀血，静脉压升高，蜕膜静脉床瘀血或破裂，形成胎盘后血肿，导致部分或全部胎盘剥离。

（五）其他因素

胎盘早剥史、吸烟、滥用可卡因、孕妇代谢异常、孕妇有血栓形成倾向、胎盘附着部位子宫肌瘤等，也与胎盘早剥发生有关。

二、病理

（一）病理变化

胎盘早剥主要病理变化是底蜕膜出血，形成血肿，使胎盘从附着处分离。

（二）病理分型

按病理类型，胎盘早剥可分为显性、隐性及混合性3种。①底蜕膜出血形成胎盘后血肿，胎盘剥离面随之扩大，血液冲开胎盘边缘并沿胎膜与子宫壁之间经宫颈管向外流出，称显性剥离或外出血。②如果胎盘边缘仍附着于子宫壁或胎先露部固定于骨盆上口，使胎盘后血液不能外流，而积聚于胎盘与子宫壁之间，即为隐性剥离或内出血。③内出血时胎盘后血液越积越多，宫底随之升高。当出血达到一定程度时，血液最终会冲开胎盘边缘及胎膜而外流，或偶有出血穿破胎膜溢入羊水中成为血性羊水，称为混合型出血。

（三）子宫胎盘卒中

胎盘早剥发生内出血时，血液积聚于胎盘与子宫壁之间，随着胎盘后血肿压力的增加，血液逐渐浸入子宫肌层，引起肌纤维分离、断裂甚至变性，当血液渗透至子宫浆膜层时，子宫表面呈现紫蓝色瘀斑，称为子宫胎盘卒中。

（四）弥散性血管内凝血（DIC）

严重的胎盘早剥可以发生凝血功能障碍，从剥离处的胎盘绒毛和蜕膜中释放大量组织凝血活酶，进入母体血循环，激活凝血系统导致弥散性血管内凝血（DIC）。肺、肾等脏器的毛细血管内有微血栓形成，造成脏器损害。

三、临床表现及分类

目前我国采用 Sher 分度，依据病情严重程度，将胎盘早剥分为三度。

Ⅰ度：胎盘剥离面小，无腹痛或腹痛轻微，贫血体征不明显；子宫软，大小与妊娠周数相符，胎位清楚，胎心正常；产后见胎盘母体面有凝血块及压迹，多见于分娩期。

Ⅱ度：突发持续性腹痛、腰酸或腰背痛，疼痛的程度与胎盘后积血多少成正比。无阴道流血或流血量不多，贫血程度与阴道流血量不相符。检查可见子宫大于妊娠周数，宫底随胎盘后血肿增大而升高。胎盘附着处压痛明显（胎盘位于后壁则不明显），宫缩有间歇，胎位可查及，胎儿存活。

Ⅲ度：胎盘剥离面超过胎盘面积的1/2，临床表现较Ⅱ度加重。患者可出现恶心、呕吐、面色苍白、四肢湿冷、脉搏细数、血压下降等休克症状。检查可见子宫硬如板状，宫缩间歇时不能放松，胎位触不清，胎心消失。

四、辅助检查

（一）B超

典型声像图显示胎盘与子宫壁之间出现边缘不清楚的液性低回声区，胎盘异常增厚或胎盘边缘"圆形"裂开，并可排除前置胎盘。Ⅰ度胎盘早剥血液流出，则见不到上述典型图像。

（二）实验室检查

包括全血细胞计数、凝血功能检查。

五、诊断与鉴别诊断

胎盘早剥的诊断主要依据病史、临床表现，结合辅助检查结果而做出。但B超对诊断胎盘早剥不是很敏感，因此胎盘早剥的诊断不能完全依靠B超，同时要与前置胎盘、先兆子宫破裂等妊娠晚期出血性疾病相鉴别。

六、并发症

（一）DIC和凝血机制障碍

胎盘早剥时发生DIC和凝血机制障碍的概率很高，是妊娠期发生凝血功能障碍最常见的原因，临床表现为皮肤、黏膜及注射部位出血，子宫出血不凝或凝血块较软，甚至发生血尿、咯血和呕血。

（二）产后出血

胎盘早剥发生子宫胎盘卒中时可影响子宫肌层收缩致产后出血；若并发DIC则难以纠正。

（三）急性肾功能衰竭

胎盘早剥及其并发症严重影响肾血流量，导致肾皮质或肾小管缺血坏死，出现急性肾功能衰竭。

（四）羊水栓塞

羊水可经胎盘早剥面开放的血管进入母血循环，羊水中的有形成分形成栓子栓塞肺血管致羊水栓塞。

七、治疗

胎盘早剥危及母儿生命，故必须及时做出诊断并给予相应的治疗。

（一）纠正休克

积极开放静脉通道，迅速补充血容量，改善循环。注意补液量和速度，最好输新鲜血。

（二）及时终止妊娠

一旦确诊重型胎盘早剥应及时终止妊娠。分娩方式取决于病情轻重、胎儿宫内状况、产程进展以及胎方位等。

1. 阴道分娩

仅适用于以外出血为主，患者一般情况良好，宫口已扩张，估计短时间内能结束分娩可经阴道分娩。人工破膜使羊水缓慢流出，缩小子宫容积，用腹带裹紧腹部压迫胎盘使其不再继续剥离，必要时静脉滴注缩宫素缩短第二产程。产程中应密切观察心率、血压、宫底高度、阴道流血量以及胎儿宫内状况，一旦发现病情加重或出现胎儿窘迫征象，应行剖宫产结束分娩。

2. 剖宫产

病情较重或进行性加重的胎盘早剥，无论胎儿是否存活，不能在短时间内结束分娩者均应剖宫产。胎儿与胎盘取出后，立即注射宫缩剂并按摩子宫；子宫胎盘卒中时在按摩子宫和热盐水湿敷后，多数子宫收缩转佳，可以保留子宫。若发生难以控制的大量出血可行子宫次全切除术。

（三）并发症的处理

1. 凝血功能障碍

必须在迅速终止妊娠同时纠正凝血机制障碍。补充凝血因子以及输纤维蛋白原；DIC高凝阶段主张及早应用肝素，但不应在有显著出血倾向或纤溶亢进阶段应用；在肝素化和补充凝血因子的基础上应用抗纤溶药物。常用的药物有氨基己酸、氨甲环酸、氨甲苯酸等。

2. 肾功能衰竭

若血容量已补足而尿量 < 17 mL/h，可给予 20% 的甘露醇 500 mL 快速静脉滴注，或呋塞米 20 ~ 40 mg 静脉推注，必要时可重复用药，通常 1 ~ 2 日尿量可以恢复。若短期内尿量不增且血清尿素氮、肌酐、血钾进行性升高，并且二氧化碳结合力下降，提示肾功能衰竭。出现尿毒症时，应及时行透析治疗。

3. 产后出血

胎儿娩出后立即给促宫缩药物，如缩宫素、麦角新碱、米索前列醇等；胎儿娩出后人工剥离胎盘，持续子宫按摩。若子宫出血不能控制，或 DIC 出血不止，可在快速输入新鲜血、补充凝血因子的同时行子宫切除术。

八、预防

（1）建立健全的孕产妇三级保健制度，早期发现治疗妊娠期血管病变。

（2）有创性检查或操作时动作应轻柔，羊膜腔穿刺应在 B 超引导下进行；避免腹部外伤等。

（3）妊娠晚期或分娩期，避免长时间仰卧，应进行适量的活动。

（牛　静）

第三节　前置胎盘

正常位置的胎盘附着于子宫体部。妊娠 28 周后若胎盘附着在子宫下段，甚至胎盘下缘达到或者覆盖子宫颈内口，位置低于胎儿先露部，称为前置胎盘。前置胎盘是妊娠晚期严重的并发症，也是妊娠晚期阴道流血的主要原因之一。其发病率为 0.24% ~ 1.57%，国外报道为 1%。患者多为经产妇。

一、病因

尚不清楚，高龄初产妇、经产妇及多产妇、先前有剖宫产史的、吸烟或吸食毒品妇女为高危人群。其病因可能与下列因素有关：

（一）子宫内膜病变或损伤

多产、流产、引产、放置宫内节育器、多次刮宫、剖宫产、感染等引起的子宫内膜炎和子宫内膜损伤，子宫内膜血管生长不全，蜕膜发育不良，孕卵植入后血液供应不足，胎盘为了摄取足够的营养不断扩大面积，因而伸展到子宫下段。

（二）受精卵滋养层发育迟缓

有时受精卵到达子宫腔时，其滋养层尚未具有着床能力，势必继续下行而着床于子宫下段。

（三）胎盘异常

双胎妊娠引起的胎盘面积过大、副胎盘等均可使胎盘延伸至子宫下段，形成前置胎盘。

二、分类

根据胎盘下缘与子宫颈内口的关系，将前置胎盘分为 3 种类型。

（一）完全性前置胎盘

完全性前置胎盘或称中央性前置胎盘，胎盘组织完全覆盖子宫颈内口。

（二）部分性前置胎盘

胎盘组织部分覆盖子宫颈内口。

（三）边缘性前置胎盘

胎盘附着于子宫下段，胎盘边缘达到宫颈内口，未覆盖宫颈内口。

胎盘附着于子宫下段，胎盘边缘并未达到宫颈内口，但非常接近宫颈内口，称胎盘低置。胎盘下缘与宫颈内口的关系可因子宫下段的延伸、宫颈管的消失、宫颈内口的扩张而改变。因此，前置胎盘的类型可随妊娠的继续、产程进展而发生变化。如临产前的完全性前置胎盘，可因临产后宫颈口扩张而变为部分性前置胎盘。故诊断时期不同，类型也可不同，目前临床上均以处理前最后一次检查来确定其类型。

三、临床表现

（一）症状

妊娠晚期或临产时发生无诱因、无痛性反复阴道流血是前置胎盘的特征性症状。由于妊娠晚期或临产后，子宫下段肌纤维被动伸展，附着在子宫下段及宫颈内口上的胎盘不能相应地随之扩展，导致前置部分的胎盘与其附着处之间发生错位、分离，血窦破裂而出血。随着子宫下段继续扩张，剥离部分逐渐扩大，故可多次反复出血，出血量多少不一，间隔时间愈来愈短。前置胎盘发生出血的时间早晚、长短、出血量的多少、间隔时间、发作的次数与其种类有关。初次出血量一般不多，剥离处血液凝固，出血自然停止；也有初次即发生致命性大出血而导致休克，危及母婴生命。完全性前置胎盘初次出血时间早，在妊娠 28 周左右，称为"警戒性出血"。边缘性前置胎盘出血时间较迟，多在妊娠 37～40周或临产后，出血量较少，部分性前置胎盘的初次出血时间、出血量及反复出血次数介于两者之间。

（二）体征

患者的一般情况与出血量的多少有关，大量出血时呈现面色苍白、血压下降甚至休克；反复出血者可出现贫血，贫血程度与失血量成正比。腹部检查：子宫大小与停经月份相符，子宫较软而无压痛，胎位、胎心音清楚，若出血量过多，可引起胎儿窘迫，甚至胎死宫内。由于胎盘附着在子宫下段，先露不易入盆而高浮，易出现胎位异常，如臀位等。在耻骨联合上偶可听到胎盘杂音。

四、诊断

（一）病史及临床表现

多次刮宫、多产、剖宫产史者，或者高龄孕妇、双胎等，妊娠晚期或临产时突然无明显原因发生无痛性反复阴道流血，应考虑为前置胎盘。患者一般情况与出血量有关，大量出血呈现面色苍白、脉搏增快微弱、血压下降等休克表现。腹部检查：子宫软无压痛，宫高与妊娠周数相符。由于子宫下段有胎盘占据，胎先露入盆受影响，故胎先露多高浮，易并发胎位异常。

（二）辅助检查

B 超检查能清楚地判断子宫壁、胎先露、胎盘和宫颈的位置，并根据胎盘边缘与子宫颈内口的关系可以进一步明确前置胎盘的类型。阴道 B 超能更准确地确定胎盘边缘和宫颈内口的关系。B 超诊断前置胎盘须注意妊娠周数，由于胎盘覆盖宫腔的面积在妊娠中期约为 1/2，至妊娠晚期为 1/3 或 1/4。因此，妊娠中期胎盘近宫颈的机会较大，此时不宜过早诊断前置胎盘。

（三）产后检查胎盘与胎膜

发现胎盘边缘或部分胎盘有陈旧性凝血块和压迹，胎膜破口距胎盘边缘 < 7 cm 者，诊断即可成立。

五、鉴别诊断

前置胎盘应与 I 型胎盘早剥、脐带帆状附着、前置血管破裂、胎盘边缘血窦破裂及宫颈病变如宫颈息肉、宫颈柱状上皮异位及子宫颈癌等相鉴别。

六、对母儿的影响

（一）产后出血

由于前置胎盘附着的子宫下段肌肉菲薄、组织疏松而充血，胎儿娩出时易被撕裂，产后收缩力差，血窦不易闭合，容易发生产后出血。

（二）产后感染

由于反复多次阴道出血，产妇贫血，抵抗力下降，又因胎盘剥离面距离阴道较近，易发生产褥感染。

（三）植入性胎盘

因子宫蜕膜发育不良等原因，胎盘绒毛可植入子宫肌层，使胎盘剥离不全而发生大出血。

（四）羊水栓塞

因胎盘附着于或接近子宫颈内口处，故胎膜破裂时，如羊膜腔内压力大，羊水可经血窦进入母体血循环，造成羊水栓塞。虽罕见，一旦发生可危及生命。

（五）早产儿及围生儿发病率、死亡率高

前置胎盘因母体出血、休克发生胎儿窘迫，甚至胎死宫内，为挽救孕妇或胎儿生命而提前终止妊娠，早产率增加，围生儿病率、死亡率高。

七、处理

处理原则是抑制宫缩、制止出血、纠正贫血和预防感染。根据前置胎盘的类型，阴道流血量、妊娠周数、产次、胎位，胎儿存活情况，是否临产，宫口开大程度，有无休克等全面考虑，选择恰当处理方法。

（一）期待疗法

适用于妊娠 < 34 周，胎儿体重 < 2000 g，阴道流血量不多，全身情况好的孕妇。目的是在确保孕妇安全的前提下，继续延长胎龄至达到或接近足月，以提高围生儿的存活率。

阴道流血期间应住院治疗，取左侧卧位，绝对卧床休息，止血后方可轻微活动。严密观察阴道流血情况，配血备用；定时间断吸氧每日 3 次，每次 30 分钟；禁止性生活、阴道检查、肛门检查；给予镇静及止血药物，积极纠正贫血；必要时可给予宫缩抑制剂，如硫酸沙丁胺醇、硫酸镁等；密切监护胎儿宫内生长情况，估计近日需终止妊娠者，若胎龄 < 34 周，应促胎肺成熟，可给予地塞米松 5 ~ 10 mg 肌内注射，每日两次，连用 2 ~ 3 日，有利于减少新生儿呼吸窘迫综合征的发生，紧急时可羊膜腔内一次性注射。

（二）终止妊娠

对阴道大出血或反复多次出血致贫血甚至休克者，无论胎儿成熟与否，为了母亲安全应终止妊娠；胎龄达 36 周以上；胎儿成熟度检查提示胎儿肺成熟者；胎龄未达 36 周，出现胎儿窘迫征象，或胎儿电子监护仪发现胎心率异常者应终止妊娠。根据具体情况，选择终止妊娠的方式。

1. 剖宫产术

由于剖宫产能迅速结束分娩，并能在直视下处理胎盘而迅速止血，对母儿较安全，已成为前置胎盘的主要急救措施及分娩方式。完全性前置胎盘必须行剖宫产终止妊娠，近年来对部分性或边缘性前置胎盘也倾向行剖宫产。

剖宫产术的注意事项为：①术前应积极纠正休克、备血、输液。②子宫切口视胎盘位置而定。术前 B 超检查胎盘位于子宫下段前壁，选下段偏高纵切口或体部切口，胎盘附着于后壁可行下段横切口。③胎儿娩出后，立即子宫肌壁注射缩宫素 10 ~ 20 U 或麦角新碱 0.2 ~ 0.4 mg，加强子宫收缩，并徒手剥离胎盘。由于子宫下段肌层菲薄，收缩力弱，胎盘附着面的血窦不易闭合止血，因而出血较多，最简洁的方法是在吸收性明胶海绵上放凝血酶，快速置于出血部位再加纱垫压迫，持续压 10 分钟。或宫腔及下段填纱条，或用可吸收线 8 字缝合血窦、双侧子宫动脉或髂内动脉结扎。若以上方法无效或合并胎盘植入，应行子宫全切术或子宫次全切除术。

2. 阴道分娩

边缘性前置胎盘，枕先露，阴道流血不多，估计在短时间内能结束分娩者，可予试产。决定阴道分娩后，先行人工破膜，破膜后使先露部下降压迫胎盘止血，并可促进子宫收缩，加速分娩。若破膜后胎先露部下降不理想，仍有出血或分娩不顺利，应立即改行剖宫产。

（三）预防产后出血及感染

当胎儿娩出后，及早使用宫缩剂，以防产后大出血。产时、产后给予抗菌药物，预防感染，并注意纠正贫血。

八、预防

搞好计划生育，推广避孕，防止多产，避免多次刮宫、引产，预防宫内感染，减少子宫内膜损伤或子宫内膜炎；拟受孕及已受孕的妇女应戒烟、戒毒，避免被动吸烟；加强产前检查、监护及正确的孕期指导，做到对前置胎盘的及时诊断，正确处理。

（牛　静）

第四节　多胎妊娠

多胎妊娠（multiple pregnancy）指一次妊娠同时有两个或两个以上胎儿，最常见的是双胎妊娠，三胎少见，四胎及四胎以上罕见。其发生原因与遗传因素、高龄妊娠、多次妊娠、促排卵药物与辅助生殖技术的临床应用密切相关。Hellin（1892）曾根据大量统计资料得出多胎发生率的公式：$1 : 89^{n-1}$（n 代表一次妊娠的胎儿数）。Gedd 统计 13 个国家的双胎发生率为 $1 : 51 \sim 1 : 249$，而我国的单双胎之比约为 $1 : 66$。20 世纪 70 年代以来，由于诱发排卵药物的应用及助孕技术的发展，多胎妊娠的发生率骤然增加。据美国卫生试验中心最新报道，白人妇女多胎妊娠婴儿出生率由 27/10 万增至 62/10 万，增加了 113％。Rnn-ET 报道在 25 例多胎分娩中，28％为自然受孕，72％为应用促排卵药物的结果。

多胎妊娠的孕产妇、胎儿及新生儿的患病率、死亡率均较高，属高危妊娠，在病理产科中地位越来越受到重视。下面就多胎妊娠的有关问题进行探讨。

一、分类

1. 双卵双胎（dizygotic twins）

双卵双胎约占双胎妊娠的 70％，由两个卵子（可来自同一卵巢或双侧卵巢的两个成熟卵泡，也可由同一成熟卵泡排出）分别受精形成。其发生与种族、遗传、胎次及促排卵药物的应用有关。两个受精卵在子宫的不同部位着床，形成各自的胎盘和绒毛膜、羊膜，建立各自独立的血液循环。两个胎盘如靠近也可相互融合，但血液循环并不相通。两个胎囊间的中隔由两层绒毛膜和羊膜组成。两胎儿性别可相同或不同，血型可相同或不同。容貌如一般兄弟姐妹一样，称异卵双胎或同胞性双胎。

2. 单卵双胎（monozygotic twins）

约占双胎妊娠的30%，由一个受精卵分裂而成。其发生与种族、遗传、胎次、年龄及促排卵药物的应用无关。两胎儿基因相同，故性别、血型相同，容貌相似，称同卵双胎或同胚胎性双胎。单卵双胎的胎盘和胎膜根据受精卵复制的时间不同而不同。

（1）双羊膜囊双绒毛膜单卵双胎：在桑葚期前（受精后3 d内）复制分裂成两个独立的胚胎，形成两个独立的胎盘，两胎儿有各自的羊膜和绒毛膜，与双卵双胎完全相同，常被误认为双卵双胎。区分应进一步检查胎儿性别、血型、指纹等。此类情况约占单卵双胎的1/3。

（2）双羊膜囊单绒毛膜双胎：在囊胚期，内细胞团与滋养层明显分化后（受精后4～7 d）分裂成两胚胎者，但囊胚着床，形成单胎盘和单绒毛膜，但各胚胎有各自的羊膜囊，因此两胎儿共用一胎盘和绒毛膜，两胎囊间仅隔两层羊膜，两胎儿血液循环相通。此情况占单卵双胎的2/3。

（3）单羊膜囊单绒毛双胎：在羊膜分化后而胚胎始基出现之前（受精8～12 d）形成独立胚胎者，两胎儿共用一个胎盘，处于同一羊膜腔内（一层绒毛膜和一层羊膜），血液循环相通。此情况不足1%。

（4）联体双胎：在胚胎始基出现后（13～14 d）分裂者，胚盘不完全分裂形成各种联体双胎（如骶骨联体，胸部、头部或腹部相连），极少见，发生率约占单卵双胎的1/1500。

3. 三胎以上多胎分类

三胎最常见是3个卵受精而成，每个胎儿有各自的胎盘和胎膜，血液循环独立；偶有单卵双胎和另1个单卵单胎，或两个单卵双胎中有1个胎儿早期被淘汰；单卵三胎极罕见。

四胎和更高的多胎妊娠可以由单个卵子或多个卵子受精后的不同联合和重复分裂而成。由1个受精卵分裂成4个以上胚胎的称一卵多胎。

二、临床表现

早孕反应较重、妊娠剧吐较为多见。妊娠1周后子宫增大明显，在妊娠24周后尤为迅速。由于多胎妊娠的子宫较大，可出现明显的压迫症状，使孕妇有明显腹胀不适；至妊娠晚期，由于过度增大的子宫向上推挤横膈，使肺活量大大减少，因而常有呼吸困难，甚至可能发生肾功能损害。增大的子宫向下压迫下腔静脉，阻碍下半身静脉血液回流，静脉压增高，导致下肢及腹壁水肿；小腿及外阴静脉曲张现象出现早，程度重。多胎妊娠孕妇负重大，体态改变严重，容易引起体位性腰背痛。常因胎动频繁、剧烈而影响睡眠。

在双胎妊娠中，胎位多为纵产式，以两头位或一头一臀位常见；两个均为臀位较少；偶有一个或两个胎儿横位者。

三、并发症

1. 贫血

多胎妊娠孕妇发生贫血较单胎妊娠孕妇高 2.4 倍。多胎孕妇血容量增加较单胎时更多，且多个胎儿生长也需要大量蛋白质、维生素、钙、铁等微量元素，加之叶酸吸收利用能力减退，因此多胎妊娠往往伴发缺铁性贫血及巨细胞性贫血。双胎妊娠中有40% ~ 70%的孕妇发生贫血。

2. 妊娠期高血压疾病

多胎妊娠并发妊娠期高血压疾病不仅常见，而且以重症居多，初产妇多见子痫前期比单胎妊娠发生更早，更具有突发性，更易发展为子痫，这可能与子宫过度膨胀、子宫胎盘循环受阻、胎盘缺血缺氧有关。据报道妊娠期高血压疾病在双胎、三胎、四胎中发生率分别为17%、39%及50%，其先兆子痫的发生率是单胎妊娠的 3 ~ 5 倍，重要性仅次于早产。

3. 早产

早产及其所致未成熟儿是多胎妊娠的主要问题。多胎妊娠常发生早产。据统计，双胎的平均分娩孕周为 36 周，三胎和四胎则分别为 33 和 31 周，大约50%的双胎和几乎全部的三胎以上妊娠均在 37 周前分娩。早产原因主要是子宫过度膨大、伸展所引起。单卵双胎合并羊水过多时，更易发生早产。多胎妊娠孕妇发生宫颈功能不全概率增加。随着宫颈管的缩短，早产危险性将增加。宫颈指数 > 0.31 是预测双胎妊娠 32 周前早产的最佳临界值。

4. 流产

约20%的双胎于孕 14 周前发生流产，以单卵双胎更为多见，可能与胎盘发育异常、胎盘血液循环障碍、宫腔容积相对狭窄等有关。孕早期一胎流产、死胎的发生率单卵双胎较双卵双胎高 3 倍，有的一胎死亡后而另一胎仍继续发育。如发生在早期，死胎可全部吸收；在孕 3 ~ 4 个月以后死亡的胎儿由于躯干尚未完全骨化，组织中水分和羊水渐被吸收，最后为活胎的压力压缩变平，形成纸样胎儿，随同另一胎儿分娩时一并排出，称为"消匿双胎"，对母胎均无不良后果。有报道双胎妊娠中约 1/3 最后成为单胎妊娠。

5. 羊水过多

双胎妊娠羊水过多发生率约为10%，主要发生于单卵单绒毛膜双胎妊娠，有时会发生急性羊水过多。其发生原因可能与两个胎儿胎盘血液循环的相互交通相关，因此它往往是严重双胎输血综合征的早期表现，是双胎之一的受血儿血容量过多，肾脏血液灌流量及肾小球滤过率增加，尿量增多所致。而另一胎儿，即供血儿则常为羊水过少。若急性羊水过多发生在胎儿可存活之前，保住胎儿非常困难。

6. 胎位异常、胎膜早破及脐带脱垂

双胎妊娠常伴胎位异常，可能胎儿一般较小，先露固定较晚所致。当第一个胎儿娩出后，子宫空间相对增大，故第二个胎儿活动范围加大，易转为横位。由于子宫过度膨大，胎位异常较多，胎膜早破较为常见。研究表明，单卵双胎的胎膜早破发生率是双卵双胎的2倍。由于胎位异常、胎膜早破而致脐带脱垂的发生率为单胎妊娠的5倍。

7. 胎儿畸形、胎儿生长受限及死亡

双胎妊娠胎儿畸形率比单胎妊娠高2倍，而单卵双胎畸形又较双卵双胎高2倍。畸形的种类可有联体双胎、无心儿、胎中胎及机械因素（压迫等）造成的胎儿局部畸形（如畸形手足）。其他先天畸形还有无脑儿、脑积水、小头畸形、肠管或肢体断裂等。

由于对胎内胎认识不足，临床常误诊为畸胎瘤。其实胎内胎就是单卵双胎，在内细胞群分裂时不对称，有大有小，小的一团内细胞群发育不好，在发育时与正常发育胚胎的卵黄静脉吻合，渐渐被包入其内而成胎内胎，亦称包入性寄生胎。应与畸胎瘤相鉴别，因两者的手术要求截然不同，胎内胎手术只需要切开包囊、取出变形胎儿即可，不需要将其全部连同包囊进行彻底剥离，这样可大大缩短手术时间，减少出血量及避免其他并发症的发生。鉴别要点如下：多数胎内胎位于宿主孪生儿的腹上区腹膜后间隙这一特定位置上，外表面有一结缔组织包囊包裹胎体，囊内可能有少许液体。常有一蒂瓣与包囊襞连接，蒂瓣上带有血管。无蒂瓣者则躯体的某一部分与囊壁粘连，从囊壁吸取营养。胎体发育程度相差很大。有的外形近似胎儿，有的则外表不清晰，但几乎都有脊柱骨存在，其他骨骼如四肢骨骼、骨盆骨骼、肋骨等常发育不全。内脏更是发育不全，心、肝、肺等器官不易见到。随着宿主的成长而缓慢增长，因而其体积不会很大。

胎儿生长受限常发生于孕30周后，发生率为12% ~ 34%。其发生率的高低和生长受限程度随孕周的增加而更趋明显。在单卵双胎中更为常见。而死胎的发生率为0.5% ~ 6.8%，也常见于单卵双胎。这主要与单卵双胎共用一个胎盘并因胎盘间动脉–静脉吻合而引起的严重的双胎输血综合征有关。另外，多胎妊娠越近预产期，胎盘功能越低，胎儿窘迫和死亡的发生率越高。

8. 双胎输血综合征（twin-twin transfusion syndrome, TTTS）

在单卵双胎中，两个胎儿的血液循环如发生动静脉吻合，可导致胎儿间血液的混合，双胎儿间血液发生转移，称为双胎输血综合征。仅发生在单绒毛膜双胎中，发生率为5.5% ~ 15%。

这类双胎仅有一个胎盘，胎盘血管相互吻合，如在胎盘深处发生动静脉吻合，且吻合支循环占优势，至妊娠晚期，由于两个胎儿的心排血压力强弱不同或所处位置有显著的高低差异，形成血流动力学上的压力差，就造成宫内一胎儿血液经过胎盘血管吻合支输向另一胎儿，结果受血儿呈高血容量、红细胞增多、血黏度升高、高血压、心脏肥大及羊水过多，体重亦显著高于另一胎儿；供血儿则发生血容量过少、贫血、脱水、心脏小，导致胎儿生长受限（FGR），体重严重不足，情况严重者可导致胎儿死亡。

TTTS双胎之一死亡后若是大血管吻合，则死胎的那一侧胎盘将由活胎继续灌注，活胎不断向死胎胎盘输血使活胎立即发生低血压，若活胎未死亡，则出生后易发生脑瘫。在临产过程及第一个胎儿娩出后亦可能发生急性双胎输血综合征。即当第一胎儿通过产道受到挤压动脉压升高，大量血液通过吻合支迅速输给宫腔内的胎儿，或第一个胎儿娩出，结扎脐带前发生呼吸，肺内出现负压，宫内胎儿的血压立即高于第一胎儿，血液大量迅速流向第一胎儿，均可由于充血性心力衰竭、肺水肿而致死亡。为及时发现这一危及胎儿生命的严重并发症，可通过B超检查，在孕期及早做出诊断。

（1）同性胎儿，两者大小差异显著，双顶径差异≥5 mm，头围相差≥5％，腹围相差≥20 mm。

（2）两羊膜囊大小相差显著，小胎儿羊水过少；大胎儿羊水过多，膀胱充盈。

（3）两脐带直径大小有差异。

（4）与脐带连接的胎盘小叶大小有差异。

（5）胎儿之一出现水肿。

上述5项中有2项符合者可考虑为双胎输血综合征可能。

新生儿的诊断标准则为：①单卵双胎；②体重相差至少在20％或≥300 g；③血红蛋白值相差在50 g/L以上。

9. 胎盘异常及其他并发症

多胎妊娠胎盘较大，可扩展到子宫下段而形成前置胎盘。第一个胎儿娩出后，宫腔容积迅速减小，以致胎盘附着面积迅速缩小，可致胎盘早剥。帆状胎盘的发生率明显增加，可影响胎儿供血，由于胎盘血管前置，胎膜破裂时可随之撕裂，引起胎儿失血。另外多胎妊娠妇女的心理压力也可以给孕妇本人和家庭带来一些不良影响。

10. 妊娠期肝内胆汁淤积症（intrahepatic cholestasis of pregnancy，ICP）

发生率约为30％，其发病与雌激素有关，双胎或多胎妊娠的胎盘面积较单胎妊娠更大，雌激素水平增高更加明显，发病率也高于单胎妊娠。主要症状是瘙痒、肝酶升高或伴胆红素升高，并出现黄疸。ICP孕妇更易发生妊娠期高血压疾病，胎儿窘迫及早产的发生率增加，产妇发生产后出血增加。

11. 产程延长、产后出血及产褥感染

多胎妊娠易并发产程延长和产后出血。这与子宫平滑肌纤维持续过度伸张，失去其正常收缩及缩复功能，造成宫缩乏力有关。也与妊娠期高血压疾病子宫肌纤维缺血缺氧性病变和前置胎盘子宫下段剥离面相应增大等因素有关。多胎妊娠，分娩时往往需要经阴道助产，因此更易发生产褥感染。

12. 围生儿死亡率和新生儿发病率增加

由于早产和 FGR，使分娩的不成熟儿增多；胎位异常及手术产增多，使新生儿产伤和窒息率增高。如第一个胎儿 Apgar 评分低，第二个胎儿评分常常也低，且预后比第一个胎儿更差。双胎胎儿的肺透明膜病变发生率为 8.5%，缺血缺氧性脑病的发生率也高于单胎。胎儿生长的不一致性指同一胎儿间体重差异 ≥ 15%（也有文献提出 ≥ 20%），其不一致性可使围生期的发病率和死亡率增加 8 倍。双胎妊娠中生长不一致性的发生率为5%~15%，三胎妊娠的发生率为 30%。

四、诊断

1. 病史

有多胎家族史，早孕反应重，曾应用促排卵药物治疗，孕 16 周后体重增长迅速，胎动范围广泛、频繁。

2. 产前检查

（1）子宫明显大于相应孕周子宫大小。妊娠晚期子宫底高于 30 cm，腹围超过 105 cm。

（2）于腹壁触及两个以上胎头或多处触摸到小肢体。如仅摸到一个胎头，则其大小与子宫大小不相称或小于同期单胎。

（3）在相距较远的不同部位，同时听到胎心音，并计数，两个胎心率相差 ≥ 10次/min；或两胎心音之间，隔有一个无音区。

3. B 超检查

（1）超声可在妊娠 7 周前后准确检出多胎妊娠，并可判断胎儿发育情况及胎儿异常，有重要的临床意义。在妊娠 7~8 周，B 超即可见到两个以上妊娠囊，在各自的孕囊内可见到胎芽及原始心脏冲动。在妊娠 9~13 周是双胎类型判断的最佳时机：如果为双卵双胎或双绒毛膜双胎则两胎之间的间隔由于各有绒毛膜及羊膜故较多呈 A 型；如为单卵单绒毛膜双羊膜囊双胎，则两胎儿间只间隔羊膜，间隔薄呈 T 形；如为单羊膜囊双胎则两胎儿间没有任何间隔。在妊娠 13 周后清楚地显示两个以上胎头光环及各自相应的脊柱、躯干和肢体，并可鉴别有无发生双胎输血综合征或推测胎儿是否存在对称性或不对称性 FGR；还可及早发现胎儿畸形、羊水过多或过少、胎盘位置是否正常及明确胎位。这些在中晚期妊娠，其检查准确率非常高。

（2）超声多普勒血流检测：在孕 12 周后可用多普勒检测出不同的胎心音。通过测定两个胎儿脐动脉血流的 S/D 比值，如两个 S/D 比值差异超过 0.4，提示两个胎儿体重相差 350 g 左右，有存在双胎输血综合征的可能。

4. 生化检查

由于双胎胎盘大于单胎胎盘，血清甲胎蛋白（AFP）明显升高。Macfarlane（1990）经统计发现双胎妊娠中 AFP 值明显升高者约 29.3%，三胎为 44.8%，而四胎及四胎以上可达 80.0%。因此孕妇血 AFP 异常升高者，应疑及多胎而进一步检查。根据《美国大学医学遗传学标准及遗传学实验室指针（H 章）》，双胎妊娠患开放性神经管缺损（open neural tube defect，ONTD）是单胎妊娠的 2.8 倍以上，双胎妊娠母血清的 AFP 值是单胎妊娠的 2 倍。

五、治疗

多胎妊娠管理原则是尽可能延长妊娠孕周，预防母体严重并发症，在胎儿成熟至有母体外生存可能时，采用安全的分娩方式终止妊娠。

1. 妊娠早期的管理

妊娠早期可对 3 胎及 3 胎以上妊娠行多胎妊娠减胎术（multifetal pregnancy reduction，MFPR），以便有效而安全地控制胚胎和分娩数目，提高存活儿的成熟和质量，减少多胎妊娠对母婴的损害。

早期进行 MFPR 起始于 20 世纪 80 年代，Farquhurson 等在 1985 年成功地对 16 例妊娠 8 ~ 11 周多胎妊娠进行了 MFPR。目前的 MFPR 主要是将 3 胎及 3 胎以上妊娠减为双胎妊娠。其方法有经腹和经阴道两种途径，后者又有经子宫壁穿刺与经宫颈抽吸两种方法。

（1）经腹穿刺减胎术：一般在妊娠 9 ~ 13 周时进行，尤以妊娠 10 ~ 11 周时进行更好。在 B 超引导下用 16 号带针芯的腰穿针对欲行终止妊娠的胚胎穿刺。刺入胚胎心管部位后注射 10% 氯化钾 1 ~ 2 mL，或 5% 高渗盐水 5 ~ 10 mL，以心管停搏 60 s 为准。

（2）经阴道减胎术：此方法可在妊娠 6 ~ 8 周进行，较腹部途径早 2 ~ 4 周。

①经阴道宫壁穿刺减胎术：此方法是在 B 超引导下经阴道侧后穹隆部进针，穿刺或灭胚胎，用药方法同经腹减胎术。②经宫颈管抽吸减胎术：用直径 3 mm 的吸管经宫颈管插入子宫腔，利用负压抽吸所要削减的胚胎组织及妊娠囊内的羊水，达到减胎的目的。

每次手术以削减 1 ~ 2 个胚胎为好，对于剩余胚胎或本次手术失败者，可间隔 1 周后再行减灭。

对于减灭胚胎的选择，目前有多种观点：有学者认为选择靠近宫口的胚胎予以减灭，因位于这一位置的胚胎，日后发生胎儿生长受限的机会增加，并有出现前置胎盘的可能。也有认为不该选择这一位置的胚胎，因其死亡数周后会出现胎膜破裂，继发羊膜炎，而上行感染其他胎儿。原则上选择易于穿刺、对邻近孕囊干扰最少的胚胎或发育不良的胚胎。如经腹穿刺则削减距腹壁最近的胚囊，经阴道穿刺则选最靠近阴道壁的胚胎为削减对象。

在行 MFPR 之前必须在 B 超下仔细检查各孕囊及其膜隔组合情况。只有双卵双胎方可选择性减胎。如为单卵双胎，向一个胚胎所注射的药物可经胎盘循环进入另一胚胎，可致其在短期内死亡。

MFPR 可致完全流产，其发生率为 10.9%，多发生在中孕期，机制尚未完全清楚。但总的来说 MFPR 是一种比较安全有效的改善多胎妊娠预后的方法。

2. 妊娠中晚期的管理

（1）孕期保健：一旦确诊双胎，应考虑增加营养，补充铁剂、叶酸及微量元素。尤其在妊娠 20 周后更需更大剂量以预防贫血和妊娠高血压疾病。必要时，可肌内注射右旋糖酐铁，同时再服用钙片及葡萄糖酸锌等对胎儿生长发育更有好处。

避免重体力劳动，中午休息时间适当延长，妊娠 30 周后须多卧床休息。妊娠最后 3 个月避免性交。

定期行产前检查，密切注意有无妊娠高血压疾病的早期症状，便于及早发现及时处理，并定期用 B 超及胎心监护仪检测每个胎儿情况。

（2）预防早产：如何延长双胎的孕周，降低双胎的早产发病率是双胎孕期管理的一个重点。

卧床休息是预防早产的一个重要方法。如有条件，可在妊娠 24～30 周入院监护。如无其他异常情况，可于妊娠 35 周出院，回家监护。即使以后提早分娩，胎儿亦可得以存活。

要注意预测早产的发生。应根据产科病史、先兆症状以及实验室检查和 B 超检查进行预测。或在妊娠晚期每次产前检查时，做肛诊，如发现宫颈消失或已开始扩张，则立即收住院，进行防治早产处理，这是预防早产的重要措施之一。

如发生先兆早产则应用宫缩抑制药治疗，同时积极促胎肺成熟，必要时结束妊娠。

（3）双胎引产：有人曾在双胎妊娠最后 8 周应用放射性核素探查双胎胎盘功能，发现：随着妊娠进展，越近预产期，胎盘功能越低落，在正常的双胎妊娠达孕 36 周后引产不增加母亲及新生儿发病率。双胎妊娠的足月应为孕 38 周，为了避免胎盘功能不全导致胎儿窘迫，双胎妊娠足月仍不临产应及时为之引产。因此，凡孕妇感觉腹部过度膨胀、呼吸困难、严重不适或已到预产期而尚未临产者，为避免出现胎儿窘迫，可在妊娠 38～40 周予以引产。如先露头已入盆，可行人工破膜，羊水流出，可减轻子宫过度膨胀，并可诱发有效宫缩。胎膜破裂后 12 h 仍无宫缩，可应用缩宫素静脉滴注。

多胎之一胎死宫内时，应根据孕周确定具体处理方案，早孕期无须特殊处理，妊娠晚期发生者，胎儿较大，胎死宫内达 4 周以上时，DIC 发生率增加，另一存活胎儿有 20% 左右出生后可有神经系统畸形及肾功能损害，故应及时促胎肺成熟，终止妊娠。

发现连体畸形时，应在妊娠 26 周前行引产术，26 周后应选用剖宫取胎。

（4）中期妊娠减胎术：中期妊娠减胎术可有效减少异常胎儿和减少多胎妊娠的胎儿数目，降低妊娠期并发症。中期妊娠减胎术的手术指征：①妊娠 12 ~ 24 周三胎以上要求减少胎儿数目；②减胎前 1 周内无阴道流血等先兆流产的临床表现，无生殖道炎症；③双胎妊娠者排除单卵双胎；④产前诊断一胎儿为遗传病染色体病或结构异常者；⑤早期妊娠诊断为多胎妊娠需要减胎，但如果夫妇一方染色体异常、先天畸形儿分娩史、孕妇高龄者，可保留至妊娠中期，根据产前诊断结果再选择性减胎；⑥孕妇子宫畸形等；⑦中期妊娠一胎发生胎膜早破，但无绒毛膜羊膜炎；⑧无继续妊娠禁忌证，肝功能及凝血机制正常，夫妇双方知情同意。

3. 分娩期的处理

（1）分娩方式的选择：多胎妊娠围生儿死亡率高的主要原因是孕期并发症及分娩期处理不当。因此降低多胎围生儿死亡率除加强围生期监护外，准确选择分娩方式也是关键。一般认为双胎妊娠多能经阴道分娩，严密观察产程进展及胎心变化，并做好输血、输液及抢救新生儿准备，耐心等待自然分娩。有人认为除非出现双胎的双头在骨盆内互相碰撞阻碍分娩或胎头绞锁等须剖宫产外，双胎本身并非剖宫产指征。

但近年来的调查显示，臀牵引术尤其是内倒转后臀牵引助产，围生儿死亡率明显增高。故有人指出，为有效降低围生儿病死率及孕产期并发症，对双胎妊娠应放宽剖宫产指征，对臀先露的双胎产妇宜选用剖宫产，对三胎及三胎以上均采用剖宫产。Cetrulo 甚至认为除头或头先露外，为避免臀牵引带来的危险，无论第一胎儿或第二胎儿臀位均应施行剖宫产。第一胎儿如为横位必须行剖宫产。

一般来说单胎在妊娠 38 周胎儿成熟，双胎 36 周，三胎 34 周，四胎 32 周胎儿基本成熟，故在此孕周前后应结合孕妇情况及胎儿情况考虑终止妊娠。

（2）阴道分娩的处理：双胎妊娠应实行计划分娩。在有准备的情况下主动诱发宫缩，使其在白天分娩。可选用人工破膜或静脉滴注缩宫素（催产素）引产。用缩宫素 2.5 U 加入 5% 葡萄糖液 500 mL 中以每分钟 8 ~ 10 滴的速度开始静脉滴注，视子宫收缩情况调整滴速。

在产程中应注意子宫收缩情况及胎心变化。胎儿心电监护及生物物理评分最为常用，用来判断胎儿宫内急慢性缺氧情况，应用较为成熟。双胎胎儿头皮血氧饱和度的监测尚待进一步研究。若发现宫缩乏力或产程延长，可应用缩宫素加强宫缩，方法同缩宫素引产。若仍有宫缩乏力，或出现先兆子宫破裂，应以剖宫产结束分娩。

宫口开全后应常规行会阴侧切术。应在第一个胎儿娩出、出现呼吸前，立即断脐，胎盘侧脐带端必须夹紧并做显著标记。同时立即查明第 2 个胎儿的先露；监测胎心变化，排除胎膜破裂或脐带脱垂；注意有无阴道流血，防止胎盘早剥。此时助手应在腹部用手固定第二个胎儿，使其保持纵产式。两胎儿娩出间隔以 5 ~ 15 min 为宜，过早干预第二个胎儿娩出，易增加胎儿损伤以及使宫腔内压降低过快，而使产妇发生心力衰竭；间隔过长，可因宫颈缩复而影响第二个胎儿娩出。若第一个胎儿娩出 15 min 仍无宫缩，可行人工破膜或静脉滴注缩宫素促进宫缩。若发现脐带脱垂或胎盘早剥，应适用产钳或臀牵引术娩出第二个胎儿。若第二个胎儿为横位，可先行外倒转术使成为头位或臀位，如不成功则行内倒转术及臀牵引术。

为预防产后出血，在第二个胎儿前肩娩出后，静脉注射麦角新碱 0.2 mg，并肌内注射缩宫素 10 U，但在此之前，严禁用麦角新碱。胎儿娩出后，产妇腹部须压一重 250 ~ 500 g沙袋。对三胎或三胎以上产妇腹部所压沙袋的重量可加至 500 ~ 1000 g，并逐渐向耻区移动，同时用腹带包扎，以防止腹压骤然下降引起休克。产后 2 h 血压及心律平稳后，可逐渐减轻沙袋重量。

第二个胎儿娩出后，立即加快缩宫素滴速，并密切观察宫底高度，一旦出现胎盘剥离征象，即可轻轻按压宫底，帮助胎盘娩出。胎盘娩出后，可增加缩宫素 10 ~ 20 U 于原静脉滴注液体内持续静脉滴注，并经常按摩宫底，观察宫缩情况（至少 2 h），防止产后出血。如胎儿娩出 10 ~ 15 min，胎盘仍无剥离征兆，不宜等待，应及时进行人工徒手剥离，以减少产后出血，并给予抗菌药物，控制感染。

应仔细检查娩出的胎盘、胎膜是否完整，并观察胎盘及胎膜的组成情况，以判断单卵双胎或双卵双胎。

（3）特殊情况的处理。

①脐带脱垂：第一个胎儿娩出后，发现第二个胎儿脐带脱垂，如为头先露、胎头已衔接，则行产钳或胎头负压吸引术，迅速娩出胎儿；如胎头浮动或为其他胎位，应立即行内倒转术及臀牵引术，不宜做脐带还纳手术，以免延误胎儿娩出。②胎盘早期剥离：由于第一个胎儿娩出后，子宫突然缩小，极易引起胎盘早剥。如有血液自子宫流出，而第二个胎儿的胎心率无变化，则胎盘剥离与宫内胎儿无关，除密切注意胎心变化外，无须特殊处理。如有胎盘早剥征兆伴胎心改变，则两个胎儿的胎盘相连，等于发生严重胎盘早期剥离，对母婴危害极大，须根据胎先露情况按上述分娩期处理原则迅速娩出胎儿。

第一个胎儿娩出后，其胎盘很少在第二个胎儿娩出前排出。如排出，而第二个胎儿胎心无改变，证明此胎盘与第二个胎儿的胎盘无关联。

4. 产后处理

由于双胎妊娠并发症发生率高、产后出血多，因此，产后护理须加强，并针对孕、产期并发症及分娩情况给予适当处理。产后易发生尿潴留，应督促产妇多饮水，产后 2 h 后协助产妇下床自行排尿。

（于沙沙）

第五节　胎儿生长受限

胎儿生长受限（FGR）指胎儿体重低于其孕龄平均体重第 10 百分位数或低于其平均体重的 2 个标准差。

将新生儿的出生体重按孕龄列出百分位数，取 10 百分位数及 90 百分位数两根曲线，在 10 百分位以下者称小于胎龄儿（SGA），在 90 百分位以上称大于胎龄儿（LGA），在 90 和 10 百分位之间称适于胎龄儿（AGA）。20 世纪 60 年代后上海地区将小于胎龄儿统称为小样儿，分为早产小样儿、足月小样儿及过期小样儿。但并不是出生体重低于第 10 百分位数的婴儿都是病理性生长受限，有些偏小是因为体质因素，仅仅是小个子。1992 年 Gardosi 等认为，有 25% ~ 60% 婴儿诊断为小于胎龄儿，但如果排除如母体的种族、孕产次及身高等影响出生体重的因素，这些婴儿实际上是适于胎龄儿。1969 年 Usher 等提出胎儿生长的标准定义应基于正常范围平均值的 ±2 标准差，与第 10 百分位数相比，此定义将 SGA 限定在 3%，后一种定义更有临床意义，因为这部分婴儿中预后最差的是出生体重低于第 3 百分位数。国外报道宫内生长受限儿的发生率为全部活产的 4.5% ~ 10.0%，上海新华医院资料小样儿的发生率为 3.1%。

一、病因

胎儿生长受限的病因迄今尚未完全阐明。约有 40% 发生于正常妊娠，30% ~ 40% 发生于母体有各种妊娠并发症或并发症者，10% 由于多胎妊娠，10% 由于胎儿感染或畸形。下列各因素可能与胎儿生长受限的发生有关。

（一）孕妇因素

1. 妊娠并发症和并发症

妊娠期高血压疾病、慢性肾炎、糖尿病血管病变的孕妇由于子宫胎盘灌注不够易引起胎儿生长受限。自身免疫性疾病、发绀型心脏病、严重遗传型贫血等均引起 FGR。

2. 遗传因素

胎儿出生体重差异，40% 来自父母的遗传基因，又以母亲的影响较大，如孕妇身高、孕前体重、妊娠时年龄，以及孕产次等。

3. 营养不良

孕妇偏食、妊娠剧吐，以及摄入蛋白质、维生素、微量元素和热量不足的，容易产生小样儿，胎儿出生体重与母体血糖水平呈正相关。

4. 烟、酒和某些药物的影响

吸烟、喝酒、麻醉剂及相关药品均与 FGR 相关。某些降压药由于降低动脉压，降低子宫胎盘的血流量，也影响胎儿宫内生长。

（二）胎儿因素

1. 染色体异常

21、18 或 13- 三体综合征，Turner 综合征，猫叫综合征常伴发 FGR。超声没有发现明显畸形的 FGR 胎儿中，近 20% 可发现核型异常，当生长受限和胎儿畸形同时存在时，染色体异常的概率明显增加。21- 三体综合征胎儿生长受限一般是轻度的，18- 三体综合征胎儿常有明显的生长受限。

2. 胎儿畸形

如先天性成骨不全和各类软骨营养障碍等可伴发 FGR，严重畸形的婴儿有 1/4 伴随生长受限，畸形越严重，婴儿越可能是小于胎龄儿。许多遗传性综合征也与 FGR 有关。

3. 胎儿感染

在胎儿生长受限病例中，多达 10% 的人发生病毒、细菌、原虫和螺旋体感染。宫内感染如风疹病毒、巨细胞病毒、弓形虫、梅毒螺旋体等均可引起 FGR。

4. 多胎

与正常单胎相比，双胎或更多胎妊娠更容易发生其中一个或多个胎儿生长受限。

（三）胎盘因素

胎盘结构和功能异常是发生 FGR 的病因，在 FGR 中孕 36 周后胎盘增长缓慢、胎盘绒毛膜面积和毛细血管面积均减少。慢性部分胎盘早剥、广泛性梗死或绒毛膜血管瘤均可造成胎儿生长受限。脐带帆状附着也可导致胎儿生长受限。

二、临床表现

（一）内因性均称型 FGR

少见，属于早发性胎儿生长受限，在受孕时或在胚胎早期，不良因素即发生作用，使胎儿生长、发育严重受限。其原因包括染色体异常、病毒感染、接触放射性物质及其他有毒物质。因胎儿在体重、头围和身长三方面均受限，头围与腹围均小，故称均称型。

特点：①体重、身长、头径相称，但均小于该孕龄正常值；②外表无营养不良表现，器官分化或成熟度与孕龄相符，但各器官的细胞数量均减少，脑重量轻，神经元功能不全和髓鞘形成迟缓；③胎盘体积重量小，但组织结构无异常，胎儿无缺氧表现；④胎儿出生缺陷发生率高，围生儿病死率高，预后不良。产后新生儿多有脑神经发育障碍，伴小儿智力障碍。

（二）外因性不匀称型 FGR

常见，属于继发性生长发育不良，胚胎发育早期正常，至妊娠中晚期受到有害因素的影响，常见于妊娠期高血压疾病、慢性高血压、糖尿病、过期妊娠，导致胎盘功能不全。

特点：①新生儿外表呈营养不良或过熟儿状态，发育不匀称，身长、头径与孕龄相符而体重偏低；②胎儿常有宫内慢性缺氧及代谢障碍，各器官细胞数量正常，但细胞体积缩小，以肝脏为著；③胎盘体积正常，但功能下降，伴有缺血缺氧的病理改变，常有梗死、钙化、胎膜黄染等；④新生儿在出生以后躯体发育正常，易发生低血糖。

（三）外因性均称型 FGR

为上述两型的混合型，其病因有母儿双方的因素，常因营养不良，缺乏叶酸、氨基酸等微量元素，或有害药物的影响所致。有害因素在整个妊娠期间均产生影响。

特点：①新生儿身长、体重、头径均小于该孕龄正常值，外表有营养不良表现；②各器官细胞数目减少，导致器官体积均缩小，肝脾严重受累，脑细胞数也明显减少；③胎盘小，外观正常，胎儿少有宫内缺氧，但存在代谢不良；④新生儿的生长与智力发育常受到影响。

三、诊断

（一）产前检查

准确判断孕龄，详细询问孕产史及有无高血压、慢性肾病、严重贫血等疾病史，有无接触有毒有害物质及不良嗜好，判断是否存在导致 FGR 的高危因素。

（二）宫高及体重的测量

根据宫高推测胎儿的大小和增长速度，确定末次月经和孕周后，产前检查测量子宫底高度，在孕 28 周后如连续 2 次宫底高度小于正常的第 10 百分位数，则有 FGR 的可能。另外从孕 13 周起体重平均每周增加 350 g 直至足月，孕 28 周后如孕妇体重连续 3 周未增加，要注意是否有胎儿生长受限。

（三）定期 B 超监测

（1）头臀径：是孕早期胎儿生长发育的敏感指标。

（2）双顶径：对疑有胎儿生长受限者，应系统测量胎头双顶径，每 2 周 1 次观察胎头双顶径增长情况。正常胎儿在孕 36 周前其双顶径增长较快，如胎头双顶径每 2 周增长 < 2 mm，则为胎儿生长受限，若增长 > 4 mm，则可排除胎儿生长受限。

（3）腹围：胎儿腹围的测量是估计胎儿大小最可靠的指标。妊娠 36 周前腹围值小于头围值，36 周时相等，以后腹围大于头围，计算腹围 / 头围，若比值小于同孕周第 10 百分位，有 FGR 可能。

（四）多普勒测速

与胎儿生长受限密切相关的多普勒异常特征是脐动脉、子宫动脉舒张末期血流消失或反流，胎儿静脉导管反流等，说明脐血管阻力增加。

（五）出生后诊断

（1）出生体重：胎儿出生后测量其出生体重，参照出生孕周，若低于该孕周应有体重的第 10 百分位数，即可做出诊断。

（2）胎龄估计：对出生体重 < 2500 g 的新生儿进行胎龄判断非常重要。由于约 15% 的孕妇没有正确的月经史加上妊娠早期的阴道流血与月经混淆，FGR 与早产儿的鉴别就很重要。外表观察对胎龄估计较为重要，对于胎龄未明的低体重儿可从神态、皮肤耳壳、乳腺跖纹、外生殖器等方面加以鉴定是 FGR 还是早产儿。临床上往往可以发现一些低体重儿肢体无水肿躯体缺毳毛，但耳壳软而不成形，乳房结节和大阴唇发育差的矛盾现象，则提示为早产 FGR 的可能。

四、处理

（一）一般处理

（1）卧床休息：左侧卧位可使肾血流量和肾功能恢复正常，从而改善子宫胎盘的供血。

（2）吸氧：胎盘交换功能障碍是导致 FGR 的原因之一，吸氧能够改善胎儿的内环境。

（3）补充营养物质：FGR 的病因众多，其中包括母血中营养物质利用度的降低，或胎盘物质交换受到影响，所以 FGR 治疗的理论基础有补充治疗，包括增加营养物质糖类和蛋白质的供应。治疗越早效果越好，小于孕 32 周开始治疗效果好，孕 36 周后治疗效果差。

（4）积极治疗引起 FGR 的高危因素：对于妊娠期原发性高血压、慢性肾炎可以用抗高血压药物、肝素治疗。

（5）口服小剂量阿司匹林：抑制血栓素 A2 合成，提高前列环素与血栓素 A2 比值，扩张血管，改善子宫胎盘血供，但不改变围产儿病死率。

（6）钙离子拮抗剂：扩张血管，改善子宫动脉血流，在吸烟者中可增加胎儿体重，对非吸烟者尚无证据。

（二）产科处理

适时分娩：胎儿确定为 FGR 后，决定分娩时间较困难，必须在胎儿死亡的危险和早产的危害之间权衡利弊。

（1）近足月：足月或近足月的 FGR，应积极终止妊娠，可取得较好的胎儿预后。孕龄达到或超过 34 周时，如果有明显羊水过少应考虑终止妊娠。胎心率正常者可经阴道分娩，但这些胎儿与适于胎龄儿相比，多数不能耐受产程与宫缩，故应采取剖宫产。如果 FGR 的诊断尚未确立，应期待处理，加强胎儿监护，等待胎肺成熟后终止妊娠。

（2）孕 34 周前：确诊 FGR 时如果羊水量及胎儿监护正常继续观察，每周 B 超检查 1 次，如果胎儿正常并继续长大时，可继续妊娠等待胎儿成熟，否则考虑终止妊娠。须考虑终止妊娠时，酌行羊膜腔穿刺，测定羊水中 L/S 比值、肌酐等，了解胎儿成熟度，有助于临床处理决定。为促使胎儿肺表面活性物质产生，可用地塞米松 5 mg 肌内注射，每 8 小时 1 次或 10 mg 肌内注射 2 次 / 天，共 2 天。

（三）新生儿处理

FGR 存在缺氧容易发生胎粪吸入，故应及时处理新生儿，清理声带下的呼吸道，吸出胎粪，并做好新生儿复苏抢救。及早喂养糖水以防止低血糖，并注意低血钙，防止感染及纠正红细胞增多症等并发症。

五、预后

FGR 近期和远期并发症发生均较高。

（1）FGR 出生后的个体生长发育很难预测，一般对称性或全身性 FGR 在出生后生长发育缓慢，相反，不对称型 FGR 出生后生长发育可以很快赶上。

（2）FGR 的神经系统及智力发育也不能准确预测，1992 年 Low 等在 9 ~ 11 年长期随访研究，发现有一半的 FGR 存在学习问题，有报道 FGR 易发生脑瘫。

（3）FGR 成年后高血压、糖尿病和冠心病等心血管和代谢性疾病发病率较高。

（4）再次妊娠 FGR 的发生率：有过 FGR 的妇女，再发生 FGR 的危险性增加。有 FGR 史及持续存在内科并发症的妇女，更易发生 FGR。

（于沙沙）

第六节　母儿血型不合

母儿血型不合是孕妇与胎儿之间因血型不合而产生的同种血型免疫性疾病，发生在胎儿期和新生儿早期，是胎儿新生儿溶血性疾病中重要的病因。胎儿的基因，一半来自母亲，一半来自父亲。从父亲遗传来的红细胞血型抗原为其母亲所缺乏时，此抗原在某种情况下可通过胎盘进入母体刺激产生相应的免疫抗体。再次妊娠时，抗体可通过胎盘进入胎儿体内，与胎儿红细胞上相应的抗原结合发生凝集、破坏，出现胎儿溶血，导致流产、死胎或新生儿发生不同程度的溶血性贫血或核黄疸后遗症，造成智能低下、神经系统及运动障碍等后遗症。母儿血型不合主要有 ABO 型和 Rh 型两大类：ABO 血型不合较为多见，危害轻，常被忽视；Rh 血型不合在我国少见，但病情重。

一、发病机制及对母儿的影响

（一）胎儿红细胞进入母体

血型抗原、抗体反应包括初次反应、再次反应及回忆反应。抗原初次进入机体后，需经一定的潜伏期后产生抗体，但量不多，持续时间也短。一般是先出现 IgM，约数周至数月消失，继 IgM 之后出现 IgG，当 IgM 接近消失时 IgG 达到高峰，在血中维持时间长，可达数年。IgA 最晚出现，一般在 IgM、IgG 出现后 2 ~ 8 周方可检出，持续时间长；相同抗原与抗体第二次接触后，先出现原有抗体量的降低，然后 IgG 迅速大量产生，可比初次反应时多几倍到几十倍，维持时间长，IgM 则很少增加；抗体经过一段时间后逐渐消失，如再次接触抗原，可使已消失的抗体快速增加。

母胎间血循环不直接相通，中间存在胎盘屏障，但这种屏障作用是不完善的，在妊娠期微量的胎儿红细胞持续不断地进入母体血液循环中，且这种运输随着孕期而增加，有学者对 16 例妊娠全过程追踪观察：妊娠早、中、晚期母血中有胎儿红细胞发生率分别为 6.7%、15.9%、28.9%。足月妊娠时如母儿 ABO 血型不合者，在母血中存在胎儿红细胞者占 20%，而 ABO 相合者可达 50%。大多数孕妇血中的胎儿血是很少的，仅 0.1 ~ 3.0 mL，如反复多次少量胎儿血液进入母体，则可使母体致敏。早期妊娠流产的致敏危险是 1%，人工流产的致敏危险是 20% ~ 25%，在超声引导下进行羊水穿刺的致敏危险是 2%，绒毛取样的危险性可能高于 50%。

（二）ABO 血型不合

99% 发生在 O 型血孕妇，自然界广泛存在与 A（B）抗原相似的物质（植物、寄生虫、接种疫苗），接触后也可产生抗 A（B）IgG 抗体，故新生儿溶血病有 50% 发生在第一胎。另外，A（B）抗原的抗原性较弱，胎儿红细胞表面反应点比成人少，故胎儿红细胞与相应抗体结合也少。孕妇血清中即使有较高的抗 A（B）IgG 滴定度，新生儿溶血病病情却较轻。

（三）Rh 血型不合

Rh 系统分为 3 组：Cc、Dd 和 Ee，有无 D 抗原决定是阳性还是阴性。孕妇为 Rh 阴性，配偶为 Rh 阳性，再次妊娠时有可能发生新生儿 Rh 溶血病。Rh 抗原特异性强，只存在 Rh 阳性的红细胞上，正常妊娠时胎儿血液经胎盘到母血循环中大多数不足 0.1 mL，虽引起母体免疫，但产生的抗 Rh 抗体很少，第一胎常因抗体不足而极少发病。随着妊娠次数的增加，母体不断产生抗体而引起胎儿溶血的机会越多，甚至屡次发生流产或死胎，但如果母亲在妊娠前输过 Rh（+）血，则体内已有 Rh 抗体，在第一胎妊娠时即可发病，尤其是妊娠期接受 Rh（+）输血，对母子的危害更大。虽然不知道引起 Rh 阴性母体同种免疫所需的 Rh 阳性细胞确切数，但临床及实验均已证明 0.03 ~ 0.07 mL 的胎儿血就可以使孕妇致敏而产生抗 Rh 抗体。致敏后，再次妊娠时极少量的胎儿血液渗漏都会使孕妇抗 Rh 抗体急剧上升。

（四）ABO 血型对 Rh 母儿血型不合的影响

Levin 曾首次观察到胎儿血型为 Rh（+）A 或 B 型与 Rh（-）O 型母亲出现 ABO 血型不合时，则 Rh 免疫作用发生率降低。其机制不明确，有人认为由于母体中含有抗 A 或抗 B 自然抗体，因而进入母体的胎儿红细胞与这些抗体发生凝集，并迅速破坏，从而防止 Rh 抗原对母体刺激，保护胎儿以免发生溶血。

二、诊断

（一）病史

凡过去有不明原因的死胎、死产或新生儿溶血病史孕妇，可能发生血型不合。

（二）辅助检查

1. 血型检查

孕妇血型为 O 型，配偶血型为 A、B 或 AB 型，母儿有 ABO 血型不合可能；孕妇为 Rh 阴性，配偶为 Rh 阳性，母儿有 Rh 血型不合可能。

2. 孕妇血液 ABO 和 Rh 抗体效价测定

孕妇血清学检查阳性，应定期测定效价。孕 28 ~ 32 周，每 2 周测定一次，32 周后每周测定一次。如孕妇 Rh 血型不合，效价在 1 ：32 以上，ABO 血型不合，抗体效价在 1 ：512 以上，提示病情严重，结合过去有不良分娩史，要考虑终止妊娠；但是 ABO 母儿血型不合孕妇效价的高低并不与新生儿预后明显相关。

3. 羊水中胆红素测定

用分光光度计做羊水胆红素吸光度分析，吸光度值差（$\Delta 94\ A_{450}$）大于 0.06 为危险值，0.03 ~ 0.06 为警戒值，小于 0.03 为安全值。

4. B 超检查

在 Rh 血型不合的患者，需要定期随访胎儿超声，严重胎儿贫血患儿可见羊水过多、胎儿皮肤水肿、胸腹腔积液、心脏扩大、心胸比例增加、肝脾大及胎盘增厚等。胎儿大脑中动脉血流速度的收缩期的峰值（PSV）升高可判断胎儿贫血的严重程度。

三、治疗

（一）妊娠期治疗

1. 孕妇被动免疫

在 RhD（-）的孕妇应用抗 D 的免疫球蛋白主要的目的是预防下一胎发生溶血。指征：在流产或分娩后 72 小时内注射抗 D 免疫球蛋白 300 μg。

2. 血浆置换法

Rh 血型不合孕妇，在妊娠中期（24～26 周）胎儿水肿未出现时，可进行血浆置换术，300 mL 血浆可降低一个比数的滴定度，此法比直接胎儿宫内输血，或新生儿换血安全，但需要的血量较多，疗效相对较差。

3. 口服中药

如三黄汤或茵陈蒿汤。如果抗体效价下降缓慢或不下降，可一直服用至分娩。但目前中药治疗母儿血型不合的疗效缺乏循证依据。

4. 胎儿输血

死胎和胎儿水肿的主要原因是重度贫血，宫内输血的目的在于纠正胎儿的贫血，常用于 Rh 血型不合的患者。宫内输血的指征：根据胎儿超声检查发现胎儿有严重的贫血可能，主要表现为胎儿大脑中动脉的血流峰值升高，胎儿水肿、羊水过多等；输血前还需要脐带穿刺检查胎儿血红蛋白进一步确定胎儿 Hb < 120 g/L。输血的方法有脐静脉输血和胎儿腹腔内输血两种方式。所用血液满足以下条件：不含相应母亲抗体的抗原；血细胞比容为 80%；一般用 Rh（-）O 型新鲜血。在 B 超指导下进行，经腹壁在胎儿腹腔内注入 Rh 阴性并与孕妇血不凝集的浓缩新鲜血每次 20～110 mL，不超过 20 mL/kg。腹腔内输血量可按下列公式计算：（孕周 -20）× 10 mL。输血后需要密切监测抗体滴度和胎儿超声，可反复多次宫内输血。

5. 引产

妊娠近足月抗体产生越多，对胎儿威胁也越大，故于 36 周以后，遇下列情况可考虑引产。①抗体效价：Rh 血型不合，抗体效价达 1∶32 以上；而对于 ABO 母儿血型不合一般不考虑提前终止妊娠；考虑效价高低以外，还要结合其他产科情况，综合决定。②死胎史，特别是前一胎死因是溶血症者。③各种监测手段提示胎儿宫内不安全，如胎动改变、胎心监护图形异常，听诊胎心改变。④羊膜腔穿刺：羊水深黄色或胆红素含量升高。

（二）分娩期治疗

（1）争取自然分娩，避免用麻醉药、镇静剂，减少新生儿窒息的机会。

（2）分娩时做好抢救新生儿的准备，如气管插管、加压给氧，以及换血准备。

（3）娩出后立即断脐，减少抗体进入婴儿体内。

（4）胎盘端留脐血送血型、胆红素、抗人球蛋白试验及特殊抗体测定，并查红细胞、血红蛋白，有核红细胞与网织红细胞计数。

（三）新生儿处理

多数 ABO 血型不合的患儿可以自愈，严重的患者可出现病理性黄疸、核黄疸等。黄疸明显者，根据血胆红素情况予以：蓝光疗法每天 12 小时，分 2 次照射；口服苯巴比妥 5 ~ 8 mg/（kg·d）；血胆红素高者予以人血清蛋白静脉注射 1 g/（kg·d），使与游离胆红素结合，以减少核黄疸的发生；25% 的葡萄糖液注射；严重贫血者及时输血或换血治疗。

（于沙沙）

完全性前置胎盘伴阴道出血

一、病历摘要

姓名：×××　　性别：女　　年龄：42 岁

过敏史：无。

主诉：停经 8 月余，阴道出血 3 小时。

现病史：孕妇 G5P2A2，平素月经规律，月经周期 30 天，LMP 2013-10-12（-），预产期 2014-07-26（-），停经一月余自测尿妊娠试验阳性提示早孕，早孕反应不明显。孕四月自觉胎动，孕期胎动正常。孕五月 B 超发现胎盘位置低，于 11 天前开始出现阴道间断性出血。B 超示：完全性前置胎盘。孕晚期无头痛、头晕、眼花、视物模糊、双下肢水肿等症状。现孕 8 月余，3 小时前无诱因出现阴道出血，到某医院就诊，给予硫酸镁静滴。要求剖宫产终止妊娠，现来我院，以"完全性前置胎盘，宫内孕 36 周"为诊断收入住院。

二、查体

体格检查：T 36.5℃，P 68 次 / 分，R 20 次 / 分，BP 150/100 mmHg。心肺听诊无异常。晚孕腹型。

专科情况：腹部膨隆如妊娠 8 个月大小，宫高 26 cm，腹围 106 cm，头先露，无宫缩，子宫软，宫体无压痛。胎心音 140 次 / 分，律齐。骨盆外测量各经线均正常，外阴发育正常，阴道通畅，宫口未查，阴道鲜红色出血，多于月经量。

辅助检查：彩超示双顶径 90 mm，股骨长 70 mm，羊水 45 mm，胎盘位置完全覆盖宫颈内口。晚孕单活胎，完全性前置胎盘。血常规：血红蛋白 90 g/L，红细胞压积 20.7%。

三、诊断

1. 初步诊断

完全性前置胎盘伴阴道出血；妊高征；宫内孕 36 周；孕 5 产 2 流 2。

2. 鉴别诊断

（1）胎盘早剥：轻型胎盘早剥也可为无痛性阴道出血，体征不明显，行 B 超检查若有胎盘后小面积剥离，或者娩出后发现有小积血块，但彩超可以检测胎盘位置可鉴别。中重度早剥时表现子宫收缩、腹痛、子宫压痛、阴道出血，症状明显可鉴别。

（2）部分性前置胎盘：胎盘组织部分覆盖宫颈内口，可行 B 超鉴别。

（3）前置血管：产前诊断前置血管困难，前置血管破裂出血，易误诊为前置胎盘或胎盘早剥。产时诊断，阴道检查扪及条索状搏动血管，胎膜破裂时伴阴道流血，色鲜红，同时出现胎心率变化，孕妇生命体征平稳。超声可查帆状胎盘，可行鉴别。

（4）先兆子宫破裂，往往发生在分娩过程中，出现强烈宫缩、下腹疼痛拒按、烦躁不安、少量阴道流血，有胎儿窘迫征象等。以上临床表现与重型胎盘早剥较难区别。但先兆子宫破裂多有头盆不称、分娩梗阻或剖宫产史，检查可发现子宫病理缩复环，导尿有肉眼血尿等，而胎盘早剥是重度妊高征患者，检查子宫呈板样硬。

3. 术后诊断

完全性前置胎盘伴阴道出血；妊高征；早产；孕 5 羊水少；产 2 剖 1 流 2。

四、诊疗经过

入院完善相关检查，监测胎心无异常，给予宫缩抑制剂、止血、抗生素等治疗，告知产妇及家属病情，本人与家属要求当日手术。手术风险已告知，并签字。入手术室在硬膜外麻醉下行子宫下段剖宫产术。取耻上纵切口，常规开腹，于子宫下段横弧形剪开子宫腹膜反折，切开子宫肌层，破膜，见羊水清，吸净羊水，助娩一活男婴，断脐后交台下处理，1 分钟评分 9 分，五分钟评分 10 分，由新生儿科医师抱至 NICU 继续观察治疗。宫体注射缩宫素 20 U，胎盘胎膜娩出完整，探查子宫双侧附件无异常。手术顺利，麻醉满意，术中出血 300 mL，术后给予补液、抗生素治疗，监测生命体征，注意子宫收缩及阴道出血量。补充诊断：羊水少，早产。术后五天停用抗生素，切口愈合良好。

五、出院情况

患者术后第五天，患者术后恢复好。精神好，切口不痛，食、睡、大小便正常。查体：体温、脉搏正常，血压 140/82 mmHg，双乳量充足。心肺听诊未闻及异常，腹软，肝脾未触及。腹部切口换药，愈合良好，子宫收缩好，恶露正常，肠鸣音正常，双下肢无水肿。而后拆线，伤口愈合良好。告知产后注意事项，产妇出院。

六、讨论

前置胎盘是妊娠 28 周后，胎盘仍附着于子宫下段，其下缘达到或覆盖宫颈内口，位置低于胎儿先露部。根据胎盘边缘与宫颈内口的关系，分为 4 种类型：完全性前置胎盘，部分性前置胎盘，边缘性前置胎盘，低置胎盘。前置胎盘为妊娠晚期阴道流血最常见的原因，也是妊娠期严重并发症之一。国外发生率为 0.3%～0.5%，国内报道为 0.24%～1.57%。高危因素包括：多次流产史、宫腔操作史、产褥感染史、高龄、剖宫产史、多孕产次、孕妇不良生活习惯（吸烟或吸毒妇女）、双胎妊娠、辅助生殖技术受孕、子宫形态异常、妊娠 28 周前超声检查提示胎盘前置状态等。病因尚不清楚，可能与下述因素有关：胎盘异常，子宫内膜病变或损伤，受精卵滋养层发育迟缓，辅助生殖技术。该产妇为完全性前置胎盘。孕五月 B 超发现胎盘位置低，于 11 天前开始出现阴道间断性出血。B 超示：完全性前置胎盘。现孕 8 月余，3 小时前无诱因出现阴道出血。症状：典型症状为妊娠晚期或临产后发生无诱因、无痛性反复阴道流血。妊娠晚期子宫下部拉长形成子宫下段，牵拉宫颈内口，宫颈管逐渐缩短；宫颈口扩张时，附着于子宫下段及宫颈内口的胎盘前置部分伸展性能力差，与其附着处的子宫壁出现错位剥离，而血窦破裂出血。前置胎盘出血前一般无明显诱因，初次出血量较少，血液凝固出血可停止；但不排除有初次即发生致命性大出血而导致休克的可能性。由于子宫下段不断伸展，前置胎盘出血常频繁出现，出血量也增多。子宫软无反复出或一次出血量过多可使胎儿宫内缺氧，胎心有异常甚至消失，严重者胎死宫内。开放的血窦不易关闭，常发生产后出血，量多且不易控制。处理原则是抑制宫缩、纠正贫血、预防感染和适时终止妊娠。根据阴道流血量、孕周、产次、胎位、有无休克、是否临产、胎儿是否存活及前置胎盘类型等综合做出判断。临床处理前以最后一次检查结果来确定其分类。凶险型前置胎盘应当在有救治条件的医院治疗。产妇完全性前置胎盘多次出血，无宫缩，现孕 36 周，产妇及家属担心胎儿与产妇情况要求手术，术前止血，预防感染，做好处理产后出血和抢救新生儿准备。入手术室在硬膜外麻醉下行子宫下段剖宫产术，子宫切口尽量避免胎盘。胎儿娩出后，立即子宫壁肌注缩宫素。胎盘胎膜娩出完整，探查子宫双侧附件无异常。手术顺利，麻醉满意，术中出血 300 mL，术后给予补液、抗生素治疗，监测生命体征，注意子宫收缩及阴道出血量。

采取积极有效的避孕措施，减少子宫内膜损伤和子宫内膜炎的发生；避免多产多次刮宫或引产以及剖宫产，预防感染，宣传妊娠期保健知识，养成良好的生活习惯，计划妊娠妇女应戒烟减高，被动吸烟；加强妊娠期管理，按时产前检查及正确的妊娠期指导，发生妊娠期反复发作无痛性阴道出血，及时到医院就诊，早期确诊前置胎盘并做出正确处理。

（牛　静）

08

第八章　异常分娩

第一节　胎位异常

胎位异常是造成难产的常见因素之一。分娩时枕前位约占90%，而胎位异常约占10%，其中胎头位置异常居多。有因胎头在骨盆内旋转受阻的持续性枕横位、持续性枕后位，有因胎头俯屈不良呈不同程度仰伸的面先露、额先露等，还有高直位、前不均倾位等，总计占6%～7%。胎产式异常的臀先露占3%～4%，肩先露极少见。此外还有复合先露。

一、持续性枕横位

在分娩过程中，胎头以枕后位或枕横位衔接，在下降过程中，强有力的宫缩多能使胎头向前转135°或90°，转成枕前位而自然分娩。如胎头持续不能转向前方，直至分娩后期，仍然位于母体骨盆的后方或侧方，致使发生难产者，称为持续性枕后位（persistent occipito posterior position，POPP）或持续性枕横位（persistent occipito transverse position，POTP）。

（一）原因

1. 骨盆狭窄

男人型骨盆或类人猿型骨盆其特点是入口平面前半部较狭窄，后半部较宽大，胎头较容易以枕后位或枕横位衔接，又常伴中骨盆狭窄，影响胎头在中骨盆平面向前旋转，致使成为持续性枕后位或持续性枕横位。

2. 胎头俯屈不良

如胎头以枕后位衔接，胎儿脊柱与母体脊柱接近，不利于胎头俯屈，胎头前囟成为胎头下降的最低部位，而最低点又常转向骨盆前方，当前囟转至前方或侧方时，胎头枕部转至后方或侧方，形成持续性枕后位或持续性枕横位。

（二）诊断

1. 临床表现

临产后，胎头衔接较晚或俯屈不良，由于枕后位的胎先露部不易紧贴宫颈和子宫下段，常导致宫缩乏力及宫颈扩张较慢；因枕骨持续位于骨盆后方压迫直肠，产妇自觉肛门坠胀及排便感，致使宫口尚未开全时，过早使用腹压，容易导致宫颈前唇水肿和产妇疲劳，影响产程进展，常导致第二产程延长。

2. 腹部检查

头位胎背偏向母体的后方或侧方，母体腹部的 2/3 被胎体占有，而肢体占 1/3 者为枕前位，胎体占 1/3 而肢体占 2/3 为枕后位。

3. 阴道（肛门）检查

宫颈部分扩张或开全时，感到盆腔后部空虚，胎头矢状缝位于骨盆斜径上，前囟在骨盆右前方，后囟（枕部）在骨盆左后方为枕左后位，反之为枕右后位；当发现产瘤（胎头水肿）、颅骨重叠，囟门触不清时，需借助胎儿耳郭及耳屏位置及方向判定胎位。如耳郭朝向骨盆后方，则可诊断为枕后位；如耳郭朝向骨盆侧方，则为枕横位。

4. B 超检查

根据胎头颜面及枕部的位置，可以准确探清胎头位置以明确诊断。

（三）分娩机制

胎头多以枕横位或枕后位衔接。如在分娩过程中，不能转成枕前位时，可有以下两种分娩机制。

1. 枕左后（枕右后）

胎头枕部到达中骨盆向后行 45° 内旋转，使矢状缝与骨盆前后径一致，胎儿枕部朝向骶骨成枕后位。其分娩方式有两种。

（1）胎头俯屈较好：当胎头继续下降至前囟抵达耻骨弓下时，以前囟为支点，胎头俯屈，使顶部和枕部自会阴前缘娩出，继之胎头仰伸，相继由耻骨联合下娩出额、鼻、口、颏。此种分娩方式为枕后位经阴道分娩最常见的方式。

（2）胎头俯屈不良：当鼻根出现在耻骨联合下缘时，以鼻根为支点，胎头先俯屈，从会阴前缘娩出前囟、顶及枕部，然后胎头仰伸，使鼻、口、颏部相继由耻骨联合下娩出。因胎头以较大的枕额周径旋转，胎儿娩出更加困难，多需手术助产。

2. 枕横位

部分枕横位于下降过程中无内旋转动作，或枕后位的胎头枕部仅向前旋转 45° 成为持续性枕横位，多数需徒手将胎头转成枕前位后自然或助产娩出。

（四）对母儿的影响

1. 对产妇的影响

常导致继发宫缩乏力，产程延长，常需手术助产；且容易发生软产道损伤，增加产后出血及感染的机会；如胎头长时间压迫软产道，可发生缺血、坏死、脱落，形成生殖道瘘。

2. 对胎儿的影响

由于第二产程延长和手术助产机会增多，常引起胎儿窘迫和新生儿窒息，使围生儿发病率和死亡率增高。

（五）治疗

1. 第一产程

严密观察产程，让产妇朝向胎背侧方向侧卧，以利胎头枕部转向前方。如宫缩欠佳，可静脉滴注缩宫素。宫口开全之前，嘱产妇不要过早屏气用力，以免引起宫颈水肿而阻碍产程进展。如果产程无明显进展，或出现胎儿窘迫，需行剖宫产术。

2. 第二产程

如初产妇已近 2 h，经产妇已近 1 h，应行阴道检查，再次判断头盆关系，决定分娩方式。当胎头双顶径已达坐骨棘水平面或更低时，可先行徒手转儿头，待枕后位或枕横位转成枕前位，使矢状缝与骨盆下口前后径一致，可自然分娩，或阴道手术助产（低位产钳或胎头吸引器）；如转成枕前位有困难时，也可向后转成正枕后位，再以低产钳助产，但以枕后位娩出时，需行较大侧切，以免造成会阴裂伤。如胎头位置较高，或疑头盆不称，均需行剖宫产术，中位产钳禁止使用。

3. 第三产程

因产程延长，易发生宫缩乏力，故胎盘娩出后立即肌内注射宫缩剂，防止产后出血；有软产道损伤者，应及时修补。新生儿重点监护。手术助产及有软产道裂伤者，产后给予抗生素预防感染。

二、高直位

胎头以不屈不仰姿势衔接于骨盆上口，其矢状缝与骨盆上口前后径一致，称为高直位（sincipital presentation），是一种特殊的胎头位置异常。胎头的枕骨在母体耻骨联合的后方，称高直前位，又称枕耻位（occipito-pubic position）；胎头枕骨位于母体骨盆骶岬前，称高直后位，又称枕骶位（occipito-sacral position）。

（一）诊断

1. 临床表现

临产后胎头不俯屈，胎头进入骨盆上口的径线增大，胎头迟迟不能衔接，胎头下降缓慢或停滞，宫颈扩张也缓慢，致使产程延长。

2. 腹部检查

枕耻位时，胎背靠近腹前壁，不易触及胎儿肢体，胎心位置稍高在腹中部听得较清楚；枕骶位时，胎儿小肢体靠近腹前壁，有时在耻骨联合上方，可清楚地触及胎儿下颏。

3. 阴道检查

发现胎头矢状缝与骨盆前后径一致，前囟在耻骨联合后，后囟在骶骨前，为枕骶位，反之为枕耻位。由于胎头紧嵌于骨盆上口处，妨碍胎头与宫颈的血液循环，阴道检查时常可发现产瘤，其范围与宫颈扩张程度相符合。一般直径为 3 ~ 5 cm，产瘤一般在两顶骨之间，因胎头有不同程度的仰伸所致。

（二）分娩机制

1. 枕耻位

如胎儿较小，宫缩强，可使胎头俯屈、下降，双顶径达坐骨棘平面以下时，可能经阴道分娩；但胎头俯屈不良而无法入盆时，需行剖宫产。

2. 枕骶位

胎背与母体腰骶部贴近，妨碍胎头俯屈及下降，使胎头处于高浮状态，迟迟不能入盆。

（三）治疗

1. 枕耻位

可给予试产，加速宫缩，促使胎头俯屈，有望阴道分娩或手术助产，如试产失败，应行剖宫产。

2. 枕骶位

一经确诊，应行剖宫产。

三、枕横位中的前不均倾位

头位分娩中，胎头不论采取枕横位、枕后位或枕前位通过产道，均可发生不均倾势（胎头侧屈），枕横位时较多见，枕前位与枕后位时则罕见。而枕横位的胎头（矢状缝与骨盆上口横径一致）如以前顶骨先入盆则称为前不均倾（anterior asynclitism）。

（一）诊断

1. 临床表现

因胎头迟迟不能入盆，宫颈扩张缓慢或停滞，使产程延长，前顶骨紧嵌于耻骨联合后方压迫尿道和宫颈前唇，导致尿潴留，宫颈前唇水肿及胎膜早破。胎头受压过久，可出现胎头水肿（caput succedaneum）又称产瘤。左枕横时产瘤于右顶骨上；右枕横时产瘤于左顶骨上。

2. 腹部检查

前不均倾时胎头不易入盆。临产早期，于耻骨联合上方可扪到前顶部，随产程进展，胎头继续侧屈使胎头与胎肩折叠于骨盆上口处，因胎头折叠于胎肩之后，使胎肩高于耻骨联合平面，于耻骨联合上方只能触到一侧胎肩而触不到胎头。

3. 阴道检查

胎头矢状缝在骨盆上口横径上，向后移靠近骶岬，同时前后囟一起后移，前顶骨紧紧嵌于耻骨联合后方，致使盆腔后半部空虚，而后顶骨大部分嵌在骶岬之上。

（二）分娩机制

以枕横位入盆的胎头侧屈，多数以后顶骨先入盆，滑入骶岬下骶骨凹陷区，前顶骨再滑下去，至耻骨联合成为均倾姿势，少数以前顶骨先入盆，由于耻骨联合后面平直，前顶骨受阻，嵌顿于耻骨联合后面，而后顶骨架在骶岬之上，无法下降入盆。

（三）治疗

一经确诊为前不均倾位，应尽快行剖宫产术。

四、面先露

面先露（face presentation）多于临产后发现。因胎头极度仰伸，使胎儿枕部与胎背接触。面先露以颏为指示点，有颏左前、颏左横、颏左后、颏右前、颏右横和颏右后六种胎位。以颏左前和颏右后多见，经产妇多于初产妇。

（一）诊断

1. 腹部检查

因胎头极度仰伸入盆受阻，胎体伸直，宫底位置较高，颏左前时，在母体腹前壁容易扪及胎儿肢体，胎心由胸部传出，故在胎儿肢体侧的耻区听得清楚；颏右后时，于耻骨联合上方可触及胎儿枕骨隆突与胎背之间有明显的凹陷，胎心遥远而弱。

2. 阴道（肛门）检查

阴道检查可触到高低不平、软硬不均的颜面部，如宫口开大时，可触及胎儿的口、鼻、颧骨及眼眶，并根据颏部所在位置确定其胎位。

（二）分娩机制

1. 颏左前

胎头以仰伸姿势入盆、下降，胎儿面部达骨盆底时，胎头极度仰伸，颏部为最低点，故转向前方。胎头继续下降并极度仰伸，当颏部自耻骨弓下娩出后，极度仰伸的胎颈前面处于产道的小弯（耻骨联合），胎头俯屈时，胎头后部能够适应产道的大弯（骶骨凹），使口、鼻、眼、额、前囟及枕部自会阴前缘相继娩出，但产程明显延长。

2. 颏右后

胎儿面部达骨盆底后，有可能经内旋转 135° 以颏左前娩出。如因内旋转受阻，成为持续性颏右后，胎颈极度伸展，不能适应产道的大弯，足月活胎不能经阴道娩出。

（三）对母儿的影响

1. 对产妇的影响

颏左前时因胎儿面部不能紧贴子宫下段及宫颈，常引起宫缩乏力，致使产程延长，颜面部骨质不能变形，易发生会阴裂伤。颏右后可发生梗阻性难产，如不及时发现，准确处理，可导致子宫破裂，危及产妇生命。

2. 对胎儿和新生儿的影响

胎儿面部受压变形，颜面皮肤青紫、肿胀，尤以口唇为著，影响吸吮，严重时会发生会厌水肿影响呼吸和吞咽。新生儿常于出生后保持仰伸姿势达数日之久。

（四）治疗

1. 颏左前

如无头盆不称，产力良好，经产妇有可能自然分娩或行产钳助娩；初产妇有头盆不称或出现胎儿窘迫征象，应行剖宫产。

2. 颏右后

应行剖宫产术。如胎儿畸形，无论颏左前或颏右后，均应在宫口开全后，全麻下行穿颅术结束分娩，术后常规检查软产道，如有裂伤，及时缝合。

五、臀先露

臀先露（breech presentation）是最常见的异常胎位，占妊娠足月分娩的 3% ~ 4%。因胎头比胎臀大，且分娩时后出胎头无法变形，往往娩出困难；加之脐带脱垂较常见，使围生儿死亡率增高，为枕先露的 3 ~ 8 倍。臀先露以骶骨为指示点，有骶左前、骶左横、骶左后、骶右前、骶右横和骶右后 6 种胎位。

（一）原因

妊娠 30 周以前，臀先露较多见，妊娠 30 周以后，多能自然转成头先露。持续为臀先露原因尚不十分明确，可能的因素有以下几种。

1. 胎儿在宫腔内活动范围过大

羊水过多，经产妇腹壁松弛以及早产儿羊水相对偏多，胎儿在宫腔内自由活动形成臀先露。

2. 胎儿在宫腔内活动范围受限

子宫畸形（如单角子宫、双角子宫等）、胎儿畸形（如脑积水等）、双胎、羊水过少、脐带缠绕致脐带相对过短等均易发生臀先露。

3. 胎头衔接受阻

狭窄骨盆、前置胎盘、肿瘤阻塞盆腔等，也易发生臀先露。

（二）临床分类

根据胎儿两下肢的姿势分为以下几种。

1. 单臀先露或腿直臀先露（frank breech presentation）

胎儿双髋关节屈曲，双膝关节直伸。以臀部为先露，最多见。

2. 完全臀先露或混合臀先露（complete breech presentation）

胎儿双髋关节及膝关节均屈曲，有如盘膝坐，以臀部和双足为先露，较多见。

3. 不完全臀先露（incomplete breech presentation）

胎儿以一足或双足、一膝或双膝或一足一膝为先露，膝先露是暂时的，随产程进展或破水后发展为足先露，较少见。

（三）诊断

1. 临床表现

孕妇常感肋下有圆而硬的胎头，由于胎臀不能紧贴子宫下段及宫颈，常导致宫缩乏力，宫颈扩张缓慢，致使产程延长。

2. 腹部检查

子宫呈纵椭圆形，胎体纵轴与母体纵轴一致，在宫底部可触到圆而硬、按压有浮球感的胎头；而在耻骨联合上方可触到不规则、软且宽的胎臀，胎心在脐左（或右）上方听得最清楚。

3. 阴道（肛门）检查

在肛查不满意时，阴道检查可扪及软而不规则的胎臀或触到胎足、胎膝，同时了解宫颈扩张程度及有无脐带脱垂。如胎膜已破，可直接触到胎臀、外生殖器及肛门，如触到胎足时，应与胎手相鉴别。

4. B超检查

B超能准确探清臀先露类型与胎儿大小、胎头姿势等。

（四）分娩机制

在胎体各部中，胎头最大，胎肩小于胎头，胎臀最小。头先露时，胎头一经娩出，身体其他部分随即娩出，而臀先露时则不同，较小而软的胎臀先娩出，最大的胎头则最后娩出。为适合产道的条件，胎臀、胎肩、胎头需按一定机制适应产道条件方能娩出，故需要掌握胎臀、胎肩及胎头三部分的分娩机制，以骶右前为例加以阐述。

1. 胎臀娩出

临产后，胎臀以粗隆间径衔接于骨盆上口右斜径上，骶骨位于右前方，胎臀继续下降，前髋下降稍快，故位置较低，抵达骨盆底遭到阻力后，前髋向母体右侧行 45° 内旋转，使前髋位于耻骨联合后方，此时粗隆间径与母体骨盆下口前后径一致。胎臀继续下降，胎体侧屈以适应产道弯曲度，后髋先从会阴前缘娩出，随即胎体稍伸直，使前髋从耻骨弓下娩出，继之，双腿双足娩出，当胎臀及两下肢娩出后，胎体行外旋转，使胎背转向前方或右前方。

2. 胎肩娩出

当胎体行外旋转的同时，胎儿双肩径衔接于骨盆上口右斜径或横径上，并沿此径线逐渐下降，当双肩达骨盆底时，前肩向右旋转 45° 转至耻骨弓下，使双肩径与骨盆中、出口前后径一致。同时胎体侧屈使后肩及后上肢从会阴前缘娩出。继之，前肩及前上肢从耻骨弓下娩出。

3. 胎头娩出

当胎肩通过会阴时，胎头矢状缝衔接于骨盆上口左斜径或横径上，并沿此径线逐渐下降，同时胎头俯屈，当枕骨达骨盆底时，胎头向母体左前方旋转 45°，使枕骨朝向耻骨联合。胎头继续下降。当枕骨下凹到达耻骨弓下缘时，以此处为支点，胎头继续俯屈，使颏、面及额部相继自会阴前缘娩出，随后枕部自耻骨弓下娩出。

（五）对母儿的影响

1. 对产妇的影响

胎臀不规则，不能紧贴子宫下段及宫颈，容易发生胎膜早破或继发性宫缩乏力，增加产褥感染与产后出血的风险，如宫口未开全强行牵拉，容易造成宫颈撕裂，甚至延及子宫下段。

2. 对胎儿和新生儿的影响

胎臀高低不平，对前羊膜囊压力不均匀，常致胎膜早破、脐带脱垂，造成胎儿窘迫甚至胎死宫内。由于娩出胎头困难，可发生新生儿窒息、臂丛神经损伤及颅内出血等。

（六）治疗

1. 妊娠期

妊娠 30 周前，臀先露多能自行转成头位，如妊娠 30 周后仍为臀先露应注意寻找形成臀位原因。

2. 分娩期

分娩期应根据产妇年龄、胎次、骨盆大小、胎儿大小、臀先露类型以及有无并发症，于临产初期做出正确判断，决定分娩方式。

（1）择期剖宫产的指征：狭窄骨盆、软产道异常、胎儿体重大于3500 g、儿头仰伸、胎儿窘迫、高龄初产、有难产史、不完全臀先露等。

（2）决定阴道分娩的处理：可根据不同的产程分别处理。

第一产程：产妇应侧卧，不宜过多走动，少做肛查，不灌肠，尽量避免胎膜破裂。一旦破裂，立即听胎心。如胎心变慢或变快，立即肛查，必要时阴道检查，了解有无脐带脱垂。如脐带脱垂，胎心好，宫口未开全，为抢救胎儿，需立即行剖宫产术。如无脐带脱垂，可严密观察胎心及产程进展。如出现宫缩乏力，应设法加强宫缩，当宫口开大4～5 cm时胎足即可经宫口娩出阴道。为了使宫颈和阴道充分扩张，消毒外阴之后，使用"堵"外阴方法。当宫缩时，用消毒巾以手掌堵住阴道口让胎臀下降，避免胎足先下降。待宫口及阴道充分扩张后才让胎臀娩出。此法有利于后出胎头的顺利娩出。在堵的过程中，应每隔10～15 min听胎心1次，并注意宫口是否开全。宫口已开全再堵易引起胎儿窘迫或子宫破裂。宫口近开全时，要做好接生和抢救新生儿窒息的准备。

第二产程：接生前，应导尿，排空膀胱。初产妇应做会阴侧切术。可有三种分娩方式：①自然分娩，胎儿自然娩出，不做任何牵拉，极少见，仅见于经产妇、胎儿小、产力好、产道正常者。②臀助产术，当胎臀自然娩出至脐部后，胎肩及后出胎头由接生者协助娩出。脐部娩出后，胎头娩出最长不能超过8 min。③臀牵引术，胎儿全部由接生者牵引娩出。此种手术对胎儿损伤大，不宜采用。

第三产程：产程延长，易并发子宫乏力性出血。胎盘娩出后，应静推或肌内注射缩宫素防止产后出血。手术助产分娩于产后常规检查软产道，如有损伤，应及时缝合，并给抗生素预防感染。

六、肩先露（shoulder presentation）

胎体纵轴和母体纵轴相垂直为横产式（transverse lie），胎体横卧于骨盆上口之上，先露部为肩，称为肩先露，占妊娠足月分娩总数的0.1%～0.25%，是对母儿最不利的胎位。除死胎和早产儿肢体可折叠娩出外，足月活胎不可能经阴道娩出。如不及时处理，容易造成子宫破裂，威胁母儿生命。根据胎头在母体左（右）侧和胎儿肩胛朝向母体前（后）方，分为肩左前、肩右前、肩左后和肩右后四种胎位。

（一）原因

与臀先露发生原因类似，初产妇肩先露首先必须排除狭窄骨盆和头盆不称。

（二）诊断

1. 临床表现

先露部胎肩不能紧贴子宫下段及宫颈，缺乏直接刺激，容易发生宫缩乏力，胎肩对宫颈压力不均匀，容易发生胎膜早破，破膜后羊水迅速外流，胎儿上肢或脐带容易脱出，导致胎儿窘迫，甚至胎死宫内。随着宫缩不断加强，胎肩及胸廓一部分被挤入盆腔内，胎体折叠弯曲，胎颈被拉长，上肢脱出于阴道口外，胎头和胎臀仍被阻于骨盆上口上方，形成嵌顿性或忽略性肩先露。

宫缩继续加强，子宫上段越来越厚，子宫下段被动扩张越来越薄，由于子宫上下段肌壁厚薄相差悬殊，形成环状凹陷，并随宫缩逐渐升高，甚至可达脐上，形成病理缩复环（pathologic retraction ring），是子宫破裂的先兆。如不及时处理，将发生子宫破裂。

2. 腹部检查

子宫呈横椭圆形，子宫底高度低于妊娠周数，子宫横径宽，宫底部及耻骨联合上方较空，在母体腹部一侧可触到胎头，另侧可触到胎臀。肩左前时，胎背朝向母体腹壁，触之宽大平坦。胎心于脐周两侧听得最清楚。根据腹部检查多可确定胎位。

3. 阴道（肛门）检查

胎膜未破者，因胎先露部浮动于骨盆上口上方，肛查不易触及胎先露部；如胎膜已破，宫口已扩张者，阴道检查可触到肩胛骨或肩峰、肋骨及腋窝。腋窝尖端示胎儿头端，据此可决定胎头在母体左（右）侧，肩胛骨朝向母体前（后）方，可决定肩前（后）位。例如胎头于母体右侧，肩胛骨朝向后方，则为肩右后位。胎手若已脱出阴道口外，可用握手法鉴别是胎儿左手或右手，因检查者只能与胎儿同侧手相握，例如肩右前位时左手脱出，检查者用左手与胎儿左手相握，余类推。

4. B超检查

B超检查能准确探清肩先露，并能确定具体胎位。

（三）治疗

1. 妊娠期

妊娠后期发现肩先露应及时矫正。可采用胸膝卧位或试行外倒转术转成纵产式（头先露或臀先露）并包扎腹部以固定产式。如矫正失败，应提前入院决定分娩方式。

2. 分娩期

根据胎产式、胎儿大小、胎儿是否存活、宫颈扩张程度、胎膜是否破裂、有无并发症等决定分娩方式。

（1）足月，活胎，未临产，择期剖宫产术。

（2）足月，活胎，已临产，无论破膜与否，均应行剖宫产术。

（3）已出现先兆子宫破裂或子宫破裂征象，无论胎儿存活，均应立即剖宫产，术中如发现宫腔感染严重，应将子宫一并切除（子宫次全切除术或子宫全切术）。

（4）胎儿已死，无先兆子宫破裂征象，如宫口已开全，可在全麻下行断头术或毁胎术。术后应常规检查子宫下段、宫颈及阴道有无裂伤。如有裂伤应及时缝合。注意预防产后出血，并需应用抗生素预防感染。

七、复合先露（compound presentation）

胎先露部（胎头或胎臀）伴有肢体（上肢或下肢）同时进入骨盆上口，称为复合先露。临床以头与手的复合先露最常见，多发生于早产者，发生率为 1.43‰ ~ 1.60‰。

（一）诊断

当产程进展缓慢时，做阴道检查发现胎先露旁有肢体而明确诊断。常见胎头与胎手同时入盆。应注意与臀先露和肩先露相鉴别。

（二）治疗

（1）无头盆不称，让产妇向脱出的肢体对侧侧卧，肢体常可自然缩回。脱出的肢体与胎头已入盆，待宫口开全后于全麻下上推肢体，将其回纳，然后经腹压胎头下降，以低位产钳助娩，或行内倒转术助胎儿娩出。

（2）头盆不称或伴有胎儿窘迫征象，应行剖宫产术。

（牛 静）

第二节　产道异常

产道包括骨产道（骨盆腔）与软产道（子宫下段、宫颈、阴道、外阴），是胎儿经阴道娩出的通道。产道异常可使胎儿娩出受阻，临床上以骨产道异常多见。

一、骨产道异常

骨盆径线过短或形态异常，致使骨盆腔小于胎先露部可通过的限度，阻碍胎先露部下降，称骨盆狭窄。狭窄骨盆可以为一个径线过短或多个径线同时过短，也可为一个平面狭窄或多个平面同时狭窄。当一个径线狭窄时要观察同一个平面其他径线的大小，再结合整个骨盆腔大小与形态进行综合分析，做出正确判断。

（一）分类

1. 骨盆上口平面狭窄

骨盆上口平面狭窄以扁平骨盆为代表，主要为入口平面前后径过短。狭窄分3级：Ⅰ级（临界性），绝大多数可以自然分娩，骶耻外径18 cm，真结合径10 cm；Ⅱ级（相对性），经试产来决定可否经阴道分娩，骶耻外径16.5 ~ 17.5 cm，真结合径8.5 ~ 9.5 cm；Ⅲ级（绝对性），骶耻外径≤ 16.0 cm，真结合径≤ 8.0 cm，足月胎儿不能经过产道，必须行剖宫产终止妊娠。在临床中常遇到的是前两种，我国妇女常见以下两种类型。

（1）单纯扁平骨盆：骨盆上口前后径缩短而横径正常。骨盆上口呈横扁圆形，骶岬向前下突。

（2）佝偻病性扁平骨盆：骨盆上口呈肾形，前后径明显缩短，骨盆下口横径变宽，骶岬前突，骶骨下段变直向后翘，尾骨呈钩状突向骨盆下口平面。髂骨外展，髂棘间径≥髂嵴间径，耻骨弓角度增大。

2. 中骨盆及骨盆下口平面狭窄

狭窄分3级：Ⅰ级（临界性），坐骨棘间径10 cm，坐骨结节间径7.5 cm；Ⅱ级（相对性），坐骨棘间径8.5 ~ 9.5 cm，坐骨结节间径6.0 ~ 7.0 cm；Ⅲ级（绝对性），坐骨棘间径≤ 8.0 cm，坐骨结节间径≤ 5.5 cm。我国妇女常见以下两种类型。

（1）漏斗骨盆：骨盆上口各径线值均正常，两侧骨盆壁向内倾斜似漏斗得名。其特点是中骨盆及骨盆下口平面均明显狭窄，使坐骨棘间径、坐骨结节间径均缩短，耻骨弓角度 < 90°。坐骨结节间径与出口后矢状径之和 < 15 cm。

（2）横径狭窄骨盆：骨盆各横径径线均缩短，各平面前后径稍长，坐骨切迹宽，测量骶耻外径值正常，但髂棘间径及髂嵴间径均缩短。中骨盆及骨盆下口平面狭窄，产程早期无头盆不称征象，当胎头下降至中骨盆或骨盆下口时，常不能顺利地转成枕前位，形成持续性枕横位或枕后位造成难产。

3. 均小骨盆

骨盆外形属女型骨盆，但骨盆各平面均狭窄，每个平面径线较正常值小2 cm或更多，称均小骨盆。多见于身材矮小、体形匀称的妇女。

4. 畸形骨盆

骨盆失去正常形态称畸形骨盆。

（1）骨软化症骨盆：现已罕见，是因缺钙、磷、维生素D以及紫外线照射不足使成人期骨质矿化障碍，被类骨质组织所代替，骨质脱钙、疏松、软化。由于受躯干重力及两股骨向内上方挤压，使骶岬向前，耻骨联合前突，坐骨结节间径明显缩短，骨盆上口平面呈凹三角形。严重者阴道不能容两指，一般不能经阴道分娩。

（2）偏斜型骨盆：是骨盆一侧斜径缩短，一侧髂骨冀与髋骨发育不良所致骶髂关节固定，以及下肢及髂关节疾病。

（二）临床表现

1. 骨盆上口平面狭窄的临床表现

（1）胎头衔接受阻：一般情况下初产妇在妊娠末期，即预产期前 1 ~ 2 周或临产前胎头已衔接，即胎头双顶径进入骨盆上口平面，颅骨最低点达坐骨棘水平。若入口狭窄，即使已经临产胎头仍未入盆，经检查胎头跨耻征阳性。胎位异常如臀先露、面先露或肩先露的发生率是正常骨盆的 3 倍。

（2）若已临产，根据骨盆狭窄程度、产力强弱、胎儿大小及胎位情况不同，临床表现也不一样。①骨盆临界性狭窄：若胎位、胎儿大小及产力正常，胎头常以矢状缝在骨盆上口横径衔接，多取后不均倾势，即后顶骨先入盆，后顶骨逐渐进入骶凹处，再使前顶骨入盆，则于骨盆上口横径上成头盆均倾势。临床表现为潜伏期活跃早期延长，活跃后期产程进展顺利。若胎头迟迟不入盆，此时常出现胎膜早破，其发生率为正常骨盆的 4 ~ 6 倍。由于胎膜早破母儿可发生感染。胎头不能紧贴宫颈内口诱发宫缩，常出现继发性宫缩乏力。②骨盆绝对性狭窄：若产力、胎儿大小及胎位均正常，但胎头仍不能入盆，常发生梗阻性难产，这种情况可出现病理性缩复环，甚至子宫破裂。如胎先露部嵌入骨盆上口时间长，血液循环障碍，组织坏死，可形成泌尿生殖道瘘。在强大的宫缩压力下，胎头颅骨重叠，可出现颅骨骨折及颅内出血。

2. 中骨盆平面狭窄的临床表现

（1）胎头能正常衔接：潜伏期及活跃早期进展顺利，当胎头下降达中骨盆时，由于内旋转受阻，胎头双顶径被阻于中骨盆狭窄部位之上，常出现持续性枕横位或枕后位，同时出现继发性宫缩乏力，活跃后期及第二产程延长甚至第二产程停滞。

（2）胎头受阻于中骨盆：有一定可塑性的胎头开始变形，颅骨重叠，胎头受压，异常分娩使软组织水肿，产瘤较大，严重时可发生脑组织损伤、颅内出血、胎儿窘迫。若中骨盆狭窄程度严重，宫缩又较强，可发生先兆子宫破裂及子宫破裂。强行阴道助产可导致严重软产道裂伤及新生儿产伤。

（3）骨盆下口平面狭窄的临床表现：骨盆下口平面狭窄与中骨盆平面狭窄常同时存在。若单纯骨盆下口平面狭窄者，第一产程进展顺利，胎头达盆底受阻，第二产程停滞，继发性宫缩乏力，胎头双顶径不能通过出口横径，强行阴道助产可导致软产道、骨盆底肌肉及会阴严重损伤，胎儿严重产伤，对母儿危害极大。

（三）诊断

在分娩过程中，骨盆是个不变因素，也是估计分娩难易的一个重要因素。狭窄骨盆影响胎位和胎先露部的下降及内旋转，也影响宫缩。在估计分娩难易时，骨盆是首先考虑的一个重要因素。应根据胎儿的大小及骨盆情况尽早做出有无头盆不称的诊断，以决定适当的分娩方式。

1. 病史

询问有无佝偻病、脊髓灰质炎、脊柱和髋关节结核以及骨盆外伤等病史。对经产妇应详细询问既往分娩史如有无难产史或新生儿产伤史等。

2. 一般检查

测量身高，孕妇身高 < 145 cm 时应警惕均小骨盆。观察孕妇体形、步态，有无下肢残疾，有无脊柱及髋关节畸形，米氏菱形窝是否对称。

3. 腹部检查

观察腹型，检查有无尖腹及悬垂腹，有无胎位异常等。骨盆上口异常因头盆不称、胎头不易入盆常导致胎位异常，如臀先露、肩先露。中骨盆狭窄则影响胎先露内旋转而导致持续性枕横位、枕后位等。部分初产妇在预产期前 2 周左右，经产妇于临产后胎头均应入盆。若已临产胎头仍未入盆，应警惕是否存在头盆不称。检查头盆是否相称具体方法：孕妇排空膀胱后，取仰卧，两腿伸直，检查者用手放在耻骨联合上方，将浮动的胎头向骨盆腔方向推压。若胎头低于耻骨联合，表示胎头可入盆（头盆相称），称胎头跨耻征阴性；若胎头与耻骨联合在同一平面，表示可疑头盆不称，称胎头跨耻征可疑阳性；若胎头高于耻骨联合，表示头盆明显不称，称胎头跨耻征阳性。对出现此类症状的孕妇，应让其取半卧位两腿屈曲，再次检查胎头跨耻征，若转为阴性，提示为骨盆倾斜度异常，而不是头盆不称。

4. 骨盆测量

（1）骨盆外测量：骶耻外径 < 18 cm 为扁平骨盆。坐骨结节间径 < 8 cm，耻骨弓角度 < 90° 为漏斗骨盆。各径线均小于正常值 2 cm 或以上为均小骨盆。骨盆两侧斜径（以一侧髂前上棘至对侧髂后上棘间的距离）及同侧直径（从髂前上棘至同侧髂后上棘间的距离）相差 > 1 cm 为偏斜骨盆。

（2）骨盆内测量：对角径 < 11.5 cm，骶骨岬突出为入口平面狭窄，属扁平骨盆，应检查骶骨前面弧度。坐骨棘间径 < 10 cm，坐骨切迹宽度 < 2 横指，为中骨盆平面狭窄。如坐骨结节间径 < 8 cm，则应测量出口后矢状径及检查骶尾关节活动度，如坐骨结节间径与出口后矢状径之和 < 15 cm，为骨盆下口平面狭窄。

（四）对母儿影响

1. 对产妇的影响

骨盆狭窄影响胎头衔接及内旋转，容易发生胎位异常、胎膜早破，宫缩乏力，导致产程延长或停滞。胎先露压迫软组织过久导致组织水肿、坏死形成生殖道瘘。胎膜早破、肛查或阴道检查次数增多及手术助产增加产褥感染机会。剖宫产及产后出血者增多，严重梗阻性难产若不及时处理，可导致子宫破裂。

2. 对胎儿及新生儿的影响

头盆不称易发生胎膜早破、脐带脱垂，脐带脱垂可导致胎儿窘迫甚至胎儿死亡。产程延长、胎儿窘迫使新生儿容易发生颅内出血、新生儿窒息等并发症。阴道助产机会增多，易发生新生儿产伤及感染。

（五）分娩时处理

处理原则：根据狭窄骨盆类别和程度、胎儿大小、胎心率、宫缩强弱、宫口扩张程度、胎先露下降情况、破膜与否，结合既往分娩史、年龄、产次、有无妊娠合并症及并发症决定分娩方式。

1. 一般处理

在分娩过程中，应使产妇树立信心，消除紧张情绪和恐惧心理，保证能量及水分的摄入，必要时补液。注意产妇休息，监测宫缩、胎心，观察产程进展。

2. 骨盆上口平面狭窄的处理

（1）明显头盆不称（绝对性骨盆狭窄）：胎头跨耻征阳性者，足月胎儿不能经阴道分娩，应在临产后行剖宫产术结束分娩。

（2）轻度头盆不称（相对性骨盆狭窄）：胎头跨耻征可疑阳性，足月活胎估计体重 < 3000 g，胎心正常及产力良好，可在严密监护下试产。胎膜未破者可在宫口扩张 3 cm 时行人工破膜，若破膜后宫缩较强，产程进展顺利，多数能经阴道分娩。试产过程中若出现宫缩乏力，可用缩宫素静脉滴注加强宫缩。试产 2 ~ 4 h 胎头仍迟迟不能入盆，宫口扩张缓慢，或伴有胎儿窘迫征象，应及时行剖宫产术结束分娩。若胎膜已破，为了减少感染，应适当缩短试产时间。

（3）骨盆上口平面狭窄的试产：必须以宫口开大 3 ~ 4 cm，胎膜已破为试产开始。胎膜未破者在宫口扩张 3 cm 时可行人工破膜。宫缩较强，多数能经阴道分娩。试产过程中如果出现宫缩乏力，可用缩宫素静脉滴注加强宫缩。若试产 2 ~ 4 h，胎头不能入盆，产程进展缓慢，或伴有胎儿窘迫征象，应及时行剖宫产术。如胎膜已破，应适当缩短试产时间。骨盆上口平面狭窄，主要为扁平骨盆的妇女，妊娠末期或临产后，胎头矢状缝只能衔接于骨盆上口横径上。胎头侧屈使其两顶骨先后依次入盆，呈不均倾势嵌入骨盆上口，称为头盆均倾不均。前不均倾为前顶骨先嵌入，矢状缝偏后。后不均倾为后顶骨先嵌入，矢状缝偏前。当胎头双顶骨均通过骨盆上口平面时，即可顺利地经阴道分娩。

3. 中骨盆平面狭窄的处理

在分娩过程中，胎儿在中骨盆平面完成俯屈及内旋转动作。若中骨盆平面狭窄，则胎头俯屈及内旋转受阻，易发生持续性枕横位或持续性枕后位，产妇多表现为活跃期或第二产程延长及停滞、继发性宫缩乏力等。若宫口开全，胎头双顶径达坐骨棘平面或更低，可经阴道徒手旋转胎头为枕前位，待其自然分娩。宫口开全，胎心正常者可经阴道助产。胎头双顶径在坐骨棘水平以上，或出现胎儿窘迫征象，应行剖宫产术。

4. 骨盆下口平面狭窄的处理

骨盆下口平面是产道的最低部位，应于临产前对胎儿大小、头盆关系做出充分估计，决定能否经阴道分娩，诊断为骨盆下口平面狭窄者，不能进行试产。若发现出口横径狭窄，耻骨弓角度变锐，耻骨弓下三角空隙不能利用，胎先露部后移，则利用出口后三角空隙娩出。临床上常用出口横径与出口后矢状径之和来估计出口大小。出口横径与出口后矢状径之和 > 15 cm 时，多数可经阴道分娩，有时需阴道助产，应做较大的会阴切开。若两者之和 < 15 cm，不应经阴道试产，应行剖宫产术终止妊娠。

5. 均小骨盆的处理

胎儿估计不大，胎位正常，头盆相称，宫缩好，可以试产，通常可通过胎头变形和极度俯屈，以胎头最小径线通过骨盆腔，可能经阴道分娩。若有明显头盆不称，应尽早行剖宫产术。

6. 畸形骨盆的处理

根据畸形骨盆种类、狭窄程度、胎儿大小、产力等综合判断。如果畸形严重、明显头盆不称者，应及早行剖宫产术。

二、软产道异常

软产道包括子宫下段、宫颈、阴道及骨盆底软组织构成的弯曲管道。软产道异常所致的难产较少见，临床上容易被忽视。在妊娠前或妊娠早期应常规行双合诊检查，了解软产道情况。

（一）外阴异常

1. 外阴白色病变

皮肤黏膜慢性营养不良，组织弹性差，分娩时易发生会阴撕裂伤，宜做会阴后一侧切开术。

2. 外阴水肿

某些疾病如重度子痫前期、重度贫血、心脏病及慢性肾炎孕妇若有全身水肿，可同时伴有重度外阴水肿，分娩时可妨碍胎先露部下降，导致组织损伤、感染和愈合不良等情况。临产前可用50％硫酸镁液湿热敷会阴，临产后仍有严重水肿者，在外阴严格消毒下进行多点针刺皮肤放液；分娩时行会阴后一侧切开；产后加强会阴局部护理，预防感染，可用50％硫酸镁液湿热敷，配合远红外线照射。

3. 会阴坚韧

会阴坚韧尤其多见于35岁以上高龄初产妇。在第二产程可阻碍胎先露部下降，宜做会阴后一侧切开，以免胎头娩出时造成会阴严重裂伤。

4. 外阴瘢痕

瘢痕挛缩使外阴及阴道口狭小，且组织弹性差，影响胎先露部下降。如瘢痕的范围不大，可经阴道分娩，分娩时应做会阴后一侧切开。如瘢痕过大，应行剖宫产术。

（二）阴道异常

1. 阴道横膈

阴道横膈多位于阴道上段或中段，较坚韧，常影响胎先露部下降。因在横膈中央或稍偏一侧常有一小孔，常被误认为宫颈外口。在分娩时应仔细检查。

（1）阴道分娩：横膈被撑薄，可在直视下自小孔处将横膈做"X"形切开。横膈被切开后因胎先露部下降压迫，通常无明显出血，待分娩结束再切除剩余的隔，用可吸收线将残端做间断或连续锁边缝合。

（2）剖宫产：如横膈较高且组织坚厚，阻碍先露部下降，需行剖宫产术结束分娩。

2. 阴道纵隔

（1）伴有双子宫、双宫颈时，当一侧子宫内的胎儿下降，纵隔被推向对侧，阴道分娩多无阻碍。

（2）当发生于单宫颈时，有时胎先露部的前方可见纵隔，可自行断裂，阴道分娩无阻碍。纵隔厚应于纵隔中间剪断，用可吸收线将残端缝合。

3. 阴道狭窄

产伤、药物腐蚀、手术感染可导致阴道瘢痕形成。若阴道狭窄部位位置低、狭窄程度轻，可经阴道分娩；狭窄位置高、狭窄程度重时宜行剖宫产术。

4. 阴道尖锐湿疣

分娩时，为预防新生儿患喉乳头瘤，应行剖宫产术。病灶巨大时可能造成软产道狭窄，影响胎先露下降时，也宜行剖宫产术。

5. 阴道壁囊肿和肿瘤

（1）阴道壁囊肿较大时，会阻碍胎先露部下降，可行囊肿穿刺，抽出其内容物，待分娩后再选择时机进行处理。

（2）阴道内肿瘤大妨碍分娩，且肿瘤不能经阴道切除时，应行剖宫产术，阴道内肿瘤待产后再行处理。

（三）宫颈异常

1. 宫颈外口黏合

宫颈外口黏合多在分娩受阻时发现。宫口为很小的孔，当宫颈管已消失而宫口却不扩张，一般用手指稍加压力分离，黏合的小孔可扩张，宫口即可在短时间内开全。但有时需行宫颈切开术，使宫口开大。

2. 宫颈瘢痕

因孕前曾行宫颈深部电灼术或微波术、宫颈锥形切除术、宫颈裂伤修补术等所致。虽可于妊娠后软化，但宫缩很强时宫口仍不扩张，应行剖宫产。

3. 宫颈坚韧

宫颈组织缺乏弹性，或精神过度紧张使宫颈挛缩，宫颈不易扩张，多见于高龄初产妇，可于宫颈两侧各注射 0.5% 利多卡因 5 ~ 10 mL，也可静脉推注地西泮 10 mg。如宫颈仍不扩张，应行剖宫产术。

4. 宫颈水肿

宫颈水肿多见于扁平骨盆、持续性枕后位或滞产，宫口没有开全而过早使用腹压，致使宫颈前唇长时间被压于胎头与耻骨联合之间，血液回流受阻引起水肿，影响宫颈扩张。多见于胎位异常或滞产。

（1）轻度宫颈水肿：①可以抬高产妇臀部；②同宫颈坚韧处理；③宫口近开全时，可用手轻轻上托水肿的宫颈前唇，使宫颈越过胎头，能够经阴道分娩。

（2）严重宫颈水肿：经上述处理无明显效果，宫口扩张 < 3 cm，伴有胎儿窘迫，应行剖宫产术。

5. 宫颈癌

宫颈硬而脆，缺乏伸展性，临产后影响宫口扩张，若经阴道分娩，有发生大出血、裂伤、感染及肿瘤扩散等危险，不应经阴道分娩，应考虑行剖宫产术，术后手术或放疗。

6. 子宫肌瘤

较小的肌瘤没有阻塞产道可经阴道分娩，肌瘤待分娩后再行处理。子宫下段及宫颈部位的较大肌瘤可占据盆腔或阻塞于骨盆上口，阻碍胎先露部下降，宜行剖宫产术。

（朱小红）

第三节　产力异常

产力包括子宫收缩力、腹肌和膈肌收缩力以及肛提肌收缩力，其中以宫缩力为主。在分娩过程中，子宫收缩（简称宫缩）的节律性、对称性及极性不正常或强度、频度有改变，称为子宫收缩力异常。临床上多因产道或胎儿因素异常造成梗阻性难产，使胎儿通过产道阻力增加，导致继发性产力异常。产力异常分为子宫收缩乏力和子宫收缩过强两类。每类又分协调性宫缩和不协调性宫缩（图8-1）。

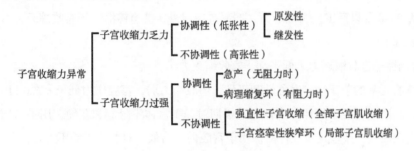

图 8-1　子宫收缩力异常的分类

一、子宫收缩乏力

（一）原因

多由几个因素综合引起。

1. 头盆不称或胎位异常

胎先露部下降受阻，不能紧贴子宫下段及宫颈，因此不能引起反射性宫缩，导致继发性子宫收缩乏力。

2. 子宫因素

子宫发育不良，子宫畸形（如双角子宫）、子宫壁过度膨胀（如双胎、巨大胎儿、羊水过多等），经产妇的子宫肌纤维变性或子宫肌瘤等。

3. 精神因素

初产妇尤其是高龄初产妇，精神过度紧张、疲劳均可使大脑皮质功能紊乱，导致子宫收缩乏力。

4. 内分泌失调

临产后，产妇体内的雌激素、缩宫素、前列腺素的敏感性降低，影响子宫肌兴奋阈，致使子宫收缩乏力。

5. 药物影响

产前较长时间应用硫酸镁，临产后不适当地使用吗啡、哌替啶、巴比妥类等镇静剂与镇痛剂，产程中不适当应用麻醉镇痛等均可使宫缩受到抑制。

（二）临床表现

根据发生时期可分为原发性和继发性两种。原发性宫缩乏力是指产程开始即宫缩乏力，宫口不能如期扩张，胎先露部不能如期下降，产程延长；继发性宫缩乏力是指活跃期即宫口开大 3 cm 及以后出现宫缩乏力，产程进展缓慢，甚至停滞。子宫收缩乏力有两种类型，临床表现不同。

1. 协调性子宫收缩乏力（低张性子宫收缩乏力）

宫缩具有正常的节律性、对称性和极性，但收缩力弱，宫腔压力低（< 2.0 kPa），持续时间短，间歇期长且不规律，当宫缩达极期时，子宫体不隆起和变硬，用手指压宫底部肌壁仍可出现凹陷，产程延长或停滞。由于宫腔内压力低，对胎儿影响不大。

2. 不协调性子宫收缩乏力（高张性子宫收缩乏力）

宫缩的极性倒置，宫缩不是起自两侧宫角。宫缩的兴奋点来自子宫的一处或多处，节律不协调，宫缩时宫底部不强，而是体部和下段强。宫缩间歇期子宫壁不能完全松弛，表现为不协调性子宫收缩乏力。这种宫缩不能使宫口扩张和胎先露部下降，属无效宫缩。产妇自觉耻区持续疼痛，拒按，烦躁不安，产程长后可导致肠胀气，排尿困难，胎儿胎盘循环障碍，常出现胎儿窘迫。检查时耻区常有压痛，胎位触不清，胎心不规律，宫口扩张缓慢，胎先露部下降缓慢或停滞。

3. 产程曲线异常

子宫收缩乏力可导致产程曲线异常（图 8-2）。常见以下 4 种。

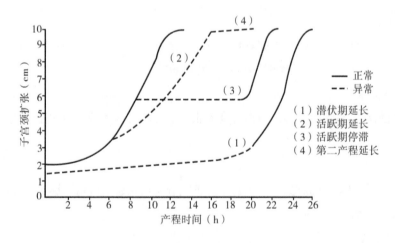

图 8-2　异常的宫颈扩张曲线

（1）潜伏期延长：从临产规律宫缩开始至宫口扩张 3 cm 称为潜伏期，初产妇潜伏期约需 8 h，最大时限为 16 h。超过 16 h 称为潜伏期延长。

（2）活跃期延长：从宫口扩张 3 cm 至宫口开全为活跃期。初产妇活跃期正常约需 4 h，最大时限 8 h，超过 8 h 为活跃期延长。

（3）活跃期停滞：进入活跃期后，宫颈口不再扩张达 2 h 以上，称为活跃期停滞，根据产程中定期阴道（肛门）检查诊断。

（4）第二产程延长：第二产程初产妇超过 2 h，经产妇超过 1 h 尚未分娩，称为第二产程延长。

以上 4 种异常产程曲线，可以单独存在，也可以合并存在。当总产程超过 24 h 称为滞产。

（三）对母儿影响

1. 对产妇的影响

产程延长，产妇休息不好，精神疲惫与体力消耗，可出现疲乏无力、肠胀气、排尿困难等，还可影响宫缩，严重时还可以引起脱水、酸中毒。又由于产程延长，膀胱受压在胎头与耻骨联合之间，导致组织缺血、水肿、坏死，形成瘘，如膀胱阴道瘘或尿道阴道瘘。另外，胎膜早破以及产程中多次阴道（肛门）检查均可增加感染机会；产后宫缩乏力，易引起产后出血。

2. 对胎儿的影响

宫缩乏力影响胎头内旋转，增加手术机会。不协调子宫收缩乏力不能使子宫壁完全放松，影响子宫胎盘循环，导致胎儿在宫内缺氧，胎膜早破；还易造成脐带受压或脱垂，造成胎儿窘迫，甚至胎死宫内。

（四）治疗

1. 协调性宫缩乏力

无论是原发性或继发性，一旦出现，首先寻找原因，如判断无头盆不称和胎位异常，估计能经阴道分娩者，考虑采取加强宫缩的措施。

（1）第一产程：①一般处理，消除精神紧张，产妇过度疲劳，可给予地西泮（安定）10 mg 缓慢静脉注射或哌替啶 100 mg 肌内注射或静注，经过一段时间，可使宫缩力转强；对不能进食者，可经静脉输液，10% 葡萄糖液 500 ~ 1000 mL 内加维生素 C 2 g，伴有酸中毒时可补充 5% 碳酸氢钠。②加强宫缩，经过处理，宫缩力仍弱，可选用下列方法加强宫缩。

人工破膜：宫颈口开大 3 cm 以上，无头盆不称，胎头已衔接者，可行人工破膜。破膜后，胎头紧贴子宫下段及宫颈，引起反射性宫缩，加速产程进展。Bishop 提出用宫颈成熟度评分法估计加强宫缩措施的效果。如产妇得分在 ≤ 3 分，加强宫缩均失败，应改用其他方法。4 ~ 6 分成功约为 50%，7 ~ 9 分的成功率约为 80%，≥ 9 分均成功。

缩宫素（oxytocin）静脉滴注：适用于宫缩乏力、胎心正常、胎位正常、头盆相称者。

将缩宫素 1 U 加入 5% 葡萄糖液 200 mL 内，以 8 滴 /min，即 2.5 mU/min 开始，根据宫缩强度调整滴速，维持宫缩强度每间隔 2 ~ 3 min，持续 30 ~ 40 s。缩宫素静脉滴注过程应有专人看守，观察宫缩，根据情况及时调整滴速。经过上述处理，如产程仍无进展或出现胎儿窘迫征象，应及时行剖宫产术。

（2）第二产程：第二产程如无头盆不称，出现宫缩乏力时也可加强宫缩，给予缩宫素静脉滴注，促进产程进展。如胎头双顶径已通过坐骨棘平面，可等待自然娩出，或行会阴侧切后行胎头吸引器或低位产钳（low forceps）助产；如胎头尚未衔接或伴有胎儿窘迫征象，均应立即行剖宫产术（cesarean section）结束分娩。

（3）第三产程：为预防产后出血，当胎儿前肩露出于阴道口时，可给予缩宫素 10 U 静脉注射，使宫缩增强，促使胎盘剥离与娩出及子宫血窦关闭。如产程长，破膜时间长，应给予抗生素预防感染。

2. 不协调性宫缩乏力

处理原则是镇静，调节宫缩，恢复宫缩极性。给予强镇静剂哌替啶 100 mg 肌内注射，使产妇充分休息，醒后多能恢复为协调宫缩。如未能纠正，或已有胎儿窘迫征象，立即行剖宫产术结束分娩。

（五）预防

（1）应对孕妇进行产前教育，解除孕妇思想顾虑和恐惧心理，使孕妇了解妊娠和分娩均为生理过程，分娩过程中医护人员热情耐心、家属陪产均有助于消除产妇的紧张情绪，增强其信心，预防精神紧张所致的子宫收缩乏力。

（2）分娩时鼓励及时进食，必要时静脉补充营养。

（3）避免过多使用镇静药物，产程中使用麻醉镇痛应在宫口开全前停止给药，注意及时排空直肠和膀胱。

二、子宫收缩过强

（一）协调性子宫收缩过强

宫缩的节律性、对称性和极性均正常，仅宫缩过强、过频，如产道无阻力，宫颈可在短时间内迅速开全，分娩在短时间内结束，总产程不足 3 h，称为急产（precipitate labor），经产妇多见。

1. 对母儿影响

（1）对产妇的影响：宫缩过强过频，产程过快，可致宫颈、阴道以及会阴撕裂伤。接生时来不及消毒，可致产褥感染。产后子宫肌纤维缩复不良易发生胎盘滞留或产后出血。

（2）对胎儿和新生儿的影响：宫缩过强影响子宫胎盘的血液循环，易发生胎儿窘迫、新生儿窒息甚至死亡；胎儿娩出过快，胎头在产道内受到的压力突然解除，可致新生儿颅内出血；来不及消毒接生，易致新生儿感染；如坠地可致骨折、外伤。

2. 处理

（1）有急产史的产妇：在预产期前 1～2 周不宜外出远走，以免发生意外，有条件应提前住院待产。

（2）临产后不宜灌肠，提前做好接生和抢救新生儿窒息的准备。胎儿娩出时勿使产妇向下屏气。

（3）产后仔细检查软产道，包括宫颈、阴道、外阴，如有撕裂，及时缝合。

（4）新生儿处理：肌内注射维生素 K_1 每日 2 mg，共 3 日，以预防新生儿颅内出血。

（5）如属未消毒接生，母儿均给予抗生素预防感染，酌情接种破伤风免疫球蛋白。

（二）不协调性子宫收缩过强

1. 强直性宫缩

多因外界因素造成，如临产后分娩受阻或不适当应用缩宫素，或胎盘早剥血液浸润子宫肌层，均可引起宫颈内口以上部分子宫肌层出现强直性痉挛性宫缩。

（1）临床表现：产妇烦躁不安，持续性腹痛，拒按，胎位触不清，胎心听不清，有时还可出现病理缩复环、血尿等先兆子宫破裂征象。

（2）处理：一旦确诊为强直性宫缩，应及时给予宫缩抑制剂，如 25% 硫酸镁 20 mL 加入 5% 葡萄糖液 20 mL 缓慢静脉推注。如属梗阻原因，应立即行剖宫产术结束分娩。

2. 子宫痉挛性狭窄环（constriction ring）

子宫壁某部肌肉呈痉挛性不协调性收缩所形成的环状狭窄，持续不放松，称为子宫痉挛性狭窄环。多在子宫上下段交界处，也可在胎体某一狭窄部，以胎颈、胎腰处常见（图 8-3）。

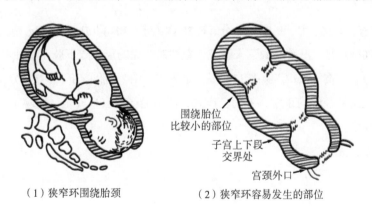

（1）狭窄环围绕胎颈　　　　（2）狭窄环容易发生的部位

图 8-3　子宫痉挛性狭窄环

（1）原因：多因精神紧张、过度疲劳以及不适当地应用宫缩剂或粗暴地进行产科处理所致。

（2）临床表现：产妇出现持续性腹痛，烦躁不安，宫颈扩张缓慢，胎先露下降停滞。胎心时快时慢，阴道检查可触及狭窄环。特点是此环不随宫缩上升。

（3）处理：认真寻找原因，及时纠正。禁止阴道内操作，停用缩宫素。如无胎儿窘迫征象，可给予哌替啶 100 mg 肌内注射，一般可消除异常宫缩。当宫缩恢复正常，可行阴道手术助产或等待自然分娩。如经上述处理，狭窄环不缓解，宫口未开全，胎先露部高，或已伴有胎儿窘迫，应立即行剖宫产术。如胎儿已死亡，宫口开全，则可在全麻下经阴道分娩。

（朱小红）

巨大儿，臀位分娩

一、病历摘要

姓名：××× 　性别：女 　年龄：45 岁

主诉：孕 11 月余，不规律腹痛两天，加重 8 小时。

现病史：孕 3 产 2，平素月经不规律，月经周期不详。末次月经 2012 年 12 月下旬（阴历），预产期 2013 年 11 月上旬（阴历）。早孕反应不明显。孕期未规律产检，孕期胎动正常。孕期无头痛、头晕、眼花、双下肢水肿等症状。现孕 11 月余，2 天前出现下腹痛，8 小时前腹痛加重，未破水已见红，就诊于某卫生院，超声提示臀位，为进一步治疗，现来我院，以 "足月产" 为诊断收住入科。孕期神志清，精神可，饮食、睡眠可，大小便无明显异常。

既往史：体健，无药物过敏史。

二、查体

体格检查：T 36.5℃，P 80 次 / 分，R 20 次 / 分，BP 140/100 mmHg，心肺听诊无异常，腹膨隆如孕足月，肝脾肋缘下未触及，脊柱四肢无畸形，双下肢无水肿。

产科检查：宫高 45 cm，腹围 115 cm，足先露，S+2，胎心音 132 次 / 分，律齐，有宫缩，骨盆外测量各径线均正常，外阴已产式，阴道通畅，宫口开全，胎膜未破，透过胎膜见羊水Ⅲ度粪染。

辅助检查：无。

三、诊断

1. 初步诊断

过期妊娠；臀位；孕 3 产 2。

2. 鉴别诊断

（1）胎膜早破：是指在临产前胎膜自然破裂。孕龄＜37孕周的胎膜早破又称为早产（未足月）胎膜早破。羊水破裂时有羊水流出，此病例未有表现可鉴别。

（2）胎盘早剥：胎盘早剥是重度妊高征患者，检查子宫呈板样硬，腹痛性阴道流血。与产妇表现不符，可鉴别。

（3）单胎横位：此为横产式，即胎儿身体纵轴与母体纵轴垂直，胎头位于母体侧腹部，胎心于脐左或右闻及。彩超可协助诊断，此患者可排除。

3. 出院诊断

过期妊娠；臀位分娩；巨大儿；孕3产3。

四、诊疗经过

急送入产房，做好接产准备。告知患者及家属需行急诊剖宫产，此时，胎膜破裂，产妇自主屏气用力，双臀娩出，胎心减慢，脐带外露，立即给予产妇吸氧，在无菌技术下行臀牵引术，同时，通知新生儿科医师到场，娩出一男活婴5800 g，1分钟阿氏评分2分，5分钟阿氏评分6分，在新生儿科医师主导下，清理呼吸道、复苏囊正压通气、吸氧、胸外心脏按压、药物等综合抢救治疗后，新生儿心率恢复，面色青紫，口唇红润，四肢肌张力低，由新生儿科医师抱至NICU继续抢救治疗。胎儿娩出后，立即给予肌注缩宫素20 U，胎盘娩出完整，缝合会阴部侧切口。子宫收缩具体，阴道出血少于月经量。对患者进行抗炎及对症治疗。第三日患者一般情况好，心肺听诊无异常，子宫收缩具体，阴道出血少于月经量，会阴切口无红肿及分泌物，二便正常。

五、出院情况

产后第三日患者一般情况好，心肺听诊无异常，子宫收缩具体，阴道出血少于月经量，会阴切口无红肿及分泌物，二便正常，出院告知注意事项，不适随诊。新生儿在NICU治疗，一般情况可。入奶量可，吸吮有力，大小便正常，四肢肌张力可，双肺呼吸音清，于产后15天康复出院。

六、讨论

（一）概述

臀先露是以胎儿的臀部或足为先露，是异常胎位中最常见的一种，臀位的发生率和自然回转率，各家医院报道不一，在28孕周前，臀位发生率约25%，因而妊娠30周前，胎儿呈臀位不应视为异常，往往存在自然回转机会，在34孕周以后胎儿自然回转机会下降。分娩时臀先露发生率占分娩总数的3%～4%。臀位在分娩时会有些并发症，包括脐带脱垂、后出头困难、新生儿窒息和产伤等，目前临床上大多数臀位已行剖宫产分娩，但也有臀位经阴道分娩。引起臀先露的原因主要有骨盆狭窄、产道异常、胎盘异常、腹壁松弛、多胎、羊水过多和胎儿畸形等因素。

根据胎儿两下肢所取的姿势，臀位又可分为三类：①单臀先露是单一臀部，是腿直臀位，最为常见，胎儿双髋关节屈曲，双膝关节伸直。②完全臀先露部为胎儿的臀部和双足，也为混合臀位，较为常见，胎儿双髋关节及膝关节曲，犹如盘膝而坐。③不完全臀较为少见，胎儿以一足或双足、一膝或双膝，或一足一膝为先露部位。

（二）临床表现

孕妇感到胎动在下腹部，并有时会感到胎儿踢在直肠、阴道和膀胱的疼痛，很少孕妇在临产前有入盆的感觉。

腹部检查：四步触诊检查时，子宫底可触及胎头，有浮球感，耻骨联合上方可触及宽而软的胎臀部及肢体。在脐平面或略高部位听到胎心。

阴道检查：能触及软而不规则的胎臀部及（或）肢体，在临产时用以决定臀先露的种类。需要与胎儿面先露相区别，胎儿臀部肛门与两侧的坐骨棘为直线，而面部嘴与两侧颧骨为三角形；被膜后可有胎粪自阴道流出，更易检查胎儿先露部。超声是对臀先露检查和评估很好的方法，通过超声能发现胎头位于子宫底部，处理胎臀在耻骨联合上方，并可了解胎头是否仰伸和臀先露的种类，偶可发现脐带先露，并能较好地估计胎儿体重以及排除一些常见的畸形等，如没有用超声进行可靠的评估，分娩方式以剖宫产为好。磁共振检查：可能会因其他原因如前置胎盘伴有胎盘植入，需要 MRI 检查时，同样可以发现胎儿的位置，但此技术不是检查臀位常见方法。臀位的辅助检查是很有必要的，对分娩方式的选择，可以了解以下情况：①测量胎头双顶径、头围、腹围及股骨长度，用以估计胎儿大小；②胎头是否仰伸，仰伸程度如何；③胎儿是否伴有畸形；④确定臀位的类型，了解胎儿下肢是否屈曲良好，胎儿双足是否高于臀部，还是足先露；⑤脐带是否在先露旁或先露下，可以通过超声彩色血流频谱了解；⑥胎盘位置，胎盘在子宫前壁者不宜做外倒转术。

（三）对母胎的影响

1. 对产程的影响

因胎儿臀周径小于胎头，不能完全压迫宫颈引起反射性宫缩，影响宫颈扩张进展，容易发生活跃期延长和停滞。

2. 对母体的影响

胎臀形状不规则，对前羊水囊压力不均，易发生胎膜早破，增加产褥感染机会，手术机会增加，易发生产后出血。

3. 对胎儿的影响

胎儿阴道分娩，可发生脐带脱垂，导致胎儿窒息或胎死宫内；阴道分娩出头困难，可引起窒息。宫口未开全，胎心异常。强行娩出，可引起胎儿头颈部神经肌肉损伤、颅内出血、臂丛神经损伤、胸锁乳突肌血肿或死产等。

（四）处理

1. 孕期的臀位矫正

妊娠 30 周以前因羊水相对较多，胎位不易固定，故对臀先露者不必急于纠正，可任其自然转成头位。妊娠 30 周以后仍为臀位者应及时矫正。

（1）膝胸卧位：是在孕 30 周以后的体位纠正，每天 2 次，每次 15 分钟，7 ~ 10 天为一疗程，均应在早晚空腹时进行弧形面滑动而完成倒转。侧卧位也可帮助倒转，骶左前位时令产妇向右侧卧，骶右前位时左侧卧，使胎头顺着子宫腔侧面的弧形面滑动而转位。侧卧转位效果虽不如膝胸卧式，但可以维持较长时间。每晚在做膝胸卧式后即采取侧卧（卧于胎背所在的对侧面）直至次晨，这样两者结合可提高效果。

（2）甩臀运动：通过运动促使较重的胎头向下回转，动作简单，较膝胸卧位省力，孕妇易于接受，效果与膝胸卧位相似。

（3）艾灸或激光照射至阴穴转位：至阴穴位位于第五个脚趾尖，已被提议作为一种纠正臀位的方式，每天 1 ~ 2 次，每次 15 分钟，5 次为一疗程。刺激至阴穴可使胎动增加，从而增加转位机会，国外 Meta 分析艾灸与外倒转或体位对照，发现有限的证据支持艾灸用于纠正臀位。

（4）外倒转术：外倒转成功率为 50% ~ 70%。在经过自然转胎位或体位转胎位失败后，或者直接选用。外倒转术虽有诱发早产、胎膜早破、脐带脱垂、胎儿宫内窘迫、胎盘早期剥离甚至子宫破裂的危险，但文献报道外倒转术并发症的发生率在 14% 以下，大大低于臀位分娩的危险性。

2. 臀位分娩处理

（1）臀先露剖宫产指征。

1）胎儿较大（≥ 3500 g），国外也有提出不适合阴道分娩的胎儿体重（< 2500 g 或 > 4000 g）。

2）骨盆狭窄和异常骨盆或有胎儿与骨盆不称者。头盆临界不称（头盆评分 7 分）又系单臀位可予短期试产，女型及猿型骨盆有利于臀位分娩而扁平形及男型骨盆不利于臀位分娩可放松剖宫产指征。

3）胎头极度仰伸（望星式），发生率 ≤ 5%，需以剖宫产结束分娩，若由阴道分娩胎儿脊椎损伤率高达 21%。

4）子宫收缩欠佳，产程延长，缩宫素使用无效者。

5）胎儿宫内窘迫或脐脱垂而胎心音尚好者。

6）先露下降缓慢，软产道较紧，估计阴道分娩困难者。

7）脐带隐性脱垂或脐带先露，或胎膜早破有脐带脱垂，足先露或膝先露的脐带脱垂率高达16%～19%，故一旦诊断即应考虑剖宫产。

8）早产儿胎头更大于胎体，容易发生颅内出血，以剖宫产为宜。特别是 < 1500 g者以剖宫产为宜，但极早产的，胎儿体重小，成活率低，需与家属充分沟通后选择分娩方式。

9）有臀位分娩围产儿死亡及损伤史者是剖宫产指征，但仍需分析其原因，若系接产者技术问题，此次是否做剖宫产还值得商讨。

10）臀位未临产并发子痫前期、高血压、胎盘功能欠佳者、IUGR、妊娠期糖尿病、胎膜早破超过12小时、子宫畸形及其他软产道异常应选择性剖宫产。

11）臀位孕妇及其家属强烈要求绝育者，可考虑剖宫产。

3. 臀位接产

（1）第一助法又称压迫法，点立足于"堵"。即适度用力阻止胎足娩出阴道，使宫缩反射性增强，迫使胎臀下降，胎臀与下肢共挤于盆底，有助于宫口和软产道充分扩张。

1）堵臀：见胎儿下肢露于阴道口时，即用一胎儿消毒巾盖住阴道口，并用手堵住。每次宫缩时以手掌抵住，防止胎足早期脱出。反复宫缩可使胎臀下降，充分扩充阴道，直至产妇向下屏气强烈，手掌感到相当冲力时，即准备助产。胎儿枕部低于耻骨弓下时，逐渐以枕部为支点，使胎儿下颌、口、鼻、眼、额相继娩出。臀位第二助产法又称扶持法，其要点立足于"拔"，只应用于单臀位。接生过程中始终保持胎儿的小腿伸直折叠于胎体上，压住交叉在胸前的双臂使之不致上举，压住胎儿颈部使胎头不致仰伸。单臀位时显露为臀及双侧大腿，周径较大，遇到的阻力较大，千万不能像臀位第一助产法那样堵先露部，而是要很好地指导孕妇屏气用力使先露部尽早排出。

2）臀牵引术：臀位分娩时，胎儿由下肢开始直至胎头全部由助产者手法牵引娩出者称臀位牵引术，除双胎妊娠第二胎娩出、第二产程停滞且有剖宫产禁忌证以及胎儿已经死亡时才应用臀牵引术，其在现代产科学中已极少应用。同臀位助产，需再次强调的是助产者须具臀位牵引术的经验。

手术适应证：本手术常在紧急情况下行，产道多未充分扩张，对母子有较大的危险，此指征明确方可施术。①双胎妊娠第二胎臀位娩出。②臀位分娩第二产程停滞且有剖宫产悬证。③死胎或估计胎儿出生后不能存活。④胎儿窘迫或脐带脱垂。⑤产妇有严重合并症如心力衰竭，须立即结束分娩且存在剖宫产禁忌证。⑥无剖宫产条件。⑦横位内倒转术后。

手术禁忌证：①骨盆狭窄或软产道异常。②宫口未开全。

手术步骤：①牵引下肢，根据臀先露的不同采取单足或双足牵引法和腹股沟牵引法。足先露牵出下肢法：同臀位助产压迫法。混合臀先露牵出下肢法：胎臀与胎足起降至阴道口，不需要进行压迫法，直接进行臀位牵引法。单纯臀先露牵出下肢法：当胎儿部分胎臀和外阴露于阴道外口时，说明宫口已开全，助产者即可腹股沟牵引法行臀位牵引术。即以一手示指钩住腹股沟按产轴向下牵引，当后腹股沟也能钩到时则只钩取，双手一起牵引，则双下肢伴随胎臀下降娩出。②牵出胎臀，牵出胎儿双下肢后，当前臀露出于道口时，稍向前牵引，则胎臀娩出。③牵出肩部及上肢，同臀位第一助产法即压迫法。④牵出胎头Mauriceau 法（后出头法），同臀位助产。产妇急产入院，孕期检查未做，现宫口开全，羊水破裂，胎臀娩出，脐带露出，胎心减慢，须立即娩出胎儿，用臀牵引术，快速娩出胎儿，立即组织人员对胎儿进行抢救。治疗及时，母子平安。

（牛　静）

✿ 剖宫产后阴道分娩

一、病历摘要

姓名：×××　　性别：女　　年龄：42 岁

主诉：孕九月余，阴道不自主溢液 1 小时。

现病史：孕 5 产 3 剖 1，2012 年剖宫产一双胎女孩，平素月经规律，月经周期 30 天，LMP 2016–12–23，预产期 2017–09–07，停经 1 月余自测尿妊娠试验阳性提示早孕，早孕反应不明显，早孕期见红服中药保胎治疗痊愈。孕 4 月余自觉胎动，孕期胎动正常，孕晚期有双下肢水肿，无头痛、头晕、眼花、视物模糊等症状。现孕 9 月余，阴道不自主流液 1 小时，现来我院待产，以"早破水，瘢痕子宫，足月产"为诊断收住入科。

二、查体

体格检查：T 36.5℃，P 78 次 / 分，R 20 次 / 分，BP 165/90 mmHg，心肺听诊无异常，腹膨隆如孕足月，下腹壁水肿，肝脾肋缘下未触及，脊柱四肢无畸形，双下肢有水肿。

产科检查：宫高 39 cm，腹围 118 cm，头先露。胎心音 140 次 / 分，律齐，骨盆外测量各径线均正常，外阴发育正常，阴道通畅，宫口开大 6 cm，胎膜已破，阴道流液量多，无宫缩。

辅助检查：宫内孕单活胎（枕左前），胎盘成熟度Ⅲ级，羊水量正常。

三、诊断

1. 初步诊断

早破水；瘢痕子宫；宫内孕 40 周；孕 5 剖 1 产 3。

2. 鉴别诊断

（1）胎盘早剥：胎盘早剥是重度妊高征患者，检查子宫呈板样硬，腹痛性阴道流血。与产妇表现不符，可鉴别。

（2）先兆子宫破裂：往往发生在分娩过程中，出现强烈宫缩、下腹疼痛拒按、烦躁不安、少量阴道流血、有胎儿窘迫征象等。以上临床表现与重型胎盘早剥较难区别。但先兆子宫破裂多有头盆不称、分娩梗阻或剖宫产史，检查可发现子宫病理缩复环，导尿有肉眼血尿等，而产妇虽为瘢痕子宫，但症状不符，可鉴别。

（3）早产是妊娠达到 28 周但不足 37 周分娩者。此时分娩的新生儿称为早产儿。产妇虽胎膜早破，但孕周与彩超检查可鉴别。

3. 最后诊断

宫内孕 40 周；瘢痕子宫；巨大儿；孕 5 剖 1 产 4。

四、诊疗经过

完善血常规、尿常规、凝血四项、术前四项、心电图等检查；建议及早剖宫产终止妊娠，孕妇夫妻要求顺产，现宫缩较强，宫口开全，胎头 S+2，失去剖宫产最佳时机，顺产可能出现滞产、新生儿脑出血、骨折、臂丛神经损伤、产妇产后出血、产道损伤等；对症处理；与患者及家属讲明病情、治疗情况及预后，家属签字，了解风险要求顺产。急送产妇入产房，产妇顺娩一婴，4500 g，1 分钟评分 9 分，5 分钟评分 10 分，查外观无畸形，皮肤红润，哭声响亮，囟门平软，呼吸平稳，心肺听诊正常，腹软，脐部无渗血，四肢肌张力正常。按巨大儿分娩护理，按需喂养，预防接种。胎儿娩出后立即给予肌注缩宫素 20 U。胎盘胎膜娩出完整，子宫收缩欠佳，出血约 350 mL，立即给予口服米索前列醇片 0.4 mg，持续按摩子宫，子宫收缩具体阴道出血不多。阴道触诊子宫瘢痕处薄弱，无撕裂穿孔。第二天产妇生命体征平稳，自行排尿，恶露量不多，会阴无红肿无炎症。新生儿一般情况好，胎便已排，小便正常，吸吮有力，母乳喂养。产妇及家属要求出院，告知产妇产后注意事项，及时复查。

五、出院情况

新生儿一般情况好，能较好吸吮母乳，大小便正常。产妇产后子宫收缩具体。

六、讨论

剖宫产后阴道分娩是指既往有剖宫产史者，再次妊娠时采用阴道分娩的方式终止妊娠。随着产科诊疗水平的进步，剖宫产后阴道试产时母亲及胎儿的安全性已越来越高。严密掌握指征，评估母胎风险，严密监护产程和及时处理异常情况。

2010年美国妇产科学学会（ACOG）发布新的剖宫产后阴道试产指南。适合剖宫产后阴道试产的条件有：①有一次子宫下段横切口剖宫产史，伤口愈合良好，无感染。②骨产道正常，无头盆不称。③前次剖宫产指征不存在，未发现新的剖宫产指征。④无严重妊娠合并症和并发症，无其他不适合阴道分娩的内外科合并症存在。⑤无再次子宫损伤史，无子宫穿孔，子宫肌瘤剔除，子宫破裂。⑥本次妊娠距前次剖宫产19个月以上。⑦产前超声检查孕妇子宫下段无瘢痕缺陷。⑧患者在了解阴道分娩和再次剖宫产的利弊后仍愿意行阴道试产。⑨具有良好的监护条件，产科、儿科及麻醉科人员和手术室齐全，能随时进行手术，输血抢救。下列其他产科特殊情况的产妇也可行试产：有一次以上子宫下段横切口剖宫产史；单纯的巨大胎儿，孕龄超过40周；曾行子宫下段直切口剖宫产史；子宫瘢痕类型不明不是阴道试产的禁忌证，除高度怀疑为古典式切口；有一次子宫下段横切口剖宫产史的双胎妊娠孕妇。

以下情况的产妇不适合进行剖宫产后阴道试产：前次为古典式T形子宫切口或曾行广泛子宫透壁手术；曾有子宫破裂史；有严重内科并发症及产科并发症；所在医疗机构不具备抢救和急诊手术条件。

产程中的处理：剖宫产后阴道试产必须由有急诊剖宫产条件的医疗机构进行，应在有经验的医师监护下实施，一旦发现异常及时处理。处理原则：①产程中连续胎儿监护；②有指征地使用缩宫素；③产程中严密观察，及时终止妊娠；④进入活跃期后可用有效分娩镇痛；⑤必要时助产，评估会阴条件，做保护性会阴侧切；⑥分娩后检查瘢痕情况。该产妇2012年剖宫产一双胎女孩，一次子宫下段横切口剖宫产史，产妇体型肥胖，宫高腹围预测新生儿4200 g，产妇自发宫缩，宫口开全，胎头下降，产妇及家属要求顺产，产妇阴道条件宽松，行阴道分娩。阴道分娩后应严密观察产妇子宫收缩，阴道出血，及子宫瘢痕处情况，随时行彩超检查子宫情况。对于产后出血及时预防，胎儿娩出后及早肌注缩宫素。

（牛　静）

09

第九章　妊娠合并症

第一节　先天性心脏病

　　妊娠妇女合并先天性心脏病的发病率和绝对数都在增加。在我国发达地区，风湿性心脏疾病在年轻人逐渐减少，更多伴有复杂性先天性心脏病的婴儿和儿童在外科手术后能存活至生育年龄。据北京某医院报道，1973—2002 年，妊娠期心脏病主要为先天性心脏病和心脏瓣膜病，风湿性心脏病与先天性心脏病之比在前后 3 个 10 年组分别为 4：1、1：2，和 1：2.24。大多数简单的非发绀的心脏缺损患者在妊娠期间可无特殊症状。许多来自缺乏医疗检查手段地区的妇女既往没有被疑诊为心脏的缺损，通常都在妊娠期间首次被发现。先天性心脏病修复手术后的问题往往也在妊娠期间发生。

　　房间隔缺损修补术后仍可以发生心律失常，非限制性的室间隔缺损修复术后，肺动脉血管病变仍然进展。大多数存活患者在妊娠过程中需考虑心血管的储备，患者生长发育速度可能超过缺损补片或人工瓣膜的范围，引起肺动脉高压、心律失常和传导系统的缺陷。

　　妊娠期间的血流动力学改变可以使先天性心脏病患者的心脏情况恶化，患者的预后与心脏功能级别相关（NYHA 分级），与疾病的特点和原先的心脏外科手术相关。

　　最高危的情况包括如下：①肺动脉高压。②重度左室流出道梗阻。③发绀的心脏病，血栓栓塞又是高危妊娠的风险之一。

　　高危患者的处理：先天性心脏病的高危患者不推荐妊娠，如果发现妊娠应劝告终止，因为母亲的风险非常高，死亡率为 8%～35%。高危患者应严格限制体力活动，如果发生症状应卧床休息。如被证实存在低氧血症应给予氧疗。患者应在第 2 个孕季末住院，给予低分子肝素皮下注射，以预防血栓栓塞。发绀性的先天性心脏病患者，血氧饱和度的监测十分重要。血细胞比容和血红蛋白的水平影响血氧饱和度的指标，妊娠期间血液的稀释使低氧血症的指示不可靠。

　　低危患者的处理：只有轻或中度分流而没有肺动脉高压或只有轻或中度瓣膜反流，轻或中度左室流出道梗阻的患者能较好地耐受妊娠。即使中重度的右室流出道梗阻（肺动脉狭窄），妊娠也能很好地耐受，妊娠期间很少需要介入的治疗。

大多数早期已行外科纠正手术但仍然有固定心脏缺损的患者需要使用超声心动图做临床评估。低危的患者需在每个孕季做心脏评估的随访，胎儿先天性心脏病的评估需要使用胎儿超声心动图。

妊娠合并先天性心脏病患者的心律失常：大多数先天性心脏病患者右心房和（或）心室的压力、容积增加，使 10% ~ 60% 的患者发生心律失常，特别是室上性心律失常。妊娠期间由于生理的改变，可以影响抗心律失常药物的吸收、排泄和血浆的有效浓度。

当需要使用抗心律失常治疗时，地高辛通常是被首选的药物，但实际并不真正有效。奎尼丁、维拉帕米和 β - 阻滞药曾被长期用于母亲和胎儿室上性和室性心律失常的治疗，且无致畸影响的证据。胺碘酮是有效的抗心律失常药物，只限于其他抗心律失常药物失败时使用，并在最低的有效剂量范围内应用。所有抗心律失常药物都有心肌收缩抑制的作用，左或右心功能不全患者应谨慎使用。持续快速的心律失常可使胎儿发生低灌注，如母亲胎儿的耐受较差，可使用直流电转复为窦性心律。如心动过速发生时血流动力学的耐受性较好，可尝试使用药物治疗。

胎儿的评估：患有先天性心脏病的每一个妊娠母亲都应接受胎儿心脏评估。因为胎儿先天心脏病的发生率风险在 2% ~ 16%。早期的胎儿心脏缺陷诊断（孕 24 周前）很重要，可以使终止妊娠成为可能，以保证优生优育的利益。确定胎儿预后的两个主要的因素是母亲的心功能级别和发绀的程度。当母亲的心功能为 Ⅲ ~ Ⅳ 级或属高危的疾病分类，尽早分娩通常是理想的选择。发绀的妊娠患者必须做胎儿生长的监测，胎儿通常在足月妊娠前发育迟缓或停止发育，新生儿的存活率在孕 32 周后较高（95%），后遗症的风险较低。因此如果妊娠 ≥ 32 周患者的分娩应尽快给予处理。在孕 28 周前胎儿的存活率较低（< 75%），存活新生儿颅脑损伤的风险较高（10% ~ 14%），应尽可能地推迟分娩。

分娩的时间和方式：孕 28 ~ 32 周患者分娩方式的选择需慎重，必须实施个体化。

大多数患者适宜在硬膜外麻醉下自行分娩，以避免疼痛的影响。高危的患者应施行剖宫产，使血流动力学保持较稳定。常规和硬膜下麻醉心排血量增加不多（30%），低于自行分娩的过程（50%）。然而，孕龄较短的引产常失败或时间很长。如需行心脏外科手术的患者，应在心脏外科前即先行剖宫产。分娩过程应给予血流动力学和血气的监测。

一、房间隔缺损

房间隔缺损（简称 ASD）根据解剖病变的不同，可分为以下类型：继发孔（第二孔）未闭和原发孔（第一孔）未闭。

继发孔（第二孔）未闭的缺损位于房间隔中部的卵圆窝为中央型，又称卵圆孔缺损型，缺损位置靠近上腔静脉入口处为上腔型又称静脉窦型；缺损位置较低，下缘阙如，与下腔静脉入口无明显分界，称下腔型。继发孔未闭是 ASD 中最多见的类型，其中卵圆孔缺损在临床上最常见。

原发孔（第一孔）未闭又可分为单纯型、部分性房室隔缺损、完全性房室隔缺损和单心房四型。

ASD 是最常见的先天性心脏缺损，而且不少患者到成年才被发现，女性发病是男性的 2～3 倍。部分患者在妊娠期间因肺动脉血流杂音增强并经心脏超声检查后被发现。

大多数无房性心律失常或肺动脉高压的 ASD 患者都能耐受妊娠。妊娠期间心排血量增加对左向右分流患者右心容量负荷的影响可由周围血管阻力的下降而得到平衡。妊娠期间，存在显著左向右分流的患者发生充血性心力衰竭的也不多。

ASD 患者对急性失血的耐受性较差。如果发生急性失血，周围的血管收缩，外周静脉回到右房的血容量减少，从而使大量的血液从左房向右房转流。这种情况可以在产后出血期间发生。

逆行性栓塞是 ASD 罕见的并发症。大多数 ASD 患者通过静脉对比剂超声心动图检查可见到右向左的细小分流，但仍然以左向右分流的特殊形式进入循环。偶然，ASD 患者妊娠期间会出现卒中症状。卵圆孔未闭（PFO）可见于大约 1/4 的正常心脏。经 PFO 逆行的栓塞作为卒中病因的报道逐渐增多。经验性使用阿司匹林可以预防血栓形成，而且对胎儿无害。ASD 的患者应长期接受静脉血栓的预防治疗。

ASD 的年轻女性患者很少发生肺血管阻力升高和肺动脉压升高。据近 30 年的报道，ASD 患者肺动脉压力大于 50 mmHg 的仅占 7%。原发性肺动脉高压年轻女性患者有时会合并继发孔缺损的 ASD，这些患者在出生后肺动脉血管阻力一直保持很高，因此从不会发生左向右的分流，右心室腔也没有扩张。这些患者的体征、症状和预后与原发性的肺动脉高压患者相同。由于心房的缺损为右心室提供另一个排出通道，从而维持系统的心排血量。虽然降低了系统的血氧含量，但是，相对原发性肺动脉高压而不伴有房间隔缺损的患者，发绀和猝死的发生率较低而预后会较好。

继发孔 ASD 患者在牙科治疗或分娩前不需使用抗生素预防性治疗，除非合并了瓣膜性疾病。

继发孔 ASD 患者子代再发生 ASD 的风险大约为 2.5%。大多呈散发性，家族性的 ASD 患者有两个类型，两者都为常染色体的显性遗传。最常见的是继发孔 ASD 和房室传导延缓，另一种类型为 Holt-Oram 综合征，其特点是上肢发育异常和房间隔缺损。

缺损大的 ASD 在妊娠前应尽可能先行选择性的外科或介入封堵治疗。

二、室间隔缺损

室间隔缺损（简称 VSD）的患者中缺损小的通常能很好耐受妊娠。肺动脉血管阻力正常患者左向右分流的程度较轻。分娩期间系统血管阻力增加的情况下，左向右分流的程度会增加。缺损小的 VSD 在胸骨左缘第 3、4 肋间可听到响亮粗糙的全收缩期杂音，患者在妊娠前通常已被确诊。有少数缺损小的 VSD 在妊娠期间首次被发现。

未行外科纠正手术的非限制性 VSD 伴肺动脉高压、左向右分流，无发绀和症状的患者在妊娠期间偶然可被发现。患者通常一般状况良好，婴幼儿期无心功能衰竭病史或发育不良的情况。这些患者通常能较好地耐受妊娠。但如果患者在妊娠前已被确诊，应劝告患者避免妊娠，因为这些患者妊娠期间心脏事件发病和死亡的风险较高。妊娠期间肺血管的病变可加速恶化，虽然并不是不可避免，但可使患者风险增大。心力衰竭的风险性不大，因为分流通常较小，妊娠前心脏没有容量超载的情况。如果患者在分娩时急性失血或使用血管扩张药，可能会导致分流逆转。这种情况可通过补充血容量和限制使用血管扩张药而避免，患者对血管收缩性的催产药物耐受性良好。

VSD 缺损修补术后妊娠患者的风险与无心脏疾病患者之间无显著的差异，除非患者合并持续的肺动脉高压。婴幼儿期已行修补术的大型 VSD 缺损仍可遗留肺高压的情况，特别是外科纠正手术施行的时间超过 2 周岁以后。这些患者需个体化区别对待。有些肺动脉高压情况稳定，无自觉症状的患者，可顺利妊娠。其他临床表现与原发性肺动脉高压相似。伴进展性右心功能失代偿的患者妊娠期间心血管事件发生和死亡的风险很高。如果患者的肺动脉压力大于系统血压的 3/4，患者会有妊娠的高风险。这些患者应劝告避免妊娠，估计死亡率为 30% ~ 50%。

偶然，当肺动脉高压的孕妇拒绝终止妊娠时，患者妊娠期间心血管的处理十分重要。必须对心脏的情况密切随访，注意患者的左、右心功能情况。曾经行外科介入治疗患者的心功能容易受到损害，特别是右心功能。心功能的损害与持续的肺动脉高血压使心脏的贮备功能受到严重的损害。妊娠期间，肺动脉高压的患者应尽可能休息，并通过临床观察和超声心动图的监测评估心功能。严重肺血管疾病的患者应住院观察，并在常规麻醉下行剖宫产。产后仍然是最危险的阶段，即使患者能够耐受妊娠和顺利分娩。建议产前给予使用硝酸酯类或前列环素气雾剂，以预防产后肺血管阻力的增高。

VSD 母亲的子代发生 VSD 的情况已见报道，发生率为 4% ~ 11%。分娩方式较复杂的 VSD 患者，应给予心内膜炎的预防措施。

三、主动脉缩窄

大多数主动脉缩窄的患者在到达孕龄的时候都已接受过外科介入的治疗。虽然主动脉缩窄的外科修复通过纠正高血压或使高血压的治疗更有效从而使妊娠有良好的预后和结局，但是主动脉缩窄的远期风险仍然存在。主动脉缩窄的妊娠结局主要依据缩窄的严重程度和合并心脏的损害情况。例如，二叶主动脉瓣和主动脉病变的情况。通常主动脉缩窄的母亲和胎儿的结局良好。重度高血压，充血性心力衰竭，主动脉撕裂，颅内动脉瘤破裂，感染性心内膜炎已见于报道。早期的报道提示，由主动脉缩窄并发症导致的死亡率约为17%，但新近的报道为小于3%。

主动脉缩窄纠正术后的远期并发症不常见，但对已行主动脉缩窄纠正术后准备妊娠的女性患者应密切注意。全面的妊娠前评估包括：主动脉缩窄修复术的完整性，保留的或复发的梗阻情况或动脉瘤的情况，检查的范围包括修复的部位和升主动脉。另外要同时评估主动脉瓣和左室的功能。如果主动脉缩窄或已行纠正术后的患者在妊娠过程怀疑主动脉的并发症，应选择磁共振成像检查。

未行纠正术的主动脉缩窄患者，高血压的治疗往往不满意。未经治疗的主动脉缩窄患者的静息血压如同正常人一样会轻微下降，但患者的收缩压和脉压在运动后会显著提高。降压药如盐酸肼屈嗪、甲基多巴、Labetalol或美托洛尔可用于降压治疗。但过于积极的降压治疗将会减少胎盘的灌注并造成胎儿发育的不良影响。因此，患者应在妊娠前先行主动脉缩窄的介入治疗。但临床上，遇到未行纠正术的主动脉缩窄妊娠患者，应该避免劳力性的运动，尽可能减少主动脉壁的压力，因为运动后血压和脉压造成的血管损害不能通过降压药物完全得到预防。

主动脉缩窄患者的主动脉壁常伴异常，易于造成主动脉撕裂。由于妊娠期间生理的、血流动力学和激素水平的改变，主动脉撕裂的风险增加。妊娠和分娩期间使用 β - 受体阻滞药可减少主动脉撕裂的风险。大多数主动脉缩窄的患者可采用经阴道分娩，但应注意尽量缩短第二产程，以减少动脉的压力。但如果存在可疑的产科情况或不稳定的主动脉损伤，应考虑给予剖宫产。胎儿发育通常正常，说明通过侧支循环使子宫胎盘的血流得到合理的维持。主动脉缩窄患者先兆子痫的发生率增加，但恶性高血压或视盘水肿的情况罕见。

妊娠期间主动脉缩窄的外科修复术应限于主动脉撕裂或严重的难以控制的高血压或心力衰竭的患者。经皮穿刺主动脉缩窄扩张术后主动脉扩张的机制是主动脉壁的伸展和撕裂。妊娠是主动脉撕裂的易患因素。因此对已妊娠或准备妊娠的患者，应尽量避免行缩窄部经皮血管成型术或支架植入术。

主动脉缩窄的患者在围生期应注意预防细菌性心内膜炎，二叶主动脉瓣的患者心内膜炎的风险增加，如发生心内膜炎的部位几乎都在二叶主动脉瓣而不是在缩窄部。

四、动脉导管未闭

动脉导管未闭（PDA）狭窄的动脉导管通常分流量少，肺动脉压正常，妊娠期间不会产生显著的血流动力学障碍。分流量大的患者可发展为充血性心力衰竭，妊娠前应考虑先行封闭。

大多数 PDA 可产生典型的机械样连续性杂音，连续脉冲多普勒可检测到持续的血流。PDA 的患者应接受抗生素的预防性治疗。

伴肺动脉高压且未纠正的粗大动脉导管可以并发肺动脉瘤（PDA 是常见的独立诱因），并可发展为肺主动脉瘤撕裂，妊娠期间或产后可自行破裂。肺动脉血管中层可见坏死和动脉粥样硬化，两者均与严重的肺动脉高压相关。妊娠期间外周或肺动脉撕裂的发病率可见增加，可能是结缔组织转多糖酶的作用使水分摄取增加造成的后果。所以 PDA 伴肺动脉高压的患者应建议避免妊娠。

五、肺动脉口狭窄

肺动脉口狭窄轻或中度的肺动脉瓣狭窄较常见，妊娠期间患者多无症状，也无死亡或相关并发症发生的报道。有些患者虽然可以耐受重度的肺动脉狭窄，然而妊娠期间容量的超载加重了患者肥厚和僵硬右室心肌的负荷，充血性心力衰竭的情况仍可发生。极少数重度肺动脉瓣狭窄患者在妊娠期间首先出现症状。右室压力达到或超过系统压力的患者可考虑行经皮穿刺瓣膜成型术，但需最大限度地遮盖子宫，做好胎儿辐射的防护。据报道，低血压、心律失常、短阵的右束支传导阻滞等一系列的并发症可带来不大的风险。如情况允许经皮穿刺瓣膜成型术应安排在第二孕季后进行，尽可能在胎儿的组织器官发育完全后。肺动脉球体扩张瓣膜成型术是肺动脉口狭窄的治疗选择措施，目前常在儿童期进行。

漏斗部肺动脉狭窄伴或不伴限制性 VSD 或右心室双腔畸形患者能较好地耐受妊娠的不多。妊娠患者的治疗要根据心功能的级别和狭窄的程度。这些类型的梗阻不适宜行经皮穿刺介入性的治疗，妊娠期间如果症状变坏，建议行外科手术修复。

肺动脉瓣狭窄或右室流出道梗阻患者在行外科治疗或复杂性分娩前应接受抗生素预防治疗。

六、法洛四联症

法洛四联症包括室间隔缺损、肺动脉口狭窄、主动脉骑跨和右心室肥厚。具有上述典型改变者属典型四联症或狭义的四联症。轻度法洛四联症患者可存活至成年而没有持续的症状。肺动脉狭窄严重者，可增加右向左的分流并导致严重的发绀。正常妊娠期间血容量增加，静脉回流到右心房的血量也增加。伴随系统血管阻力的下降，可使右向左分流量增加，发绀加重。妊娠期间即使为轻度的发绀都可使患者的情况恶化。如果血氧饱和度 < 85%，风险会很高。分娩期间是特别危险的时间，因为分娩时大量的血液丢失导致系统低血压，从而加重了右向左的分流。

妊娠期间，右心衰竭或左心衰竭的情况都可以发生，特别是当合并了主动脉反流时。妊娠期间随着房性心律失常的出现，临床的问题会进一步出现。Presbitero 等作者报道了21 例法洛四联症或肺动脉闭锁合并主动脉反流患者 46 次妊娠的结果：共有 15 例新生儿出生后存活，占 33%；9 例早产，26 例流产和 5 例死产；8 例母亲发生心血管的并发症，包括 2 例围生期细菌性心内膜炎。

法洛四联症成功外科修复术后，妊娠的结果可大大地改善。Singh 等共报道 27 例法洛四联症已行外科修复手术患者共 40 次妊娠，每次妊娠均无严重并发症的发生，流产的发生率不高于正常妊娠者。在 31 例妊娠的有效记录中，30 例为正常的婴儿，1 例为肺动脉闭锁的畸形婴儿。

来自 Mayo 临床小组关于 43 例法洛四联症女性患者共 112 次妊娠结果报道，6 例患者伴有肺动脉高压，其中 3 例为中或重度右心功能不全，13 例重度肺动脉反流并重度右室扩张。6 例患者妊娠期间至少合并如下其中一种心血管的并发症：重度右心室扩张，右心功能不全，继发于右室流出道梗阻或肺动脉高压的右心室高压。并发症包括室上性心动过速2 例，心力衰竭 2 例，肺栓塞伴肺动脉高压 1 例，伴肺动脉反流右心室进展性扩张 1 例。另外，16 例患者共 30 次流产（27%）和 1 例死产的记录。新生儿平均出生体重为 3.2 kg。8 例未经修复的法洛四联症患者共 20 次妊娠，其中 5 例发绀患者共 12 次妊娠。未经修复的法洛四联症患者按预期都为低体重儿，其中一例有形态学改变的肺动脉畸形。在这个报道中，5 例子代（占 6%）有先天性的畸形。这些资料提示，虽然许多已行法洛四联症修复的患者都有成功的妊娠结果，然而那些伴有严重结构和血流动力学问题的患者妊娠期间心血管并发症发生的可能性更大。来自荷兰的一项研究证实了这一点：26 例已行法洛四联症修复后的患者有 50 次成功的妊娠，5 例患者（19%）发生的并发症包括：伴有症状的心力衰竭，心律失常或两者均存在。两个发生症状性心力衰竭的患者伴有严重的肺动脉反流，重度的肺动脉反流是目前法洛四联症患者修复术后遗留的最常见的血流动力学后果。法洛四联症患者修复术后的这种情况容易在超声心动图检查中被忽略，因为肺动脉的反流是层流而不是湍流。

法洛四联症修复术后的患者受孕前应做好评估，做好病史采集、心脏功能和运动功能的评估，了解是否还存在其他的心脏缺损。使用荧光原位杂交法诊断 22q11 基因缺失综合征，检测阴性胎儿发生缺损的可能性很低（约 4%）。新近的报道提示，在成人中发现典型的临床特征较困难，应对有潜在风险的父母多加注意，必要时应做 pros 和 cons 的筛查，如果有阳性提示，有必要做遗传学的咨询。超声心动图可以评估患者的血流动力学情况，发现是否存在任何右室流出道的梗阻、肺动脉的反流或心功能不全，发现任何遗留的缺损，例如室间隔缺损或主动脉反流；另外评估左室的功能。如有需要，可行运动试验以评估运动能力。如证实无任何重要的遗传性缺损，妊娠和分娩将不会发生相应的并发症。

据报道，法洛四联症双亲子代获得先天性心脏缺损的风险为 2.5％～ 8.3％。一份较大型的系列报道，包括 127 例双亲（62 例女性，65 例男性）共 253 个子女，先天性心脏缺损 3 例，占 1.2％，其中一例为法洛四联症，一例为室间隔缺损，另一例为永存动脉干。风险发生不一致的原因来自很多因素，包括遗传学查证法的偏倚、环境因素和具有先天性心脏病发病优势患者子代的追踪方法。

七、艾森曼格综合征

艾森曼格综合征包括了室间隔缺损、动脉导管未闭或房间隔缺损等左向右分流型先天性心脏病伴显著肺动脉高压产生双向分流或右向左分流出现发绀的患者。许多艾森曼格综合征的女性可以存活至生育年龄，但通常在 30 岁后症状逐渐加重。伴肺动脉血管病变的患者在妊娠期间会有很高的风险，因为肺动脉高压会使右心排血量受到限制，使肺循环血容量减少；以及周围血管扩张可增加右向左的分流，从而加重了发绀的程度。

Gleiche 等对 44 个艾森曼格综合征病例共有 70 次妊娠的资料进行分析，其中 52％的死亡与其中的一次妊娠相关。母亲有特别高的死亡事件，主要与低血容量、血栓栓塞的并发症和先兆子痫有关。在全部的分娩中，34％经阴道分娩，3/4 采用剖宫产，约 1/14 因为母亲的死亡而终止妊娠。剖宫产的数量不多，可能与这些患者都是血流动力学代偿阶段的高危患者有关。只有 25.6％的妊娠为足月，54.9％的分娩为早产。围生期的死亡率为 28.3％，而且与早产强烈相关。这个研究得出的结论是艾森曼格综合征女性妊娠的预后特别严重，选择性的流产与其他分娩形式比较有较大的安全性。分娩期间是特别危险的时期，即使母亲已成功分娩，由于血流动力学的恶化或肺梗死，母亲仍可在以后的数天内死亡。

一份自 1978—1996 年包括多个国家伴肺动脉血管疾病妊娠患者的综述提示，73 例伴艾森曼格综合征患者中，母亲的死亡率高达 36％。26 例死亡，其中 23 例于分娩后 30 天内死亡。死亡的原因为难治性心衰和持续的肺动脉高压（13 例），猝死 7 例，动脉血栓性栓塞（经尸解后确诊）1 例。来自巴西的一个研究中心报道的妊娠结果略为乐观：共 12 例患者，13 次妊娠，2 例死于妊娠 28 周前，只有 2 例妊娠能达到第二孕季的末期。患者收治入院，卧床休息，密切监护。所有患者接受预防性肝素治疗，在常规麻醉下行剖宫产。一例患者在产后 30 天死亡。因此，应强烈地建议艾森曼格综合征的患者避免妊娠。

妊娠患者如没有服从医学的建议而受孕，应建议患者终止妊娠。在第一孕季内扩宫和刮宫术是终止妊娠的合理选择。

患者仍坚持继续妊娠，可依据 Carole A. Warnes 的建议做好以下的管理措施。

（1）心脏科医生和产科医生要密切合作做好患者的随诊。

（2）卧床休息以减少心脏的负荷，应保持侧卧位避免子宫对下腔静脉的压迫，保障静脉回流。第三孕季的患者需要绝对卧床。

（3）患者如有气促应给予面罩吸氧。

（4）应密切监测雌三醇的水平和胎儿超声心动图，以评估胎儿的成熟度。

（5）如发生充血性心力衰竭，可以使用地高辛、利尿剂，注意小心使用利尿剂避免血液浓缩。肺动脉血管扩张药的应用：据报道，经静脉使用肺动脉扩张药例如依前列醇和吸入一氧化氮可改善母亲的预后。一氧化氮能够通过鼻道吸入使用，但更常见的是通过面罩给药或气管内插管给药。肺动脉压的下降可使一些患者能成功地经阴道或剖宫产分娩。如果使用一氧化氮，母亲在用药期间必须进行高铁血红蛋白的监测。

（6）在患者的风险极高必须住院卧床休息期间，应给予肝素预防性治疗，但目前仍未有相关对比性研究的报道，已有常规麻醉下剖宫产分娩前使用肝素抗凝及分娩后开始使用华法林抗凝治疗的单个中心的病例报道。

（7）剖宫产的出血量大于经阴道分娩：艾森曼格综合征患者在周围循环阻力突然丢失的情况下，不能够有效地调整肺循环的灌注，因此，血液的丢失应及时补足。

（8）分娩期间应给予持续的心脏监护：建立静脉通道和用于动脉血气监测的动脉通道。中心静脉压监测导管可以迅速地确定分流量的改变和血流动力学的评估。也可通过应用指套脉搏血氧监测评估分流量的改变。

（9）近几年，在常规麻醉或联合腰麻下行选择性剖宫产已成为常见的、备受偏爱的分娩方式。但麻醉管理应选择有经验的熟悉心脏病学的麻醉师。硬膜外麻醉显然是安全的，不会发生低血压，血压如有下降应马上给予去甲肾上腺素对抗，补充丢失的血容量。应用腰麻时，只能给予低剂量，并且需格外小心，因为有低血压发生的风险，禁止应用单剂量给药的腰麻方法。

（10）如果选择经阴道分娩，分娩的第二产程应尽量缩短，可给予选择性的钳产或真空吸引产辅助分娩。

（11）患者分娩后的第一天应绝对卧床和给予持续的监护，然后逐渐增加活动。使用血栓预防加压泵有助预防下肢静脉血流瘀滞和血栓形成。

（12）产后患者应至少在医院观察 14 天，因为产后仍存在猝死的风险。

八、妊娠与肺动脉高压

肺动脉高压（PAH）是一种由于肺循环的血流受阻，使得肺血管阻力持续增高，最终导致右心衰竭的综合征。正常的平均肺动脉压（mPAP）的中间值是 12 ～ 16 mmHg，但平均肺动脉压的轻微升高不会有显著的临床意义。按我国的标准，在静息情况下 mPAP > 20 mmHg 通常被认为是肺动脉高压（PH），或者肺动脉收缩压 > 30 mmHg 也提示存在肺动脉高压。

（一）肺动脉高压的分类

目前，肺动脉高压的分类依然沿用 2003 年威尼斯 WHO 会议分类（表 9-1）。依据病理学特点、临床表现、血流动力学改变以及对药物干预反应等的联合因素，这个分类系统抛弃了"原发性肺动脉高压"的提法，逐渐认识和明确了 PH 可具有相同组织病理学的改变但可有不同的临床血流动力学和遗传发生学的联合因素。"特发性肺动脉高压"目前归类为不明原因的肺动脉高压。新的分类同时删除了"继发性肺动脉高压"的常用概念，根据发病机制和基础，倾向于使用更具特征性描述的命名法。

表 9-1　世界卫生组织（WHO）肺动脉高压（PAH）分类

2003 年威尼斯会议制定的肺循环高压诊断分类标准

1. 肺动脉高压

（1）特发性肺动脉高压

（2）家族性肺动脉高压

（3）相关因素所致

（a）胶原性血管病

（b）分流行先天性心内畸形

（c）门静脉高压

（d）HIV 感染

（e）药物 / 毒性物质：①食欲抑制药；② BMPR-Ⅱ

（f）其他：Ⅰ型糖原过多症、Gaucher 病、甲状腺疾病、遗传性出血性毛细血管扩张症、血红蛋白病

（4）新生儿持续性肺动脉高压

（5）因肺静脉和（或）毛细血管病变所导致的肺动脉高压

（a）肺静脉闭塞病

（b）肺毛细血管瘤

2. 肺静脉高压

（1）主要累及左房或左室的心脏疾病

（2）二尖瓣或主动脉瓣疾病

3. 与呼吸系统疾病或缺氧相关的肺动脉高压

（1）慢性阻塞性肺疾病

（2）间质性肺疾病

（3）睡眠呼吸障碍

（4）肺泡低通气综合征

（5）慢性高原病

（6）新生儿肺病

（7）肺泡 - 毛细血管发育不良

4. 慢性血栓和（或）栓塞性肺动脉高压

（1）血栓栓塞近端 / 远端肺动脉

（2）远端肺动脉梗阻

（a）肺栓塞［血栓，肿瘤，虫卵和（或）寄生虫，外源性物质］

（b）原位血栓形成

5. 混合性肺动脉高压

（1）类肉瘤样病

（2）组织细胞增多症

（3）纤维素性纵隔炎

（4）淋巴结增大 / 肿瘤

（5）淋巴管瘤病

（二）肺动脉高压合并妊娠的血流动力学影响

肺动脉血管疾病的患者正常妊娠产生的血流动力学改变都可增加母亲的死亡率。妊娠期血浆容积进行性增加使已容量负荷过度的肺动脉血管疾病患者造成容量压力超负荷、右心功能受损并可突发右心衰竭。由于慢性压力超负荷，加上左室舒张功能的损伤，使左心室质量增加，室间隔向左室移位造成右心室扩大。

肺动脉血管的病理改变限制了妊娠后对血流增加的反应能力，增加右心室的负荷，减低了心排血量，从而导致系统低血压，使重要器官和胎儿的灌注压不足。当心脏存在左向右分流时，例如，发生在先天性心脏病和 Eisenmenger 综合征的患者，妊娠降低系统血管阻力的作用、加重右向左的分流（降低 Qp/Qs 比值）、加重低氧血症，并加重肺动脉血管的收缩作用。与左心室不同，在正常情况下，右心室心肌冠状动脉大部分的血流灌注发生在收缩期，因为在收缩期，心内膜和大动脉之间形成一定的压力阶差，在肺动脉高压时，压力阶差缩小，冠状动脉血流灌注压不足，导致收缩功能不全，进一步减少胎儿和重要器官的血流供应。

在阵痛和分娩期间，由于失血，血管迷走神经对疼痛的反应都可以加重系统低血压和右室心肌缺血导致低血容量、心动过速和低血压。这些迅速发生的改变可使患者发生室性心律失常和右室心肌梗死，而致患者发生心源性猝死。在分娩的第二产程如发生代谢性酸中毒，使肺动脉血管阻力增加。另外，妊娠继发的高凝状态可诱发肺动脉血栓栓塞或血栓形成而进一步使肺动脉压增高或发生肺动脉梗死。

肺动脉高压和妊娠情况下正常的血流动力学调节之间的相互作用，可以使患者处于不断恶化的高危状况，患者的病情可以突然恶化以至很难或不可能逆转。

（三）肺动脉高压和妊娠的临床并发症

肺动脉高压对妊娠女性和胎儿都存在实质性的风险。据 B. M. Weiss 等 1998 年的报道，在药物学治疗的年代以前，Eisenmenger 综合征并肺动脉高压患者母亲的死亡率为36%，特发性肺动脉高压为 30% 和不同病因相关的肺动脉高压为 56%。在血流动力学显著异常的患者中，73 名 Eisenmenger 综合征患者肺动脉收缩压为（108±26）mmHg，27 名特发性肺动脉高压患者肺动脉收缩压为（85±20）mmHg，在 25 名继发性肺动脉高压患者肺动脉收缩压为（83±18）mmHg。这些来自 1998 年的数据与 1979 年 G.Gleicher 等报道的70 位患者中死亡率为 52% 的死亡风险比较，并没有反映出任何显著的改进。早期成功妊娠的生活状况并不保证最终的妊娠不会出现并发症。

据已发表的资料统计，大部分母亲的死亡发生在分娩后的 30 天内，而不是在妊娠、待产或分娩期间。母亲死亡的主要原因为肺动脉高压所致的顽固性右心衰竭和心源性休克。其他明确的死亡原因包括：恶性心律失常、肺动脉血栓性栓塞、脑血栓栓塞、肺动脉撕裂和破裂。较早的资料报道，Eisenmenger 综合征患者的死亡大多数合并血栓性栓塞或低血容量。Eisenmenger 综合征或特发性肺动脉高压的患者有较高的死亡率，不论是经阴道分娩（29% 或 20%）或手术分娩（38% 或 42%）。临床终点报道和系列观察报道提示常规麻醉下的选择性剖宫产与经阴道分娩比较，血流动力学能获得较好的控制，患者的预后较好。根据目前的资料，专家的共识提示终止妊娠仍然是安全的选择。肺动脉高压患者受到妊娠的干预使母亲的死亡风险提高。如终止妊娠是患者的愿望，在妊娠的早期选用宫颈扩张术和清宫术应是理想的选择，最好能在常规麻醉下进行。

Eisenmenger 综合征患者胎儿预后的资料不多。小规模的研究提示，超过一半的分娩为早产，其中 1/3 的婴儿为宫内发育迟缓。然而在这种情况下，新生儿的生存率仍高于母亲的生存率（分别为 90% 和 50% ~ 70%）。

（四）处理

近十年来，肺动脉高压的治疗手段已获得显著的进展，患者的症状更稳定，活动的耐受力增强，预期寿命也获得改善。有效的治疗仍保留基础的姑息疗法。由于 PAH 患者临床情况复杂，治疗牵涉多学科从事肺动脉高压治疗的中心或专科，由他们给予随访，包括对病情的再评估和治疗措施的调整。治疗可受到多种因素的支配和影响，如：疾病和症状的严重程度，肺动脉高压的特殊类型，使用贵重药物和联合用药的能力，患者对使用血管扩张药的快速反应。

1. 治疗策略

美国 ACCF/AHA 2009 肺动脉高压治疗指南已经公布（图 9-1）。

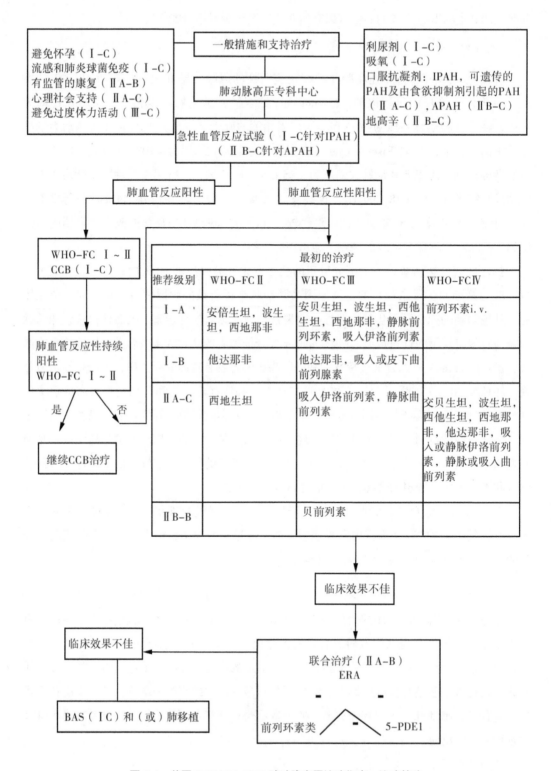

图 9-1　美国 ACCF/AHA 2009 肺动脉高压治疗指南 - 治疗策略

2. 药物治疗

自 1996 年以来已经有五种药物被美国食品和药品管理局（FDA）批准用于肺动脉高压的患者。

（1）依前列醇是一种潜在性的内源性血管扩张药和血小板功能抑制药。

（2）曲前列环素是前列环素的类似物。

（3）依诺前列素 Iloprost 是第三代的前列环素类似物，可以作为气道吸入剂使用。吸入治疗可以使药物释放到通气的肺泡单位，使局部肺小动脉血管扩张，增加通气血流比值。

（4）Bosentan 是一个非选择性内皮受体拮抗剂，阻断内皮素（ET-1）的作用。ET-1 是一个潜在的血管收缩物和平滑肌细胞的分裂素。

（5）Sildenafil 是磷酸二酯酶抑制剂，可以增加一氧化氮（NO）途径的扩张血管作用。NO 是一个内源性的血管扩张药。

肺动脉高压患者使用血管扩张药治疗的预后仍未有系统的研究报道。使用肺动脉血管扩张药包括成功分娩的病例报道显示其预后不一。但通常母亲的死亡多发生在数天至数周内。未见与药物相关的新生儿和婴儿并发症的报道。

3. 避孕

肺动脉高压合并妊娠的母亲和胎儿有较高的风险，在风险管理中，避免妊娠是很重要的。肺动脉高压的程度与妊娠风险的关系还不清楚。虽然重度的肺动脉高压，如有右心功能不全的体征和临床症状，可能发生的风险越高。在这些患者中，有效的避孕是重要的。即使给予理想的治疗，肺动脉高压也难以完全逆转。因此，妊娠存在风险的观点已成共识。永久的伴侣应考虑女方行永久的绝育。另外，建议行双重保险的避孕方法，以最大限度地减少妊娠的机会。口服避孕药虽不被作为禁忌证，但相对妊娠而言可使患者增加了血栓栓塞事件的潜在风险。非选择性内皮受体拮抗剂 Bosentan 与口服避孕药相互作用，可降低避孕药的可靠性。肺动脉高压患者尽管已给予警告仍然妊娠或妊娠后才发现肺动脉高压的患者应告知妊娠的风险极高，应选择终止妊娠。然而，选择终止妊娠的风险只有 4% ~ 6%。

4. 产前的处理

由于肺动脉高压患者妊娠后的高死亡率以及妊娠致使原有的肺动脉高压加重，因此，肺动脉血管扩张药应尝试在有症状的患者中使用，尽管目前对各种有效治疗肺动脉高压的药物还缺乏设计完善的安全性试验。这些药物应由具有肺动脉高压、成人先天性心脏病、高危产科专家的治疗中心开始小心使用并细心地监测。对肺动脉高压的妊娠患者应慎重地使用抗凝治疗，因为妊娠可以诱导高凝的状态并使患者存在肺动脉血栓形成的风险。华法林可以达到抗凝的目的，在国际正常比值（INR）不高于 2.0 的情况下，对胎儿的风险比较少。使用脉搏血氧定量监测外周血氧饱和度，使用经鼻道氧疗以促进氧的输送和促进肺动脉的扩张。

5. 分娩的处理

胎儿的生长减慢或母亲的病情恶化，提前分娩都是必要的。选择性剖宫产优于经阴道自然分娩，因为可缩短产程，避免疼痛和消耗体力，从而可以保护胎儿以免发生低氧血症，保护母亲的肺循环，避免在第二产程发生酸中毒而产生不利的影响。硬膜外镇痛可在合并心脏病患者的分娩中应用，常规麻醉对合并低心排的患者较合适，低心排的患者使用血管扩张药可以加剧血压的下降，增加右向左的分流和低氧血症。另外，许多肺动脉高压患者抗凝治疗和硬膜外麻醉可以增加脊髓血肿的风险性。在硬膜外麻醉下，患者仍然清醒和感到焦虑。麻醉药是静脉的扩张药，可进一步降低已经不足的静脉血流，大多数硬膜外使用的麻醉药都是外周血管扩张药，这些因素联合作用导致回心血量进一步减少而扩散在周围循环，再加上其他非正常的血液丢失可加剧血压下降或导致心搏骤停。

另一方面，常规麻醉可使患者得到休息，降低代谢的需求，维持最大的氧合作用，减少对机体的干扰以保存体力，维持已脆弱的循环储备。根据大量麻醉记录的资料，血管扩张和血容量的分布转移也能被减轻。在麻醉诱导期，引起负性收缩作用的药物应避免使用，保证足够的血容量，失血情况应迅速纠正以保证有效的右心室充盈压以维持心排血量。

分娩后，患者应留在 ICU 持续监护包括：血压，中心静脉压，动脉血氧饱和度，限制过度活动，恢复抗凝治疗。Swan-Ganz 导管和动脉留置管通常不一定需要，因为系统血压和中心静脉压是最好的监护指标，分娩后，右心功能不全的情况可迅速缓解。

（牛庆玲）

第二节　心律失常

妇女怀孕以后，随着胎儿的发育心血管系统可发生相应的变化。在妊娠中晚期心功能不同程度受到影响，如活动后出现心悸、气短、心率增快、容易疲倦甚至发生昏厥等症状。一些妊娠妇女心电图可能出现各种期前收缩、心动过速，严重者或原有心脏病者可出现心房颤动、心房扑动甚至心室颤动等心律失常。

由于绝大多数生育年龄的妇女并不存在心血管系统的疾病，故这些心律失常多数是短暂的变化，且程度较轻，对整个妊娠和分娩过程不构成危害，多不需要特殊治疗。妊娠本身可以诱发并加重心律失常，有较严重的心血管系统疾病的妇女不宜妊娠，所以在临床上真正较严重的心律失常并不多见。

一、房性期前收缩

（一）临床表现

房性期前收缩是一种常见现象，可没有不适感觉，部分患者可感到心悸，在疲劳、精神紧张或是在饮酒、吸烟、喝浓茶及咖啡时症状明显。

（二）治疗

对于没有症状、没有器质性心脏病的患者，多不需要药物治疗，通过病情解释，消除患者的紧张情绪，保持良好的生活方式，不要饮酒／吸烟，不饮用含有咖啡因的饮料，预防和减少房性期前收缩的发生。有明显症状或是有器质性心脏病的患者需要药物治疗。

（三）注意事项

（1）在分娩以前要对患者进行详细检查，仔细追问病史，了解患者是否有器质性心脏病。

（2）对于无症状、无器质性心脏病的患者，多不需要药物治疗；而有症状、有器质性心脏病的患者，应于分娩前行药物治疗，控制病情。分娩后应注意患者的心率变化，尽量减少可能诱发期前收缩的诱因。

二、阵发性室上性心动过速（PSVT）

阵发性室上性心动过速简称室上速。

（一）临床表现

阵发性室上性心动过速可表现为突然发作的心悸、焦虑、气短、乏力，多在情绪激动、疲劳、剧烈运动时出现，症状严重者可出现明显的心肌缺血症状，如心绞痛、昏厥、气短等症状。

（二）治疗

对有些患者来讲，镇静和休息就可以帮助恢复正常节律，但是多数患者需要通过减慢房室传导来达到目的。

1. 非药物疗法

通过各种方式刺激兴奋迷走神经，如屏气、压迫眼球、按压颈动脉窦、刺激咽喉部诱发恶心呕吐等方法。通过此类方法可以使75%的阵发性室上性心动过速患者恢复正常心律或是心室率明显下降。

2. 药物疗法

（1）维拉帕米：5～10 mg 稀释于 20 mL 5% 葡萄糖溶液中缓慢静脉注射，在 2～5 min

内静脉注射，约 90% 的患者可恢复正常心律，之后口服维拉帕米 40 ~ 80 mg，每日 3 次维持。

（2）普罗帕酮：70 mg，在 5 min 内静脉注射，如果无效 20 min 后可重复使用。一日内应用总量不可超过 350 mg。心律恢复正常以后，可口服 100 ~ 150 mg，每日 3 次维持。

（3）反复发作的患者可应用洋地黄类药物和普萘洛尔，具体用法如下。①地高辛：0.5 ~ 1.0 mg 稀释于 20 mL 5% 葡萄糖溶液中静脉注射，在 15 min 内静脉注射，以后每 2 ~ 4 h 静脉注射 0.25 mg，24 h 总量不超过 1.5 mg。②普萘洛尔：可先试用 0.5 mg 静脉注射，然后 1 mg/3 min 静脉注射，总剂量不超过 3.0 mg。

3. 直流电复律

在心功能较差、血液动力发生较严重改变时可使用直流电恢复心律，10 ~ 50 J 的能量就可以使心律恢复正常。孕期使用直流电复律是安全的，不对母儿构成威胁。

（三）注意事项

在孕期，阵发性室上性心动过速的发生率要高于非孕期，它一般不增加围生儿病死率。但是如果患者有器质性心脏病，且心动过速持续时间较长、程度较严重而引起心力衰竭时，就会造成胎儿宫内缺血缺氧。所以在孕期应及时发现并治疗阵发性室上心动过速，对于反复发作，特别是有器质性心脏病的患者，在控制症状以后还应该口服药物，以防止阵发性室上心动过速的再次发生。

三、心房颤动（atrial fibrillation）

（一）临床表现

心房颤动的主要临床症状是心悸和焦虑。由于心房不能起到有效的收缩作用，使得心室得不到有效的充盈。对于妊娠期妇女来讲，如果不伴有器质性心脏病，发生心房颤动时多数能较好地耐受可能发生的症状。如果伴有器质性心脏病，临床症状就较为严重，心室得不到充盈造成心肌缺血，心排血量减少就会诱发肺水肿、心绞痛、心力衰竭、昏厥。

心房颤动的患者心率一般在 350 ~ 600 次 / 分，心室率快慢不一，在 100 ~ 180 次 / 分。在妊娠期妇女，心房颤动并不多见，主要发生于一些有器质性心脏病的患者，如风湿性心脏病，特别是有二尖瓣病变者，高血压性心脏病、冠心病。在其他一些疾病中心房颤动有时也会发生，如肺栓塞、心肌病、心包炎、先天性心脏病和较严重的甲状腺功能亢进。

（二）治疗

心房颤动的治疗目的在于降低心室率和恢复心房的正常收缩功能，对于血流动力学失代偿程度不同的患者，处理方式亦不一样。如果患者心功能很差，应首先考虑使用直流电复律。如果患者的心功能尚可，可使用药物治疗。治疗方案的选择主要取决于患者血流动力学失代偿的程度、心室率和心房颤动的持续时间。

（1）急性心房颤动，心功能严重失代偿应首先考虑选用直流电复律，能量为50～100 J，约91%的患者经治疗后病情好转，恢复正常的窦性心律。如房颤伴有洋地黄中毒，则不宜用电复律，因为容易引起难以恢复的室性心动过速或室颤而导致患者死亡。

（2）慢性心房颤动的治疗主要是以控制心室率为主，首选的药物是洋地黄类药物，如地高辛 0.125～0.25 mg/d。一般单用洋地黄类药物即可，如果治疗效果不满意，可加用 β-受体阻滞药（普萘洛尔）或钙通道阻滞药（维拉帕米），心室率一般控制在休息时为60～80 次 / 分，轻度适度运动时不超过 110 次 / 分为宜。在治疗慢性房颤时还应注意识别和纠正其他一些影响心室率的病变因素，否则就会容易造成药物中毒或导致错误的治疗。

（3）抗凝治疗由于电复律时和随后的两周有发生血栓的可能性，所以对于一些可能发生血栓的高危患者，如二尖瓣狭窄、肥厚性心肌病、左心房内有明显的血栓附壁、既往有体循环栓塞史、严重心力衰竭以及人工心脏瓣膜置换术后等，应于心脏电复律之前行抗凝治疗。对于妊娠期妇女来讲，最适宜的抗凝剂是肝素，可以静脉滴注或小剂量皮下注射，使凝血酶原时间维持在正常的 1～5 倍。

（4）预防复发心房颤动复律以后维持窦性心律比较困难，只有 30%～50% 的心房颤动患者在一年以后仍能保持窦性心律。窦性心律的维持与左心房的直径和心房颤动持续时间的长短有关。维持窦律的首选药物为奎尼丁，0.2～0.3 g 每日 4 次口服，还可选用普鲁卡因胺或丙吡胺。

（三）注意事项

（1）积极治疗，恢复窦性心律。

（2）除非十分必要，在即将分娩前和分娩后用抗凝治疗。一般在分娩前一天停用肝素，改用作用较温和的阿司匹林。

（3）孕期抗凝治疗应首选肝素，因肝素不能通过胎盘，不会对胎儿造成危害。孕期应避免使用双香豆素，因其可以通过胎盘，对胎儿有致畸作用。

（4）由于奎尼丁能通过胎盘，长期或大量使用能引起宫缩造成流产或早产，所以孕期使用应较谨慎。

四、心房扑动

（一）临床表现

心房扑动的主要表现是心悸和焦虑、气短以及低血压等一系列症状，病情严重时还会出现脑缺血与心肌缺血症状。生育年龄的妇女一般很少发生房扑。

阵发性房扑的患者多数没有器质性心脏病,持续性房扑多发生于器质性心脏病的患者,特别是有左心房或右心房扩大的患者,心包炎、低氧血症、心肌缺血、贫血、肺栓塞、严重的甲状腺功能亢进患者或酗酒者均容易发生房扑。发生房扑时由于心室率较快,使得左心室舒张期快速充盈期缩短,导致心室搏出量减少。心房扑动患者的心房率一般在 250 ~ 350 次 / 分,通常伴发 2 ∶ 1 的房室传导,心室率为心房率的一半,一般为150次/ 分。

（二）治疗

（1）房扑的首选治疗方法为直流电复律,一般来讲 < 50 J 的能量即可以成功转复心律,心律转为窦性心律或心室率较慢的房扑。如果第一次电击复律不成功或是心律转为房颤,可用较大的能量进行第二次电击复律。

（2）在房扑伴极快速的心室率时,应以控制心室率为主要治疗目的,可应用维拉帕米 5 ~ 10 mg 稀释于 20 mL 5% 葡萄糖溶液中,在 2 min 内静脉推注,如果无效可以于 20 min 后重复应用一次。用药以心室率可以明显减慢,有时可以使房扑转为窦性心律。除了维拉帕米,还可以应用洋地黄类药物或普萘洛尔控制心室率。在心室率得到控制以后,可服奎尼丁 300 mg,每日三次以复转心律,其作用是恢复房室 1 ∶ 1 的传导。

预防用药可以使用维拉帕米、洋地黄类药物、普萘洛尔、奎尼丁或普鲁卡因酰胺。

（三）注意事项

及时发现并治疗房扑,防止脑缺血及心肌缺血的发生,以避免发生胎儿宫内缺血缺氧。

ESC 2004 会议关于心房颤动 / 心房扑动控制节律的建议。

（1）年轻患者、体力活动多的患者。

（2）患者要求有一个好的生活质量。

（3）有症状的 AF 患者,快速 AF 者。

（4）无病因可查者（特发性）。

（5）复律无栓塞危险者。

（6）有栓塞高危因素者（AF 后易发生脑卒中）。

（7）能接受抗心律失常药治疗及随访。

（8）AF 诱导心肌病者。

（9）所有第一次发作 AF 患者,应该给一次复律机会（排除禁忌因素）。

五、室性期前收缩

（一）临床表现

室性期前收缩是最常见的心律失常之一，可以发生在完全健康的个体或是有器质性心脏病的患者，在孕期其发生率有所增加。一般根据 Lown 的分级，把频发的、多形的或多源性的、连发的和"R-on-T"的室早称为"复杂性室早"。如果没有器质性心脏病，室性期前收缩本身并没有大的临床意义，但是如果同时存在器质性心脏病，就会有发生室性心动过速、心室颤动和猝死的危险。

发生室性期前收缩时，患者可以没有症状，也可以有心悸的表现。表现为由于室性期前收缩的发生造成心房血液反流至颈静脉，不规则地产生大炮波。

（二）治疗

室性期前收缩可以由吸烟，饮酒，喝咖啡、茶或是过度劳累、焦虑所引起，在药物治疗以前应首先去除这些影响因素，然后根据患者情况确定是否用药。

治疗的目的是去除复杂性室性期前收缩，防止室性心动过速、心室颤动和猝死的发生。

（1）在孕期，无症状、无器质性心脏病的妇女一般不需要药物治疗，消除顾虑以及温和的镇静剂在多数情况下已经足够。

（2）如果期前收缩频发，伴有器质性心脏病，应及时进行药物治疗，以免发生更严重的心律失常，造成孕妇死亡。可单用或联合应用奎尼丁、普萘洛尔和普鲁卡因酰胺治疗。

奎尼丁：0.25 ~ 0.6 g，每日 4 次口服。

普萘洛尔：30 ~ 100 mg，每日 3 次口服。

普鲁卡因酰胺：250 ~ 500 mg，每日 4 次口服。

（三）注意事项

（1）孕期一旦发现室性期前收缩，应明确诊断，了解患者是否有器质性心脏病，做动态心电图，评价患者室性期前收缩的类型和频度，并根据情况予以治疗。

（2）如无产科指征，一般可选择阴道分娩，对于复杂性室性期前收缩，除了予以常规药物治疗以外，分娩过程中应予以心电监护，随时了解患者病情的变化，必要时可行剖宫产术。

六、室性心动过速

（一）临床表现

发生室性心动过速时，由于心率过快，心室充盈减少，心排血量下降，患者可出现气短、心绞痛、低血压、少尿和昏厥。心脏听诊时出现第一心音和第二心音有宽的分裂，颈静脉有大炮波出现。

室性心动过速是一种严重的心律失常，大多发生在器质性心脏病变时，主要是缺血性心脏病和扩张性心肌病，其次是高血压性心脏病和风湿性心脏病，诱发室性心动过速的主要原因是心肌缺血、心力衰竭、电解质紊乱、洋地黄中毒等。发生室性心动过速以后，如不及时治疗，可发生室颤并导致死亡。

室性心动过速的平均室率为 150 ~ 200 次 / 分。由于其速率和室上性心动过速相似，故单凭速率难以进行鉴别诊断。由于室性心动过速多发生于有较严重的器质性心脏病的孕妇，故在孕期少见，即使是无器质性心脏病的孕妇，一旦发生室性心动过速，如不能及时治疗也会导致死亡。

（二）治疗

（1）如病情危急，可先静脉注射利多卡因 50 ~ 100 mg，然后行直流电复律，能量一般为 25 ~ 50 J。多数患者可以恢复窦性心律。

（2）如患者一般情况尚可，可用以下药物治疗。①利多卡因，50 ~ 100 mg 静脉注射，起始剂量为 1 ~ 1.4 mg/kg，然后以 1 ~ 4 mg/min 持续静脉滴注维持，如不能终止心律失常，可于 10 min 后再给负荷量一半静脉注射。②普鲁卡因酰胺，100 mg，每 5 min 肌内注射一次，直到心律失常控制或发生了严重不良反应或总量达 500 mg。③奎尼丁，0.2 ~ 0.4 g，每日 4 次口服。

（3）预防复发：直流电复律以后应静脉滴注利多卡因 1 ~ 4 mg/min，无效时加用奎尼丁 0.2 ~ 0.6 g 每日 4 次口服，或是普鲁卡因胺 250 ~ 500 mg 每 4 h 口服一次。应注意避免长期应用利多卡因或是奎尼丁，以防止严重不良反应的出现。

（三）注意事项

（1）经治疗以后如果恢复窦性心律，在宫颈条件良好的前提下，可经阴道分娩，分娩过程中应加强心电监护，以防止复发。

（2）如心律失常较严重，应首先控制心律失常，然后再考虑分娩方式。经正规治疗以后仍不能完全恢复窦性心律，宫颈条件较差的患者，可在心电监护下行剖宫产结束妊娠，避免阴道分娩时过度劳累而诱发室颤，导致患者死亡。

（3）如果心律失常较严重，且有指征需要即刻结束妊娠时，可先静脉注射利多卡因 50 ~ 100 mg，随后以 1 ~ 2 mg/min 的速度静脉滴注，待病情稳定以后即刻行剖宫产手术。

七、心室颤动

（一）临床表现

心室颤动是最可怕的心律失常，患者出现一系列的急性心脑缺血症状，如 3 ~ 5 min 内得不到及时治疗，心脑的灌注基本停顿，就会造成猝死。来自多个折返区的不协调的心室冲动，经过大小、方向各异的途径，经心室迅速传播。其结果是心脏正常的顺序收缩消失，发生心室颤动。由于没有有效的心脏排血，心室内无压力的上升，结果心脏处于与停顿相同的状态，周围组织得不到血液灌注。

（二）治疗

（1）一旦发生心室颤动，首选电除颤，常用的能量为 200 ~ 400 J。

（2）药物可应用利多卡因 2 mg/kg 体重，静脉注射；或是溴苄铵 5 mg/kg 体重，静脉注射。

（三）注意事项

由于一旦发生室颤，患者的死亡率很高，即使是抢救成功者，亦常伴有轻度的心力衰竭和肺部并发症，所以患者经治疗以后除了一般情况很好，且宫颈条件好时可以阴道试产以外，多数患者需行剖宫产结束妊娠。心律失常是极危急重症，在诊断治疗方面必须有内科，特别是心血管内科参与，所用抗心律失常药物必须小心谨慎，控制剂量，严密观察，避免不良反应产生。

（牛庆玲）

第三节　糖尿病

妊娠期间的糖尿病包括糖尿病合并妊娠和妊娠期糖尿病（gestational diabetes mellitus, GDM）。前者为妊娠前已有糖尿病的患者，后者为妊娠后才出现或发现的糖尿病患者。糖尿病孕妇中 80% 以上为 GDM。由于诊断标准不一致，GDM 发生率世界范围内为 1% ~ 14%。大多数 GDM 患者糖代谢于产后能恢复正常，20% ~ 50% 将来发展为 2 型糖尿病。GDM 孕妇再次妊娠时，复发率高达 33% ~ 69%。

一、妊娠对糖代谢的影响

在妊娠早中期，孕妇血浆葡萄糖水平随妊娠进展而降低，空腹血糖降低约 10%。这也是孕妇长时间空腹易发生低血糖及饥饿性酮症酸中毒的病理基础。造成血糖降低的主要原因：①胎儿从母体获取葡萄糖增加。②肾血流量及肾小球滤过率增加，但肾小管对糖的再吸收率没有相应增加，导致部分孕妇排糖量增加。③雌激素和孕激素增加母体对葡萄糖的利用。

妊娠中晚期胎盘生乳素、黄体酮、雌激素、皮质醇和胎盘胰岛素酶等抗胰岛素样物质增加，使孕妇组织对胰岛素的敏感性下降，出现胰岛素分泌相对不足而使血糖升高，加重原有糖尿病或出现 GDM。

二、糖尿病对妊娠的影响

取决于血糖控制情况、糖尿病病情严重程度及并发症。

（一）对孕妇的影响

1. 孕早期自然流产率增加

可达 15%～30%。高血糖可使胚胎发育异常甚至死亡，因此糖尿病患者宜在血糖控制正常后再妊娠。

2. 妊娠期高血压疾病的发生率升高

比非糖尿病孕妇高 2～4 倍。糖尿病可导致广泛血管病变，使小血管内皮细胞增厚及管腔变窄，组织供血不足，血压升高。

3. 增加感染风险

血糖控制欠佳的孕妇易发生感染。以泌尿道和生殖道感染多见。

4. 羊水过多发生率增加

较正常孕妇升高 10 倍。主要与胎儿高血糖、高渗性利尿致胎尿排出增多有关，与胎儿畸形无关。

5. 巨大儿

增加难产、产道损伤、剖宫术概率。产程延长容易发生产后出血。

6. 容易发生酮症酸中毒

由于妊娠期复杂的代谢变化，加之高血糖及胰岛素相对或绝对不足，代谢紊乱进一步发展到脂肪分解加速，血清酮体急剧升高，出现代谢性酸中毒。

（二）对胎儿的影响

1. 巨大儿发生率增加

高达 25%～40%。胎儿长期处于高血糖环境，刺激胎儿胰岛 β 细胞增生，产生大量胰岛素，促进蛋白、脂肪合成和抑制脂解作用，导致胎儿过度生长。

2. 胎儿生长受限（FGR）发生率增加

妊娠早期高血糖有抑制胚胎发育的作用，导致孕早期胚胎发育落后。糖尿病合并微血管病变者，胎盘血管出现异常；对 GDM 进行医学营养治疗、饮食过度控制等都会影响胎儿发育。

3. 增加早产发生率

为 10% ~ 25%。羊水过多、妊娠期高血压疾病、感染、胎膜早破、胎儿宫内窘迫等是早产增加的常见原因。

4. 胎儿畸形率增加

为正常妊娠的 7 ~ 10 倍，与妊娠早期高血糖水平有关。酮症、低血糖、缺氧等也与胎儿畸形有关。

（三）对新生儿的影响

（1）新生儿呼吸窘迫综合征发生率增高：孕妇高血糖通过胎盘刺激胎儿胰岛素分泌增加，形成高胰岛素血症，后者具有拮抗糖皮质激素促进胎儿肺泡Ⅱ型细胞表面活性物质合成及释放的作用，使胎肺成熟延迟。

（2）新生儿低血糖：新生儿脱离母体高血糖环境后，高胰岛素血症仍存在，若不及时补充糖，容易发生低血糖，严重时危及新生儿生命

（3）新生儿血液异常：低钙血症、低镁血症、高胆红素血症和红细胞增多症均高于正常新生儿。

三、临床表现及诊断

孕前糖尿病已经确诊或有明显的三多症状（多饮、多食、多尿）的患者比较容易诊断，而大部分 GDM 孕妇没有明显的症状，有时空腹血糖正常，容易漏诊和延误治疗。

（一）GDM 的诊断

1. 糖尿病高危因素

年龄在 30 岁以上、肥胖、糖尿病家族史、多囊卵巢综合征患者；早孕期空腹尿糖反复阳性、巨大儿分娩史、GDM 史、无明显原因的多次自然流产史、胎儿畸形史、死胎史以及足月新生儿呼吸窘迫综合征分娩史等。

2. 口服葡萄糖耐量试验（oral glucose tolerance test，OGTT）

在妊娠 24 ~ 28 周，对所有未被诊断为糖尿病的孕妇进行 75 g 葡萄糖耐量试验。OGTT 前一日晚餐后禁食 8 ~ 14 小时至次日晨（最迟不超过上午 9 时），检查时，5 分钟内口服含 75 g 葡萄糖的液体 300 mL，分别抽取服糖前、服糖后 1 小时和 2 小时的静脉血。诊断标准依据 2010 年国际妊娠合并糖尿病研究组推荐的标准。空腹、服葡萄糖后 1 小时和 2 小时三项血糖值分别为 5.1 mmol/L、10.0 mmol/L、8.5 mmol/L。任何一项血糖达到或超过上述标准即诊断为 GDM。

（二）糖尿病合并妊娠的诊断

妊娠前已确诊为糖尿病患者。妊娠前未进行过血糖检查的孕妇，首次产前检查时进行空腹血糖或者随机血糖检查，如空腹血糖（Fasting plasma glucose，FPG）≥ 7.0 mmol/L，或孕期出现多饮、多食、多尿，体重不升或下降，甚至并发酮症酸中毒，伴血糖明显升高，随机血糖 ≥ 11.1 mmol/L，应诊断为孕前糖尿病，而非 GDM。

四、处理

首先进行孕前的咨询与管理，处理原则为控制血糖，减少母儿并发症，主要治疗包括医学营养治疗、运动疗法和胰岛素治疗。

（一）孕前咨询与管理

所有糖尿病女性及以前曾患过 GDM 的女性计划怀孕前应进行一次专业的健康咨询，包括了解糖尿病与妊娠的相互影响、眼底检查、糖尿病肾病及其他并发症评估、合理用药及血糖控制情况。

（二）妊娠期及分娩期处理

此期处理包括血糖控制、母儿监护、分娩时机及分娩方式的选择。

1. 血糖控制

多数 GDM 患者经合理饮食控制和适当运动治疗，均能控制血糖在满意范围。

（1）妊娠期血糖控制目标：孕妇无明显饥饿感，空腹 / 餐前血糖 < 5.3 mmol/L；餐后2 小时 < 6.7 mmol/L；夜间 > 3.3 mmol/L，糖化血红蛋白 < 5.5%。

（2）医学营养治疗（medical nutrition treatment，MNT）：亦称饮食治疗，目的是使糖尿病孕妇的血糖控制在正常范围，保证母亲和胎儿的合理营养摄入，减少母儿并发症的发生。每日总能量摄入应基于孕前体重和孕期体重增长速度确定，其中糖类占 50% ~ 60%，蛋白质占 15% ~ 20%，脂肪占 25% ~ 30%，膳食纤维每日 25 ~ 30 g，适量补充维生素及矿物质。少量多餐、定时定量进餐对血糖控制非常重要。早、中、晚三餐的能量应分别控制在 10% ~ 15%、30%、30%，加餐点心或水果的能量可以在 5% ~ 10%，有助于预防餐前的过度饥饿感。避免能量限制过度而导致酮症的发生，造成对母儿的不利影响。

（3）运动疗法：每餐后 30 分钟进行低至中等强度的有氧运动，运动的频率为 3 ~ 4次 / 周，可降低妊娠期基础的胰岛素抵抗。

（4）药物治疗：口服降糖药在妊娠期应用的安全性、有效性尚未得到足够证实，在孕期应谨慎使用。对饮食治疗不能控制的糖尿病，胰岛素是主要的治疗药物。胰岛素用量应个体化，一般从小剂量开始，并根据病情、孕期进展及血糖值加以调整。中效胰岛素和超短效 / 短效胰岛素联合是目前应用最普遍的一种方法，即三餐前注射短效胰岛素，睡前注射中效胰岛素。

妊娠早期因早孕反应进食量减少，需减少胰岛素用量。妊娠中后期的胰岛素用量常有不同程度增加，妊娠 32 ~ 36 周达高峰，36 周后稍下降。产程中，血糖波动很大，由于体力消耗大，进食少，容易发生低血糖，因此应停用一切皮下胰岛素，并严密监测血糖。

糖尿病酮症酸中毒时，主张应用小剂量胰岛素。血糖 > 13.9 mmol/L，将胰岛素加入 0.9% 氯化钠注射液内，0.1 U/（kg·h）或 4 ~ 6 U/h 静脉滴注。每小时监测一次血糖。当血糖 ≤ 13.9 mmol/L，将 0.9% 氯化钠注射液改为 5% 葡萄糖液或葡萄糖氯化钠注射液，直至血糖降至 11.1 mmol/L 或酮体转阴后可改为皮下注射。

2. 母儿监护

定期监测血压、水肿、尿蛋白、肾功能、眼底和血脂。孕期可采用彩色多普勒 B 超和血清学检查胎儿畸形及发育情况。妊娠晚期采用 NST、计数胎动、B 超检测羊水量及脐动脉血流监测胎儿宫内安危。

3. 分娩时机

原则上血糖控制良好的孕妇，在严密监测下尽量在妊娠 38 周以后终止妊娠。如果有死胎、死产史，或并发子痫前期、羊水过多、胎盘功能不全、糖尿病伴微血管病变者确定胎肺成熟后及时终止妊娠。若胎肺不成熟，则促胎儿肺成熟后及时终止妊娠。

4. 分娩方式

糖尿病本身不是剖宫产的指征。决定阴道分娩者，应制订产程中的分娩计划，产程中密切监测孕妇血糖、宫缩、胎心变化，避免产程过长。

选择剖宫产手术指征：糖尿病伴微血管病变、合并重度子痫前期或胎儿生长受限、胎儿窘迫、胎位异常、剖宫产史、既往死胎、死产史。孕期血糖控制不好，胎儿偏大者尤其胎儿腹围偏大，应放宽剖宫产指征。

（三）产后处理

胎盘排出后，体内抗胰岛素物质迅速减少，大部分 GDM 产妇在分娩后不再需要使用胰岛素，胰岛素用量较孕期减少 1/2 ~ 2/3。产后空腹血糖反复 ≥ 7.0 mmol/L，应视为糖尿病合并妊娠。产后 6 ~ 12 周行 75 g OGTT 检查，明确有无糖代谢异常及种类，并进行相应治疗。鼓励母乳喂养。

（四）新生儿处理

出生后 30 分钟内进行末梢血糖测定，根据血糖情况，适当喂糖水，必要时 10% 的葡萄糖缓慢静脉滴注。常规检查血红蛋白、血钾、血钙及镁、胆红素，注意保暖和吸氧等。密切注意新生儿呼吸窘迫综合征的发生。

（牛庆玲）

精神心理问题合并妊娠，足月临产

一、病历摘要

姓名：×××　　性别：女　　年龄：26 岁

过敏史：无。

主诉：停经九月余，规律宫缩 2 小时。

现病史：患者 G1P0，平素月经规律，月经周期 30 ～ 35 天，LMP 2018-04-05，预产期 2019-01-12，停经一月余自测尿妊娠试验阳性，早孕反应不明显。孕四月自觉胎动，孕期胎动正常。孕期无头痛、头晕、眼花、双下肢水肿等症状。现孕九月余，2 小时前出现规律腹痛，未见红，未破水，现来我院以"先兆临产"为诊断收入我院。

既往史：曾因精神系统疾病入精神院治疗，产妇本人及家属诉孕前好转，未用药，未见病例。孕期产妇精神时好时坏，因顾及胎儿未用药治疗。家属自诉产妇能配合。无药物过敏史。

二、查体

体格检查：T 36.6℃，P 78 次 / 分，R 20 次 / 分，BP 120/80 mmHg，体重 66 kg。心肺听诊无异常，腹膨隆如孕足月，肝脾肋缘下未触及，脊柱四肢无畸形，双下肢无水肿。

产科检查：宫高 30 cm，腹围 92 cm，胎心音 140 次 / 分，律齐，有宫缩，骨盆外测量正常，外阴未产式，阴道畅通，宫口开全，胎膜未破。于产妇检查宫口时发现产妇不能正常配合，须与产妇多次沟通，家属多次与产妇沟通才能完成。

辅助检查：无。

三、诊断

诊断结果：临产，宫内孕 40^{+1} 周，孕 1 产 0，精神心理问题合并妊娠。

四、诊疗经过

急送产妇入产房，助产士接到产妇后带产妇进入时，产妇突然要冲出产房，立即呼叫其他助产士，拉住产妇，通知医师到场。产妇一直反复要求家属给亲人打电话，不然不进产房。家属因需办理住院手续未在产房门口。医师到达后，耐心安抚产妇，然后打电话让家属快速返回。后产妇听话进入产房检查。在产床上产妇自诉肛门坠胀，疼痛难忍，用力时双腿夹紧，身体向上快速挪动，其他助产士立即辅助产妇防止摔倒。因产妇不能配合，和家属讲明情况，胎头已达 S+3，随时可能发生产妇与新生儿分娩意外。让产妇家属更换隔离衣陪同产妇，助产士协助固定其腿部，耐心安慰产妇。后产妇顺利娩出一足月女活婴，新生儿哭声可，面色红润。为避免刺激产妇，让其家属陪伴于产妇至分娩结束送出产房。产后子宫复旧具体，阴道有少量出血，已排小便，未诉不适。会阴切口无红肿及分泌物。一天后出院。

五、出院情况

产妇未诉不适，体温血压正常，已排小便。心肺听诊无异常，子宫收缩好，宫底脐下二指，恶露量少，色暗红，会阴切口无红肿及分泌物。并告知产妇及家属产后注意事项。

六、讨论

人类分娩过程有时会突发一些应激事件，尤其对初产妇更容易出现一些精神心理变化，常见矛盾心理、恐惧焦虑、陌生孤独、悲伤情绪等。陌生环境，进入产房与家属分开，孕妇或多或少存在这些不良精神心理变化，虽然一定程度可以帮助产妇抵抗应激事件，但需要控制在一定范围内。孕妇不良心理应激是其子女一生中第一个负性生活事件，会影响分娩是否顺利，也对子女以后认知语言、情感、行为有影响。该产妇本身存在精神心理系统问题，在妊娠后会出现精神心理问题的加重或者发生新的心理问题障碍。诊断妊娠合并精神心理健康问题，表现形式多样，症状复杂，有阶段性、易反复的特点，难以用单一量表准确评估。虽然有 90 项症状自评量表，比如自评量表、焦虑自评量表、社会支持评定量表、爱丁堡产后抑郁量表等方法，但也只能反映短时期内心的心理状态，难以全面评估。而且精神心理健康问题贯穿于妊娠、分娩、产后的全过程，缺乏动态性的检测方法及手段。干预重视妊娠期各阶段精神心理保障，对于孕妇早中晚期心理状态有侧重性干预。重点是产妇丈夫对产妇多关心和爱护，理解支持产妇心理变化，多包容产妇，和产妇一起面对孕育过程。医院可开设孕妇学校，普及妊娠及分娩的知识。积极促进产妇及家属参与分娩前学习了解分娩知识，准备宝宝用品。开展规范孕期精神心理筛查，做好咨询宣教。分娩时医师及产房工作人员应多与产妇及家属沟通，耐心温柔对待产妇，避免刺激产妇，帮助产妇熟悉环境，多鼓励产妇，克服恐惧情绪。处理原则：对于有精神心理问题产妇，评估产程进展，监测胎心变化，观察产程，无菌接生，必要时剖宫产终止妊娠。分娩时分娩镇痛，拉玛泽呼吸，音乐疗法，水中分娩，家属陪伴分娩可减轻产痛，降低焦虑、恐惧及母胎并发症发生率。必要时请心理医师帮助与治疗。

（牛　静）

🌸 重度子痫前期

一、病历摘要

姓名：×××　　　性别：女　　　年龄：33岁

主诉：停经31⁺⁴周，发现血压高1天。

现病史：平素月经规律，LMP 2021-11-13，预产期2022-08-20。停经30⁺天自测尿酶免阳性，早孕反应一般，孕早期顺利，无阴道出血及保胎史，孕4⁺个月感胎动至今，定期于郑州市某医院围生期保健检查，唐氏筛查低危，四维彩超正常（未见单），OGTT正常。2月前无明显诱因出现双下肢水肿，休息后不能缓解。孕中晚期无头痛、头晕、眼花等不适，测血压及尿常规均正常，定期查彩超胎儿发育如孕月状。现孕31⁺⁴周，4天前无明显诱因出现"胎心监护反应欠佳"，因"胎儿窘迫？"就诊于郑州某医院，入院后查尿常规示尿蛋白+-，监测血压提示增高，具体数据不详，胎心监护反复提示不典型NST，给予硫酸镁注射液、维生素C、低分子肝素钙注射液（5000 IU/d，应用4天）等药物治疗。16小时前监测血压增高明显，170/90+mmHg，复查彩超提示：羊水指数60 mm，尿蛋白3+，眼底检查提示双眼未见明显异常，无头晕、头痛、视物模糊、上腹痛等，无腹痛，无阴道出血、阴道流液，考虑病情进展，要求转至我院进一步诊疗。门诊以"①早发型重度子痫前期；②羊水偏少"收入院。孕期精神好，饮食睡眠可，大小便正常，体重增加10 kg。

既往史：平素身体健康状况良好，无高血压、糖尿病、心脏病疾病史，无传染病史，预防接种史随社会进行，4年前因"胎膜早破，无阴道试产意愿"于郑州市某医院行"子宫下段剖宫产术"，手术顺利，无切口延裂等，术后恢复可；3年前于外院行"腹腔镜阑尾切除术"，术后恢复可。无外伤史，无输血、献血史，对"青霉素"过敏，表现为皮试阳性。无食物过敏史，无青光眼、哮喘病史。

过敏史：对"青霉素"过敏，表现为皮试阳性。

二、查体

体格检查：T 36.6℃，P 60次/分，R 21次/分，BP 164/92 mmHg，降压后复测血压132/90 mmHg，体重78.3 kg，身高160 cm，孕前BMI 26.67 kg/m²，发育正常，营养良好，无病容，表情自如，体位自动，神志清楚，精神佳，查体合作。腹部膨隆如孕月，下腹部有一长约12 cm横行手术瘢痕。全腹部无压痛，无腹部包块，肝脏未触及，胆囊未触及，Murphy征阴性，脾脏未触及，肾脏未触及。

专科检查：宫高26 cm，腹围107 cm，无宫缩，头位，胎心151次/分。内诊未查。

辅助检查：彩超示双顶径79 mm，头位，头围276 mm，腹围254 mm，股骨58 mm，羊水指数 60 mm，内透声可，胎心 151 次 / 分，脐动脉 S/D 比值 2.8，胎盘前壁，厚约 34 mm，胎盘一切面可显示完全，范围约 140 mm×44 mm×100 mm，内可见一 36 mm×25 mm 无回声。大脑中动脉及静脉导管大致正常。眼科检查显示双眼未见明显异常。2022-06-18 尿蛋白 +-；2022-06-22 尿蛋白 3+。血常规：血红蛋白 126 g/L，血小板计数 $157×10^9$/L。肝肾功：总蛋白 59.6 g/L，白蛋白 29.2 g/L，总胆汁酸 3.5 μmol/L，谷丙转氨酶 11 U/L，谷草转氨酶 9 U/L。检验：心肌酶、血脂、电解质、凝血四项、D- 二聚体、糖化血红蛋白（4.83%）等大致正常，传染病四项均阴性。阴道分泌物：妇科五联检大致正常，B 族链球菌阴性。

三、诊断

初步诊断：早发型重度子痫前期；胎儿窘迫？羊水偏少；瘢痕子宫；孕 2 产 1，孕 31^{+4} 周，头位。

鉴别诊断：

1. 慢性肾病加重

有慢性高血压且在孕前或孕早期出现轻度蛋白尿（最高 1 ~ 2 g/d）的育龄女性可能存在慢性肾脏疾病。在妊娠期间，高血压和（或）蛋白尿加重可能是由于基础疾病加重或妊娠的生理影响（肾血流量增加、肾小球滤过率增加）。慢性肾病的女性合并子痫前期的风险也升高。提示慢性肾病加重的实验室证据包括存在疾病活动的特异性表现，如系统性红斑狼疮患者的补体水平低，尿液分析结果提示增生性肾小球疾病［红细胞和白细胞和（或）细胞管型］。尿沉渣阳性不是子痫前期的特征。肌酐升高［ > 1.2 mg/dL（106 μmol/L）］不伴明显高血压或蛋白尿提示 CKD，而这种表现对子痫前期而言非常不典型。在妊娠前半程，高血压和（或）蛋白尿加重很可能是因为 CKD 而不是子痫前期，典型的子痫前期发生于妊娠 20 周后，且通常发生于晚期妊娠。在妊娠后半程，高血压明显加重（特别是急性发生）或者出现重度子痫前期的特征 / 症状时，应怀疑合并子痫前期。

2. 自主神经活动过度

嗜铬细胞瘤是妊娠期间高血压的罕见病因，同样会出现高血压、头痛，有助于鉴别嗜铬细胞瘤的症状包括：全身出汗、心悸、震颤、苍白、呼吸困难、全身无力和惊恐发作样症状。部分嗜铬细胞瘤女性患者还会出现血糖升高（空腹血糖受损、显性 2 型糖尿病）。如果没有给予恰当的治疗，产时产妇和胎儿死亡率很高。

最终诊断：早发型重度子痫前期；胎儿窘迫？羊水偏少；瘢痕子宫；孕 2 产 1，孕 31^{+4} 周，头位。

四、诊疗经过

入院后完善相关检查，给予硫酸镁针静滴解痉、胎儿脑保护治疗；地塞米松针促胎肺成熟；口服盐酸拉贝洛尔片降压；急查床旁彩超示羊水指数 34 mm，最大深度 24 mm，系羊水过少，胎儿发育大致符合孕周，心脏彩超、胸腹腔彩超等大致正常，考虑患者早发型重度子痫前期，羊水量进行性下降，考虑病情进展，建议尽快剖宫产终止妊娠相对安全，但远离足月，新生儿为早产儿，促胎肺成熟治疗未完善，近远期并发症多，患者及家属沟通后，要求暂观察，尽量延长孕周。期间严密监测胎心胎动及血压等情况，必要时急诊剖宫产终止妊娠。

入院后第 2 日，患者孕 31^{+5} 周，自诉无腹痛，无阴道流血、流液，自觉胎动正常。查体：血压波动于 132 ~ 164/73 ~ 98 mmHg，晨测血压 138/93 mmHg，胎心 142 bpm，胎膜未破，未见红。复查彩超：头位，胎儿颅骨光环可见，脑中线居中，脊柱排列连续可见，双顶径 80 mm，头围 286 mm，腹围 262 mm，股骨 56 mm，颈部可见脐带压迹呈 U 型，胎心 146 次 / 分，脐动脉 S/D 3.1，羊水最大深度 32 mm，指数 61 mm，胎盘前壁，成熟度 Ⅱ 级，胎盘实质内偏右侧可见一大小约 43 mm × 29 mm 的无回声，边清，内透声差，可及密集光点涌动。超声估测胎儿体重（1553 ± 233）g；胎心监护基线较平，变异小于 5 bpm，可见变异减速，最低下降至 60 bpm，持续约 20 秒后恢复。患者早发型重度子痫前期，羊水过少，复查胎心监护反应欠佳，可见变异减速，考虑胎儿窘迫，建议尽快手术终止妊娠。

与患者及家属沟通后于 2022-06-23 11：27 ~ 2022-06-23 12：25 在腰硬联合麻醉下行"二次剖宫产术 + 肠粘连松解术"。术中分离肠粘连，暴露子宫下段，切开子宫，刺破羊膜囊，见羊水清，量约 100 mL，于 11：35 助娩一男活婴，脐绕颈 1 周，阿氏评分 1 分钟 10 分，称重 1370 g，身长 37 cm，因"高危儿"出生后转新生儿科进一步诊治。手术顺利，术中出血约 400 mL，术后患者生命指征：T 36.5℃，P 72 次 / 分，R 18 次 / 分，BP 158/85 mmHg，患者无不适，安返病房。术后检查胎盘大小约 15 cm × 17 cm，位于前壁，胎盘母体面可见 5 cm × 6 cm 暗红色压迹，脐带位于中央，长约 70 cm，胎膜完整，无畸形及钙化。术后给预防感染、缩宫素促宫缩等对症治疗。

术中诊断：胎儿窘迫；早发型重度子痫前期；胎盘早剥；瘢痕子宫；孕 2 产 2，孕 31^{+4} 周，LOT 剖宫产早产一男活婴；羊水过少；脐绕颈 1 周。

五、出院情况

术后给予抗炎、解痉、降压、抗凝等治疗，术后第 3 天，患者一般情况良好，未诉特殊不适。监测血压波动于 126 ~ 143/71 ~ 93 mmHg，双乳软，泌乳好，心肺无异常，腹部切口愈合好，腹软，子宫收缩具体，血性恶露，量少，色淡，无味。腹部切口甲级愈合。痊愈出院。

六、讨论

子痫前期的病理生理学可能涉及母体和胎儿 / 胎盘因素。研究已充分证实，在出现子痫前期临床表现之前数周至数月的妊娠早期，发生了胎盘浅着床，以及子宫基层和（或）蜕膜的螺旋动脉重塑失败，无法建立充足的子宫胎盘血流可导致滋养层组织相对缺氧，从而可能促使胎盘的氧化应激状态加重。这似乎改变了胎盘绒毛血管生成，导致胎儿胎盘脉管系统发育不良和血管反应性异常。胎盘分泌的抗血管生成因子与母体循环中的血管内皮生长因子和胎盘生长因子结合，似乎可导致母体广泛的血管功能障碍，进而导致高血压、蛋白尿和子痫前期的其他临床表现。

早发型（＜ 34 孕周）和晚发型（≥ 34 孕周）子痫前期，两者的临床特征重叠，但疾病范围和结局不同。在早发型子痫前期中，胎盘和母体 / 胎儿临床表现更严重，从而母体 / 胎儿结局更差。该病例中患者孕 31 周发现血压升高，为早发型子痫前期。

在不伴严重表现和伴严重表现的子痫前期妊娠中，胎盘早剥的发生率分别为 1% 和 3%。超声检查有利于发现胎盘后血肿和排除其他伴有阴道出血和腹痛的疾病。胎盘后血肿是典型的超声表现，强烈支持胎盘早剥的临床诊断，但许多早剥患者没有该表现。该病例中患者彩超提示：胎盘实质内无回声区，透声差，无典型的胎盘早剥影像学表现。

七、参考文献

［1］IHLE B U, LONG P, OATS J. Early onset pre-eclampsia: recognition of underlying renal disease. Br Med J（Clin Res Ed）, 1987, 294（6564）: 79-81.

［2］REITER L, BROWN M A, WHITWORTH J A. Hypertension in pregnancy: the incidence of underlying renal disease and essential hypertension. Am J Kidney Dis, 1994, 24（6）: 883-887.

［3］ROBERTS J M, REDMAN C W. Pre-eclampsia: more than pregnancy-induced hypertension. Lancet, 1993, 341（8858）: 1447-1451.

［4］MEEKINS J W, PIJNENBORG R, HANSSENS M, et al. A study of placental bed spiral arteries and trophoblast invasion in normal and severe pre-eclamptic pregnancies. Br J Obstet Gynaecol, 1994, 101（8）: 669-674.

［5］MYATT L, WEBSTER R P. Vascular biology of preeclampsia. J Thromb Haemost, 2009, 7（3）: 375-384.

［6］MAYNARD S E, KARUMANCHI S A. Angiogenic factors and preeclampsia. Semin

Nephrol，2011，31（1）：33-46.

［7］LISONKOVA S，JOSEPH K S．Incidence of preeclampsia：risk factors and outcomes associated with early- versus late-onset disease．Am J Obstet Gynecol，2013，209（6）：54. e1-544. e12.

［8］HARMON Q E，HUANG L，UMBACH D M，et al．Risk of fetal death with preeclampsia．Obstet Gynecol，2015，125（3）：628-635.

［9］SIBAI B M，MERCER B M，SCHIFF E，et al．Aggressive versus expectant management of severe preeclampsia at 28 to 32 weeks' gestation：a randomized controlled trial. Am J Obstet Gynecol，1994，171（3）：818-822.

（牛庆玲）

10

第十章 分娩并发症

第一节 子宫破裂

子宫破裂是指妊娠期子宫破裂即子宫体或下段于妊娠时期或分娩期发生的子宫裂伤。子宫破裂发生率不同的地区有很大的差异，城乡妇幼保健网的建立和健全的程度不同，其发挥的作用也有明显差异，子宫破裂在城市医院已很少见到，而农村偏远地区时有发生。子宫破裂按发生时间可分为产前和产时，按程度可分为完全性和不完全性破裂，还可根据破裂的原因分为自发性和创伤性子宫破裂。

一、病因

主要因为子宫曾经手术或有过损伤和高龄多产妇。

（一）子宫自然破裂

1. 阻塞性难产

阻塞性难产为常见的和最主要的原因。胎先露下降受阻，如骨盆狭窄、胎位异常、胎儿畸形、软产道畸形，以及盆腔肿瘤阻塞产道等均可造成胎先露下降受阻。临产后子宫上段强烈收缩，向下压迫胎儿，子宫下段被迫过度伸展过度而变薄，造成子宫破裂。

2. 损伤性子宫破裂

不适当地实行各种阴道助产手术，如宫口未开全做产钳助娩或臀牵引术手法粗暴，忽略性横位，不按分娩机制，强行做内倒转术；或做破坏性手术如毁胎术，胎盘植入人工剥离胎盘等，由于操作用力不当，损伤子宫。暴力压腹压助产即人工加压子宫底部促使胎儿娩出，也可使子宫破裂。

3. 催产素应用不当

产程延长，未查明原因即滥用催产素，或宫颈未成熟应用催产素强行引产，有时胎儿从阴道前或后穹隆排出，造成子宫破裂。

4. 子宫发育异常

如残角子宫、双角子宫、子宫发育不良在妊娠后期或分娩期发生破裂。

（二）瘢痕子宫破裂

1. 剖宫产术或其他原因子宫切开术

如子宫畸形整形术、子宫穿孔或肌瘤剔除进宫腔修补术。妊娠晚期子宫膨大，分娩过程中瘢痕自发破裂。

2. 子宫破裂

子宫破裂以剖宫产瘢痕破裂最为常见，与前次剖宫产的术式有关。子宫切口分为下段横切口或纵切口。一般术式选为下段横切口，妊娠晚期子宫下段拉长、变薄，易切开及缝合，易愈合。若子宫下段未充分伸展而施行手术，术中不能选子宫下段横切口而行子宫纵切口，子宫肌层相对厚，缝合对合不齐，使切口愈合不良，易发生子宫破裂及产后晚期出血。与前次剖宫产缝合技术有关，无论子宫下段横切口或纵切口，如果切口缝线太密、太紧，影响血运，边缘对合不齐或将内膜嵌入肌层、感染等因素使切口愈合不良，再次妊娠分娩易发生子宫破裂。

（三）本次妊娠的影响

1. 胎盘的位置

因滋养叶细胞有侵袭子宫肌层的作用，若胎盘位置于瘢痕处，可造成瘢痕的脆弱。

2. 妊娠间隔的时间

瘢痕子宫破裂与妊娠间隔有一定的关系，有资料表明，瘢痕子宫破裂最短为1年，最长为10年，一般2年之内子宫破裂为多。

3. 妊娠晚期子宫膨大

如双胎、羊水过多、巨大儿等，一般孕周达38周胎头入骨盆，子宫下段撑薄，易发生子宫瘢痕破裂。

4. 产力的影响

临产后子宫收缩牵拉瘢痕，易发生瘢痕的破裂。

二、临床表现

根据子宫破裂的发展过程，可分为先兆子宫破裂与子宫破裂两种。先兆破裂为时短暂，若无严密观察产程往往被忽略，发展为破裂。尤其为前次剖宫产史，常见于瘢痕破裂，有时在手术时才发现子宫肌层裂开。

（一）先兆破裂

（1）多见于产程延长与先露下降受阻，产妇突然烦躁不安，疼痛难忍，呼吸急促，脉搏细速。

（2）子宫肌层过度收缩与缩复而变厚，子宫下段逐渐变长变薄。腹部检查时子宫上下段明显出现病理缩复环即此环每次宫缩时逐渐上升，阵缩时子宫呈葫芦形，子宫下段有明显压疼。

（3）胎动活跃，胎心变慢或增快，提示胎儿宫内窘迫。

（4）产妇往往不能自解小便，膀胱因过度压迫而发生组织损伤，导致血尿。

（二）破裂

子宫破裂发生一刹那，产妇感到剧烈的疼痛。宫缩停止，腹痛稍感轻些，此后产妇出现的全身情况与破裂的性质（完全或不完全）、出血的多少有关。完全破裂，内出血多，患者血压下降，很快出现休克，胎动停止，胎心消失。出血和羊水的刺激有腹膜刺激症状，如压痛反跳痛及肌紧张等，不完全破裂症状可不典型，但在破裂处有固定的压痛。典型的子宫破裂诊断不困难，但若破裂发生在子宫后壁或不完全破裂则诊断较困难。

三、诊断

（一）腹部检查

腹部检查全腹压痛和反跳痛，腹肌紧张，可叩及移动性浊音，腹壁下胎体可清楚扪及，子宫缩小，位于胎儿一侧，胎动停止，胎心消失。

（二）阴道检查

子宫破裂后，阴道检查可发现胎先露的上移，宫颈口缩小，可有阴道流血，有时可触到破口；但若胎儿未出宫腔，胎先露不会移位，检查动作要轻柔，有时会加重病情。

（三）B超诊断

B超可见胎儿游离在腹腔内，胎儿的一边可见收缩的子宫，腹腔的积液。

（四）腹腔或后穹隆穿刺

腹腔或后穹隆穿刺可明确腹腔内有无出血。

四、鉴别诊断

（一）胎盘早剥与子宫破裂

胎盘早剥与子宫破裂均有发病急、剧烈腹部疼痛、腹腔内出血、休克等症状，但前者患有妊高征，B超提示胎盘后血肿，子宫形状不变，亦不缩小。

（二）难产并发感染

个别难产病例，经多次阴道检查后感染，出现腹痛症状和腹膜炎刺激征，类似子宫破裂征象，阴道检查宫颈口不会回缩，胎儿先露不会上升，子宫亦不会缩小。

五、治疗

（一）先兆子宫破裂

早期诊断，及时恰当处理，包括输液、抑制宫缩的药物及抗生素的应用。一旦诊断子宫先兆破裂，希望能挽救胎儿，同时为了避免发展成子宫破裂，应尽快剖宫产术结束分娩。

（二）子宫破裂

一方面输液、输血、氧气吸入等抢救休克，同时准备剖腹手术，子宫破裂时间在12 h以内，破口边缘整齐，无明显感染，需保留生育功能者，可考虑修补缝合破口。破口大或撕裂不整齐，且有感染可能，考虑行次全子宫切除术。破裂口不仅在下段，且沿下段至宫颈口考虑行子宫全切术。如产妇已有活婴，同时行双侧输卵管结扎术。

（三）开腹探查子宫破裂外的部位

仔细检查阔韧带内、膀胱、输尿管、宫颈和阴道，如发现有损伤，及时行修补术。

六、预防与预后

做好孕期检查，正确处理产程，绝大多数子宫破裂可以避免。孕产期发生子宫破裂的预后与早期诊断、抢救是否及时、破裂的性质有关。做好孕期检查可有效减少孕产妇及围生儿的死亡率。

（1）建立健全的妇幼保健制度，加强围生期保健检查，凡有剖宫产史、子宫手术史、难产史，产前检查发现骨盆狭窄、胎位异常者，应预产期前2周入院待产。充分做好分娩前的准备，必要时择期剖宫产。

（2）密切观察产程，及时发现异常，出现病理缩复环或其他先兆子宫破裂征象时应及时行剖宫产。

（3）严格掌握催产素和其他宫缩剂的使用适应证：胎位不正，头盆不称，骨盆狭窄禁用催产素。双胎，胎儿偏大，剖宫产史，多胎经产妇慎用或不用催产素。无禁忌证的产妇，应用催产素应稀释后静脉滴注，由专人负责观察产程。禁止在胎儿娩出之前肌内注射催产素。

（4）严格掌握各种阴道手术的指征，遵守手术操作规程；困难的阴道检查如产钳，内倒转术后，剖宫产史及子宫手术史，产后应常规探查宫颈和宫腔有无损伤。

（5）严格掌握剖宫产指征：近年来，随着剖宫产率的不断上升，瘢痕子宫破裂的比例随之上升。因此，第一次剖宫产时，必须严格掌握剖宫产的指征。术式尽可能采取子宫下段横切口。

（朱小红）

第二节　羊水栓塞

羊水栓塞是指在分娩过程中羊水进入母体血液循环，导致过敏性休克、肺血管痉挛及栓塞、弥散性血管内凝血、肾衰竭或突发死亡等一系列严重症状的综合征。羊水栓塞是一种罕见、凶险的分娩并发症，病死率高，国内外报道为61%～86%。近年来研究认为，羊水栓塞的核心问题是过敏，是羊水进入母体循环后引起的一系列变态反应，有人建议将羊水栓塞改名为妊娠过敏综合征。

一、病因

过强宫缩、急产、羊膜腔压力高是羊水栓塞的主要原因。胎膜破裂、前置胎盘、胎盘早剥、子宫破裂及以剖宫产术中生理、病理性血窦开放是其发生的诱因。

二、临床表现

羊水栓塞的发病特点是起病急骤、来势凶险，多发生于分娩过程中。

（一）发病时期

羊水栓塞通常发生在自然破膜或人工破膜过程中（70%）及剖宫产（19%）和产后48 h内（11%）。宫缩过强、滥用缩宫素引产或催产为本病发生的主要诱因。

（二）前驱症状

多数病例在发病时常首先出现突发寒战、烦躁不安、咳嗽气急、发绀、呕吐等前驱症状，这些症状往往被误认为感冒、宫缩过强、产妇紧张而不引起助产者注意。

（三）呼吸循环衰竭

羊水栓塞根据病情缓急可分为两种类型，即暴发型和缓慢型两类。前者呼吸循环系统症状明显，继前驱症状后即出现呼吸困难、发绀、心率增快且进行性加重、面色苍白、四肢厥冷、血压下降，也可出现昏迷和抽搐，肺部听诊可出现湿啰音。严重者发病急骤，仅惊叫一声或打一个哈欠，血压即消失，呼吸、心搏骤停。缓慢型呼吸循环系统症状较轻，甚至无明显症状，待至产后出现流血不止、血液不凝时始被发现。

（四）全身出血倾向

部分羊水栓塞患者经抢救度过了呼吸循环衰竭的休克期，继而出现 DIC。呈现以子宫大出血为主的全身出血倾向，如黏膜、皮肤、针眼出血及血尿等，且血液不凝。值得注意的是部分羊水栓塞病例，缺少呼吸循环系统的症状，起病即以产后不易控制的大出血为主要表现，切不要误为单纯子宫收缩乏力性出血。

（五）多脏器损伤

本病全身脏器均受损害，除心脏外，肾脏是最常受损害的器官。当两个或两个以上重要器官同时或相继发生功能衰竭时，则称为多器官功能衰竭（MOF）。其病死率与衰竭器官数目相关，1 个器官衰竭持续大于 1 d，其病死率为 40%，2 个器官衰竭时病死率上升为 60%，3 个或 3 个以上器官衰竭时则病死率高达 98%。

三、诊断

（一）诊断依据

本病主要靠临床表现，在血中找到胎儿有形物质可支持诊断。在胎膜破裂、胎儿娩出或手术中产妇突然出现寒战、烦躁不安、气急、尖叫、呛咳、呼吸困难、大出血、凝血功能障碍及不明原因休克、出血量与休克不成比例，应首先考虑为羊水栓塞，并在积极抢救的同时做进一步检查，以明确诊断。

（二）辅助检查

1. 凝血功能检查

首先进行与 DIC 有关的实验室检查。目前 DIC 诊断的指标如下：

（1）血小板计数不高于 5×10^9/L 或进行性下降。

（2）纤维蛋白原不高于 1.5 g/L 或进行性下降。

（3）凝血酶原时间延长 3 s 以上。

（4）3P 试验阳性。

（5）纤维蛋白降解产物（FDP）不低于 80 μg/mL。

2. 寻找有形物质

在颈静脉穿刺或股静脉切开时，在插管时取下腔静脉血或在剖宫产、切除子宫时取宫旁静脉丛血 10 mL 找胎儿有形成分。

3. 血气分析

PO_2 下降，PH 下降，BE 下降。

4. 胸部 X 线检查

大约 90% 的患者可以出现胸片异常，床边胸片可见双肺有弥散性浸润影，向肺门周围融合，伴右心扩大和轻度肺不张。

5. 心功能检查

心电图、彩色多普勒超声检查提示：右心房、右心室扩大，心排血量减少及心肌劳损的表现。

6. 死亡后诊断

（1）取右心室血做沉淀试验，血涂片寻找羊水有形成分。

（2）子宫切除标本病理检查，注意宫旁静脉血中有无羊水有形成分。

（3）尸检。

（三）特殊检查

1. Sialy Tn 抗原检测

胎粪及羊水中含有 Sialy Tn 抗原，检测母亲外周血浆及肺组织中的 Sialy Tn 抗原早期诊断羊水栓塞。

2. 血清粪卟啉锌检测

粪卟啉锌是羊水和胎便中的特异物质，在孕妇血浆中几乎不存在，当羊水栓塞时血中粪卟啉锌明显增高，可用分光光度计测定其浓度进行羊水栓塞早期诊断。

3. 类胰蛋白酶测定

羊水栓塞的发生是机体对羊水中的胎儿成分产生变态反应，以致肥大细胞脱颗粒释放组胺、类胰蛋白酶和其他介质引起机体发生严重的病理生理改变所致。

四、治疗

早诊断、早治疗是成功救治的关键。当患者出现寒战、呛咳、呼吸困难、休克与出血量不成比例、多部位出血、血液不凝时应首先考虑羊水栓塞，应边组织抢救，边进行实验室检查，绝不可等待有检验结果后再予急救。

（一）紧急处理

（1）有效给氧，立即高浓度面罩给氧，流量 5 ~ 10 L/min。如 5 min 不改善，应及时行气管插管人工呼吸机正压给氧。保持血氧饱和度在 90% 以上。

（2）尽快开放静脉通道，至少两条，便于用药及输液，同时抽取下腔静脉血 5 mL 用于诊断。

（3）心搏骤停者立即徒手心肺复苏。

（二）抗过敏

（1）氢化可的松：首选药物，200 mg + 10%葡萄糖 10 mL 静脉推注，随后 500 mg + 10%葡萄糖 500 mL 静脉滴注。

（2）地塞米松：20 mg + 25%葡萄糖 20 mL 静脉推注，然后根据病情再继续滴注地塞米松 20 mg。

（三）解除肺动脉高压

（1）盐酸罂粟碱：首选药物。首次 30 ~ 90 mg + 10%葡萄糖 20 mL 静脉滴注，与阿托品同时应用，扩张肺小动脉效果更好。总量不超过 300 mg/d。

（2）阿托品：1 ~ 2 mg 加入 5% ~ 10%葡萄糖 10 mL 中，每 15 ~ 30 min 静脉注射一次，直至患者面部潮红或症状好转为止。心率大于 120 次/min 者慎用。

（3）氨茶碱：250 mg 加入 5% ~ 10%葡萄糖 20 mL 中静脉缓慢推注，必要时可重复使用 1 ~ 2 次/24 h。

（4）酚妥拉明：5 ~ 10 mg 加入 5% ~ 10%葡萄糖 250 ~ 500 mL 静脉滴注，以 0.3 mg/min 滴速为佳。

（四）抗休克

（1）补充血容量：尽快输新鲜血和血浆补充血容量。

（2）升压药：多巴胺 20 mg + 10%葡萄糖 250 mL 静脉滴注，开始滴速为 20 滴/min，根据血压调整滴速。

（3）纠正心力衰竭：常用毛花苷 C 0.2 ~ 0.4 mg + 10%葡萄糖 20 mL 静脉注射，必要时 4 ~ 6 h 重复。

（4）纠正酸中毒：首次可给 5%碳酸氢钠 150 ~ 250 mL，以后根据动脉血血气分析及酸碱测定结果酌情给药。

（五）防治 DIC

（1）肝素：用于羊水栓塞早期的高凝状态，在症状发作后 10 min 内应用效果最好。首次肝素用量为 25 ~ 50 mg + 0.9%盐水 100 mL 静脉滴注。同时静脉输注新鲜全血、纤维蛋白原（1 次 4 ~ 6 g）、血小板悬液、洗涤红细胞和新鲜冰冻血浆，可用于治疗继发于 DIC 的出血倾向。

（2）补充凝血因子：应及时补充，输新鲜血或血浆、纤维蛋白原等。

（3）抗纤溶药物：在有纤溶亢进时，给予抗纤溶药物。氨甲苯酸 0.1 ~ 0.3 g + 5%葡萄糖 20 mL 缓慢静脉推注。

（六）预防肾衰竭

当血容量补足后，血压回升而每小时尿量仍少于 17 mL 时，应给予呋塞米（速尿）20 ～ 40 mg 静脉注射或 20% 甘露醇 250 mL 静脉滴注治疗。

（七）预防感染

选用对肾脏毒性小的广谱抗生素。

（八）产科处理

（1）宫口未开全者行剖宫产终止妊娠。

（2）宫口开全，无头盆不称者阴道助娩结束分娩。

（3）术时及产后密切注意子宫出血情况，对难以控制的大出血且血液不凝者，可行子宫切除术，术后放置腹腔引流管。

（牛　静）

第三节　弥散性血管内凝血

弥散性血管内凝血（DIC）是由不同原因引起的获得性的、无特殊定位的血管内广泛凝血系统激活，导致弥散性微血管内纤维蛋白沉积、微血栓形成，造成组织细胞供氧紊乱为特征的综合征。

对产科 DIC 的认识始于 1901 年，DeLee 首次报道了胎盘早剥和过期流产较久胎儿未排出的孕妇出现"一过性血友病"的症状。随后的研究发现，在妊娠期，尤其是妊娠晚期，孕妇的血液呈现明显的高凝状态，在胎盘早剥或有其他妊娠并发症时极易诱发产科 DIC，发病占 DIC 总发病数的 4% ～ 12%。其临床表现差异较大：轻者仅见实验室检查改变，重者发生难以控制的大量出血并出现纤维蛋白原和血小板极低水平等凝血功能紊乱。产科 DIC 有较高的死亡率，严重影响母婴的生存和健康。

一、凝血及纤溶机制简介

1. 血液凝固系统

当血管内皮细胞损伤，其完整性受到破坏，组织损伤产生促凝血因子激酶激活外源性凝血途径，凝血因子和其他组织成分激活内源性凝血途径，共同释放组织因子及凝血因子Ⅶ复合物，依次激活因子Ⅸ和凝血因子酶（因子Ⅹ）复合物，使凝血因子变成凝血酶参与凝血过程。内外源性凝血酶作用于纤维蛋白原，使之成为稳定的凝胶状的纤维蛋白完成凝血过程，达到止血目的（形成血栓）。

2. 纤溶蛋白溶解系统

机体存在纤溶系统（纤维蛋白溶解酶原）与凝血系统相制约，使得机体血液循环流动不至于发生凝固。机体很多组织中含有纤维蛋白溶解酶原的激活物，使无活性的纤维蛋白溶酶原变为有活性的纤维蛋白溶酶（简称纤溶酶），在抗凝血中起着关键作用。

在正常情况下，机体对凝血与纤溶方面的变化力图通过复杂的正、负反馈作用不断维持着动态平衡。如果在一些内、外因素作用下这一平衡被破坏，就会产生血液凝固性增高（血栓形成状态）或纤维蛋白溶解亢进发生止血障碍（出血），甚至带来更严重的后果。

二、产科弥散性血管内凝血

1. 子痫前期

血液浓缩，血管内皮细胞功能紊乱，内皮素合成及释放增加导致血管痉挛性收缩，机体各脏器缺血、缺氧。内皮损伤导致前列环素合成酶减少，血栓素合成酶相对增加，两者比例下降，胶原增多，血管壁上皮细胞坏死暴露管壁胶原纤维，血小板活化，引发血小板黏附和聚集，释放的儿茶酚胺、5-羟色胺使血小板进一步聚集，血小板消耗性降低，内源性凝血系统激活。

2. HELLP 综合征

HELLP 综合征的孕妇出现 DIC 的发病率为 21% ~ 55%。虽 HELLP 综合征发生 DIC 的机制尚未阐明，但已有研究发现此类孕妇体内作为血管内皮细胞损伤的标志物华通胶的含量较正常孕妇高。

3. 严重感染

产褥感染或妊娠并发内外科疾病（如：急性胰腺炎）产生内毒素，或损伤血管内皮细胞激活Ⅻ因子而启动内源性凝血系统。内毒素还可损害单核 - 巨噬细胞系统，使其丧失清除血液中各种活化的凝血因子、异常促凝物质、纤溶酶及纤维蛋白裂解产物的作用，导致 DIC。

4. 死胎滞留

胎死宫内过久未排出者易释放组织凝血活酶而引发 DIC，死胎宫内稽留过久也可使羊膜和绒毛膜的渗透性增加，羊水中的颗粒物质、胎儿组织物等得以进入母血液循环诱发DIC。

5. 胎盘早剥

胎盘早剥者多继发于高血压，是危及母婴生命的产科急症。因螺旋小动脉痉挛，缺氧损伤坏死，释放凝血活酶，胎盘后血肿，消耗纤维蛋白原，当纤维蛋白原 < 1 ~ 1.5 g/L 时有出血倾向及脏器栓塞。此外，胎盘剥离时蜕膜出血，受损组织产生大量组织因子进入母血，或剥离的胎盘绒毛碎片中含有大量组织凝血活酶进入母血。或由于胎盘后突然蓄积血块使胎盘边缘的羊膜破裂，羊水中有形成分进入母血，激活外源性凝血系统，导致 DIC。

6. 羊水栓塞

羊水中含有大量上皮细胞、胎粪、胎脂、黏液等颗粒物质，这些物质进入母体血循环可激活内外源性凝血系统，使血小板聚集破坏，促进凝血，并可激活凝血因子Ⅶ，通过血管内皮表面接触形成内源性凝血活酶，具有强烈的促凝作用。羊水中的纤溶活酶可降解纤维蛋白，使血液从高凝状态急剧转变为低凝高溶解状态。羊水中的促凝物质进入母血还可引起肺动脉高压。

7. 休克

休克与DIC互为因果，但多数是由于休克状态的恶化而发生DIC。在休克晚期，微循环淤血，血流缓慢，严重缺血缺氧致使内皮细胞损伤，激活内源性凝血系统导致DIC。

8. 医源性DIC

输血、手术、介入术后，非法堕胎或妊娠中期宫腔内注射等宫腔操作，引发绒毛膜炎、羊膜炎以至败血症。使血管内皮受损，组织坏死及内毒素等激活凝血因子，释放凝血活酶，粒细胞释放促凝物质，血小板聚集，引发DIC。宫缩乏力占产后出血原因总数的70%～80%。在正常情况下，胎盘娩出后，子宫肌纤维的收缩和缩复，使胎盘剥离面内开放的血窦闭合形成血栓而止血。因此，凡一切影响子宫正常收缩和缩复功能的因素均可引起产后出血。

三、临床表现

产科DIC，因进入母血循环的外源性促凝因子的量和凝血因子消耗性降低的速度不同，临床表现也不同。慢性DIC临床症状不明显，病程较长，可持续几周以上，凝血因子消耗较慢，临床症状较轻，病情发展较慢。临床以血栓栓塞表现多见，早期出血症状不严重，可见于稽留流产、死胎等。急性DIC多见于羊水栓塞、胎盘早剥和妊娠期特发性急性脂肪肝。临床表现起病急骤，数小时至1～2天内发病，症状凶险，多为阴道倾倒性大出血（其他部位出血相对少见）及休克，DIC病程及分期不明显，临床发现时可能已经进入纤溶亢进期，故阴道流血多不凝固。产科DIC临床表现可分为三类：出血、休克及栓塞症状。

1. 出血倾向

产科DIC以子宫出血最常见，而且常误诊为子宫收缩不良的产后出血，延误抢救时间。子宫出血的特征是持续阴道不凝流血，量多少不一，无血凝块。严重时可伴有皮肤出血瘀斑、牙龈出血、咯血、呕血、尿血，以及注射针眼和手术切口出血、渗血。

2. 休克

急性DIC能导致休克，休克的程度与出血量不成比例。由于微血栓阻塞微循环毛细血管网，组织灌流量停止，组织细胞坏死可导致休克。也可出现微循环和体循环分流现象，虽然微循环被血凝块所阻塞，血液可不经毛细血管经动静脉短路回静脉，但临床表现可有正常的动脉压，实际已有组织细胞灌流量不足；所以休克的程度表现不同，如不及时抢救改善组织细胞的灌流量，疏通微循环，加之不同程度的继发纤溶出血，最终可导致严重的循环障碍、不可逆性休克。故 DIC 发生休克不一定与出血量呈正相关，休克具有发生迅速、出现早、不易恢复的特点。

3. 脏器栓塞及器官功能损害

微血栓可累及一个脏器或多个脏器，微血栓形成的症状因阻塞器官的部位范围不同而有别。最常见的是肾小球血管栓塞，表现为急性肾功能不全，血尿和少尿或无尿，严重者乃至急性肾衰竭、肾皮质坏死。胃肠黏膜微血管累及时，可出现腹痛。心脏 DIC 表现为急性心功能不全、心律不齐，甚至发生心源性休克。肺内 DIC 表现为呼吸困难、肺水肿和肺出血。脑受累可导致谵妄、惊厥甚至昏迷。肾上腺 DIC 可导致肾上腺皮质坏死出血。脑垂体坏死出血可导致席汉综合征：脱发、闭经、性征减退。

四、诊断

首先必须强调早诊断，只有早期明确诊断，及时正确治疗，才能提高 DIC 的治愈率。产科 DIC 的诊断主要依据临床表现并结合实验室检查。

（1）存在基础疾病和诱因。

（2）有广泛性出血和组织器官缺血性损伤，或（和）难以解释的休克。

（3）实验室指标。

1）国内多依据中华医学会血液学会诊断 DIC 的实验室指标，有下列 3 项以上异常者可确诊：①血小板 < 100×10^9/L 或进行性下降；②血浆纤维蛋白原含量 < 1.5 g/L 或进行性下降；③ 3P 试验阳性或血浆 FDP > 20 g/L 或 D- 二聚体试验阳性；④凝血因子时间缩短或延长 3 秒以上或呈动态变化；⑤纤溶酶含量及活性降低；⑥ AT 含量及活性降低；⑦血浆因子Ⅶ：C 活性 < 50%。

2）国际上多采用 ISTH 评分标准。①血小板计数：> 100×10^9/L = 0，< 100×10^9/L = 1，< 50×10^9/L = 2。②纤维蛋白计数升高：（D- 二聚体，纤维蛋白分解产物）无升高 = 0，轻度增加 = 2，明显增加 = 3。③ PT 时间延长：< 3 秒 = 0，> 3 且 < 6 秒 = 1，> 6 秒 = 2。④纤维蛋白原水平：> 1 g/L = 0，< 1 g/L = 1。分数统计：≥ 5 分者为 DIC，每日重复检测评估；< 5 分者可疑 DIC，1 ~ 2 天后重新检测评估，若发生 DIC，ISTH 评分标准需结合临床及结局进行。

以上两种不同诊断标准对临床和实验室检查特征侧重点不同，而且同一凝血指标在不同标准中的诊断界值及赋予权重也略有不同。此外，正常妊娠期间随孕周增加孕妇的止血平衡逐渐向高凝状态转移，几乎所有凝血因子的活性都有明显增高。因此，对于产科 DIC

患者的诊断，直接引用现有的 DIC 诊断评分标准进行诊断可能并不完全合适；临床可能需要寻找适合于不同孕周及围生期的各项凝血指标 DIC 诊断界值，建立适合产科这一特殊人群的 DIC 诊断标准。DIC 的诊断需结合临床表现及实验室检查结果；应行多次、动态监测实验室检查结果及临床表现。

五、治疗

产科 DIC 多来势凶猛，病情迅速恶化，但如能及时处理多可获得较好疗效，治疗的早晚对抢救成功与否意义重大。病情危急又高度怀疑 DIC 时应行 DIC 实验室检查，结果出来前即可进行 DIC 的治疗，以临床表现为主，实验室检查尚未达标准者，可给予预防性治疗或试验性治疗。治疗原则应序贯性、及时性、个体性及动态性。

1. 去除病因

积极治疗原发病，阻断内、外源性促凝物质的来源，是预防和终止 DIC 的关键。例如积极有效控制感染，及时应用抗生素，感染产生的内毒素亦是诱发 DIC 的因素。及时控制感染，减少内毒素的产生直接有利于 DIC 的治疗，亦为去除诱因、为手术治疗创造条件。尽早娩出胎儿、胎盘和清除子宫内容物，抗休克，甚至切除子宫。产科胎盘早剥、胎死宫内、感染性流产、出血性休克等易诱发 DIC，在积极预防原发病的基础上，须加深对高危因素的认识。与此同时应注意防治酸中毒，改善缺氧，预防溶血。

2. 改善微循环，防治多器官衰竭

DIC 晚期患者易导致多脏器功能的损害，是目前产科危重患者死亡的重要原因之一。多器官功能衰竭病死率较高，若 4 个脏器衰竭病死率达 100%。病死率与原发病的程度及受累器官多少有关。由于多脏器功能衰竭病死率高，及时去除病因和诱因，是救治的前提；同时改善微循环的灌流量是防治 DIC 的先决条件。首先应补充血容量，保持微循环血流通畅。适当补充复方乳酸钠液、全血和右旋糖酐液，增加血容量可解除小动脉痉挛，降低血液黏稠度、高凝状态，促使凝聚的血小板、红细胞疏散，特别是右旋糖酐有修复血管内皮细胞的作用，但低分子右旋糖酐的分子量低，虽扩容流通微循环效果好，但有严重出血倾向时，以选用中分子右旋糖酐为宜。补充血容量的同时，需注意及时输氧、脱水、利尿、纠正酸中毒、强心稳压，必要时血液透析，阻断首发脏器衰竭引起的连锁反应，可以提高治愈率。

3. 及时成分输血、补充凝血因子

消耗性低凝血期是补充凝血因子的适当时机。DIC 时由于消耗了大量的凝血因子，故需要补充。

（1）新鲜血和新鲜冰冻血浆：输新鲜血除补充血容量，还能补充 DIC 消耗的多种凝血因子，但在抗凝的基础上输血效果最好。新鲜冰冻血浆在扩容方面优于全血是因为无细胞成分又含多量抗凝血酶Ⅲ，可与肝素协同抗凝阻断凝血因子继续消耗，不加重凝血。PT 和 aPTT 延长，应使用新鲜冰冻血浆，最初剂量 15 mL/kg。有证据证明输注新鲜冰冻血浆 30 mL/kg，矫正凝血因子水平更完全。

（2）纤维蛋白原：当 DIC 出血不止，PT、aPTT 延长，可补充纤维蛋白原，无须等待实验室结果。当患者不适宜输注纤维蛋白原时可换成凝血因子ⅩⅢ制剂。目前普遍认为，3 g 纤维蛋白原可提升血浆水平 1 g/L。

（3）输血小板：当患者发生 DIC 大出血或存在出血高危因素（侵入性操作：如手术、介入治疗等）且血小板降至 50×10^9/L，应输注血小板。当血小板 $< 30 \times 10^9$/L，无大出血时也应补充血小板。对未出血患者通过化学治疗（化疗）后血小板减少症的随机控制实验证实，血小板输注的标准为（10 ~ 20）$\times 10^9$/L。当临床和实验室检查发现患者有高危出血倾向时，血小板低于（10 ~ 20）$\times 10^9$/L 时也可考虑输注血小板。建议血小板输注的初始剂量为 1 U，约含血小板 240×10^9/L。

（4）冷沉淀物：严重的低纤维蛋白血症时（< 1 g/L）或由于容量超负荷而不适宜使用血浆时，可输入冷沉淀（内含凝血因子Ⅰ、Ⅴ、Ⅵ、Ⅷ，每单位可增加纤维蛋白原 100 mg/L，也可提高Ⅷ因子水平），用量 25 ~ 30 U/kg，输液器应有滤网装置为宜。

凝血因子补充的标准：要求使血小板 $> 80 \times 10^9$/L，凝血因子时间 < 20 秒，纤维蛋白原含量 > 1.5 g/L。若未达到上述标准，应继续补充凝血因子和血小板。凝血因子可普遍应用于大出血时无须等待实验室结果。

4. 抗凝药物

（1）抗凝血酶Ⅲ（AT–Ⅲ）：AT–Ⅲ是一种由肝脏产生的糖蛋白，属于丝氨酸蛋白酶抑制剂。主要抑制凝血酶（Ⅷ a、Ⅸ a、Ⅹ a、ⅩⅠ a、ⅩⅡ a 等）的活性，是机体内最重要的抗凝血物质，占血浆中全部抗凝活性的 70% ~ 80%。在肝素的作用下抗凝活性增强 1000 ~ 3500 倍。由于 DIC 时 AT–Ⅲ大量消耗，AT–Ⅲ浓缩物可单独用于产科 DIC 及抗凝血酶含量或活性 < 70% 时。在一项 RCT 中，选取使用依诺肝素治疗的子痫前期患者，分别给予抗凝血酶制剂及安慰剂对照，1500 U/ 天，持续 7 天，结果显示给予抗凝血酶抑制剂的实验组胎儿生物物理评分及凝血指标均优于对照组，并且没有不良事件出现。

（2）活性蛋白 C（aPC）：aPC 是凝血因子Ⅴ a 和Ⅷ a 抑制剂，在肝功能受损、感染、败血症并发 DIC 患者可使用 aPC，用量 14 μg/（kg·h），持续使用 4 天。由于 aPC 可诱发大出血，患者有潜在出血因素时不应使用，尤其是当血小板计数 $< 30 \times 10^9$/L 时。

（3）抗血小板凝聚药物：右旋糖酐可降低红细胞和血小板的黏附和凝聚，一般用量不要超过 1000 mL。双嘧达莫有对抗血小板凝聚的作用，抑制血小板二酯酶的活性，若与阿司匹林合用量应降低。阿司匹林主张用小剂量 60 ~ 80 mg/d，主要阻断血栓素的产生。

5. 抗纤溶剂

抗纤溶药物对充血患者有效，但 DIC 出血的患者，这类药物一般不推荐应用。纤维蛋白沉积是 DIC 的一个重要征象，抑制纤溶系统并不合适。除了罕见的以原发或继发高纤溶为主要临床特征的病例外，以原发性过度纤溶状态和严重出血为特征的 DIC 患者，或许可应用赖氨酸类药物治疗，如：氨甲环酸（1 g/8 小时）。伴有严重出血症状的 DIC 在纤溶期时，可考虑使用赖氨酸核苷类似物氨甲环酸，用量 1 g/（8 小时）。氨甲环酸可与纤溶酶原形成一可逆性复合体，从而使纤溶酶原结构上发生变化，阻止纤溶酶的形成，大剂量时可直接对抗纤溶酶活性，抑制纤维蛋白和纤维蛋白溶解。氨甲环酸对胰蛋白酶和纤溶酶有直接作用，所以其抗纤溶作用强于氨基己酸。

6. 皮质激素

对皮质激素的应用意见不一。有学者称激素特别在羊水栓塞、HELLP 综合征的治疗中能起到抗过敏、增加血小板、改善肝功能等作用。持反对意见者认为肾上腺皮质激素为促血液凝固的药物，DIC 的治疗应避免应用此类药物，因大剂量肾上腺皮质激素有抑制单核 - 吞噬细胞系统的作用。

7. 肝素的应用

国内外意见不一。理论上，DIC 是以广泛的凝血启动为特征，肝素抗凝治疗是合理的，但多项临床研究未显示对整个生存期的益处。肝素是常用且有效的抗凝剂，可抑制凝血过程，因而阻止凝血物质的大量消耗，从而改善微循环，使凝血机制恢复正常，但对已形成的微血栓无效。根据国内文献报道，结合产科并发症，如胎盘早剥、胎死宫内、感染性流产、休克、羊水栓塞等诱发 DIC，给予肝素治疗可获得较好疗效，但均属于个别病案报道，缺乏循证医学证据。应用时需动态监测凝血指标、AT-Ⅲ水平，若发现肝素过量，及时给予鱼精蛋白对抗，1 mg 鱼精蛋白静脉注射可对抗 1 mg 肝素。国外 DIC 诊治指南中明确提出：对于病变严重，无出血征象的 DIC 患者，推荐使用预防剂量的低分子肝素预防静脉血栓栓塞。由于尚缺乏普通肝素的 RCT 实验，临床使用存在风险，不推荐使用普通肝素纠正 DIC，以免加重出血。

8. 保护重要脏器，及时防治多器官衰竭

DIC 晚期患者易导致多脏器功能的损害，是目前产科危重患者死亡的重要原因之一。多器官功能衰竭病死率较高，若 4 个脏器衰竭病死率达 100%。病死率与原发病的程度及受累器官多少有关。由于多脏器功能衰竭病死率高，及时去除病因和诱因，是救治的前提；同时阻断首发脏器衰竭引起的连锁反应，及时输氧、输液、脱水、利尿、纠酸、强心稳压，必要时血液透析，可以提高治愈率。

9. 子宫切除

一旦确诊 DIC，在去除病因，输新鲜血或血浆等积极抢救后，若出血仍不能控制，应

果断行子宫切除。一般要行全子宫切除，以防宫颈继续出血。子宫切除输血待血压回升后，仔细探查阴道残端无渗血后再关腹。

10. 转诊

原则：就地组织有效而积极的抢救，积极终止可逆性病因如尽快终止妊娠等，同时有效进行全身支持治疗（补充血容量，纠正休克、酸中毒、低氧血症、水电解质及酸碱失衡）。要掌握低分子肝素抗凝治疗利于阻断凝血瀑布，但也可诱发出血，应用时注意监测血液学指标。可请上级医院出诊协助处理，及时转院。

（朱小红）

第四节　胎膜早破

胎膜早破（premature rupture of membrane，PROM）是指在临产开始前胎膜自然破裂，属于产科妊娠晚期常见并发症。其发生率为 7% ~ 12%（孕 37 周后的胎膜早破为 10%，孕 37 周前为 2% ~ 3.5%）。多数胎膜早破发生在足月时，并在 24 h 内多可自然临产。胎膜早破可引起早产、脐带脱垂及母儿感染等并发症，引起的围生儿病死率达 10%。

一、病因及发病机制

1. 胎膜的生物物理性状改变

由于羊膜组织缺少弹性蛋白，故其韧性主要依赖羊膜中的胶原蛋白来维持。如果体内颗粒性弹性蛋白酶及胰蛋白酶增加，此两种酶对羊膜中胶原蛋白的分解作用增强，使之弹性下降，脆而易破。已有证据显示胎粪污染可使这两种酶活性增加。

2. 宫内感染

可由阴道上行感染或全身感染所致。约有 66% 的胎膜早破都有绒毛膜羊膜炎存在。宫内感染除了能使胎膜合成、释放前列腺素增加刺激产生宫缩外，炎症本身使羊膜水肿、质脆易破。

3. 羊膜腔内压力过高

羊水过多、多胎妊娠、子宫肌张力过高可致宫内压力过高而引起胎膜早破；腹部外伤、剧烈持续的咳嗽、体位的突然改变等均可使宫内压力一过性增高而致胎膜破裂。

4. 羊膜腔内压力不均

包括胎位异常，如臀位，横位，头盆不称，先露高浮不能衔接，使宫内压力不均，前羊膜囊承受压力过大而引起胎膜破裂。

5. 性生活、阴道检查

妊娠晚期性生活，除了宫颈受冲压外，精液中前列腺素的刺激、感染的诱发均是性生活引起胎膜早破的原因。不规范的阴道检查亦可引起胎膜破裂。

6. 宫颈管松弛

可为先天性宫颈管发育不良，也可为前次妊娠分娩或流产导致的创伤，使宫颈功能不全，在妊娠晚期子宫下段形成时宫颈管不能支托先露及羊膜囊，而引发胎膜破裂。

7. 细胞因子升高

例如 IL-1、IL-6、IL-8、TNF-α 升高，可激活溶酶体酶，破坏羊膜组织，导致胎膜早破。

8. 营养因素

孕妇体内缺乏维生素 C 和微量元素，如铜与锌的缺乏可致使赖氨酸酰化酶活性受限，羊膜内胶原蛋白合成障碍，脆性增加而易破。

二、临床表现及诊断

孕妇多主诉阴道中流出水样液体，可多可少，可持续可间断，可伴有先兆临产或早产的宫缩腹痛。阴道检查时明确是从宫颈口中流出的液体，且用试纸检测示碱性，可确诊。

三、处理

胎膜早破的处理须根据孕期不同，其处理原则不同，现按不同的时期处理如下。

1. 妊娠足月

如果孕期已达 35 周以上，宫内胎儿已基本成熟，应尽早终止妊娠。因胎膜早破时间越长，母婴因感染引起的并发症越多。孕妇应及时入院，予以抗生素预防感染，如对胎儿影响较小的青霉素类、头孢类抗生素；并积极引产，可用缩宫素静脉滴注引产，蓖麻油炒鸡蛋口服及其他足月引产方法。如果引产无效，或孕妇出现感染征象，应及时剖宫产终止妊娠。

2. 妊娠 < 28 周

由于宫内胎儿太小，围生儿存活率极低，一般无须做进一步保胎处理，应在抗生素预防感染的同时，予以中期引产结束妊娠。

3. 妊娠 28 ~ 33 周

此期内胎膜早破，宫内胎儿仍较小，出生存活率低，应力争保持到 34 周以后。首先，要应用抗生素预防感染；其次要保胎抑制宫缩，防止过早临产；此外，还须应用糖皮质激素促胎肺成熟。如能保持到 34 周，则按妊娠 34 周后的处理。当然，出现感染征象者，应及时终止妊娠。

4. 妊娠 34 ~ 35 周

此期胎儿已近足月，但胎儿易不成熟的器官是胎肺，出生后易出现早产儿 RDS，影响围生儿生存率。因此，在此期内胎膜早破者，应在预防感染的同时应用糖皮质激素，在保持外阴清洁的情况下等待 48 ~ 72 h，大多数能自行临产，否则，须行缩宫素引产，3 d 不成功者或出现感染征象时，予以剖宫产。

四、治疗

1. 体位

对于先露未入盆者或臀先露者，孕妇应保持卧位，亦可采取头低足高倾斜 15° 平卧位，以防止羊水流出过多及脐带脱垂。

2. 宫缩抑制药

包括以下几种常用药。

（1）沙丁胺醇又称舒喘灵、啾必妥，属于拟肾上腺素能 β-受体兴奋药类，人工合成的有硫酸舒喘灵和舒喘灵两种片剂，具有兴奋 β_1 和 β_2 受体作用。舒喘灵较硫酸舒喘灵的分子式中少硫酸基，故它对 β_1 受体的兴奋作用较硫酸舒喘灵强，但不良反应亦较其多，不适于产科应用。硫酸舒喘灵具有松弛子宫平滑肌作用，通过作用于 β_2 受体，使细胞膜上的腺苷酸环酶激活，ATP 转化为环磷酸腺苷，调节钠、钾、钙等离子交换，降低钙水平面及肌液蛋白激酶，抑制肌液蛋白磷酸化，松弛子宫平滑肌，从而抑制宫缩。同时，还可松弛血管平滑肌，增加子宫胎盘血流量，改善子宫供氧环境。常用方法：2.4 mg 口服，6 h 1 次，直到妊娠终止。如已有宫缩，可首先应用 4.8 mg 口服，6 h 1 次，直到宫缩缓解后，改为 2.4 mg 口服，6 h 1 次。

（2）硫酸镁：①硫酸镁可通过拮抗钙在肌肉 - 神经交界处的活性，使乙酰胆碱下降；②硫酸镁可以直接作用于肌细胞，使膜电位降低，肌肉收缩频率和强度减弱。具体方法：25％硫酸镁 10 mL 稀释于 10％的葡萄糖液 20 mL 中，缓慢静脉注射，作为首次冲击量。此后，用 25％硫酸镁 60 mL 溶于 5％的葡萄糖液 1000 mL 中，以每小时 1～3 g 的速度缓慢静脉滴注，当宫缩被抑制后，继续 2 h。治疗中应注意呼吸、尿量及膝反射或血镁离子浓度作为监测。

（3）利托君：本药是目前公认的静脉滴注保胎首选药，具有较好的抑制宫缩作用，而不良反应较小，并有促胎肺成熟作用，减少早产儿呼吸窘迫综合征的发生。用法：盐酸利托君 50 mg 溶于 5％葡萄糖液 500 mL 中静脉滴注，最好用静脉注射微量泵以控制滴注速度。开始速度为 1 mL/min，如无效，可每 10 min 增加 0.1 mL/min，最大滴速不超过 10 mL/min。宫缩被抑制后，继续 6 h，改为口服，20 mg，每日 3 次，连服直到分娩。如出现明显不良反应，包括心率增快至 130/min，收缩压降至 90 mmHg（12.0 kPa）以下，应减慢滴速或停药。

3. 促胎肺成熟

糖皮质激素对于促胎肺成熟有一定作用，常用地塞米松 5 mg 肌内注射，每日 2 次，一般用药 3 d。

4. 感染征象

对于胎膜早破者，应特别注意有无感染征象，如有，将会导致因感染而发生胎死宫内，甚至影响产妇预后。包括：①体温超过 $37.5℃$；②白细胞计数超过 $15 \times 10^9/L$，中性粒细胞超过 80%；③脉搏超过 120/min；④胎心率超过 160/min；⑤阴道分泌物呈脓性，有臭味；⑥羊水、血、阴道分泌物培养有细菌生长；⑦ C- 反应蛋白 > 30 mg，示有感染存在，是一较敏感的指标，常在症状出现前 24 h 就呈现阳性。

5. 胎儿肺成熟度的测定

由于 B 超技术的提高，可通过 B 超了解宫内胎儿大小、胎盘成熟度、羊水量。也可取羊水测 L/S、磷脂酰甘油（PG）、振荡试验或泡沫稳定指数。如胎肺已示成熟，可考虑终止妊娠。

6. 胎膜早破的并发症

（1）感染：胎膜破裂时间越长，发生感染的机会越多。胎膜破裂超过 24 h 感染的机会将增加 5 ~ 10 倍，包括母体感染，如宫内胎膜羊膜炎、子宫肌炎、盆腔炎及全身感染，亦可表现为宫内胎儿感染及出生后的新生儿感染。

（2）脐带脱垂：多见于先露高浮、脐带前置、双胎或胎位异常等。发生率为 0.7% ~ 3.4%。

（3）难产：常引起胎膜早破的一些原因，亦是造成难产的原因，如胎位异常和先露高浮等。当然，胎膜早破羊水流失过多，也可影响产程进展、宫口扩张。

（4）产后出血：出血与胎膜破裂时间较长致宫内感染有关。发生率为 3.1% ~ 8.9%。

（5）早产：是胎膜早破最常见的并发症，早产中有 1/3 为胎膜早破引起。

（6）胎儿宫内窘迫：可能因羊水流失过多，宫内环境不良，或为宫内感染所致。此外，与产程中子宫直接压迫胎儿有关。

（7）新生儿窒息：胎肺发育不良，宫内已有胎儿窘迫存在，或有宫内感染，均是造成新生儿窒息的原因。

五、预防

围生期宣教、保健是预防胎膜早破的关键，大多数胎膜早破均是可预防的。妊娠晚期避免性生活，减少过多过重的体力运动，防止外伤，减少不必要的阴道检查，及时治疗局部及全身感染。

（朱小红）

第五节　脐带先露与脱垂

脐带先露与脱垂是指脐带在胎儿先露与产道之间，因受压而使胎儿循环受到不同程度的影响，导致胎儿窘迫，甚至死亡，或因胎儿窘迫导致新生儿窒息、死亡。其发生率为0.4%～10%，围生儿病死率高达20%～30%。

一、病因

凡胎先露不能完全与骨盆上口衔接者均可发生脐带脱垂。有以下常见原因。

1. 胎位异常

特别是臀位，其中以足先露为多见，其他包括横位、面先露或额先露等。

2. 早产

因为胎儿小，胎先露高浮于骨盆上口之上，或已衔接但不能完全填满骨盆上口，先露与骨盆之间仍有空隙，可导致脐带从其空隙脱出。

3. 多胎妊娠

因常伴有胎位异常、羊水过多、胎膜早破或早产，发生脐带脱垂者要比单胎妊娠高近5～6倍。

4. 头盆不称

无论是骨盆狭窄，还是因胎头方位异常或胎头过大的相对头盆不称，由于先露不能与骨盆上口完全衔接，导致脐带有可能从其间隙脱出。

5. 羊水过多

常引起先露高浮不能入盆，一旦胎膜破裂，由于宫内压力较大，大量羊水涌出时，脐带易随之脱出。

6. 脐带过长或脐带附着位置低

过长过低的脐带易超过先露抵达骨盆上口。

7. 人为因素

主要指人工破膜时操作不当，如先露未入盆者人工破膜、宫缩期大孔破膜，易导致脐带脱出。

二、分类

按其程度不同可分为三类。

1. 脐带先露

脐带先露又称脐带前置，是在胎膜未破时，脐带位于先露前方。当宫口部分扩张后，阴道检查时可触及脐带在前羊膜囊内。

2. 脐带隐性脱垂

脐带滑至胎头或面部与骨盆之间，胎膜未破时很难发现，常在阴道检查中才可发现。

3. 脐带脱垂

胎膜已破，脐带超过先露部，并经宫颈口进入阴道内或降至阴道口外，多为脐带先露的结果。

三、诊断

脐带脱垂常发生在第一、二产程，临产前很少发生（少于 5%）。可根据以下情况诊断。

（1）产时直接看到脐带脱至阴道内或阴道口外。

（2）阴道检查或肛门检查时，能触及条索状有动脉搏动的脐带。

（3）胎心监护或胎心听诊时，发现胎心有变化，常为减速，在改变产妇体位时可以缓解，提示脐带受压情况，很可能是隐性脐带脱垂。

（4）将胎先露向盆腔方向按压时，出现胎心变化，提示脐带受压。

（5）B 超检查，常能在临产前提示胎儿先露前方脐带声像，可认为是脐带先露。如能用阴道探头更能清楚显示。

（6）胎膜破裂后发生胎心变化，应做阴道检查，了解有无脐带先露或脱垂。

四、处理

1. 高危因素者的预防

如孕妇有胎位异常、先露高浮、胎儿过小、早产、双胎或多胎、羊水过多及胎膜早破等高危因素，应有脐带脱垂发生的思想准备。除了应及早住院外，还应做好监护，发现胎心异常及时行阴道检查。对于已胎膜早破者，尤其是先露未入盆者，应保持卧床，必要时抬高床尾。在做人工破膜时，应在宫缩间隙时行高位小孔破膜，使羊水缓慢流出，并及时听胎心有无变化。

2. 产前 B 超检查

提示有脐带先露者，应提早入院，如胎儿已足月成熟，可于临产前后选择性剖宫产，以免发生脐带脱垂。

3. 第一产程

如发生脐带脱垂或脐带先露，胎儿存活者，应抬高臀部，取头低臀高位。如脐带脱出阴道外，应先将其小心还纳入阴道内，避免冷空气刺激，引起脐血管痉挛，同时立即就地行剖宫产术以挽救胎儿。如宫口已开大，但未开全，胎膜已破，脐带脱入阴道内者，除上述抬高臀部外，对胎头先露者还应消毒外阴阴道后，用手托住胎头，以减少胎头对脐带的压迫，同时注意脐动脉搏动情况，直至立即行剖宫产将胎儿娩出为止。如果在实施手术前脐动脉搏动已消失，提示胎儿已死亡，则只好放弃手术，待其自然分娩，尽量减少对产妇的损伤。

4. 第二产程

如发现脐带脱垂，且胎儿存活者，应立即行产钳助产或行胎头吸引术，及时娩出胎儿。

5. 臀位脐带脱垂

如先露已入盆且宫口已开大，可密切监护胎心变化，随时因胎心变化立即行剖宫产或臀位牵引术。因臀位脐带脱垂时，先露对脐带的压迫相对小一些，有时直至胎儿娩出，胎心都无变化。如果先露高，宫口未开大，则无须长时间等待，可行剖宫产术结束分娩。

6. 脐带还纳术

此术目前多数学者不主张实施，因其成功率低，且易延误时机，失去抢救胎儿的机会。在以往的实施中，多因产时宫缩压力的作用，以及还纳时造成的先露与骨盆之间隙增大，导致越还纳越使脐带脱出更多。现已基本予以废除，以剖宫产取而代之。除非在无剖宫产条件的情况下，应急使用之。

（朱小红）

第六节　产后出血

产后出血是指胎儿娩出后 24 小时内失血量超过 500 mL，是分娩期常见的严重并发症，居我国产妇死亡原因首位。其发病率占分娩总数 2% ~ 3%。产后出血可发生在三个时期，即胎儿娩出后至胎盘娩出前、胎盘娩出至产后 2 小时及产后 2 小时至 24 小时，多发生在前两期。产后 2 小时内失血量占产后 24 小时内失血量的 74.7%。由于分娩时测量和收集失血量存在一定的困难，估计失血量偏少，实际发病率更高。引起产后出血的主要原因为子宫收缩乏力、胎盘因素、软产道损伤及凝血功能障碍。在诊断中应予高度重视，值得注意的是近年来在抢救产科大量汹涌出血时，如果在彻底止血前只补充晶体及红细胞，还会引起稀释性凝集病。

一、子宫收缩乏力

宫缩乏力性出血依然是产后出血的主要原因，占 70% ~ 90%，及时有效地处理宫缩乏力性产后出血，对降低孕产妇死亡率十分关键。

（一）病因与发病机制

引起子宫收缩乏力性产后出血的原因有多种，凡是影响子宫收缩和缩复功能的因素都可引起子宫乏力性产后出血，常见的有：全身因素、子宫局部因素、产程因素、产科并发症、内分泌及药物因素等。

1. 全身因素

孕妇的体质虚弱，妊娠合并心脏病、高血压、肝脏疾病、血液病等慢性全身性疾病均可致产后宫缩乏力。另外，产妇可因产程中对分娩的恐惧及精神紧张和产后胎儿性别不理想等精神因素使大脑皮质功能紊乱，加上产程中进食不足及体力消耗，水电解质平衡紊乱，均可导致宫缩乏力。

2. 子宫局部因素

（1）子宫肌纤维过度伸展：如多胎妊娠、巨大儿、羊水过多等，使子宫肌纤维失去正常收缩能力。

（2）子宫肌壁损伤：经产妇使子宫肌纤维变性，结缔组织增生影响子宫收缩。急产、剖宫产和子宫肌瘤剔除术后，都可因子宫肌壁的损伤影响宫缩。

（3）子宫病变：子宫畸形（如双角子宫、残角子宫、双子宫等）、子宫肌瘤、子宫腺肌病等，均能引起产后宫缩乏力。

3. 产程因素

产程延长、滞产、头盆不称或胎位异常试产失败等，都可引起继发性宫缩乏力，导致产后出血。

4. 产科并发症

妊娠期高血压疾病、宫腔感染、胎盘早剥、前置胎盘等可因子宫肌纤维水肿、子宫胎盘卒中、胎盘剥离面渗血、子宫下段收缩不良等引起宫缩乏力性产后出血。

5. 内分泌失调

产时和产后，产妇体内雌激素、缩宫素及前列腺素合成与释放减少，使缩宫素受体数量减少，肌细胞间隙连接蛋白数量减少。子宫平滑肌细胞 Ca^{2+} 浓度降低，肌浆蛋白轻链激酶及 ATP 酶不足，均可影响肌细胞收缩，导致宫缩乏力。

6. 药物影响

产前及产时使用大剂量镇静剂、镇痛剂及麻醉药，如吗啡、氯丙嗪、硫酸镁、哌替啶、苯巴比妥钠等，都可以使宫缩受到抑制而发生宫缩乏力性产后出血。

（二）临床表现

子宫收缩乏力性产后出血可发生在胎盘娩出前也可以在胎盘娩出后，胎盘娩出后阴道多量流血及失血性休克等相应症状，是产后出血的主要临床表现。主要表现为胎盘娩出后阴道流血较多，按压宫底有血块挤出。也可以没有突然大量的出血，但有持续的中等量出血，直到出现严重的血容量不足，产妇可出现烦躁、皮肤苍白湿冷、脉搏细弱、脉压缩小等休克症状。

（三）诊断

1. 估计失血量

胎盘娩出后 24 h > 500 mL 可诊断产后出血。估计失血量的方法有以下几种。

（1）称重法：失血量（mL）=［胎儿娩出后的接血敷料湿重（g）－接血前敷料干重（g）］/1.05（血液比重 g/mL）。

（2）容积法：用产后接血容器收集血液后，放入量杯测量失血量。

（3）面积法：可按接血纱块血湿面积粗略估计失血量。

（4）监测生命体征、尿量和精神状态。

（5）休克指数法，休克指数 = 心率 / 收缩压（mmHg）。

（6）血红蛋白含量测定，血红蛋白每下降 10 g/L，失血 400 ~ 500 mL。但是产后出血早期，由于血液浓缩，血红蛋白值常不能准确反映实际出血量。

2. 确诊条件

（1）出血发生于胎盘娩出后。

（2）出血为暗红色或鲜红色，伴有血块。

（3）宫底升高，子宫质软、轮廓不清，阴道流血多或剖宫产时，可以直接触到子宫呈疲软状。按摩子宫及应用缩宫剂后，子宫变硬，阴道流血可减少或停止。

（4）除外产道裂伤、胎盘因素和凝血功能障碍因素所致产后出血。

（四）处理

宫缩乏力性产后出血的处理原则为：正确估计失血量和动态监护、针对病因加强宫缩、止血、补充血容量、纠正失血性休克、预防多器官功能衰竭及感染。

1. 正确估计出血量和动态监护

准确估计失血量是判断病情和选择实施抢救措施的关键。估计失血量大于或可能大于 500 mL 时，须及时采取必要的动态监护措施，如：凝血功能、水电解质平衡，持续心电监护，持续监测血压、脉搏等生命体征；必要时可以连续检测血红蛋白浓度及凝血功能。

2. 处理方法

（1）子宫按摩或压迫法：可采用经腹按摩或经腹经阴道联合按压。经腹按摩方法为，胎盘娩出后，术者一手的拇指在前、其余四指在后，在耻区按摩并压迫宫底，挤出宫腔内积血，促进子宫收缩；经腹经阴道联合按压法为，术者一手戴无菌手套伸入阴道握拳置于阴道前穹隆，顶住子宫前壁，另一只手在腹部按压子宫后壁，使宫体前屈，两手相对紧压并均匀有节律地按摩子宫；剖宫产时可以手入腹腔，直接按摩宫底，增强子宫收缩。按摩时间以子宫恢复正常收缩并能保持收缩状态为止，同时要配合应用宫缩剂。

（2）宫缩剂的应用：①缩宫素，为预防和治疗产后出血的一线药物。治疗产后出血方法为：缩宫素 10 U 肌内注射、子宫肌层或宫颈注射，以后 10 ~ 20 U 加入 500 mL 晶体液中静脉滴注，给药速度根据患者的反应调整，常规速度 250 mL/h，约 80 mU/min。静脉滴注能立即起效，但半衰期短（1 ~ 6 min），故需持续静脉滴注。缩宫素应用相对安全，大剂量应用时可引起高血压、水钠潴留和心血管系统不良反应；一次大剂量静脉注射未稀释的缩宫素，可导致低血压、心动过速和（或）心律失常，甚至心搏骤停，虽然合成催产素制剂不含抗利尿激素，但仍有一定的抗利尿作用，大剂量应用特别是持续长时间静脉滴注可引起水中毒。因缩宫素有受体饱和现象，无限制加大用量反而效果不佳，并可出现不良反应，故 24 h 总量应控制在 60 U 内。②卡前列素氨丁三醇为前列腺素 $F_{2\alpha}$ 衍生物（15-甲基 $PGF_{2\alpha}$），引起全子宫协调有力的收缩。用法为 250 μg（1 支）深部肌内注射或子宫肌层注射，3 min 起作用，30 min 达作用高峰，可维持 2 h；必要时可重复使用，总量不超过 8 个剂量。此药除可引起肺气道和血管痉挛外，另外的不良反应有腹泻、高血压、呕吐、高热、颜面潮红和心动过速。哮喘、心脏病和青光眼患者禁用，高血压患者慎用。③米索前列醇，是前列腺素 E_1 的衍生物，可引起全子宫有力收缩，应用方法：米索前列醇 200 ~ 600 μg 顿服或舌下给药，口服 10 min 达高峰，2 h 后可重复应用，米索前列醇不良反应者恶心、呕吐、腹泻、寒战和体温升高较常见；高血压，活动性心、肝、肾脏病及肾上腺皮质功能不全者慎用，青光眼、哮喘及过敏体质者禁用。

（3）手术治疗：在上述处理效果不佳时，可根据患者情况和医师的熟练程度选用下列手术方法。

宫腔填塞：有宫腔水囊压迫和宫腔纱条填塞两种方法，阴道分娩后宜选用水囊压迫，剖宫产术中选用纱条填塞。宫腔填塞后应密切观察出血量、子宫底高度、生命体征变化等，动态监测血红蛋白、凝血功能的状况，以避免宫腔积血，水囊或纱条放置 24 ~ 48 h 后取出，要注意预防感染。

B-Lynch 缝合：适用于宫缩乏力性产后出血，子宫按摩和宫缩剂无效并有可能切除子宫的患者。方法：将子宫托出腹腔，先试用两手加压观察出血量是否减少以估计 B-Lynch 缝合成功止血的可能性，加压后出血基本停止，则成功可能性大，可行 B-Lynch 缝合术。下推膀胱腹膜返折进一步暴露子宫下段。应用可吸收线缝合，先从右侧子宫切口下缘 2 ~ 3 cm、子宫内侧 3 cm 处进针，经宫腔至距切口上缘 2 ~ 3 cm、子宫内侧 4 cm 出针；然后经距宫角 3 ~ 4 cm 宫底将缝线垂直绕向子宫后壁，于前壁相应位置进针进入宫腔横向至左侧后壁与右侧相应位置进针，出针后将缝线垂直通过宫底至子宫前壁，与右侧相应位置分别于左侧子宫切口上、下缘缝合。收紧两根缝线，检查无出血即打结。然后再关闭子宫切口。子宫放回腹腔观察 10 min，注意下段切口有无渗血，阴道有无出血及子宫颜色，若正常即逐层关腹。B-Lynch 缝合术后并发症的报道较为罕见，但有感染和组织坏死的可能，应掌握手术适应证。

盆腔血管结扎：包括子宫动脉结扎和髂内动脉结扎。子宫血管结扎适用于难治性产后出血，尤其是剖宫产术中宫缩乏力性出血，经宫缩剂和按摩子宫无效，或子宫切口撕裂而局部止血困难者。推荐五步血管结扎法：单侧子宫动脉上行支结扎；双侧子宫动脉上行支结扎；子宫动脉下行支结扎；单侧卵巢子宫血管吻合支结扎；双侧卵巢子宫血管吻合支结扎。髂内动脉结扎术手术操作困难，需要由盆底手术熟练的妇产科医师操作。适用于宫颈或盆底渗血、宫颈或阔韧带出血、腹膜后血肿、保守治疗无效的产后出血，结扎前后需准确辨认髂外动脉和股动脉，必须小心勿损伤髂内静脉，否则可导致严重的盆底出血。

经导管动脉栓塞（transcatheter arterial embolization，TAE）：①适应证，经保守治疗无效的各种难治性产后出血，生命体征稳定。②禁忌证：生命体征不稳定、不宜搬动的患者；合并有其他脏器出血的DIC；严重的心、肝、肾和凝血功能障碍；对对比剂过敏者。③方法：局部麻醉下行一侧腹股沟韧带中点股动脉搏动最强点穿刺，以Seldinger技术完成股动脉插管。先行盆腔造影，再行双侧髂内动脉及子宫动脉造影，显示出血部位及出血侧子宫动脉，大量对比剂外溢区即为出血处。迅速将导管插入出血侧的髂内动脉前干，行髂内动脉栓塞术（internal iliac artery embolization，IIAE）或子宫动脉栓塞术（uterine artery embolization，UAE），二者均属经导管动脉栓塞术（transcatheter arterial embolization，TAE）的范畴。固定导管，向该动脉注入带抗生素的吸收性明胶海绵颗粒或吸收性明胶海绵条或吸收性明胶海绵弹簧钢圈后，直至确认出血停止，行数字减影成像技术（DSA）造影证实已止血成功即可，不要过度栓塞。同法栓塞对侧。因子宫供血呈明显的双侧性，仅栓塞一侧子宫动脉或髂内动脉前干将导致栓塞失败。临床研究结果表明术中发生的难治性产后出血以髂内动脉结扎术和子宫切除术为宜。而术后或顺产后发生的顽固性出血可选择髂内动脉栓塞术。对于复发出血者，尚可再次接血管栓塞治疗。

子宫切除术：适用于各种保守性治疗方法无效者。一般为次全子宫切除术，如前置胎盘或部分胎盘植入宫颈时行子宫全切除术。操作注意事项：由于子宫切除时仍有活动性出血，故需以最快的速度"钳夹、切断、下移"，直至钳夹至子宫动脉水平以下，然后缝合打结，注意避免损伤输尿管。对子宫切除术后盆腔广泛渗血者，用大纱条填塞压迫止血并积极纠正凝血功能障碍。

3. 补充血容量纠正休克

产妇可因出血量多，血容量急剧下降发生低血容量性休克。在针对病因加强宫缩和止血的同时，应积极纠正休克。建立有效静脉通道，监测中心静脉压、血气、尿量，补充晶体平衡液及血液、新鲜冰冻血浆等，有效扩容纠正低血容量性休克。对于难治性休克，在补足血容量后可给予血管活性药物升压。另外可短期大量使用肾上腺皮质激素，有利于休克的纠正。在积极抢救，治疗病因之后，达到以下状况时，可以认为休克纠正良好：出血停止；收缩压 > 90 mmHg；中心静脉压回升至正常；脉压 > 30 mmHg；脉搏 < 100 次 / 分；尿量 > 30 mL/h；血气分析恢复正常；一般情况良好，皮肤温暖、红润，静脉充盈，脉搏有力。

4. 预防多器官功能障碍

严重的宫缩乏力性产后出血可发生凝血功能障碍，并发 DIC，继而发生多脏器功能衰竭。休克和多脏器功能衰竭是产后出血的主要死因，因此治疗宫缩乏力性产后出血时需注意主要脏器的功能保护。明显的器官功能障碍应当采用适当的人工辅助装置，如血液透析、人工心肺机等。

5. 预防感染

产妇由于大量出血而机体抵抗力降低，且抢救过程中难以做到完全无菌操作，因此，有效止血和控制病情同时还需应用足量的抗生素预防感染。

（五）预防

重视产前保健、积极治疗引起产后宫缩乏力的疾病、正确处理产程、加强产后观察，可有效降低宫缩乏力性产后出血的发生率。

（1）加强孕期保健，定期产检，发现有引起宫缩乏力性产后出血的高危因素及时入院诊治。

（2）积极预防和治疗产科并发症及妊娠合并症。

（3）正确处理产程，重视产妇休息及饮食，防止疲劳及产程延长；合理使用子宫收缩剂及镇静剂；对孕妇进行精神疏导，减少精神紧张情绪。对有发生宫缩乏力性产后出血可能者适时给予宫缩剂加强宫缩。

（4）加强产后观察，产后产妇应在产房中观察 2 小时，仔细观察产妇的生命体征、宫缩及阴道流血情况，发生异常及时处理。离开产房前鼓励产妇排空膀胱，鼓励产妇与新生儿早接触、早吸吮，能反射性引起子宫收缩，减少出血量。

二、胎盘因素所致出血

（一）概述

胎盘因素是导致产后出血的第二大原因，仅次于子宫收缩乏力，文献报道占产后出血总数的 7% ~ 24%。近年来由于剖宫产及宫腔操作增加，胎盘因素所致产后出血的比例有明显上升趋势，成为严重产后出血且必须切除子宫的最常见原因。主要包括胎盘剥离不全、胎盘剥离后滞留、胎盘嵌顿、胎盘粘连、胎盘植入、胎盘和（或）胎膜残留以及前置胎盘等。

（二）分类

1. 胎盘剥离不全

多见于宫缩乏力或第三产程处理不当，如胎盘未剥离而过早牵拉脐带或刺激子宫，使胎盘部分自宫壁剥离，影响宫缩，剥离面血窦开放引起出血不止。

2. 胎盘剥离后滞留

多由宫缩乏力或膀胱充盈等因素影响胎盘下降，胎盘从宫壁完全剥离后未能排出而潴留在宫腔内影响子宫收缩。

3. 胎盘嵌顿

由于使用宫缩剂不当或第三产程过早及粗暴按摩子宫等，引起宫颈内口附近子宫肌呈痉挛性收缩，形成狭窄环，使已全部剥离的胎盘嵌顿于宫腔内，影响子宫收缩致出血。

4. 胎盘粘连

在引起产后出血的胎盘因素中胎盘粘连最常见，胎儿娩出后胎盘全部或部分粘连于子宫壁上，不能自行剥离，称为胎盘粘连，易引起产后出血。胎盘粘连包括所有胎盘小叶的异常粘连（全部胎盘粘连），累及几个胎盘小叶（部分胎盘粘连），或累及一个胎盘小叶（灶性胎盘粘连）。

5. 胎盘植入

胎盘植入指胎盘绒毛因子宫蜕膜发育不良等原因而植入子宫肌层，临床上较少见。根据胎盘植入面积又可分为完全性与部分性两类。其发生与既往有过宫内膜损伤及感染有关，绒毛可侵入深肌层达浆膜层甚至穿透浆膜层形成穿透性胎盘，可引起子宫自发破裂。

6. 胎盘小叶、副胎盘和（或）胎膜残留

部分胎盘小叶、副胎盘或部分胎膜残留于宫腔内，影响子宫收缩而出血。常因过早牵拉脐带、过早用力揉挤子宫所致。

7. 胎盘剥离出血活跃

胎盘剥离过程中出血过多。

8. 胎盘早剥

子宫卒中，子宫肌纤维水肿，弹性下降，易引起宫缩乏力而致产后出血。

9. 前置胎盘

在引起剖宫产产后出血的胎盘因素中，最常见的即前置胎盘。前置胎盘易并发产后出血原因主要有以下三点：首先在胎盘前置时，胎盘附着于子宫下段或覆盖于子宫颈中，其附着部位肌肉薄弱或缺乏，胎盘剥离后，不能有效收缩关闭血管，从而导致出血不止，引起产后出血；其次前置胎盘易发生胎盘粘连及植入肌层，胎盘剥离时出血较多；最后是当胎盘附着于子宫前壁时，切开子宫很容易损伤胎盘而出血。

（三）高危因素

在蜕膜形成缺陷的情况下胎盘粘连比较常见，许多临床资料显示发生胎盘粘连、植入、滞留、前置胎盘与多胎、多产、炎症、化学药物刺激、机械损伤等因素造成子宫内膜损伤有密切关系。随着人工流产次数的增多，胎盘因素所引起的产后出血也逐渐增多，多次吸宫或刮宫过深损伤子宫内膜及其浅肌层可造成再次妊娠时子宫蜕膜发育不良，因代偿性扩大胎盘面积或增加覆着深度以摄取足够营养，使胎盘粘连甚至植入发生率增加。另外，子宫内膜面积减少可引起胎盘面积增加或发生异位形成前置胎盘造成产后大出血。部分患者由于人工流产术中无菌技术操作不严或过早性生活引起子宫内膜炎。

（四）临床特点

胎盘因素导致的产后出血一般表现为胎盘娩出前阴道多量流血，常伴有宫缩乏力，子宫不呈球状收缩，宫底上升，脐带不下移。胎盘娩出、宫缩改善后出血停止。出血的特点为间歇性，血色暗红，有凝血块。胎盘小叶或副胎盘残留是在胎儿娩出后胎盘自然娩出，但阴道流血较多，似子宫收缩不良，应仔细检查胎盘是否完整和胎膜近胎盘周围有无血管分支或有无胎盘小叶缺如的粗糙面。完全性胎盘粘连或植入在手取胎盘前往往出血极少或不出血，而在试图娩出胎盘时可出现大量出血，甚至有时牵拉脐带可导致子宫内翻。胎盘嵌顿时在子宫下段可发现狭窄环。胎盘嵌顿引起的产后出血比较隐匿，出血量与血流动力学的改变不相符。

B超声像特征：正常产后子宫声像图为子宫体积明显增大，宫壁均匀增厚，内膜显示清晰。单纯胎盘残留与胎盘粘连均表现为宫腔内光点密集及边缘轮廓较清晰的光团，提示胎盘胎膜瘤。胎盘植入则表现为宫腔内见胎盘组织样回声，其与部分子宫肌壁关系密切，局部子宫肌壁明显薄于对侧。

（五）治疗措施

1. 胎盘剥离不全及粘连

绝大多数可徒手剥离取出。手取胎盘的方法为在适当的镇痛或麻醉下，一手在腹壁按压固定宫底，另一手沿着脐带通过阴道进入子宫。触到胎盘后，即用手掌尺侧进入胎盘边缘与宫壁之间逐步将胎盘与子宫分离，部分残留用手不能取出者，用大号刮匙刮取残留物，最好在B超引导下刮宫。若徒手剥离胎盘时，手感分不清附着界限则切忌以手指用力分离胎盘，因很可能是完全性胎盘粘连或胎盘植入。

2. 完全性胎盘粘连

完全性胎盘粘连或胎盘植入以子宫切除为宜。若出血不多需保留子宫者可保守治疗，子宫动脉栓塞术或药物（氨甲蝶呤或米非司酮）治疗都有较好效果。

（1）药物治疗：①米非司酮：是一种受体水平抗孕激素药物，它能抑制滋养细胞增生，诱导和促进其凋亡，能引起胎盘绒毛膜滋养层细胞周期动力学发生明显变化，阻断细胞周期的运转，从而抑制滋养层细胞的增生过程，引起蜕膜和绒毛组织的变性。用法：米非司酮 50 mg 口服，3 次 / 天，共服用 12 d。② MTX：MTX 用法 10 mg 肌内注射，1 次 / 天，共 7 d；或 MTX 1 mg/kg 单次肌内注射。如血 β–hCG 下降不满意一周后可重复一次用药。③中药治疗：生化汤主要成分有当归 8 g，川芎 3 g，桃仁 6 g，炙甘草 5 g，蒲黄 5 g，红花 6 g，益母草 9 g，泽兰 3 g，炮姜 6 g，南山植 6 g，五灵脂 6 g，水煎服，每日 1 剂，2次 / 天，5 d 为 1 个疗程。

（2）盆腔血管栓塞术由经验丰富的放射介入医生进行，其栓塞成功率可达 95%。对还有生育要求的产妇，可避免子宫切除。介入栓塞的方法是局部麻醉下将一导管置入腹主动脉内，应用荧光显影技术确定出血血管，并放入可吸收的吸收性明胶海绵栓塞出血血管，达到止血目的。若出血部位不明确，可将吸收性明胶海绵入髂内血管。此法对多数宫腔出血有效。

3. 胎盘剥离后滞留

首先导尿排空膀胱，用手按摩宫底使子宫收缩，另一手轻轻牵拉脐带协助胎盘娩出。

4. 胎盘嵌顿

在子宫狭窄环以上者，可在静脉全身麻醉下，待子宫狭窄环松解后，用手取出胎盘当无困难。

5. 胎盘剥离出血活跃

胎盘剥离过程中出现阴道大量流血需立即徒手剥离胎盘娩出，并给予按摩子宫及应用宫缩制剂。

6. 前置胎盘剥离面出血

前置胎盘剥离面出血者，可 "8" 字缝合剥离面止血。或用神经垂体后叶素 6 U 稀释于 20 mL 生理盐水中，于子宫内膜下多点注射，显效快，可重复使用，无明显不良反应。B–lynch 缝合术也是治疗前置胎盘产后出血较好的保守治疗手段。胎盘早剥子宫卒中并有凝血功能障碍者，要输新鲜血浆，补充凝血因子。Fg < 1.5 g/L 时，输纤维蛋白原，输 2 ~ 4 g，可升高 1 g/L，BPC < 50×10^9/L，输 BPC 悬液。

7. 宫腔填塞术

前置胎盘或胎盘粘连所导致的产后出血，填塞可以控制出血。宫腔填塞主要有两类方法，填塞球囊或填塞纱布。可供填塞的球囊有专为宫腔填塞而设计的，能更好地适应宫腔形状，如 Bakri 紧急填塞球囊导管；原用于其他部位止血的球囊，并不十分适合宫腔形状，如森 – 布管、Rusch 泌尿外科静压球囊导管；利用产房现有条件的自制球囊，如手套或避孕套。宫腔填塞纱布是一种传统的方法，其缺点是不易填紧，且因纱布吸血而发生隐匿性出血，建议统一使用规格为 10 cm×460 cm 长的纱布，所填入纱布应于 24 h 内取出，宫腔填塞期间须予抗生素预防感染；取出纱条前应先使用缩宫素，促进子宫收缩，减少出血。

（六）预防措施

加强婚前宣教，做好计划生育，减少非意愿妊娠，减少人工流产次数，以降低产后出血的发生率。为了预防产后出血，重视第三产程的观察和处理，胎儿娩出后配合手法按摩子宫，正确及时使用缩宫药物，以利胎盘剥离排出，密切观察出血量，仔细检查胎盘、胎膜娩出是否完整，胎膜边缘有无断裂的血管残痕，如有，应在当时取出。胎盘未娩出前有较多阴道流血或胎儿娩出后 10 min 未见胎盘自然剥离征象时，要及时实施宫腔探查及人工剥离胎盘术，可以减少产后出血。有文献报道第三产程用米索前列腺醇 400 μg + 生理盐水 5 mL 灌肠，能减少产后出血量。

对于前置胎盘者，尤其是中央型及部分型前置胎盘，需做好产后出血抢救的各项准备工作，应由有经验的高年资医师上台参与手术，手术者术前要亲自参与 B 超检查，了解胎盘的位置及胎盘下缘与子宫颈内口的关系，选择合适的手术切口，从而有效降低产后出血的发生率，术中要仔细检查子宫颈内口是否有活动性出血，因为有可能发生阴道出血但宫腔无出血而掩盖了出血现象。

三、软产道损伤

（一）概述

软产道损伤是指子宫下段、子宫颈、阴道、盆底及会阴等软组织在分娩时所引起的损伤。在妊娠期间，软产道组织出现一系列生理性改变，如子宫、阴道、盆底等处的肌纤维增生和肥大，软产道各部的血管增多与充血，淋巴管较扩张，结缔组织变松软，以及阴道壁黏膜增厚、皱襞增多等，因而使软产道组织血液丰富，弹性增加，并且有一定的伸展性。由于这些变化，在分娩时能经受一定程度的压力和扩张，因而有利于胎儿的通过与娩出。但有时由于分娩过程所需的软产道扩张程度已超过最大限度，如娩出巨大胎儿时，或软产道本身有病变不能相应扩张，或在娩出胎儿的助产中操作不当，均可导致不同程度的软产道损伤。

（二）临床表现及诊断

胎儿娩出后出血，血色鲜红能自凝，出血量与裂伤程度以及是否累及血管相关，裂伤较深或波及血管时，出血较多。检查子宫收缩良好，则应仔细检查软产道可明确裂伤及出血部位。特别是急产、阴道助产、臀牵引手术产等，应全面检查会阴、阴道、宫颈以便明确是否有裂伤。有时产道裂伤形成血肿，造成隐性失血，小血肿无症状，若大血肿位于腹膜后及阔韧带等部位，表现为分娩后及剖宫产术后出现心慌、头晕、面色苍白、皮肤湿冷、血压下降、脉搏细速、尿量减少、阴道出血不多、子宫收缩正常、按压子宫无明显血液流出，B 超检查有助于明确诊断。

（三）分类及处理

1. 会阴阴道裂伤

阴道壁和会阴部的裂伤，是产妇在分娩时最常见的并发症。阴道、会阴裂伤按损伤程度可分为 4 度：Ⅰ度裂伤是指会阴部皮肤及阴道入口黏膜撕裂；Ⅱ度裂伤指裂伤已达会阴体筋膜及肌层，累及阴道后壁膜，向阴道后壁两侧沟延伸并向上撕裂，解剖结构不易辨认；Ⅲ度裂伤指裂伤向会阴深部扩展，肛门外括约肌已断裂，直肠黏膜尚完整；Ⅳ度裂伤指肛门、直肠和阴道完全贯通，直肠肠腔外露，组织损伤严重。发生会阴裂伤后，应立即修补、缝合，缝合时应按解剖层次缝合，注意缝至裂伤底部，避免遗留无效腔，更要避免缝线穿过直肠黏膜，否则将形成瘘管。同时缝合时必须注意止血及无菌操作，避免发生血肿及感染。对于Ⅲ、Ⅳ度裂伤，首先用 Allis 钳夹住括约肌断端（断裂时括约肌回缩），用 2-0 缝线间断缝合，然后用 3-0 缝线修补直肠，再行阴道黏膜、会阴部肌肉和皮肤缝合。术后注意应用抗生素预防感染。

2. 外阴、阴蒂裂伤

阴道分娩时，保护会阴不得当，仅注意保护会阴体，强力压迫后联合，忽略胎头仰伸助其成为俯屈状态，虽会阴未裂伤而导致外阴大小阴唇或前庭阴蒂裂伤小动脉破裂出血，分娩后应仔细检查，发现活动性出血用细线缝合。

3. 宫颈裂伤

宫口未开全时，产妇即用力屏气；宫缩过强，宫颈尚未充分扩张而已被先露部的压力所冲破；胎儿方位异常，如枕横位、枕后位、颜面位，宫颈着力不均匀造成损伤及先天性宫颈发育异常的产妇，行阴道助产手术或阴道手术的操作方法不够正确，如产钳之钳叶，误置在宫颈之外，或用产钳旋转胎头的方法不当；在第一产程时曾用力把宫颈托上，企图刺激宫缩与促使宫颈口迅速扩张。这些均有可能引起宫颈撕裂。

疑为宫颈裂伤应暴露宫颈直视下观察，若裂伤浅且无明显出血，可不予缝合并不做宫颈裂伤诊断，若裂伤深且出血多，有活动性出血，应用两把卵圆钳牵拉裂伤两侧的宫颈，在裂口顶端 0.5 cm 健康组织处先缝合一针，避免血管破裂出血形成血肿，之后间断缝合，最后一针应距宫颈外侧端 0.5 cm 处止，以减少日后发生宫颈口狭窄的可能性。若经检查宫颈裂口已达穹隆涉及子宫下段时，特别是 3 点、9 点部位的裂伤，可伤及子宫动脉，若勉强盲目缝合，还可能伤及输尿管和膀胱，此时应剖腹探查，结合腹部、阴道行裂伤修补术。

4. 阔韧带、腹膜后血肿

凡分娩后及剖宫产术后出现阴道出血正常、子宫收缩正常、按压子宫无明显血液流出，进行性贫血和剧烈腹痛伴腹部包块者应考虑本病的可能。超声波能检查出膀胱后由于出血形成的暗区或反光团块，并可探及子宫破裂处子宫壁不完整，该处可见到血肿暗区或中强反光团块及条索状反光带。较大的或伴有感染的血肿，需待血肿部分吸收或感染控制后才可见到此征象。阔韧带、后腹膜血肿的处理如下。

（1）保守治疗：监测生命体征，4~6 h复查血常规、凝血功能。B超检查动态观察血肿有无进行性增大。快速补充足够的血容量，抗休克治疗。

（2）急诊剖腹探查：腹膜后血肿是否需切开探查，须按其血肿范围、血流动力学相关指标变化情况来决定，不可以盲目地剖腹探查，增加手术的风险性。腹膜后血肿多由盆壁静脉丛、骨盆小血管出血形成，由于血肿能在腹膜后产生填塞及压迫作用，出血可能自行停止，此种血肿若切开，破坏后腹膜完整性，可引起无法控制出血的危险。若动态观察见血肿属稳定型，范围不大，张力小，无搏动等，无须切开探查。反之，观察见血肿属扩张型，范围大，张力高，有搏动，应及时切开探查并做相应处理。阔韧带血肿一般行剖腹探查止血。若由剖宫产术后所致的腹膜后血肿可拆除子宫下段切口可吸收缝线，重新全层连续缝合子宫下段切口，缝合子宫下段切口时超过子宫下段切口两侧1.5~2 cm，观察切口无出血，阔韧带、后腹膜血肿无增大后，常规关闭腹腔；若子宫破裂合并感染则切除子宫。另外，清理腹腔时不要彻底清理干净血肿，因为血肿可起到压迫作用，防止继续出血，如彻底清理，剥离面渗血更难处理。

（3）介入治疗：选择性子宫动脉栓塞术适用于阔韧带血肿难以找出子宫动脉者。可寻找出血部位，直接进行出血部位栓塞。

（4）术后加强抗感染对症治疗。

（四）预防

预防软产道损伤，应于产前综合评估胎儿大小及产道情况，及时发现巨大儿、畸形胎儿及发育异常的产道。及时正确处理产程，产妇临产后应密切观察宫缩情况、产程进展，勿使第一产程延长。提高接产技术，第二产程宫口开全，接产者在胎头拨露时帮助胎头俯屈，不可使胎头和胎肩娩出过快，并注意保护会阴，及时做会阴切开，防止会阴组织过度扩张，导致盆底组织破损，软产道撕裂出血。提高阴道手术助产技术，正确操作，减少助产对软产道的损伤。手术过程中动作轻柔，精确止血，尽可能避免因软产道损伤造成的产后出血。

四、凝血功能障碍

凝血功能障碍指任何原发或继发的凝血功能异常，均能导致产后出血。其抢救失败，是导致孕产妇死亡的主要原因。

（一）病因与发病机制

特发性血小板减少性紫癜、再生障碍性贫血、白血病、血友病、维生素 K 缺乏症、人工心脏瓣膜置换术后抗凝治疗、严重肝病等产科合并症可引起原发性凝血功能异常。胎盘早剥、死胎、羊水栓塞、重度子痫前期、子痫、HELLP 综合征等产科并发症，均可引起弥散性血管内凝血（DIC）而导致继发性凝血功能障碍。

正常凝血功能的维持依赖于凝血与抗凝血、纤溶与抗纤溶、血小板功能和血管内皮细胞功能四大系统的相互协调。正常妊娠时，若出现明显的血管内皮损伤、血小板活化增强、凝血酶原活性增加、高凝状态导致继发性纤溶亢进和抗纤溶活性增强，而这四个方面相互影响相互渗透，从而维持正常妊娠处于凝血与抗凝血、纤溶与抗纤溶的动态平衡中，即所谓的生理性高凝状态。当存在产科合并症或并发症时打破了这种平衡而出现凝血功能障碍。其主要机制如下。

（1）血管内皮细胞损伤、激活凝血因子XI，启动内源性凝血系统。

（2）组织严重破坏使大量组织因子进入血液，启动外源性凝血系统：创伤性分娩、胎盘早期剥离、死胎等情况下均有严重的组织损伤或坏死，大量促凝物质入血，其中尤以组织凝血活酶（tissue thromboplastin，即凝血因子Ⅲ，或称组织因子）为多。

（3）促凝物质进入血液：羊水栓塞时一定量的羊水或其他异物颗粒进入血液可以通过表面接触使因子Ⅻ活化，从而激活内源性凝血系统。急性胰腺炎时，蛋白酶进入血液能促使凝血酶原变成凝血酶。抗原抗体复合物能激活因子XI或损伤血小板引起血小板聚集并释放促凝物质（如血小板因子等）。补体的激活在 DIC 的发生发展中也起着重要的作用。

（4）血细胞大量破坏：正常的中性粒细胞和单核细胞内有促凝物质，在大量内毒素或败血症时中性粒细胞合成并释放组织因子；在急性早幼粒细胞性白血病患者，此类白血病细胞胞质中含有凝血活酶样物质，当白血病细胞大量坏死时，这些物质就大量释放入血，通过外源性凝血系统的启动而引起 DIC。内毒素、免疫复合物、颗粒物质、凝血酶等都可直接损伤血小板，促进它的聚集。微血管内皮细胞的损伤，内皮下胶原的暴露是引起局部血小板黏附、聚集、释放反应的主要原因。血小板发生黏附、释放和聚集后，除有血小板凝集物形成，堵塞微血管外，还能进一步激活血小板的凝血活性，促进 DIC 的形成。

（5）凝血因子合成和代谢异常：重症肝炎、妊娠脂肪肝、HELLP 综合征等疾病可导致凝血因子在肝脏的合成障碍，致使凝血因子缺乏，进而导致凝血功能障碍。

（6）血小板的减少：特发性血小板减少性紫癜和再生障碍性贫血，循环中血小板的减少，是导致凝血功能障碍的主要原因。

（二）临床表现

凝血功能障碍的主要临床表现为出血以及出血引起的休克和多器官功能衰竭。出血的发生时间随病因和病情进展情况而异，可在胎盘娩出前，亦可在胎盘娩出后。大多发现时已处于消耗性低凝或继发性纤溶亢进阶段，临床上可出现全身不同部位的出血，最多见的是子宫大量出血或少量持续不断的出血。开始还可见到血凝块，但血块很快又溶解，最后表现为血不凝。此外，常有皮下、静脉穿刺部位、伤口、齿龈、胃肠道出血或血尿。大量出血时呈现面色苍白、脉搏细弱、血压下降等休克的表现，呼吸困难、少尿、无尿、恶心、呕吐、腹部或背部疼痛、发热、黄疸、低血压、意识障碍（严重者发生昏迷）及各种精神神经症状等多器官功能衰竭的表现。

（三）诊断及实验室检查

凝血功能障碍，主要依靠临床表现结合病因及各种实验室检查来确诊。

1. 特发性血小板减少性紫癜

多见于成年女性，主要表现为皮肤黏膜出血。轻者仅有四肢及躯干皮肤的出血点、紫癜及瘀斑、鼻出血、牙龈出血，严重者可出现消化道、生殖道、视网膜及颅内出血。实验室检查，通常血小板 $< 100 \times 10^9/L$，骨髓检查，巨核细胞正常或增多，成熟型血小板减少，血小板相关抗体（PAIg）及血小板相关补体（PAC3）阳性，血小板生存时间明显缩短。

2. 再生障碍性贫血

主要表现为骨髓造血功能低下，全血细胞减少和贫血、出血、感染综合征。呈现全血细胞减少，正细胞正色素性贫血，网织红细胞百分数 < 0.01，淋巴细胞比例增高。骨髓多部位增生低下，幼粒细胞、幼红细胞、巨核细胞均减少，非造血细胞比例增高，骨髓小粒空虚。

3. 血友病

血友病是一组因遗传性凝血活酶生成障碍引起的出血性疾病，分为血友病 A、血友病 B 及遗传性因子 XI 缺乏症，其中血友病 A 最常见。血友病 A 发病基础是由于 F VII：C 缺乏，导致内源性途径凝血障碍。血友病 B 是由于缺乏 F IX，引起内源性途径凝血功能障碍。实验室检查，凝血时间（CT）通常正常或延长，活化部分凝血活酶时间（APTT）延长，简易凝血活酶生成实验（STGT）异常，凝血酶原生成实验（TGT）异常。可通过 TGT 纠正实验、F VII：C、F IX 活性及抗原测定进行分型。也可以行基因诊断确诊。

4. 维生素 K 缺乏症

一般情况下，维生素 K 缺乏症的发生率极低，其和长期摄入不足、吸收障碍、严重肝病及服用维生素 K 拮抗剂有关。人体内的凝血因子 F X、F IX、F Ⅶ，凝血酶原及其调节蛋白 PC、PS 等的生成，都需要维生素 K 参与。实验室检查，PT 延长、APTT 延长；F X、F IX、F Ⅶ、凝血酶原活性低下。

5. 重度肝病

肝脏是除 Ca^{2+} 和组织因子外，其他凝血因子合成的场所，重度肝病时，实验室检查多表现为肝损害的一系列生化改变，凝血酶原时间（PT）、APTT 延长和多种凝血因子的异常，甚至出现 DIC。

6. DIC

DIC 是胎盘早剥、死胎、羊水栓塞、重度子痫前期、HELLP 综合征等产科并发症引起产后出血的共同病理改变。通常血小板 $< 100 \times 10^9/L$ 或进行性下降；血浆纤维蛋白原含量 $< 1.5\ g/L$ 或进行性下降；3P 实验阳性或血浆 FDP $> 20\ mg/L$，或 D- 二聚体水平升高或阳性；PT 缩短或延长 3 s 以上，或 APTT 缩短或延长 10 s 以上。

（四）治疗

凝血功能障碍的处理原则为：早期诊断和动态监测，积极处理原发病，同时改善微循环，纠正休克，补充耗损的凝血因子，保护和维持重要脏器的功能。

1. 早期诊断和动态监测

及早诊断和早期合理治疗是提高凝血功能障碍所致产后出血救治成功率的根本保证。临床有凝血功能障碍高发的产科并发症和合并症或发生各种原因所致的产后出血，都应该及时进行相关出凝血指标的测定。同时在治疗过程中动态监测血小板、纤维蛋白原、纤维蛋白降解物、D- 二聚体、PT、APTT、凝血酶时间（TT）的变化，可以监控病情的演变情况指导临床治疗。

2. 积极治疗原发病

病因治疗是首要治疗原则，只有去除诱发因素，才有可能治愈凝血功能障碍所致的产后出血。

3. 纠正休克

出血隐匿时休克症状可能为首发症状：产妇可因出血量多，血容量急剧下降发生低血容量性休克。在针对病因加强宫缩和止血的同时，应积极纠正休克。建立有效静脉通道，监测中心静脉压、血气、尿量，补充晶体平衡液及血液、新鲜冰冻血浆等，有效扩容纠正低血容量性休克。对于难治性休克，在补足血容量后可给予血管活性药物升压。另外可短期大量使用肾上腺皮质激素，有利于休克的纠正。在积极抢救，治疗病因之后，达到以下状况时，可以认为休克纠正良好：出血停止；收缩压 > 90 mmHg；中心静脉压回升至正常；脉压 > 30 mmHg；脉搏 < 100 次 / 分；尿量 > 30 mL/h；血气分析恢复正常；一般情况良好，皮肤温暖、红润，静脉充盈，脉搏有力。

4. 补充凝血因子

各种病因引起的凝血功能障碍中，大都有凝血因子的异常。因此积极补充凝血因子和血小板是治疗的一项重要措施。可通过输注新鲜冰冻血浆、凝血酶原复合物、纤维蛋白原、冷沉淀（含Ⅷ因子和纤维蛋白原）、单采血小板、红细胞等血制品来解决。

（1）血小板：血小板低于（20 ~ 50）× 10^9/L 或血小板降低出现不可控制的渗血时使用。可输注血小板 10 U，有效时间为 48 h。

（2）新鲜冰冻血浆：是新鲜抗凝全血于 6 ~ 8 h 内分离血浆并快速冰冻，几乎保存了血液中所有的凝血因子、血浆蛋白、纤维蛋白原。使用剂量 10 ~ 15 mL/kg。

（3）冷沉淀：输注冷沉淀主要为纠正纤维蛋白原的缺乏，如纤维蛋白原浓度高于 1.5 g/L 不必输注冷沉淀。冷沉淀常用剂量 1 ~ 1.5 U/10 kg。

（4）纤维蛋白原：输入纤维蛋白原 1 g 可提升血液中纤维蛋白原 25 mg/dL，1 次可输入纤维蛋白原 2 ~ 4 g。

（5）凝血酶原复合物，含因子 Ⅴ、Ⅶ、Ⅸ、Ⅹ，可输注 400 ~ 800 U/d。

（6）近年研究发现，重组活化凝血因子Ⅶa（recombinant activated factor Ⅶa，rFⅦa）可用于治疗常规处理无效的难治性妇产科出血性疾病，并取得了满意疗效。产后出血患者应用 rFⅦa 的先决条件是：①血液指标。血红蛋白 > 70 g/L，国际标准化比率（INR）< 1.5，纤维蛋白原 ≥ 1 g/L，血小板 ≥ 50 × 10^9/L。②建议用碳酸氢钠提升血液 pH 至 ≥ 7.2（pH ≤ 7.1 时，rFⅦa 有效性降低）。③尽可能恢复体温至生理范围。rFⅦa 应用的时机是：①无血可输或拒绝输血时。②在代谢并发症或器官损伤出现之前。③在子宫切除或侵入性操作前。推荐的用药方案是：初始剂量是 40 ~ 60 μg/kg，静脉注射；初次用药 15 ~ 30 min 后仍然出血，考虑追加 40 ~ 60 μg/kg 的剂量；如果继续有出血，可间隔 15 ~ 30 min 重复给药 3 ~ 4 次；如果总剂量超过 200 μg/kg 后效果仍然不理想，必须重新检查使用 rFⅦa 的先决条件，只有实施纠正措施后，才能继续给 100 μg/kg。

5. 肝素的应用

在 DIC 高凝阶段主张及早应用肝素，禁止在有显著出血倾向或纤溶亢进阶段应用肝素。

6. 抗纤溶药物的应用

在 DIC 患者中，可以在肝素化和补充凝血因子的基础上应用抗纤溶药物，如：氨基己酸、氨甲环酸、氨甲苯酸等。

7. 重要脏器功能的维持和保护

凝血功能障碍性产后出血是产后出血处理中最难治的特殊类型，除了按常规的产后出血处理步骤和方法进行外，更要注重原发病因素的去除和 DIC 的纠正，同时要注重重要脏器功能的保护，才能提高抢救的成功率，降低孕产妇死亡率。

五、稀释性凝集病所致的产科出血

（一）概述

稀释性凝集病是指大失血时由于只补充晶体及红细胞导致血小板缺失及可溶性凝集因子的不足，引起的功能性凝集异常。在妊娠期（如胎盘早剥时），更常见于产后期（如子宫收缩乏力性继发性出血），可由于大量汹涌出血，输血、输液不能止血反而造成稀释性凝集病，其原因是储存的血液和红细胞制品缺乏 V、Ⅷ、Ⅺ因子，血小板和全部可溶血液凝固因子，故严重的出血不输注必要的血液成分止血因子，将会导致低蛋白血症、凝血酶原和凝血激酶时间延长。

（二）临床特点

一般认为，失血时输入不含凝血因子的液体和红细胞达 1 个循环血量时，血浆中凝血因子和血小板浓度会下降至开始值的 37%，在交换 2 个循环血量之后会降低至基础浓度的 14%，便发生稀释性凝集病。在这种情况下第一个下降的凝血因子是纤维蛋白原（FIB），因此，稀释性凝集病的严重程度可以从纤维蛋白原浓度估计，但要除外纤维蛋白原下降的其他原因（如弥漫性血管内凝血，DIC）。研究显示，大量输血使凝血酶原标准单位（INR）和部分凝血活酶时间比率（APTT 比率）增高到 1.5 ~ 1.8 时，血浆因子 V 和Ⅵ通常降低到 30% 以下。故有人将 INR 和 APTT 比率增加到对照值 1.5 ~ 1.8，成为稀释性凝血障碍的诊断和实施治疗干预的临界值。由于对大量输血所致稀释性凝血障碍一直未有一致的诊断标准，目前多以 INR 和 APTT 比率增加到 1.5 ~ 1.8、FIB < 1 g/L，同时伴创面出血明显增加作为诊断依据。

如果失血量超过 1 个血容量就可以发生消耗性凝血障碍如 DIC 或稀释性凝集病，但 DIC 并不常见。DIC 的诊断依据是全部凝血参数均明显异常。DIC 可出现低纤维蛋白血症，血小板减少症和部分凝血活酶时间（APTT）、凝血酶原时间（PT）延长。由于 DIC 继发产生纤溶，可以检出纤维蛋白崩解后散落的亚单位 – 栓溶二聚体（D-Dimers），对 DIC 最特异的试验是 D-Dimers，稀释性凝集病虽也表现血小板减少症，低纤维蛋白血症及 APTT、PT 延长，但 D-Dimers 试验阴性。DIC 的纤维蛋白原降解产物（FDP）比稀释性凝集病高，对 DIC 也较敏感，但不如 D-Dimers 特异。

（三）处理

纠正稀释性凝集病主要是补充新鲜冰冻血浆（FFP）、冷沉蛋白、新鲜血或浓缩血小板。目前临床上最容易得到的是 FFP，当凝血障碍伴 APTT 和 PT 显著延长或 FIB 明显减少时应首选 FFP。因为 FFP 含有生理浓度的所有凝血因子，70 kg 成人输入 1 UFFP（250 mL）通常可改善 PT 5% ~ 6% 和 APTT1%，按 15 mL/kg 输入 FFP 可使血浆凝血因子活性增加 8% ~ 10%。为了获得和维持临界水平以上的凝血因子，推荐短期内快速输入足够剂量的 FFP 如 5 ~ 20 mL/kg。发生稀释性凝集病时第一个下降的凝血因子是纤维蛋白原，如果单独输入 FFP 不足以提供所需纤维蛋白原时应考虑采用浓缩纤维蛋白原 2 ~ 4 g，或含有纤维蛋白原、因子Ⅷ和 Avon Willebrand 因子的冷沉淀。在治疗稀释性凝集病的过程中，血细胞比容（Hct）下降会增加出血危险，尤其是有血小板减少症时，因此不要推迟红细胞的输注，有建议稀释性凝血障碍时应设法提高 Hct 到高于 70 ~ 80 g/L 的氧供临界水平。多数大出血患者在交换了 2 个血容量之后会出现血小板减少症，故血小板计数如果低于 50×10^9/L，应当输血小板治疗。输 1 个单位血小板一般可升高血小板（5 ~ 10）$\times 10^9$/L。重组的Ⅶ激活因子（rⅦa，诺七）与组织因子（TF）相互作用能直接激活凝血，产生大量的凝血酶，因为 TF 全部表达在破损血管的内皮，促凝作用不会影响全身循环。因此在严重稀释性凝集病中，应早期给予 rⅦa。

综上所述，妊娠期（如胎盘早剥时）及产后期（如子宫收缩乏力性继发性出血）大量汹涌出血的患者，要防止稀释性凝集病的发生。如果 FIB < 1 g/L，INR 和 APTT 比率 > 1.5 ~ 1.8 及创面出血增加，应考虑稀释性凝血障碍。处理首选 FFP，必要时给予 FIB、血小板或其他凝血因子制品。

（朱小红）

羊水栓塞，胎儿宫内窘迫

一、病历摘要

姓名：×××　　性别：女　　年龄：30 岁

主诉：孕 10 月余。

现病史：孕 3 产 1 流 1，平素月经规律，月经周期 28 ~ 30 天，LMP 2020-08-05，预产期 2020-05-12，停经 1 月余自测尿妊娠试验阳性提示早孕，早孕反应伴有恶心呕吐等，持续 2 月余自行好转。NT，唐筛均正常，OGTT 未查。孕 4 月余自觉胎动，孕期胎动正常，孕晚期无头痛、头晕、眼花、视物模糊、双下肢水肿等症状。现孕 10 月余，现来我院待产，以"足月产"为诊断收住入科。

二、查体

体格检查：T 36.5℃，P 76 次 / 分，R 20 次 / 分，BP 110/85 mmHg，心肺听诊无异常，腹膨隆如孕足月，肝脾肋缘下未触及，脊柱四肢无畸形，双下肢无水肿。

产科检查：宫高 33 cm，腹围 95 cm，头先露。胎心音 142 次 / 分，律齐。骨盆外测量各径线均正常，外阴发育正常，阴道通畅，宫口未开，未见红及破水。

辅助检查：彩超示（2020-05-15 我院）晚妊单胎存活头位（枕右前），羊水量多。

三、诊断

1. 初步诊断

羊水过多；宫内孕 40^{+6} 周；孕 3 产 1 流 1。

2. 鉴别诊断

（1）肺栓塞。

（2）心肌梗死：产妇心电图。

（3）药物引起的过敏性反应：用药之后发生的过敏反应，可出现瘙痒、过敏性休克症状。产妇在产程中未用药物，此可以鉴别。

（4）子痫：一般产妇孕期血压增高，产妇出现头痛，视物模糊，突然昏迷，两目上视，手足抽搐全身强直，少顷即醒，醒后复发，甚至昏迷不醒，表现牙关紧闭，口角面部肌肉颤动双手紧握，抽搐时呼吸暂停，面色青紫。与当时发生症状不符，可鉴别。

（5）脑血管意外。

3. 最后诊断

宫内孕 40^{+6} 周，ROA，脐绕颈两周，羊水栓塞，产后大出血，失血性贫血，子宫全切术后，孕 3 产 1 流 1 剖 1。

四、诊疗经过

患者于 05-18 12：30 有自发宫缩，胎心好，严密观察，随时到产房待产。05-18 16：10 待产过程中逐渐有宫缩，于 16：00 宫口开全，破膜后，在用力分娩过程中产妇突然全身无力，不能配合宫缩使劲，随之面色发绀反应迟钝。血压 85/60 mmHg，胎心音 60 次 / 分。紧急给地塞米松 10 mg，建立双静脉通路送入手术室。术前诊断：羊水栓塞，胎儿宫内窘迫，临产，足月产，孕 3 产 1 流 1。立即通知手术室麻醉科，输血科，新生儿科，科主任及科护士长。开启绿色通道，在手术室插管全麻下行子宫下段剖宫产 + 子宫全切术，取耻上织切口，常规开腹，于子宫下段横弧形剪开膀胱子宫腹膜反折，切开子宫肌层，破膜，见羊水清，吸净羊水后纯性延长切口，以 ROA 助娩一活男婴，脐绕颈两周，缓解断脐后交台下处理，评分1分钟1分，迅速插管抢救，5分钟3分，由新生儿科医师带管抱入新生儿重症监护室。宫体肌注缩宫素20 U，胎盘胎膜娩出完整，宫缩差，针孔出血不止，考虑有DIC，告知家属建议子宫切除，家属签字同意即术。探查双侧附件无异常，盆腔手术部位及切口下弥漫性渗血，仔细止血，放置盆腔引流管，清点纱布、器械对数无误后，常规关腹。手术过程顺利，术中出血约4500 mL，输悬浮红细胞8 U，血浆600 mL，冷沉淀12 U，引流尿量约1000 mL，术中补液晶体800 mL，林格3000 mL，羟乙基淀粉1000 mL，地塞米松100 mg，术中在麻醉科主任及多名麻醉师、产科产房手术护士长带领多名护士及助产士协助下维持血压稳定，麻醉满意，术后未清醒带气管插管送入重症监护室，术后特级护理。急查血常规，血红蛋白84 g/L，稽查肝肾功能，电解质，凝血四项，D-二聚体，C-反应蛋白。术后诊断：羊水栓塞，DIC，失血性休克，失血性贫血。术后注意事项：注意引流管通畅及引流量，阴道出血量，监测生命体征，给予抗感染、补液等对症处理。

术后第二天，神清精神可，面色微红，思维清晰交流正常，呼吸平稳，连续心电监护生命体征正常平稳，仍腹胀气，听诊肠鸣音恢复，肛门未排气，腹部切口敷料清洁干燥，无渗出，盆腔引流管引流出血液约30 mL，挤压引流管未见血液流出。尿液呈淡黄色量正常。诉口干，可适量饮水。11：50转出监护室，继续吸氧心电监护，观察各管道通畅情况及引流量，肛门已排气，仍腹胀，给四磨汤口服液口服，适量饮水。17：00有粘痰不易咳出，无咳嗽、瘙痒等不适，给药物化痰，观察。05-21 10：12患者神清精神较好，一般情况可，生命体征正常平稳，检查腹胀较前减轻，继续口服四磨汤口服液。术后第四天，精神较好，腹腔引流管无引流物，予以拔除，消毒包扎。术后第七天，一般情况好，能在病房内自由活动，腹软，全腹无压痛。肠鸣音好，食欲食量正常，大小便正常，腹部切口拆线见愈合好，左下腹引流管口尚未完全愈合，周围无红肿，消毒包扎继续观察。乳汁正常分泌，顺利挤出自服。

术后第九天，一般情况好，病房内自由活动，饮食大小便均正常，乳汁正常产生挤出自服，复查血常规HB 95 g/L，嘱适当加强营养，适度活动晒太阳，注意产褥期卫生。术后11天腹部切口愈合良好。

五、出院情况

患者一般情况良好，未诉不适。查体：生命体征平稳，心肺听诊无异常，肝脾肋缘下未触及。腹部切口拆线，2/甲愈合。

六、讨论

羊水栓塞（amniotic fluid embolism，AFE）是由于羊水进入母体血液循环，而引起的肺动脉高压、低氧血症、循环衰竭、弥散性血管内凝血（DIC）以及多器官功能衰竭等一系列病理生理变化的过程。以起病急、病情凶险、难以预测、病死率高为临床特点，是极其严重的分娩并发症。发病率（1.9～7.7）/10万，死亡率19%～86%。高龄初产、经产妇宫颈裂伤、子宫破裂、羊水过多、多胎妊娠、子宫收缩过强、急产、胎膜早破、前置胎盘、子宫破裂、剖宫产和刮宫术等可能是羊水栓塞的诱发因素。具体原因不明，可能与下列因素有关：羊膜腔内压力过高，血窦开放，胎膜破裂。羊水成分进入母体循环是羊水栓塞发生的先决条件：①过敏样反应羊水中的抗原成分可引起Ⅰ型变态反应。在此反应中肥大细胞脱颗粒、异常的花生四烯酸代谢产物包括白三烯、前列腺素、血栓素等进入母体血液循环，出现过敏样反应。②肺动脉高压羊水中的有形物质形成小栓子及其刺激肺组织产生和释放血管活性物质，使肺血管反射性痉挛，致使肺动脉高压，直接使右心负荷加重，导致急性右心扩张及充血性右心衰竭。③炎症损伤。④弥散性血管内凝血（DIC）。产妇是在分娩过程中，羊水破裂后急剧发生全身无力，不能配合宫缩使劲，随之面色发绀反应迟钝。诊断明确，处理原则是维持生命体征和保护器官功能。应立即保持呼吸道通畅，尽早实施面罩吸氧，气管插管，避免呼吸和心搏骤停。维持血流动力学稳定，保证心排出量和血压稳定，避免过度输液。解除肺动脉高压，抗过敏早期应用大剂量糖皮质激素有价值。纠正凝血功能，积极处理产后出血，补充凝血因子包括输注大量新鲜血、血浆、冷沉淀、纤维蛋白原等，全面检测血压、呼吸、心率、血氧饱和度、动脉血气和凝血功能。产科处理，发生于分娩前，考虑立即终止妊娠，紧急实施剖宫产。出现凝血功能障碍时果断迅速实施子宫切除术。注意神经系统保护，积极防止感染及对症支持治疗。预防：正确使用缩宫素，防止宫缩过强。人工破膜在宫缩间歇期进行。产程中避免产伤，子宫破裂，子宫颈裂伤。降低死亡率关键是早诊断，早治疗。

（牛　静）

胎盘粘连，产后大出血

一、病历摘要

姓名：×××　　性别：女　　年龄：42岁

主诉：孕9月余，下腹坠痛伴见红2天。

现病史：孕4产2流1，平素月经规律，月经周期28～30天，LMP 2016-09-01，预产期2017-06-08。停经1月余自测尿妊娠试验阳性提示早孕，早孕反应不明显，孕4月余自觉胎动，孕期胎动正常，孕晚期无头痛、头晕、眼花、视物模糊、双下肢水肿等症状，现孕9月余，2天前下腹坠痛伴见红，现来我院，以"足月产"为诊断收住入科。

二、查体

体格检查：T 36.2° C，P 74 次 / 分，R 20 次 / 分，BP 110/70 mmHg，心肺听诊无异常，腹膨隆如孕足月，肝脾肋缘下未触及，脊柱四肢无畸形，双下肢无水肿。

产科检查：宫高 36 cm，腹围 100 cm，LOA，头先露。胎心音 140 次 / 分，律齐。骨盆外测量各径线均正常，外阴发育正常，阴道通畅，宫口开大 3 cm，未见红及破水。

辅助检查：我院彩超示宫内晚孕单活（枕左前）；胎盘成熟度 II + 级；羊水量正常；脐绕颈一周。血常规：血红蛋白 81 g/L，白细胞 10.54×10^9/L，中性粒细胞 7.94%（升高）。

三、诊断

1. 初步诊断

宫内孕 41 周；孕 4 产 2 流 1。

2. 鉴别诊断

（1）胎盘植入：指胎盘组织不同程度地侵入子宫肌层的一组疾病。根据胎盘绒毛侵入于子宫肌层深度分为：①胎盘粘连，胎盘绒毛粘于子宫肌层表面；②胎盘植入，胎盘绒毛深入子宫肌壁间；③穿透性胎盘植入，胎盘绒毛穿过子宫肌层到达或超过子宫浆膜层。也可根据植入面积分成完全性和部分性胎盘植入。无典型临床表现与体征，临床诊断主要依据高超声和（或）磁共振检查。

（2）子宫破裂：常见原因是瘢痕子宫及先露部下降受阻。主要临床表现为腹痛、病理性缩复环及胎心异常。一旦确诊应尽快剖宫产终止妊娠。子宫破裂指在妊娠晚期或分娩期子宫体部或子宫下段发生破裂，是直接危及产妇及胎儿生命的严重并发症。穿透性胎盘植入发生子宫破裂时可表现为持续腹痛。症状不符，可鉴别。

（3）子宫内翻：子宫内翻是一种比较少见的产科并发症，是指在分娩的过程中，如果子宫底部向宫腔内陷入，甚至子宫颈翻出，这种情况就称为子宫内翻。当产妇在分娩的过程中，由于子宫过于松弛或者宫颈松弛等原因，以及脐带过短、过度牵拉宫体或者暴力助产等情况，都可能会导致发生子宫内翻。子宫内翻产妇可能会出现剧烈的下腹痛，以及不规则阴道流血。我们可以通过体征，比如在妇科检查过程中，发现组织物脱出到宫颈，或者通过 B 超检查来协助诊断。

（4）羊水栓塞：是由于羊水进入母体血液循环而引发的肺动脉高压、低氧血症、循环衰竭、弥漫性血管内凝血以及多器官功能衰竭等一系列病理生理变化的过程。羊水栓塞临床表现典型的，是以骤然出现的低氧血症、低血压和凝血功能障碍为特征，会有一些前驱症状，如呼吸急促，胸痛，憋气，寒战，呛咳，头晕，乏力，心慌，恶心，呕吐，麻木，针刺样感觉，焦虑，烦躁和濒死感，胎心减速，胎心基线变异消失。重视前驱症状有助于及时识别羊水栓塞。不典型羊水栓塞，表现不典型，仅出现低血压，心律失常，呼吸短促，抽搐，急性胎儿窘迫，心脏骤停，产后出血，凝血功能障碍等。当其他原因不能解释，应考虑羊水栓塞。症状不同，可鉴别。

3. 最后诊断

宫内孕 41 周；孕 4 产 3 流 1；胎盘粘连；产后出血。

四、诊疗经过

将产妇送入产房待产，后产妇 21：45 分娩一活婴。羊水浑浊，脐绕颈一周，出生后 1 分钟阿氏评分 9 分，5 分钟评分 10 分。查外观无畸形，皮肤红润，哭声响亮，呼吸平稳，心肺听诊正常，四肢肌张力正常，脐部无渗血。按新生儿护理，按需喂养，常规预防接种。胎儿娩出后立即给予肌注缩宫素 20 U，胎儿娩出后 30 分钟胎盘未娩出。评估胎盘粘连，在无菌技术下行人工剥离胎盘术，并清理宫腔，子宫收缩差，阴道出血约 400 mL，给予米索前列醇片 0.4 mg。持续按摩子宫。建立双静脉通路，立即补液 2000 mL，给予心电监护，血压 89/59 mmHg，血氧饱和度 92%，给予吸氧后升至 98%，急查血常规：白细胞 18.55×10^9/L，中性粒 93.4%，红细胞 2.54×10^{12} g/L，血红蛋白 71 g/L。仔细检查宫颈无血肿无撕裂，缝合阴道壁裂伤，无血肿无出血。继续观察过程中再次出现子宫收缩乏力，阴道出血量约 500 mL。给予持续子宫按摩，通知备血，悬浮红细胞 4 U，血浆 400 mL，同时卡前列素氨丁三醇注射液 250 μg 肌注，缩宫素 20 U 宫底肌注，留置尿管，一级护理，记出入量，严密观察子宫收缩及阴道出血情况。再次查房时，T 37.0℃，P 98 次/分，R 20 次/分，BP 120/70 mmHg，产妇一般情况可，双肺呼吸音清，未闻及干湿啰音，心律齐，各瓣膜听诊区未闻及病理性杂音，全腹无压痛、反跳痛及肌紧张，子宫收缩好，宫底脐下一横指，恶露量少，色暗红。听诊肠鸣音正常。停用心电监护，吸氧，改为二级护理，拔除尿管。给予抗炎补液，及对症处理。产妇诉头痛，行脑部 CT 检查示：右侧上颌窦及筛窦炎症，考虑真菌性；左侧下鼻甲黏膜稍肿胀。子宫附件彩超示子宫体积大，盆腔积液，宫腔积液。入上一级医院咨询，示可观察。继续抗炎及对症治疗。后头疼缓解子宫收缩好，新生儿一般情况好。

五、出院情况

产妇一般情况好，心肺听诊无异常，子宫收缩好，宫底脐上两指，恶露量少，色暗红。新生儿哭声响亮，吸吮有力，二便正常，皮肤轻度黄染，呼吸平稳，心肺听诊无异常，腹软，脐带无渗血，四肢肌张力好。随母出院，告知注意事项不适随诊。

六、讨论

产后出血是指胎儿娩出后 24 小时内，阴道分娩者出血量 > 500 mL，剖宫产者 > 1000 mL，是分娩严重并发症，是我国孕产妇死亡的首要原因。严重产后出血是指胎儿娩出后 24 小时内出血量 > 1000 mL；难治性产后出血指经过宫缩剂、持续性子宫按摩或按压等保守措施无法止血，需要外科手术，介入治疗甚至切除子宫的严重产后出血。国内外文献报道产后出血的发病率为 5% ~ 10%，但由于临床上估计的产后出血量往往比实际出血量低，因此产后出血的实际发病率更高。

（一）病因

子宫收缩乏力、胎盘因素、软产道裂伤及凝血功能障碍是产后出血的主要原因。这些原因可共存，相互影响或互为因果。比如子宫收缩乏力是产后出血最常见的原因。胎儿娩出后，子宫肌纤维收缩和缩复使胎盘剥离面迅速缩小，血窦关闭，出血，控制任何影响子宫肌收缩和缩复功能的因素，均可引起子宫收缩乏力性出血。常见因素有产妇精神过度紧张，产程延长使体力消耗过多，妊高征，高龄，肥胖，多胎，巨大儿，羊水多，产次过多，剖宫产史，子宫肌瘤，子宫畸形，临产后过多使用镇静剂、麻醉剂或子宫收缩抑制剂等。子宫收缩乏力时，宫底升高，子宫质软，轮廓不清，阴道流血多。应用宫缩剂及按摩子宫后，子宫变硬，阴道出血少或停止。胎盘滞留：胎盘多在胎儿娩出后 15 分钟内娩出，若 30 分钟后仍不排出，将导致出血。胎盘嵌顿，胎盘剥离不全，胎盘植入，胎盘部分残留，软产道裂伤（软产道严重裂伤，血肿），凝血功能障碍，表现为阴道流血，严重者出现失血性休克、严重贫血等相应症状。

（二）诊断

胎儿娩出后胎盘未娩出，胎盘部分剥离，在无菌技术下徒手清宫。清出胎盘发现胎盘粘连。娩出后检查基本完整，无副胎盘。在无菌技术下器械清宫，清出少量组织。发现子宫收缩乏力，聚血计出血 400 mL。积极宫底注射缩宫素，并给予口服米索前列醇片 0.4 mg。持续按摩子宫。双静脉通路，检查宫颈无裂伤无血肿会阴无破裂出血时，阴道再次出血 400 mL。积极备血配血悬浮红细胞 4 U，血浆 400 mL，同时卡前列素氨丁三醇注射液 250 μg 肌注，缩宫素 20 U 宫底肌注，留置尿管，一级护理，记出入量，严密观察子宫收缩及阴道出血情况。

（三）处理

针对出血原因，迅速止血，补充血容量，纠正失血性休克，防止感染。

（四）预防

产前预防，加强围产保健，预防及治疗贫血，对有可能发生产后出血的高危人群进行一般转诊和紧急转诊。产时预防，密切观察产程进展，防止产程延长，正确处理第二产程，积极处理第三产程。产后出血多发生在产后2小时内，故胎盘娩出后，密切监测生命体征，鼓励产妇排空膀胱，与新生儿早接触，早吸吮以便能反射性引起子宫收缩减少出血量。

（牛　静）

第十一章　产科超声诊断

第一节　正常妊娠

一、早孕期超声表现

1. 妊娠囊

正常妊娠囊（gestational sac，GS）位于宫腔中上部，周边为一完整、厚度均匀的强回声环，厚度不低于 2 mm，这一强回声壁由正在发育的绒毛与邻近的蜕膜组成。早早孕时，妊娠囊表现为子宫内膜内极小的无回声，有人将此称为"蜕膜内征"。随着妊娠囊的增大，形成特征性的"双绒毛环征"或"双环征"。这一征象在妊娠囊平均内径为 10 mm 或以上时能恒定显示。

当妊娠囊内未见卵黄囊或胚胎时，须与假妊娠囊鉴别。假妊娠囊轮廓不规则或不清楚，形状与宫腔一致，囊壁回声低，厚度不一，无"双环征"，内无胚芽和卵黄囊，有时可见少许点状回声。

2. 卵黄囊

卵黄囊（yolk sac，YS）是妊娠囊内超声能发现的第一个解剖结构。正常妊娠时，卵黄囊呈球形，囊壁薄呈细线状，中央为无回声，透声好，在 5 ~ 10 周，其大小稳步增长，最大不超过 6 mm，至孕 12 周时卵黄囊囊腔消失。

3. 胚芽及心管搏动

一般来说，胚芽（embryo）长为 4 ~ 5 mm 时，常规能检出心管搏动，相应孕周为 6 ~ 6.5 周，相应妊娠囊大小为 13 ~ 18 mm。胚芽长 ≥ 5 mm 仍未见胎心搏动时，提示胚胎停止发育。

4. 羊膜囊

早期羊膜囊（amniotic sac，AS）囊壁菲薄（厚 0.02 ~ 0.05 mm），超声常不能显示。孕 7 周以后加大增益或用高频阴道探头检查，可以清楚显示薄层羊膜，在绒毛膜腔内形成一球形囊状结构即为羊膜囊，胚胎则位于羊膜囊内。在头臀长达 7 mm 或以上时，正常妊娠常可显示弧形羊膜及羊膜囊，在超声束与羊膜垂直的部分更易显示出羊膜回声。一般在孕 12 ~ 16 周羊膜与绒毛膜全部融合，绒毛膜腔消失，羊膜不再显示。

5. 颈项透明层

颈项透明层（nuchal translucency，NT）是指胎儿颈部皮下的无回声带，位于颈后皮肤高回声带与深部软组织高回声带之间。这是早孕期尤其在早孕晚期，所有胎儿均可出现的一种超声征象。早孕期 NT 增厚与唐氏综合征的危险性增高有关。增厚的 NT 可以逐渐发展成为大的水囊瘤，可伴有或不伴有胎儿水肿。绝大部分胎儿 NT 增厚，没有明显的胎儿水肿。

NT 于 20 世纪 90 年代开始应用于临床，现已广泛用于筛查胎儿染色体异常，特别是唐氏综合征。据统计，利用 NT 及孕妇年龄可以筛查 75% 左右的唐氏综合征患儿。

（1）NT 检查时间：在 11 ~ 13^{+5} 周，此时头臀长相当于 45 ~ 84 mm。

（2）NT 测量方法：应取得胎儿正中矢切面图，并在胎儿自然姿势时测量 NT。应将图像尽量放大，使影像只显示胎儿头部及上胸，令光标尺轻微移动只会改变测量结果 0.1 mm。应在皮肤与颈椎上的软组织之间距离最宽的透明带位置测量，注意分辨胎儿皮肤及羊膜。

游标尺应放在定义 NT 厚度的界在线——横标尺不应放于颈部积水上，而应放置在强回声线的边界，直至两者融合而横标尺不易被察看到。应测量多次，并记录测量所得的最大数值。

有颈部脑脊膜膨出、颈部脐带时，注意辨认，避免误测。颈部脐带时，应测值上下端最宽距离，取两者的平均值。

（3）NT 判断标准：最近研究表明，早孕期胎儿 NT 正常值范围随孕周的增大而增大，因此，在早孕晚期与中孕早期测量 NT，显然不能使用同一个标准来判断。目前多数学者认为不同孕周使用不同截断值来判断更敏感且更具特异性，但目前大部分研究仍使用 NT ≥ 3 mm 为异常标准。Nicolaids 等研究结果表明随着头臀长的增大，NT 在第 5、第 25、第 75 和第 95 百分位数增大，第 99 百分位 NT 值为 3.5 mm。

二、中晚孕期超声表现

1. 胎儿头颅

胎儿头颅主要采用横切面检查。最重要、最常用的横切面有丘脑水平横切面、侧脑室水平横切面和小脑横切面，通过这 3 个切面可以观察颅内重要结构，包括大脑、丘脑、透明隔腔、第三脑室、侧脑室、脉络丛、小脑、小脑蚓部、颅后窝池等，测量双顶径和头围、侧脑室宽度、小脑横径等。

2. 胎儿脊柱

胎儿脊柱主要检查切面包括矢状切面、横切面及冠状切面。矢状切面上脊柱呈两行排列整齐的串珠状平行强回声带，从枕骨延续至骶尾部并略向后翘，最后融合在一起。在腰段膨大，两强回声带略增宽，两强回声带之间为椎管，其内有脊髓、马尾等。横切面上脊椎呈3个分离的圆形或短棒状强回声，2个后骨化中心较小且向后逐渐靠拢，呈"A"字形排列，前方中央较大者为椎体骨化中心。冠状切面上可见整齐排列的2条或3条平行强回声带，中间一条反射回声来自椎体，两侧的来自椎弓骨化中心。

3. 胎儿面部

可通过矢状切面、冠状切面及横切面来检查，主要的观察结构有双眼球及眼眶、上唇等。

4. 胎儿肢体骨骼

妊娠中期时羊水适中，胎动较活跃，四肢成像较好，此时期是检查胎儿四肢畸形的最好时期。四肢超声检查应遵循一定的检查顺序，对胎儿每条肢体从近段逐一追踪显示至远段，分别依次显示肱骨、尺骨、桡骨、手，股骨、胫骨、腓骨、足。

5. 胎儿胸部

观察胎儿的胸部最常用的切面是横切面，横切面上肺位于心脏两侧，两侧肺大小相近，呈实质性均匀中等回声，随妊娠进展，肺回声渐强。胎儿胸廓的大小与肺的大小有关，观察和测量胸廓的大小可以间接了解胎儿肺的发育情况。

6. 胎儿心脏

检查胎儿心脏的主要切面有四腔心切面、左心室流出道切面、右心室流出道切面、三血管切面或三血管气管切面、主动脉弓切面、动脉导管弓切面、上下腔静脉长轴切面等。通过这些切面观察胎儿心脏各个结构，包括左心房、右心房、左心室、右心室、主动脉、肺动脉、动脉导管、房间隔、卵圆孔及卵圆孔瓣、室间隔、二尖瓣、三尖瓣等。

7. 胎儿腹部

腹部脏器主要有肝、胆囊、胃、肠、双肾、膀胱。主要筛查切面有腹上区横切面、双肾横切面、脐孔切面、膀胱切面等。

8. 胎儿外生殖器

男胎外生殖器较女胎者易显示。胎儿生殖器在20周后94%～100%可正确辨认。男性可显示阴茎和阴囊，32周后睾丸下降，在阴囊内可显示双侧睾丸回声。女性可显示双侧大阴唇、小阴唇回声。

9. 胎盘

超声观察的内容包括胎盘着床位置、大小、数目、内部回声、成熟度、与宫颈内口关系、胎盘后方回声以及胎盘内多普勒血流情况等。一般情况下，胎盘厚度2.0～4.0 cm，超声测量胎盘厚度时应在近胎盘中心的横切面或纵切面上，垂直于胎盘内外缘测量最厚处厚度。

胎盘分级：临床上通常用胎盘分级来估计胎盘功能和胎儿成熟度，胎盘分级主要根据绒毛膜板、胎盘实质、基底膜3个部分的回声特征进行判断,见表11-1。

表 11-1　胎盘声像分级

级别	绒毛膜板	胎盘实质	基底膜
0 级	直而清晰,光滑平整	均匀分布,回声细微	分辨不清
I 级	出现轻微波状起伏	出现散在点状强回声	似无回声
II 级	出现切迹并伸入胎盘实质内,未达到基底膜	出现逗点状强回声	出现线状排列小点状强回声其长轴与胎盘长轴平行
III 级	深达基底膜	出现环状回声和不规则点状和团状强回声,后方伴声影	点状强回声增大,可融合相连,后方伴声影

10. 脐带

脐带横切面可显示2条脐动脉和1条脐静脉的横断面呈"品"字形排列,纵切面上表现为2条脐动脉围绕脐静脉呈螺旋状排列。整个孕期脐带长度几乎和胎儿身长一致,但超声不能确定正常妊娠脐带长度。脐动脉多普勒血流成像可评估胎盘 - 胎儿循环。脐动脉搏动指数(PI)、阻力指数(RI)及收缩期最大血流速度(S)与舒张末期血流速度(D)比值(S/D)均用来反映胎盘血管阻力,正常情况下PI、RI、S/D随孕周增大而降低,孕7周脐动脉阻力大,只可测到脐动脉收缩期血流信号,孕14周后,所有胎儿都应该出现舒张期血流,通常晚孕期S/D比值 < 3.0。

11. 羊水超声测量

(1)羊水指数:以母体脐部为中心,划分出左上、左下、右上、右下4个象限,声束平面垂直于水平面,分别测量4个象限内羊水池的最大深度,4个测值之和即为羊水指数(amniotic fluid index,AFI)。AFI ≥ 20.0 cm 时为羊水过多,AFI < 5.0 cm 时为羊水过少。

(2)最大羊水池深度:寻找羊膜腔内最大羊水池,内不能有肢体或脐带,声束平面垂直于水平面,测量其最大垂直深度即为最大羊水池深度(largest single pocket depth)。最大羊水池深度 < 2.0 cm 为羊水过少,最大羊水池深度 > 8.0 cm 为羊水过多。

12. 胎儿生物物理评分

胎儿生物物理评分主要应用于晚孕期评估胎儿是否存在宫内缺氧,通过实时超声持续观察 30 min 评价 4 项指标:胎儿呼吸样运动、胎动、肌张力及羊水量,总分8分(表11-2)。临床医师可根据评分做出相应的处理:8分,无明显缺氧改变,可于1周内或后再重复监测1次;6分,可能有缺氧,如胎肺成熟,宫颈条件好,予以引产;≤ 4分,胎儿宫内情况不良,特别是0 ~ 2分需终止妊娠。

表 11-2　胎儿生物物理评分

项目	2分（正常）	0分（异常）
FBM	30 min 内至少有 1 次且持续 30 s 以上	30 min 内无 FBM 或持续时间不足 30 s
FM	30 min 之内出现 3 次以上躯干、胎头或大的肢体活动	30 min 内出现 < 3 次躯干、胎头或肢体活动或无胎动
FT	胎儿躯干或肢体至少有 1 次伸展并恢复至原来的屈曲状态，手指推开合拢	无活动，胎儿肢体伸展不屈或胎动后不回复屈曲位
AFV	最大羊水池深度 ≥ 2 cm	最大羊水池深度 < 2 cm

（1）胎儿呼吸样运动：在实时超声观察下见胎儿胸廓或腹壁节律地运动为胎儿呼吸样运动（fetal breathing movement，FBM），也可经矢状切面观察膈肌的上下节律运动。

（2）胎动：胎动（fetal movement，FM）是指胎儿在宫内的活动，指躯体旋转及四肢运动。

（3）胎儿肌张力：正常情况下胎儿在宫内有一定张力，肌肉有一定的收缩性，肢体一般处于屈曲状态，胎体和肢体活动后又回复到原来的屈曲状态为正常的胎儿肌张力（fetal tone，FT）。

（4）羊水量（Amniotic fluid volume，AFV）：即羊膜腔内羊水容量，最大羊水池深度 ≥ 2 cm 为正常。

（黄社磊）

第二节　异常妊娠

一、流产

流产（abortion）是指妊娠不足 28 周、胎儿体重不足 1000 g 而终止者，发生在妊娠 12 周前称早期流产，发生在妊娠 12 周后称晚期流产。

1. 病理与临床

临床上分为先兆流产、难免流产、不全流产、完全流产、稽留流产。导致自然流产的病因很多，包括子宫畸形、染色体异常、孕妇内分泌失调（黄体功能不足、严重甲状腺疾病和糖尿病）、免疫因素、宫颈功能不全、母体传染性疾病、服用抗癌类药物、酗酒、外伤等，但 68% 的自然流产病因不明。

流产的主要临床症状：有停经史，妊娠试验阳性，阴道流血，腰背部酸痛，腹部阵发性疼痛。早期流产先出现阴道流血，而后出现腹痛。晚期流产先出现腹痛，后出现阴道流血。

大多数早期流产物由蜕膜和不成熟绒毛/胎盘组织混合，少数可同时见到胚胎/胎儿组织。晚期流产物可见胎儿及胎盘组织。

2. 超声表现

（1）先兆流产：子宫、妊娠囊、囊内胚芽或胎儿大小与停经孕周相符，有胎心搏动，宫颈内口紧闭。部分先兆流产患者可表现为妊娠囊一侧局限性新月形无回声区或云雾样低回声区。

（2）难免流产：宫颈内口已开，妊娠囊可部分下移至宫颈内口或宫颈管，妊娠囊变形呈"葫芦状"。胚胎停育后流产症状迟早会发生，也属难免流产。胚胎停育超声表现为妊娠囊变形，囊壁欠平滑；经腹部超声检查妊娠囊平均内径为 20 mm 或以上或经阴道超声检查妊娠囊平均内径为 8 mm 或以上时，未显示卵黄囊；经腹部超声检查妊娠囊平均内径为 25 mm 或以上时，未显示胚芽；经阴道扫查显示妊娠囊平均内径为 16 mm 或以上时，未显示胎心搏动；胚芽长 ≥ 5 mm 时，未显示胎心搏动。

（3）不全流产：部分妊娠物排出宫腔，宫腔内见不规则斑状、团状回声，CDFI 检查无明显血流信号，但相邻子宫肌层内可见局灶性血流信号。

（4）完全流产：妊娠物已全部排出，子宫内膜呈线状，宫腔内可有少许积血声像，无斑状或团块状回声。

（5）稽留流产：胚胎或胎儿已死亡，无胎心搏动；妊娠囊存在者，妊娠囊皱缩变形，囊壁回声减弱、变薄，内壁毛糙；妊娠囊消失者，宫腔内回声杂乱，不能分辨妊娠囊和胚胎结构，呈团块状实质性回声和低或无回声区杂乱分布。CDFI 检查团块状实性回声区及无回声区周边可见较丰富血流信号。宫颈内口未开，子宫较停经孕周小。

3. 鉴别诊断

（1）双胎妊娠：先兆流产伴宫内积血时需与双胎妊娠鉴别。双绒毛膜双胎妊娠可见 2 个妊娠囊声像，呈强回声环，形态规则，每个妊娠囊内均可见卵黄囊、胚芽。先兆流产时宫腔内的积血多呈新月形分布，强回声壁不明显，无回声区内无卵黄囊及胚芽。

（2）宫颈妊娠：难免流产妊娠囊下移至宫颈时应与宫颈妊娠鉴别。宫颈妊娠时，宫颈膨大，与宫体比例近 1∶1，甚至大于宫体，宫腔内膜增厚并蜕膜化，宫颈内口闭合，宫颈妊娠囊内可见胚芽和胎心搏动。

（3）异位妊娠：异位妊娠宫腔内积血可表现为假妊娠囊，需与胚胎停育的空妊娠囊鉴别，特别是异位妊娠包块较小，经腹超声易将假妊娠囊误诊为胚胎停育。假妊娠囊周边为子宫内膜，无"双环征"，形态与宫腔一致。

（4）葡萄胎：稽留流产需与葡萄胎鉴别，葡萄胎子宫大于停经月份，质地软，呈蜂窝状回声，CDFI 检查血流信号不明显。

4. 临床价值

超声医师可以通过妊娠囊、卵黄囊、胚芽、胎心搏动以及宫颈内口情况，结合停经史判断胚胎是否存活，如果超声检查不能确定胚胎存活，可结合血 hCG 检查。对超声诊断难免流产及稽留流产的，临床可以及时处理，避免盲目安胎，以致造成不全流产大出血，甚至宫内感染等。

二、异位妊娠

孕卵在子宫腔以外着床发育，称为异位妊娠（ectopic pregnancy）。

临床与病理：与异位妊娠有关的原因主要有盆腔炎症、输卵管结核、子宫内膜异位、输卵管手术、盆腔手术、宫内节育器、性激素与避孕药、血吸虫病、辅助生育技术、受精卵游走、输卵管发育异常、吸烟、多次流产史等。本病95%～98%发生在输卵管，其中80%发生在输卵管壶腹部，有时也可发生在腹腔、卵巢、宫颈等部位。

1. 输卵管妊娠（tubal pregnancy）

主要临床表现有停经史、腹痛、阴道流血、晕厥等；未破裂的输卵管妊娠无明显腹痛；流产型有腹痛但不剧烈；破裂型腹痛较剧烈，伴贫血；陈旧性输卵管妊娠不规则阴道流血时间较长，曾有剧烈腹痛，后呈持续性隐痛。体征：腹部压痛或反跳痛、一侧髂窝压痛、宫颈举痛（包括阴道超声检查时）、宫体增大柔软。后穹隆穿刺可抽出不凝血。

输卵管间质部妊娠（intramural pregnancy）是特殊、少见的输卵管妊娠，输卵管间质部肌层较厚，妊娠可维持至14～16周才发生破裂。临床表现多为妊娠14～16周时突发性腹痛，伴有脸色苍白、手脚冰冷、大汗淋漓等休克症状。

2. 腹腔妊娠（abdominal pregnancy）

患者常呈贫血貌，有早期妊娠时突然腹部剧痛或伴有少量阴道流血病史。如存活至足月，检查时可较清楚扪到胎儿肢体，却难以扪清子宫轮廓，胎心清晰。

3. 宫颈妊娠（cervical pregnancy）

多见于经产妇，有停经史及早孕反应，阴道流血，起初为血性分泌物或少量出血，继而出现大量阴道出血。出血多自孕5周开始，在孕7～10周出血常为大量出血。妇科三合诊检查宫颈明显增大。

4. 卵巢妊娠（ovarian pregnancy）

较罕见，与输卵管异位妊娠表现相似，同样有停经、腹痛、阴道出血、腹腔内出血、腹部压痛、反跳痛、后穹隆触痛等，临床上很难区分，但卵巢妊娠症状体征出现较早。

异位妊娠时子宫内膜对异位妊娠产生的激素有反应，腺体呈分泌亢进、蜕膜样变和局灶 Arias-Stella 反应。异位妊娠手术切除送检标本有绒毛、胚/胎儿组织或新鲜种植部位，卵巢妊娠囊壁上必须有卵巢组织，输卵管完整。

（一）输卵管妊娠

1. 超声表现

输卵管妊娠的共同声像图表现为子宫稍增大，子宫内膜明显增厚，但宫内无妊娠囊结构，有时可见宫腔内积液或积血，形成假妊娠囊声像图。根据输卵管妊娠症状的轻重、结局分为 4 种类型。

（1）未破裂型：附件区可见一类妊娠囊环状高回声结构，壁厚回声强，中央呈无回声，似"甜面圈"，故称为"甜面圈征"（Donut 征）。在类妊娠囊周围可记录到类滋养层周围血流频谱。停经 6 周以上经阴道超声扫查常可以观察到卵黄囊、胚胎和原始心管搏动。此期盆腔和腹腔多无积液声像。

（2）流产型：附件区可观察到边界不清、形态不规则混合回声包块，包块内有时可以辨认类妊娠囊结构，盆腔内可见积液，量较少。

（3）破裂型：附件区可见较大、形态不规则混合回声包块，无明显边界，内部回声紊乱，难以辨认妊娠囊结构，盆、腹腔内大量游离液体，内有大量细密点状回声或云雾样回声。

（4）陈旧型：附件区可见实质性不均匀中、高回声包块，边界清楚，包块内不能辨认妊娠囊结构，可有少量盆腔积液。CDFI 显示包块内血流信号不丰富。

输卵管间质部妊娠是一种较特殊的输卵管妊娠，与宫腔距离近，需要与宫角妊娠区分。超声表现为子宫内膜增厚，宫腔内无妊娠囊，宫底一侧向外突出一包块，内见妊娠囊结构，囊内可见胚芽或胎儿，妊娠囊周围有薄层肌组织围绕，但子宫内膜线在角部呈闭合状，子宫内膜与包块无连续关系。

2. 鉴别诊断

（1）难免流产：难免流产时宫腔内妊娠囊变形，强回声环变薄，回声减低，与输卵管妊娠宫腔积血形成的假妊娠囊相似，但难免流产的妊娠囊内有时可见变形的卵黄囊（直径多 > 7 mm）及胚芽，双侧附件区无包块表现。

（2）黄体破裂：多发生在月经周期后期，一般无停经史，突发腹痛。超声表现子宫未见明显增大，子宫内膜无明显增厚，患侧卵巢增大，可见不规则混合回声包块，盆、腹腔可见积液。血与尿 hCG 阴性。

（3）宫角妊娠：妊娠囊位于一侧宫角，妊娠囊与宫腔相连，子宫内膜在宫角部呈喇叭状，妊娠囊与内膜相连续。宫角妊娠有两种转归，如果大部分绒毛种植于宫腔内膜，妊娠过程中随着妊娠囊的增大，妊娠囊突入宫腔，成为正常妊娠，临床表现无特殊；若绒毛种植面正位于输卵管开口处，妊娠囊向输卵管间质部方向生长，则可发展成为输卵管间质部妊娠。

3. 临床意义

超声检查是辅助诊断输卵管妊娠的主要手段。经阴道超声检查较经腹检查能较早检出附件区包块，进而早期治疗，避免出现腹腔内大出血等危急情况。超声检查还能描述输卵管妊娠包块大小及盆腔出血多少，帮助临床医生确定治疗方案及手术方式。

（二）腹腔妊娠

1. 超声表现

宫腔内无妊娠囊或中、晚孕期宫颈纵切面难以显示宫颈与增大宫体肌壁组成的倒喇叭口声像。早期腹腔妊娠较难定位，因为妊娠囊可以异位到腹腔内任何部位。较大孕周的腹腔妊娠，妊娠囊或羊膜囊周围无光滑且较厚的低回声子宫肌壁包绕，胎儿与孕妇腹壁贴近。若胎儿死亡，胎体边界不清晰；由于羊水量不足，胎盘多处粘连及部分被肠管覆盖，胎盘呈边界不清的不均质性回声包块。

2. 鉴别诊断

（1）早期腹腔妊娠与输卵管妊娠不易鉴别：位于盆腔以外，如脾肾之间、肝肾之间的腹腔妊娠较易与输卵管妊娠鉴别。

（2）残角子宫妊娠：较大孕周的残角子宫妊娠由于妊娠囊周边的低回声肌层十分薄，难以与腹腔妊娠时妊娠囊周边的腹膜、大网膜包裹鉴别，易误诊为腹腔妊娠。但残角子宫妊娠包块经多切面扫查能够显示其与子宫相连的某些特征，腹腔妊娠包块不与子宫相连。

3. 临床意义

腹腔妊娠胎死腹腔时可引起继发感染、脓肿等并发症。超声检查是诊断腹腔妊娠的可靠方法，一经诊断，需及时剖宫取胎。

（三）宫颈妊娠

1. 超声表现

子宫体内无妊娠囊。宫颈增大，宫颈和宫体呈"葫芦样"改变，妊娠囊着床在宫颈管内。CDFI 显示宫颈肌层血管扩张，血流异常丰富。宫颈内口关闭。早早孕时期，宫颈可无明显增大而缺乏"葫芦样"特征。

2. 鉴别诊断

宫颈妊娠容易与难免流产妊娠囊脱落至宫颈管内相混淆。难免流产时宫腔内妊娠囊变形、下移，胚胎无胎心搏动，宫颈大小正常，宫颈内口张开，宫颈肌层无低阻的滋养血流信号。

3. 临床意义

临床早期诊断宫颈妊娠比较困难，容易误诊为难免流产，盲目刮宫易发生大出血。超声是诊断宫颈妊娠十分重要的辅助诊断方法，其准确率达80％以上。

（四）卵巢妊娠

1. 超声表现

超声诊断卵巢妊娠主要通过显示妊娠囊与卵巢的关系来诊断。卵巢妊娠未破裂时，超声扫查可见一侧卵巢增大，形态不规则，其内可见一小的环状强回声，卵巢周围无肿块。破裂后形成杂乱回声包块，与输卵管妊娠破裂难以鉴别。

2. 鉴别诊断

输卵管妊娠：未破裂型输卵管异位妊娠包块位于卵巢旁。卵巢妊娠破裂后与输卵管妊娠破裂难以鉴别，但输卵管妊娠破裂后经阴道超声可显示正常卵巢，卵巢妊娠破裂者则不能显示正常卵巢图像。

3. 临床意义

卵巢妊娠未破裂时可以注射氨甲蝶呤保守治疗，破裂后一般需手术治疗。超声检查为临床治疗方案的选择提供依据。

三、子宫畸形合并妊娠

1. 临床与病理

子宫畸形合并妊娠（uterine malformation with pregnancy），子宫畸形可以是双子宫、双角子宫、纵隔子宫、残角子宫等。

（1）双子宫合并妊娠（double uterus with pregnancy）：由于双子宫一侧子宫仅接受同一侧子宫动脉的血液供应，血供相对不足，故在孕早期蜕膜反应不良，流产率增高；同时在孕中期及晚期，可导致胎盘功能不全，胎儿生长受限发生率增高。严重时子宫胎盘缺血缺氧，妊娠高血压综合征发病率较正常妊娠高 1 倍。

（2）双角子宫合并妊娠（bicornuate uterus with pregnancy）：双角子宫可分为完全双角子宫、部分双角子宫及弓形子宫。完全双角子宫宫底完全不融合，宫角分离起始于宫颈内口处，与双子宫不同的是只有一个宫颈；部分双角子宫宫角分离距宫颈内口距离不一，子宫底部横断面如马鞍形，未分离的子宫体部仅为一个宫腔；弓形子宫是程度最轻微的双角子宫，仅宫底向子宫内腔突出，宫底凹陷，形如弓形。不同类型的双角子宫合并妊娠临床表现不一样。双角子宫流产率较高，可达 26% ~ 61%。

（3）纵隔子宫合并妊娠（mediastinum uterus with pregnancy）：多无明显临床症状，但纵隔子宫亦会导致不孕及流产。

（4）残角子宫妊娠（pregnancy in rudimentary horn）：妊娠早期无特殊表现；妊娠中期残角子宫破裂时其临床表现与异位妊娠类似，出现突发下腹剧痛，伴脸色苍白、手脚冰冷、大汗淋漓等休克症状。

2. 超声表现

（1）双子宫合并妊娠：盆腔内可见双宫体、双宫颈。一侧宫体相对增大，该侧宫腔内可见妊娠囊、胚芽/胎儿及胎心搏动等妊娠特征。另一侧宫体相对较小，宫腔内无妊娠囊，但内膜增厚。

（2）双角子宫合并妊娠：类型不同的双角子宫，合并妊娠的超声表现不一样。完全双角子宫合并妊娠时与双子宫合并妊娠超声表现相似，只是前者仅见一个宫颈。部分双角子宫妊娠囊可见于一侧宫角，也可见于未分离的宫腔内。弓形子宫妊娠与正常子宫妊娠相似，只是宫底内凹，形如弓形。

（3）纵隔子宫合并妊娠：宫底明显增宽，并见一带状低回声将宫腔分成左右两个，完全纵隔子宫低回声纵隔可从宫底延伸至宫颈内口甚至外口；不完全纵隔子宫低回声纵隔自宫底至宫颈内口以上的某个部位，左右侧宫腔内膜在宫颈内口上方融合。合并妊娠时，两侧宫腔不等大，妊娠囊位于一侧宫腔内，另一侧宫腔内膜增厚。

（4）残角子宫妊娠：子宫内膜较厚，宫腔内未见妊娠囊，仅显示一侧宫角，对侧可见一明显突出的包块回声，内有妊娠囊结构，胚胎存活时可见胚胎及胎心搏动，妊娠囊周边有肌层环绕。

3. 鉴别诊断

（1）子宫浆膜下肌瘤合并妊娠：子宫浆膜下肌瘤与宫体相连，呈圆形肿块，肿块常为低回声，CDFI显示肿块周边可见环状血流信号，宫腔内可清楚显示妊娠囊。

（2）腹腔妊娠：通过宫颈矢状切面后，向上追踪宫体，宫腔内不能显示妊娠囊，与残角子宫妊娠相似。但腹腔妊娠胚胎/胎儿周围无光滑且较厚的低回声子宫肌壁包绕，包块与子宫不相连，中、晚孕期胎儿与孕妇腹壁贴近，且腹腔妊娠包块与子宫无相连。

4. 临床意义

超声提示诊断子宫畸形合并妊娠后，临床通过加强监测，防止流产、早产及其他并发症的发生，且对清宫的处理及分娩方式的选择也有利。由于残角子宫肌层发育不良，常于妊娠中期破裂，引起大出血，危及患者生命，准确的超声判断有助于及时手术治疗。

四、盆腔肿物合并妊娠

1. 临床与病理

盆腔肿物可以是子宫肌瘤或附件包块等。子宫肌瘤合并妊娠（myoma with pregnancy），由于雌激素水平增高，会加速肌瘤生长，可发生红色变，出现剧烈腹痛伴恶心、呕吐、发热、白细胞计数升高，较大肌壁间肌瘤由于机械性阻碍或宫腔畸形容易发生流产，较大的浆膜下肌瘤易发生蒂扭转，子宫颈部肌瘤较大时阻碍产道引起难产。附件肿物合并妊娠（adnexal masses with pregnancy），附件肿物可以是妊娠前就已发生的肿物，或者是促孕激素所致的卵巢肿物，可无明显临床表现，但易发生蒂扭转，较非孕期高 3 ~ 5 倍，发生蒂扭转时孕妇出现中耻区绞痛，呈持续性或阵发性加重。这些附件肿物可以是肿瘤或囊肿等。

2. 超声表现

（1）子宫肌瘤合并妊娠：子宫轮廓可不规则，病变部位可见实质性肿物，一般回声较低，呈类圆形，边界清晰，CDFI 可探及少许血流信号。随着妊娠的进展，子宫增大，子宫壁伸展，肌瘤位置也随之发生变化。少数子宫肌瘤发生软化、红色变性等，有相应的超声表现。

（2）附件肿物合并妊娠：合并蒂扭转时，患侧正常卵巢消失，出现异常回声包块，包块常较大，CDFI 显示包块内血流信号稀少或无明显血流信号。

3. 鉴别诊断

子宫肌瘤合并妊娠应与子宫收缩波鉴别。妊娠中晚期常有子宫局部收缩，似肌瘤，动态观察可鉴别，子宫收缩波在数分钟后形态明显变化或完全消失。

4. 临床意义

子宫肌瘤对妊娠的影响视肌的大小和部位而异，超声可判断肌瘤的部位、大小、回声改变等，这对临床处理非常重要。

早孕期超声检查应对附件区详细观察，及时发现并诊断附件肿物，万一患者出现妊娠期急腹症时临床医师可以及时诊断并处理，如果蒂扭转处理不恰当，将严重影响孕妇及胎儿的安全，甚至死亡。

五、多胎妊娠

多胎妊娠（multiple pregnancy）是指一次妊娠同时有 2 个或 2 个以上胎儿的妊娠。人类的多胎妊娠中以双胎多见，三胎少见，四胎或四胎以上罕见。双胎妊娠可以是由 2 个独立的卵子或单个卵子受精而形成。大约 2/3 的双胎是双卵双胎，1/3 是单卵双胎。所有双卵双胎均是由 2 个胚泡种植而成，形成双绒毛膜囊双羊膜囊双胎妊娠。单卵双胎是在从卵裂到原条出现这一阶段，尚具有全能分化潜能的细胞群，每份都发育成一个完整胚胎的结果。根据 2 个全能细胞群分离时间的早晚不同，单卵双胎的绒毛膜、羊膜数目也不同，从而形成双绒毛膜囊双羊膜囊双胎、单绒毛膜囊双羊膜囊双胎、单绒毛膜囊单羊膜囊双胎。

（一）双胎类型的确定

1. 早孕期双胎类型确定

（1）绒毛膜囊的计数：绒毛膜囊数等于妊娠囊数目。

于第 6 ~ 10 孕周，超声计数妊娠囊数目很准确，此时期通过超声显示妊娠囊数目可预测绒毛膜囊数。第 6 孕周以前超声可能会少计数妊娠囊数目，这种情况大约出现在 15% 的病例中。

（2）羊膜囊的计数：①双绒毛膜囊双胎妊娠的羊膜计数：由于羊膜分化晚于绒毛膜，双绒毛膜囊一定有双羊膜囊。妊娠囊和胚芽的数目为 1 ：1，因此，如果 2 个妊娠囊各自有单个胚芽或胎心搏动则可诊断为双绒毛膜囊双羊膜囊双胎妊娠。②单绒毛膜囊双胎妊娠的羊膜囊计数：单绒毛膜囊双胎妊娠，可以是双羊膜囊，也可以是单羊膜囊。如果超声显示 1 个妊娠囊内含有 2 个胚芽，则可能为单绒毛膜囊双羊膜囊或单绒毛膜囊单羊膜囊双胎妊娠。通过显示清楚羊膜囊数目或卵黄囊数目来确定羊膜囊数目。

2. 中、晚期妊娠绒毛膜囊、羊膜囊的确定

（1）胎儿生殖器：双胎性别不同是由于源于 2 个不同的卵子受精，总是双绒毛膜囊双羊膜囊双胎妊娠，如果胎儿性别相同或外生殖器不能确定，则不能通过这个标准评估绒毛膜囊个数。

（2）胎盘数目：如果超声显示 2 个独立的胎盘则可确定为双绒毛膜囊双胎妊娠。但当 2 个胚泡植入地相互靠近，两胎盘边缘融合在一起时，则难以凭超声显示胎盘数目来区分单绒毛膜囊双胎和双绒毛膜囊双胎。

（3）双胎之间分隔膜：双绒毛膜囊双胎妊娠，两胎之间的分隔膜通常较厚，一般 > 1 mm，或者显示为 3 ～ 4 层；单羊膜囊双胎妊娠，两者之间的分隔膜较薄，或者只能显示两层。但是继发于羊水过少的贴附胎儿则难显示两者之间的分隔膜。

（4）双胎峰（twin peak）：在胎盘绒合的双绒毛膜囊双胎妊娠中，一个呈三角形与胎盘实质回声相等的滋养层组织，从胎盘表面突向间隔膜内。超声横切面呈三角形，较宽的一面与绒毛膜表面相连接，尖部指向两胎分隔膜之间。这一特征也是中、晚期区分双胎类型的一种有效方法。

（二）双胎及多胎妊娠的生长发育

1. 双胎及多胎妊娠早期的生长特点

在多胎妊娠早期，头臀长（CRL）的生长和单胎妊娠相似。精确估计孕龄的办法是对所有胚胎的 CRL 进行平均，通过平均 CRL 估计孕龄。孕早期胚胎的生长主要受到遗传因素的影响。子宫内的种植位置也起到很重要的作用。正常情况下，在孕早期 CRL 之间存在的差异较小，但是如孕早期 CRL 存在明显的差别，提示可能异常，如与预计的孕周相差 5 周以上极可能存在生长不协调，Weissman 等发现较小的那个胎儿均存在较大的先天畸形可能性。

2. 双胎及多胎妊娠中、晚期的生长特点

迄今认为，在孕 27 ～ 30 周双胎的生长率与单胎相似，在以后的妊娠中，双胎增加体重较单胎慢。

3. 双胎体重生长的不协调

双胎之间生长不协调的定义为体重相差 20% 以上，据报道可发生在 23% 的双胎妊娠。

生长不协调的原因很多：①双卵双胎中可能存在潜在的不同遗传因子，但通常不会引起明显的生长不协调。②无论是单卵双胎或双卵双胎，结构畸形，非整倍体染色体畸形，可能仅影响双胎之一，导致严重的生长不协调。③胎盘的不平衡，双胎之一由不良胎盘支持，可能会阻碍该胎儿的生长。④在单绒毛膜囊双胎，2个胎儿共享一个胎盘，两胎儿通过胎盘产生不平衡的血管短路引起严重的生长不协调，结果产生双胎输血综合征。相对体重基本相等的双胎而言，生长不协调双胎的发病率和死亡率明显增高。

（三）双胎妊娠与胎儿畸形

双胎及多胎妊娠时，胎儿先天性畸形的发生率较单胎妊娠高。两胎儿可能均有畸形，所发生的畸形可以相同，也可以完全不同；可以出现一胎儿完全正常，而另一胎儿却有严重的畸形，即使是单卵双胎妊娠也不例外。双胎妊娠胎儿畸形除了存在一些与单胎妊娠相同的畸形外，还存在一些与双胎有关的特殊畸形，本节主要讲述与双胎有关的特殊畸形。

1. 联体双胎

（1）临床与病理：联体双胎（conjoined twins）是罕见的畸形，发生率为1/100 000到1/50 000。联体双胎只发生在单绒毛膜囊单羊膜囊（即单卵）双胎妊娠中。联体双体可分为相等联胎（对称性联胎）和不相等联胎（不对称性联胎），后者两胎大小不一，排列不一，小的一胎又称为寄生胎。

对称性联胎有多种类型，常根据两胎相连融合的解剖部位来命名，其命名一般在相连融合的解剖部位后加上"联胎"即为某种联胎畸形。如头部联胎指头与头相连，胸部联胎指胸与胸相连，腹部联胎指腹与腹相连等。此类联胎一般为前后相连的联胎，相连融合的范围一般较局限，仅为身体的某一部分相连。如果为侧–侧相连融合的联胎，相连融合的范围一般较广泛，常从头或臀开始向下或向上出现身体侧–侧广泛融合，且常融合至胸部，这种大范围、多部位的联胎习惯上用未融合的解剖结构来命名，如双头畸形，指胸、腹部广泛相连而头部未相连，有两个完整的头。

（2）超声表现：联体双胎的类型不同，超声表现亦不同，其超声特征如下。①两胎胎体的某一部位相连在一起不能分开，相连处皮肤相互延续。②胎儿在宫内的相对位置无改变，总是处于同一相对位置，胎动时亦不会发生改变。③两胎头总是在同一水平，出现胎动后亦不会发生胎头相对位置的明显改变。④仅有1条脐带，但脐带内的血管数增多，有3条以上血管。⑤早孕期检查时，如果胚胎脊柱显示分叉时应高度怀疑联体双胎的可能，应在稍大孕周进行复查以确诊。⑥大多数联体双胎在腹侧融合，面部表现为面对面，颈部则各自向后仰伸。最常见的类型为胸部联胎、脐部联胎、胸脐联胎。⑦双头联胎时，常为侧–侧融合，其融合范围广泛，可在颈以下完全融合在一起。⑧寄生胎为不对称性联体双胎，表现为两胎大小不一，排列不一，一个胎儿各器官可正常发育，而另一个较小的寄生胎则未能发育成形，声像图上有时类似一肿物样图像。

（3）鉴别诊断：主要与口腔畸胎瘤、骶尾部畸胎瘤等鉴别。

（4）临床意义：大多数联体双胎会早产，约40%为死胎，35%左右在出生后24 h内死亡。存活者根据联体的具体部位不同及是否合并其他畸形，其预后不同。胎儿产后生存能力取决于联体的器官及该器官的融合程度以及是否能进行外科分离手术。

2. 无心畸胎序列征

（1）临床与病理：无心畸胎序列征（acardiac twins sequence）又称动脉反向灌注综合征，发生率在所有妊娠中约为1/35 000，在单卵双胎中约为1%。无心畸胎对双胎均是一种致死性的严重畸形。

无心畸胎序列征只发生在单卵双胎妊娠中。一胎发育正常，一胎为无心畸形或仅有心脏痕迹或为无功能的心脏。发育正常的胎儿称为"泵血"儿，泵血儿不仅要负责其自身的血液循环，而且还要负责无心畸胎的血液供应，因此，无心畸胎又是受血儿。泵血儿与受血儿之间的血管交通非常复杂，但两者之间至少必须具备动脉–动脉及静脉–静脉两大血管交通才能完成上述循环过程。由于无心畸胎血液供应来源于泵血胎儿脐动脉血液（静脉血），首先通过髂内动脉供应无心畸胎的下部身体，使下部身体发育相对较好，而上部身体由于严重缺血缺氧而出现各种不同的严重畸形。泵血儿由于高心排血量，常会导致心力衰竭、羊水过多及胎儿水肿。

（2）超声表现：①双胎儿中一胎形态、结构发育正常，另一胎出现严重畸形，以上部身体严重畸形为主，可有下部身体，如双下肢等结构。②无心畸胎体内常无心脏及心脏冲动，如果无心畸胎存在心脏残腔或心脏遗迹，可有微弱的搏动。③上部身体严重畸形，可表现为无头、无双上肢、胸腔发育极差。④部分无心畸胎上部身体结构难辨，仅表现为一不规则实质性团块组织回声，内部无内脏器官结构。⑤无心畸胎常有广泛的皮下水肿声像改变，在上部身体常有明显的水囊瘤。⑥频谱及彩色多普勒血流显像可显示无心畸胎脐动脉及脐静脉内血流方向与正常胎儿者相反，无心畸胎脐动脉血流从胎盘流向胎儿髂内动脉达胎儿全身，脐静脉血流从胎儿脐部流向胎盘，正好与正常胎儿脐动脉、静脉血流方向相反。

（3）鉴别诊断。双胎之一死亡：在妊娠较早时期检查，无心畸胎二维声图像与双胎之一死亡类似，彩色多普勒较容易鉴别两者，双胎之一死胎中无血流信号显示，无心畸胎可检查血流信号。另动态追踪观察，也可以鉴别两者，无心畸胎会继续生长、增大。

（4）临床意义：无心畸胎的病死率为100%，结构正常的泵血胎儿病死率可达50%，后者死亡的主要原因是早产及充血性心力衰竭。本病为散发性，家族遗传倾向尚未见报道。

泵血儿出现充血性心力衰竭常提示预后不良。无心畸胎与泵血儿之间的体重比可作为泵血儿预后好坏的指标。有学者报道，该体重比 > 70%的泵血儿早产、羊水过多、心力衰竭的发生率明显高于体重比 < 70%者。

本病的治疗方面，目前的一个显著进展是栓塞或结扎无心畸胎的脐动脉，可取得良好效果。亦有用地高辛治疗胎儿心力衰竭，用吲哚美辛治疗羊水过多的报道。

（四）双胎输血综合征（twin-twin transfusion syndrome，TTTS）

1. 临床与病理

双胎输血综合征（TTTS）是指 2 个胎儿循环之间通过胎盘的血管吻合进行血液输注，从而引起一系列病理生理变化及临床症状。TTTS 在单绒毛膜囊双胎妊娠中的发生率为 4%～35%，在所有双胎妊娠中发生率约为 1.6%。

2. 超声表现

（1）两胎儿性别相同，只有一个胎盘，在双胎胎盘的连接处，见"T"字形征，两胎间分隔膜薄。

（2）两个羊膜囊体积有差异，受血儿羊水过多，最大羊水深度 ≥ 8 cm，膀胱增大；供血儿羊水过少，最大羊水深度 ≤ 2 cm，不见膀胱，严重时出现胎儿"贴附"在子宫壁上，贴附儿常贴于子宫前壁和侧壁。

（3）由于受血儿心排血量增加，严重时会出现胎儿水肿或有充血性心力衰竭，表现为心脏增大、胸腔积液、腹腔积液、心包积液、三尖瓣 A 峰 < E 峰，并可出现三尖瓣反流等。

（4）胎儿各生长参数有明显不同。两胎儿间体重估计相差 > 20% 或腹围相差 > 20 mm。此外有作者认为，两胎股骨长相差 > 5 mm。双胎之间生长参数不同仅能作为参考，而不能作为诊断标准。

（5）Quintero 等根据双胎输血综合征超声表现，将 TTTS 分为 Ⅰ～Ⅴ级。

Ⅰ级：一胎羊水过多，一胎羊水过少，供血儿的膀胱仍然可以显示。

Ⅱ级：供血儿的膀胱不显示（经过 60 min 后的再次复查确定），胎儿肾衰竭。

Ⅲ级：供血儿膀胱不显示，同时具有特征性多普勒频谱异常：脐动脉舒张末期血流消失或反向血流；受血儿膀胱增大，同时具有特征性多普勒频谱异常：脐静脉血流呈搏动性，静脉导管心房收缩期反流（A 波反向）。

Ⅳ级：受血儿或 2 个均水肿。

Ⅴ级：双胎之一或 2 个均死亡。

3. 鉴别诊断

（1）双胎之一胎羊膜早破：羊水外漏时，该胎儿羊水少可表现为"贴附儿"，在双绒毛膜囊及单绒毛膜囊双胎中均可发生，应与双胎输血综合征鉴别。前者另一胎羊水正常，且不会出现 TTTS 受血儿的改变，如水肿、膀胱增大等。

（2）双胎之一胎儿生长受限（FGR）：大胎儿羊水正常；TTTS 大胎儿（受血儿）羊水过多。如果鉴别有困难，可通过检测胎儿心排血量对两者进行鉴别，双胎儿之一 FGR 大胎儿的心排血量正常，TTTS 受血儿的心排血量增多。

4. 临床意义

双胎输血综合征的严重程度取决于吻合血管的大小、范围、部位及分流发生的时间。如果发生在 12 ~ 20 周，可能导致双胎之一死亡，形成纸样胎儿。如果发生在 20 周以后，可能发生典型的 TTTS。据报道发生在 28 周以前未治疗的 TTTS 其围生期死亡率可高达 90% ~ 100%。孕 28 周后发生 TTTS 者，其围生儿死亡率亦可达 40% ~ 80%。围生儿一胎宫内死亡则可造成存活儿的大脑、肾、肝等血管梗死，存活儿中 27% 有神经系统后遗症。近年随着激光治疗开展和技术水平不断提高，胎儿存活率也由 2004 年的 57% 上升到 2007 年的 77%。

六、胎儿生长受限

胎儿生长受限（fetal growth retardation， FGR）是指孕 37 周后，胎儿出生体重 < 2500 g；或胎儿体重小于正常值的第 10 百分位数或低于同孕龄平均体重的 2 个标准差。

（一）病理与临床

临床表现为孕妇子宫大小与孕周不符，宫高低于正常宫高平均值 2 个标准差，孕妇体重增加缓慢或停滞。凡能影响以下环节均可导致 FGR，如营养物质和氧气传输至胎盘、通过胎盘或胎儿对这些物质的吸收、胎儿生长速度的调节。这些影响因素可分为母体因素、子宫因素、胎盘因素和胎儿因素。

胎儿生长受限胎儿可分为匀称型（头部和身体成比例减小）和非匀称型（腹围缩小与头部、肢体不成比例）。匀称型生长受限是孕早期暴露于化学物品、发生病毒感染或非整倍体引起遗传性细胞发育异常等造成头部和身体成比例减小。非匀称型是在孕晚期因高血压等引起的胎盘功能下降，从而使反映肝大小的胎儿腹围减小，而大脑和头部可正常发育。

50% 的 FGR 病例病理学检查发现胎盘存在异常，其中最常见的胎盘异常包括胎儿血管血栓形成、慢性胎盘缺血、慢性绒毛膜炎，少见的异常包括梗死、慢性绒毛间质炎和感染性慢性绒毛炎。

（二）超声表现

1. FGR 的二维超声表现

（1）生长参数异常：头围（head circumference，HC）、腹围（abdominal circumference，AC）、股骨长（femur length，FL）低于正常平均值的 2 个标准差（M–2 SD），匀称型 FGR 的 HC/AC 比值正常，非匀称型 FGR 的 HC/AC（或 FL/AC）比值异常增加。

（2）胎儿大小与生长：当胎儿体重低于均数的 2 个标准差或低于第 10 百分位数，可能为小于胎龄儿或 FGR，但 FGR 者多次超声评价可见生长速度降低，小于胎龄儿者稳定生长。

（3）FGR 常合并羊水过少。当合并羊水增多时，胎儿染色体异常风险明显增高。

2. FGR 的多普勒超声表现

多普勒超声可以支持 FGR 的诊断，但不可排除 FGR 的可能。

（1）子宫动脉：在孕 34 周以前检查母体子宫动脉多普勒较有意义，主要表现为子宫动脉血管阻力增高，舒张早期出现明显切迹。

（2）脐动脉：正常情况下，晚孕期脐动脉 S/D ≤ 3。脐动脉多普勒频谱舒张期成分减少、缺如或逆向，提示胎盘功能不良，胎盘循环阻力增高。脐动脉舒张末期血流缺如或反向者，围生儿死亡率高，结局极差。

（三）鉴别诊断

小于胎龄儿：小于胎龄儿稳定生长，生长速度正常，且多普勒超声脐动脉、子宫动脉等频谱无异常改变。

（四）临床意义

怀疑 FGR 者应进行脐血管穿刺染色体核型分析，每 2 ~ 3 周超声检查一次，了解羊水量、胎儿生长速度及多普勒参数的变化。

七、巨大胎儿

新生儿体重达到或超过 4000 g 者为巨大胎儿（fetal macrosomia）。

1. 临床表现与病理

糖尿病孕妇、孕妇肥胖或身材高大的父母易导致巨大胎儿的发生。

临床表现：孕妇肥胖，孕期体重增加明显，腹部明显膨隆，子宫长度 > 35.0 cm。

2. 超声表现

胎儿生长指标超过正常范围，胎儿双顶径（biparietal diameter，BPD）、HC、AC、FL、体重均超过正常值上限。部分巨大胎儿 BPD（HC）不超过正常值的上限，但 AC、体重超过正常值范围的上限。此外，巨大胎儿常合并羊水过多。

3. 临床意义

巨大胎儿分娩时可出现头盆比例不称，出肩困难，发生难产的概率高，肩难产可造成新生儿臂丛神经损伤、锁骨骨折、颅内出血等分娩并发症，甚至可造成新生儿死亡。母亲方面则可发生严重产道裂伤，甚至子宫破裂、尾骨骨折、尿漏等，因此，产前超声预测巨大胎儿，指导分娩方式选择，对围生期保健有重要意义。

八、子宫颈功能不全

子宫颈功能不全（cervical incompetence）亦称宫颈内口闭锁不全或子宫颈口松弛症，

是指妊娠期宫颈过早地松弛、扩张，呈漏斗样变，剩余宫颈长度短，羊膜囊突入宫颈管内，到一定程度则发生羊膜破裂，是造成习惯性流产及早产的一个主要原因。

1. 临床与病理

子宫颈功能不全患者的宫颈含纤维组织、弹性纤维及平滑肌等均较少，或由于宫颈内口纤维组织断裂、峡部括约肌能力降低，使宫颈呈病理性扩张和松弛。病因大致有如下几种。①分娩损伤，产时扩张宫颈均引起子宫颈口损伤，如急产、巨大儿、子宫口未开全行臀位牵引术、产钳术等。②人工流产时扩张宫颈过快过猛。③宫颈楔形切除术后。④子宫颈发育不良。

孕妇常有明确的反复中期妊娠自然流产病史，流产时往往无下腹痛而宫颈管消失，在非孕期宫颈内口可顺利通过 8 号宫颈扩张器。

2. 超声表现

当怀疑子宫颈功能不全时，常采用经会阴超声检查，也可经阴道超声检查。经会阴超声检查时探头用无菌手套包裹后置于左、右侧大阴唇之间，探头纵轴与阴唇平行。探头可前、后、左、右摆动，尽可能显示宫颈及宫颈内口情况。

正常情况下，孕妇宫颈长 ≥ 3.0 cm。子宫颈功能不全表现为宫颈管长度缩短 ≤ 2.0 cm，宫颈内口扩张，扩张的宫颈管呈"V"字形、"Y"字形、"U"字形或"T"字形，羊膜囊突入宫颈管内。

3. 临床意义

子宫颈功能不全常导致习惯性流产和早产。超声可以观察子宫内口、子宫颈管，测量宫颈长度，对诊断子宫颈功能不全有重要价值，可使临床提早注意并预防，避免不良后果发生。

九、胎死宫内

胎死宫内（intrauterine fetal death）是指妊娠物从母体完全排出之前胎儿发生死亡，胎心停止搏动。不同国家对胎死宫内的孕周界定不一，我国死胎的定义为孕 20 周以后的胎儿死亡及分娩过程中的死产。

1. 病理与临床

胎儿严重畸形、脐带打结、胎盘早剥等可造成胎儿宫内死亡。孕妇自觉胎动消失，子宫不再增大。腹部检查：宫高与停经月份不相符，无胎动及胎心音。胎儿死亡时间长于 4 周，孕妇可感到乏力、食欲缺乏、下腹坠痛或有少量阴道出血。

2. 超声表现

胎死宫内时间较短者，胎儿形态结构无明显变化，实时二维、M 型、多普勒超声均显示胎儿无胎心搏动和胎动征象，CDFI 检测胎体、胎心均无血流信号，羊水、胎盘无明显变化。

胎死宫内时间较长者，除无胎心搏动和胎动外，可出现明显形态学异常，包括胎儿全身水肿，皮肤呈双层回声；颅骨重叠，颅内结构模糊不清；脊柱弯曲度发生改变，甚至成角；胸腹腔内结构模糊不清，可见胸腔积液或腹腔积液；胎盘肿胀，内部回声减弱，绒毛膜板模糊不清，甚至胎盘轮廓难以分辨、成片状或团状强回声；羊水无回声区内出现大量漂浮点状回声，羊水量减少。

3. 临床意义

胎死宫内超过 4 周后可能引起母体凝血功能障碍。因此超声及时诊断，使死胎尽快排出母体，可防止胎盘组织发生退行性变，释放凝血质进入母体循环，引起弥散性血管内凝血。

十、羊水过多与过少

（一）羊水过多

妊娠晚期羊水量超过 2000 mL 为羊水过多（polyhydramnios），分慢性羊水过多和急性羊水过多两种，前者是指羊水量在中晚期妊娠即已超过 2000 mL，呈缓慢增多趋势，后者指羊水量在数日内急剧增加而使子宫明显膨胀。

1. 病理与临床

任何导致胎儿尿液生成过多、吞咽受阻（消化道闭锁、神经管缺陷、颈部肿物、膈疝、多发性关节挛缩、13- 三体、18- 三体）、羊膜与绒毛膜电解质转运异常（糖尿病、感染）都可导致羊水过多。

羊水过多常出现于中期妊娠以后，伴有孕妇腹围大于孕周、腹部不适或子宫收缩等。90% 病例表现为缓慢发展过程，10% 病例可表现为严重急性羊水增多。急性羊水过多者，子宫迅速增大造成的机械性压迫导致孕妇出现一系列的症状，压迫膈肌导致呼吸急促，压迫盆腔血管导致外阴及下肢水肿，偶见压迫输尿管引起少尿。临床检查方法包括测量宫高及腹部触诊，当出现腹部紧张、胎儿肢体触诊或胎心听诊不清时可提示羊水过多。

2. 超声表现

羊膜腔内可见多处羊水较深的区域，胎儿自由漂浮、活动频繁且幅度大，胎盘变薄，AFI ≥ 20.0 cm 或最大羊水池深度 > 8.0 cm 为羊水过多。

羊水过多时，应仔细认真观察胎儿有无合并畸形存在，较常见的胎儿畸形有神经管缺陷，以无脑儿、脊柱裂最多见，其次为消化道畸形，主要有食管闭锁、十二指肠闭锁等，胎盘绒毛膜血管瘤、双胎输血综合征等也常导致羊水过多。

3. 临床意义

超声检查包括评估羊水量及详细的胎儿解剖学结构检查，是寻找导致羊水过多原因的重要影像诊断工具，如果超声未发现胎儿畸形，临床上可根据羊水增长的速度及临床症状、孕周大小确定处理方案。

（二）羊水过少

妊娠晚期羊水量 < 300 mL 为羊水过少（oligohydramnios）。

1. 病理与临床

导致羊水过少的原因有双肾缺如、双肾发育不全、多囊肾、双侧多发性囊性发育不良肾、尿道梗阻、严重胎儿生长受限、胎膜早破、染色体异常（通常为三倍体）等。胎盘功能不良者常有胎动减少。胎膜早破者有阴道流液。腹部检查：宫高、腹围较小。

2. 超声表现

超声检查时目测羊水无回声区总体上少，图像上很少出现羊水无回声区，胎儿紧贴子宫壁，胎儿肢体明显聚拢，胎动减少，最大羊水池深度 < 2.0 cm 或 AFI < 5.0 cm。

发现羊水过少时，应进行详细系统胎儿畸形检查，尤其是胎儿泌尿系统畸形，如双肾缺如、双侧多囊肾、双侧多发性囊性发育不良肾、尿道梗阻、人体鱼序列征等。

3. 临床意义

超声检查亦是寻找导致羊水过少原因的重要影像诊断工具，重点应注意胎儿泌尿系统的解剖结构检查。对于确诊羊水过少且不伴有胎膜早破及胎儿异常的患者，超声还可以每周随诊以监护胎儿生长发育，包括羊水量、脐动脉多普勒检查及妊娠 26 周以后的生物物理评分等一系列生长指标监测。

（黄社磊）

第三节　胎盘脐带异常

一、前置胎盘

前置胎盘（placenta previa）可发生于 0.4% ~ 0.8% 的妊娠中，是指妊娠 28 周后胎盘部分或全部位于子宫下段，甚至胎盘下缘达到或覆盖宫颈内口，其位置低于胎先露部。

1. 病理与临床

前置胎盘病因未明，但已证实与孕妇年龄（> 35 岁）、经产史、剖宫产史有关，其他原因与吸烟、酗酒、流产史、前置胎盘史有关。

孕妇妊娠晚期常发生反复无痛性阴道出血。但亦有少数完全性前置胎盘直至妊娠足月而无阴道流血，不过一旦出血，血量较多。胎儿可发生窘迫，甚至胎死宫内。因子宫下段有胎盘占据，影响胎头下降，故往往胎头高浮，常伴有胎位异常，主要是臀位。在耻骨联合上缘可听到胎盘杂音。部分前置胎盘合并胎盘植入。

2. 超声表现

胎盘位置较低，附着于子宫下段或覆盖子宫内口，胎先露至膀胱后壁或至骶骨岬的距离加大。

（1）低置胎盘：胎盘最低部分附着于子宫下段，接近但未抵达宫颈内口。

（2）边缘性前置胎盘：胎盘下缘紧靠宫颈内口边缘，但未覆盖宫颈内口。

（3）部分性前置胎盘：宫颈内口为部分胎盘组织所覆盖。部分性前置胎盘只在宫颈口扩张后诊断，所以超声难以诊断部分性前置胎盘。

（4）中央性或完全性前置胎盘：宫颈内口完全被胎盘组织覆盖。横切面时，宫颈上方全部为胎盘回声。

3. 鉴别诊断

（1）胎盘边缘血窦破裂：临床上可有明显阴道出血，与前置胎盘表现相似。但超声检查宫颈内口上方无胎盘覆盖，胎盘位置可正常，胎膜下可见出血所致的不均质低回声。

（2）子宫下段局限性收缩：子宫下段收缩时，肌壁增厚隆起，回声增高，类似胎盘回声，可误诊为低位胎盘或前置胎盘，待子宫收缩缓解后复查可区别。

4. 临床意义

前置胎盘是妊娠晚期阴道出血的常见原因之一。严重出血不仅危及孕妇生命，而且常常因此必须终止妊娠。超声检查胎盘定位是诊断前置胎盘的首选方法，安全、简便、准确、可重复，对减少围生期孕妇及胎儿的死亡率有重大价值。

二、血管前置

血管前置（vasa previa）指胎膜血管位于胎儿先露前方跨越宫颈内口或接近宫颈内口，是绒毛的异常发育所致。

1. 临床与病理

血管前置的确切病因目前尚不清楚。但脐带帆状入口、副胎盘、双叶状胎盘和膜状胎盘等都可能发生绒毛异常发育，易发生前置血管。

血管前置是一种危险的妊娠情况，有人称之为"胎儿杀手"，当胎先露下降时可直接压迫前置血管，导致胎儿窘迫；破膜以后，覆盖在宫颈内口的血管破裂出血，可导致胎儿死亡。

2. 超声表现

宫颈内口或内口边缘可见一条或多条胎膜血管跨过，位于先露与宫颈内口之间，形成前置血管，经阴道超声和 CDFI 检查更有帮助。频谱多普勒显示跨过宫颈内口或宫颈内口边缘的血管为胎儿血管。可合并帆状胎盘或副胎盘及出血的相应表现。

3. 鉴别诊断

（1）胎盘早剥：显性胎盘早剥，胎盘后血肿的血液部分从胎膜与宫壁间流向宫颈内口上方时，宫颈内口上方的无回声区要与血管前置鉴别，血管前置时无回声的血管腔形态规则，呈条状，有壁，CDFI 可探及血流信号。

（2）脐带脱垂：除在宫颈内口部位有脐带显示外，宫颈管内亦有脐带血管显示，而前置的胎膜血管不会位于宫颈管内。

4. 临床意义

血管前置是胎儿潜在的灾难，破膜以后，覆盖在宫颈内口的血管易破裂，使胎儿迅速失血和死亡，即使不破裂，前置的血管可能在分娩过程被胎先露压迫，导致循环受阻而发生胎儿窘迫，甚至胎儿死亡。因此，产前超声诊断极其重要，对临床有重要指导作用，于37～38周剖宫产，能使胎儿安全分娩。

三、胎盘早剥

胎盘早剥（placental abruption）是在妊娠20周后或分娩期胎儿娩出前，胎盘部分或全部从子宫壁分离，引起局部出血或形成血肿。

1. 病理与临床

胎盘早剥与下列因素有关。①血管病变：重度妊娠高血压综合征、慢性高血压及慢性肾病等全身血管病变患者；胎盘底蜕膜小动脉痉挛硬化，引起远端毛细血管缺血坏死、破裂出血，导致宫壁与胎盘分离。②机械性因素：如腹部外伤、外倒转术矫正胎位、脐带过短或脐带绕颈及宫腔内压骤减等导致胎盘早剥。③子宫静脉压突然增高：当孕妇长时间处于仰卧位时，妊娠子宫压迫下腔静脉，使子宫静脉压增高，蜕膜静脉床充血，可引起部分或全部胎盘剥离。

临床上分为轻、重两型：轻型者胎盘剥离面不超过胎盘面积的1/3，包括胎盘边缘血窦破裂出血，以阴道出血为主要临床表现，体征不明显；重型以隐性出血为主，胎盘剥离面超过胎盘面积的1/3，同时有较大的胎盘后血肿，主要症状为突发性剧烈腹痛，可无或仅有少量阴道出血，可有贫血。腹部检查：子宫压痛、硬如板状，胎位不清，胎儿严重宫内窘迫或死亡。

胎盘早剥主要病理变化是底蜕膜出血，形成血肿，使胎盘从附着处分离。出现胎盘早剥时，有时大体标本可见层状黏附性血块，有时血块进入并破坏附近胎盘实质，陈旧性胎盘剥离的血凝块变得坚硬、干燥、纤维化，最终呈褐色。黏附性血凝块附近胎盘可以是暗红色、变薄或坚硬呈灰色。

2. 超声表现

因胎盘着床部位、剥离部位、剥离面大小、出血时间等的不同，胎盘早剥有不同超声表现。

（1）胎盘剥离早期：正常胎盘应紧贴子宫壁。胎盘剥离时胎盘与子宫壁间见边缘粗糙、形态不规则的无回声区，其内可见散在斑点状回声，有时为条带状回声。随着时间的推移，胎盘后方呈不均质团块状高回声，该处胎盘胎儿面突向羊膜腔，CDFI 无明显血流信号。也可表现为胎盘异常增厚，呈不均匀高回声。凝血块突入羊膜腔，可形成羊膜腔内肿块，为重型胎盘早剥的声像。

（2）胎盘剥离后期：胎盘剥离出血不多自行停止后，胎盘后血肿于数天后逐渐液化，内部呈无回声，与子宫壁分界清楚。血肿机化后，呈不均质高回声团，该处胎盘明显增厚，胎盘的胎儿面可向羊膜腔内膨出。

（3）胎盘边缘血窦破裂：如果胎盘边缘与子宫壁剥离，胎盘边缘胎膜与宫壁分离、隆起，胎膜下出血表现为不均质低回声，不形成胎盘后血肿。

3. 鉴别诊断

（1）胎盘内血池：位于胎盘实质内，在胎盘切面内呈不规则形无回声区，内有云雾样回声流动。

（2）胎盘后方子宫肌瘤：边缘较清，形态规则，常呈圆形或类圆形，多呈不均质低回声，CDFI 可见肿块内血流信号。

（3）胎盘囊肿：位于胎盘的胎儿面或母面，边缘清楚，圆形，壁薄，内部为无回声。

（4）胎盘血管瘤：多位于绒毛膜板下胎盘实质内，可突向羊膜腔，回声较均匀，边界清，CDFI 可见较丰富血流信号。

（5）子宫局部收缩：若发生在胎盘附着处，可见向胎盘突出的半圆形弱回声区，可根据子宫舒张后图像恢复正常与血肿鉴别。

4. 临床意义

如果剥离面较小，无明显临床症状，临床要求超声检查的概率小。剥离面较大时，出现腹痛、阴道出血等临床症状，应行超声检查，可以发现和诊断胎盘早剥，指导临床及时处理可避免出现子宫胎盘卒中、产后大出血等危重情况。但胎盘位于后壁时，诊断较困难，应结合患者病史和体征做出判断。

四、胎盘植入

胎盘植入（placenta accreta）是指胎盘附着异常，表现为胎盘绒毛异常植入到子宫肌层。

1. 病理与临床

大部分患者有刮宫、剖宫产等宫腔操作病史。胎盘植入大多因为蜕膜基底层缺乏，蜕膜部分或完全由疏松结缔组织替代，因此，子宫瘢痕、黏膜下肌瘤、子宫下段、残角子宫等部位容易发生胎盘植入。合并前置胎盘可出现阴道出血。产后出现胎盘滞留、大出血、子宫穿孔、继发感染等。

2. 超声表现

胎盘增厚，面积增大，胎盘内血池异常丰富，表现为大小不等、形态不规则的无回声区，内见流动的云雾样回声。胎盘后间隙消失或不显示，胎盘后方子宫肌层低回声带（正常厚 1.0 ~ 2.0 cm）消失或明显变薄 ≤ 2.0 mm。严重者胎盘附着处出现子宫局部向外生长包块。在极少数胎盘绒毛组织侵及膀胱的病例中，经腹超声可能显示与子宫相邻的膀胱浆膜层强回声带消失，表现为一个局部外突的、结节状、增厚的膀胱壁包块。CDFI 显示胎盘周围血管分布明显增多且粗而不规则。

3. 鉴别诊断

胎盘植入应与胎盘内血池鉴别，胎盘血池表现为胎盘内有 1 个或数个低回声腔隙，内见缓慢流动血流，结合胎盘与子宫肌层关系综合分析可供鉴别。

4. 临床意义

胎盘植入可导致产后大出血、子宫穿孔、继发感染等，是产科严重并发症。对超声提示诊断者临床可以提前计划治疗方案。

五、胎盘畸形

（一）帆状胎盘

帆状胎盘（velamentous placenta）是指脐带入口在胎盘边缘以外的游离胎膜内，通过羊膜与绒毛膜之间走行一段距离后再进入胎盘实质内。

1. 临床与病理

目前对帆状胎盘的发生机制尚不清楚，认为是子宫内膜发育不良或子宫内膜炎症，囊胚附着处营养条件或血供不好，促使胎盘找一较好的蜕膜部位，即胎盘迁徙，因而形成副胎盘、多叶胎盘、帆状胎盘等胎盘畸形。由于膜内脐血管无华腾胶保护，易并发脐带血管破裂和栓塞。帆状胎盘分娩时由于宫缩等原因胎膜内血管破裂出血易导致围生儿死亡。帆状胎盘合并血管前置时临床表现为破膜时出血以及迅速出现胎儿宫内窘迫，围生儿死亡。

2. 超声表现

脐带入口不直接插入胎盘中央或边缘部，而直接插入胎膜，脐血管多个分支呈扇形在胎膜内行走一段距离后，再进入胎盘内。CDFI 能更好地显示这一特征。帆状胎盘可合并血管前置，应注意扫查。

3. 鉴别诊断

边缘性脐带入口：脐带入口位于距离胎盘边缘 2 cm 以内的部位，脐带入口处有胎盘组织。

4. 临床意义

目前已有研究发现帆状胎盘与低出生体重儿、小于胎龄儿、早产、低 Apgar 评分相关。

帆状胎盘是一种严重威胁围生儿安全的疾病，特别是合并血管前置时，一旦前置血管破裂出血，围产儿死亡率极高。产前超声诊断帆状脐带入口，可让孕妇行选择性剖宫产，新生儿存活率可达 100%。

（二）副胎盘

副胎盘（succenturiate placenta）是在离主胎盘的周边一段距离的胎膜内，有1个或数个胎盘小叶发育，副胎盘与主胎盘之间有胎儿来源的血管相连。

1. 临床与病理

副胎盘可能与胎膜绒毛不完全退化有关，边缘完全分离，形成较小的胎盘组织岛，并由胎膜的胎儿血管连接。

副胎盘如未在产前得到诊断，容易造成副胎盘遗留，引起产后大出血。

2. 超声表现

二维超声显示在主胎盘之外有1个或几个与胎盘回声相同的副胎盘，与主胎盘之间有一定距离，间隔一般超过2.0 cm。CDFI显示副胎盘与主胎盘之间有血管相连接，频谱多普勒提示为胎儿血管。注意是否合并血管前置。

3. 鉴别诊断

（1）多个胎盘：多个胎盘间无血管连接，每个叶的血管仅在进入脐带后才汇合。

（2）多叶胎盘：是一个胎盘分成两叶或多叶，但叶与叶之间胎盘组织互相连在一起。

4. 临床意义

副胎盘遗留在宫腔内，造成胎盘残留，易导致产后出血及感染。如果主、副胎盘间血管位于先露部之前形成前置血管，可引起产前出血或产时出血，导致胎儿宫内窘迫和死亡。产前超声检出副胎盘，可指导临床相关处理，避免不良后果的发生。

六、胎盘绒毛膜血管瘤

胎盘绒毛膜血管瘤（placental chorioangioma）是指胎盘内绒毛血管不正常增生而形成，是一种良性毛细血管瘤，主要由血管和结缔组织构成。

1. 临床与病理

胎盘绒毛膜血管瘤可发生在胎盘的各个部位，临床症状与其大小及生长部位有关，多半较小，埋于胎盘组织中，无明显临床症状。如肿瘤较大（＞5 cm）或生长在脐带附近时，可压迫脐静脉，羊水过多。

2. 超声表现

胎盘绒毛膜血管瘤表现为边界清晰包块，有包膜或无包膜，可以位于胎盘的母面、子面或胎盘实质内。位于胎盘胎儿面者向羊膜腔突出。由于其内部含血管和结缔组织成分的比例不同，超声表现也不尽相同。有的呈实质性低回声，可有索条状交错分隔成网状，有的表现为很多小囊腔如蜂窝状，有的呈无回声或混合性回声。结缔组织成分多者回声稍强，如实性肿物样回声。肿物大者可合并羊水过多。CDFI可显示肿块内较丰富的血流信号。

3. 鉴别诊断

（1）胎盘内血池：胎盘内 1 个或数个无回声腔隙内见缓慢流动液体，因流速低，血流信号难以显示。

（2）胎盘早剥：当血管瘤位于胎盘母面时，容易与胎盘早剥混淆。胎盘早剥包块内无血流信号，可有胎心异常等。

4. 临床意义

胎盘绒毛血管瘤常合并一系列妊娠合并症，如胎儿非免疫性水肿、心力衰竭、贫血、血小板减少症、FGR、早产、围生期死亡、羊水过多、孕妇子痫等。超声可以提示绒毛膜血管瘤并测量大小，监测胎儿是否出现相关并发症。

七、单脐动脉

正常脐带中有 2 条脐动脉与 1 条脐静脉，脐带中仅有 1 条脐动脉者称为单脐动脉（single umbilical artery，SUA）。

1. 病理与临床

单脐动脉的发生可能是一支脐动脉先天性未发育，在镜下只见到一支脐动脉，而无第二支脐动脉痕迹；也可能是胚胎初期存在两支脐动脉，但以后在发育过程中一支脐动脉继发性萎缩而逐渐消失，在镜下除见到一支脐动脉外，还可见到一根十分细小而萎缩的血管，管腔闭锁，甚至仅见到血管壁或弹力纤维的痕迹。

单脐动脉本身可无明显临床表现，但单脐动脉可能增加 FGR、染色体异常的风险。合并胎儿畸形者，出现相应临床表现。

2. 超声表现

在膀胱水平横切面上膀胱两侧只能显示 1 条脐动脉，CDFI 显示更清楚。在游离段脐带的横切面上，正常由 2 条脐动脉和 1 条脐静脉组成的"品"字形结构消失，而由仅含 1 条脐动脉和 1 条脐静脉组成的"吕"字形结构所取代，CDFI 显示一红一蓝 2 个圆形结构。

3. 鉴别诊断

（1）双脐动脉之一细小：膀胱横切面，CDFI 检查似只见 1 条脐动脉，但将探头向头侧或足侧偏斜，还可见另一条细小的脐动脉，脐带游离段横切面可见 3 个圆形无回声断面，其中 1 个相对细小。

（2）胎儿股动脉：当胎儿下肢屈曲贴近胎儿腹壁时，膀胱横切面上有时可将胎儿股动脉误认为脐动脉，漏诊单脐动脉。追踪血管的走行方向可资鉴别。

4. 临床意义

单纯单脐动脉预后良好。合并畸形时，其预后视合并畸形情况而定。但到目前为止，尚未发现单脐动脉与某种特定畸形存在明确的相关性。单脐动脉可能与所有较大器官畸形有关，也可能与染色体异常有关，而且具有单脐动脉的胎儿，即使无相关畸形存在，其 FGR 的危险性也可能增加。超声检查发现单脐动脉后，应仔细扫查胎儿有无合并其他部位畸形。

（黄社磊）

第四节　胎儿畸形

一、颅脑畸形

（一）无脑畸形

1. 病理与临床

无脑畸形（anencephaly）是前神经孔闭合失败所致，是神经管缺陷的最严重类型。其主要特征是颅骨穹隆缺如（眶上嵴以上额骨、顶骨和枕骨的扁平部缺如），伴大脑、小脑及覆盖颅骨的皮肤缺如，但面部骨、脑干、部分枕骨和中脑常存在。眼球突出，呈"蛙样"面容。

2. 超声表现

颅骨在孕 12 周后才骨化，超声在此前一般不诊断无脑畸形。孕 12 周后，无脑畸形超声表现主要有颅骨强回声环缺失，仅在颅底显示部分强回声的骨化结构及脑干与中脑组织，无大脑半球，有人称之为"瘤结"。头颅形态严重异常，不能测量双顶径。面部冠状切面与双眼球横切面均可显示双眼球向前突出，呈蛙状面容，眼眶上方无颅盖骨。有时可显示胎手碰触搔扒暴露在羊水中的脑组织。脑组织破碎，脱落于羊水中，使羊水变"浑浊"，回声增强，大量点状回声在羊水中漂浮，似"牛奶样羊水"。50％合并颈段或腰骶段脊髓脊膜膨出。妊娠后期，因吞咽反射缺乏致羊水增多。

3. 鉴别诊断

（1）小头畸形：颅骨强回声环存在，双顶径、头围等生物学测量参数明显减小，前额后缩。

（2）颅脑畸形：颅盖骨部分或完全缺失，脑组织存在，但结构紊乱，浸泡于羊水中。

4. 临床意义

无脑畸形预后极差，一般在出生后几小时内死亡。因此，无脑畸形一旦做出诊断，均应终止妊娠。

（二）脑膨出及脑膜膨出

1. 病理与临床

脑膨出（encephalocele）是指颅骨缺损伴有脑膜和脑组织从缺损处膨出，脑膜膨出

（meningocele）则仅有脑膜而没有脑组织从颅骨缺损处膨出。从胎头额部起，沿颅顶中线至后枕部均可发生脑或脑膜膨出（约占85％），其中约75％发生在枕部。少部分发生在偏中线的其他部位，如顶部偏中线区（约占12％）。包块可大可小，包块内容物为脑膜、脑脊液和（或）脑组织。常伴有小头、脑积水、脊柱裂，可见于羊膜带综合征、Meckel-Gruber综合征、Walker-Warburg综合征等。额部脑或脑膜膨出常伴有面部中线结构畸形，如眼距过远、鼻畸形等。

2. 超声表现

颅骨强回声连续性的中断，是脑或脑膜膨出的特征性表现之一。当颅骨缺损处有脑组织和脑膜膨出时，呈不均质低回声包块，当有大量脑组织膨出时，可导致小头畸形。当颅骨缺损处仅有脑膜膨出时，囊内仅含脑脊液而呈无回声区。

3. 鉴别诊断

颈部脑膜膨出应与颈部水囊瘤相鉴别，而位于额部者应注意和额、鼻部的畸胎瘤相区别。位于额部脑或脑膜膨出，常有眼距过远、面部畸形、胼胝体发育不良等。

4. 临床意义

该病预后与膨出的部位、大小，膨出的脑组织多少，染色体是否异常，有无合并其他畸形等有关。脑组织膨出越多、合并其他畸形越多或染色体异常者，其预后越差。脑或脑膜膨出新生儿总死亡率约40％，存活者80％以上有智力和神经系统功能障碍。额部小的脑膨出，不伴有其他畸形时，其预后较其他部位的相同大小脑膨出预后好，这可能与小部分额叶皮质缺失仅引起较少的神经功能缺损有关，但额部脑膨出可导致语音障碍。

（三）脊柱裂

1. 病理与临床

脊柱裂（spina bifida）是后神经孔闭合失败所致，主要特征是背侧2个椎弓未能融合，脊膜和（或）脊髓可通过未完全闭合的脊柱疝出或向外暴露。可以发生在脊柱的任何一段，常见于腰骶部和颈部。主要类型有闭合性脊柱裂、开放性脊柱裂。

2. 超声表现

闭合性脊柱裂在产前超声检查中常难发现，少部分病例在闭合性脊柱裂处的皮下出现较大脂肪瘤时有可能被检出。较大的开放性脊柱裂（3个或3个以上脊椎受累）产前超声较易发现，较小的开放性脊柱裂因病变较小，超声常难显示脊柱异常的直接声像。

（1）开放性脊柱裂的脊柱特征：从胎儿背侧方向对脊柱做矢状扫查，受累脊柱位于后方的强回声线连续性中断，裂口处皮肤及其深部软组织回声连续性亦中断，囊状脊柱裂可见中断处膨出一囊性包块，内有脊膜、马尾神经或脊髓组织。可伴有脊柱后凸或侧凸畸形。脊柱横切面上显示位于后方的2个椎弓骨化中心向后开放，呈典型的"V"或"U"字形改变。脊柱冠状切面亦可显示后方的 2 个椎弓骨化中心距离增大。

（2）开放性脊柱裂的脑部特征：脊柱裂常伴有一系列特征性的脑部声像异常，主要有小脑异常（小脑变小、弯曲呈"香蕉状"，小脑发育不良甚至小脑缺如）、颅后窝池消失、柠檬头征（横切胎头时出现前额隆起，双侧颞骨塌陷，形似柠檬）、脑室扩大等。

（3）开放性脊柱裂合并其他畸形：包括足内翻、足外翻、膝反屈、先天性髋关节脱位、脑积水、肾畸形、羊水过多等。

3. 鉴别诊断

半椎体：可伴脊柱侧凸畸形，颅后窝池存在，皮肤连续性完好，脊柱横切面和冠状切面可见椎体的一侧存在，另一侧缺如，无囊性包块膨出。

4. 临床意义

病变平面越低，病变内仅含脑积液而无神经组织，其预后越好。约 25% 胎儿死产。早期外科手术可以使许多脊柱裂新生儿存活，但存活者常有严重功能障碍，主要有双下肢瘫痪、大小便失禁等。如果不手术，17% 的患者可存活至 10 多岁。智力发育迟缓与脑积水有关。

（四）脑积水

1. 病理与临床

胎儿脑积水（hydrocephalus）是指脑脊液过多地聚集于脑室系统内，致使脑室系统扩张和压力升高。其发生率在新生儿中约 2‰。侧脑室后角宽径 > 10 mm， < 15 mm 为轻度脑室扩张。侧脑室后角宽径 > 15 mm 为脑积水或重度脑室扩张，第三脑室和第四脑室也可增大，如果没有合并其他脑发育异常称为孤立性脑积水。

2. 超声表现

脑室系统扩张，脉络丛似"悬挂"于侧脑室内，可为一侧 – 侧脑室扩大，或两侧 – 侧脑室扩大，也可表现为侧脑室、第三脑室、第四脑室均扩大。中脑导水管狭窄导致的脑积水，第四脑室不扩张。根据梗阻程度、扩张的脑室可推测梗阻平面。发现胎儿脑积水，应寻找脑内可能存在的其他畸形，可能引起脑积水的脑外畸形及其他脏器可能的合并畸形。

3. 鉴别诊断

（1）胼胝体发育不全或缺失：双侧 – 侧脑室常增大，但侧脑室形态异常，呈泪滴状改变，透明隔腔消失，第三脑室上抬，胼胝体不显示。

（2）全前脑：无大脑镰和半球裂隙，胼胝体和透明隔腔消失，丘脑融合，单一原始脑室，同时可检出颜面部严重畸形，包括独眼、喙鼻、单鼻孔、正中唇腭裂等。

（3）脑裂畸形：大脑裂开成前后两部分，裂开处呈无回声，分别与侧脑室及蛛网膜下腔相通。

4. 临床意义

一般来说，胎儿脑积水的预后与其伴发畸形有密切关系。

轻度侧脑室扩张（≤ 15 mm）一般预后良好，大部分不会发展成为脑积水，但当脑室后角扩大超过 15 mm 时神经系统发育异常风险增加。但轻度侧脑室扩张发生染色体异常（21- 三体）的危险性增高。此外少数单侧脑室扩张者，可伴有大脑发育不良（如无脑回畸形）或坏死病灶（如脑室周围白质软化）。

（五）全前脑

1. 病理与临床

全前脑（holoprosencephaly）又称前脑无裂畸形，为前脑未完全分开成左右两叶，而导致一系列脑畸形和由此而引起的一系列面部畸形，如眼距过近、独眼畸形、单鼻孔畸形、喙鼻畸形、正中唇腭裂、小口、无人中等。本病常与染色体畸形，如 13- 三体、18- 三体、18 号染色体短臂缺失等有关。

全前脑有以下 3 种类型。

（1）无叶全前脑：最严重，大脑半球完全融合未分开，大脑镰及半球裂隙缺失，仅单个原始脑室，丘脑融合。

（2）半叶全前脑：为一种中间类型，介于无叶全前脑和叶状全前脑之间。大脑半球及侧脑室仅在后侧分开，前方仍相连，仍为单一侧脑室，丘脑常融合或不完全融合。

（3）叶状全前脑：大脑镰部分发育，大脑半球的前后裂隙发育尚好，丘脑和第三脑室正常，无透明隔和胼胝体。颜面多无明显异常，可有眼距过近。

2. 超声表现

无叶全前脑可表现为单一原始脑室、丘脑融合、大脑半球间裂缺如、脑中线结构消失、透明隔腔与第三脑室消失、胼胝体消失、脑组织变薄及一系列面部畸形，如喙鼻、眼距过近或独眼、正中唇腭裂等。

半叶全前脑主要表现为前部为单一脑室腔且明显增大，后部可分开为 2 个脑室，丘脑融合、枕后叶部分形成、第四脑室或颅后窝池增大，面部畸形可能较轻，眼眶及眼距可正常，扁平鼻；也可合并有严重面部畸形，如猴头畸形、单鼻孔等。

叶状全前脑由于脑内结构及面部结构异常不明显，胎儿期很难被检出。透明隔腔消失时应想到本病可能，可伴有胼胝体发育不全，冠状切面上侧脑室前角可在中线处相互连通。

3. 鉴别诊断

（1）脑积水：脑中线存在，特别是近颅顶部横切面可较清楚显示，双侧 - 侧脑室分开，丘脑未融合，可有第三脑室扩大。

（2）积水性无脑畸形：颅腔内广大范围均为无回声区，几乎呈一囊性胎头，不能显示大脑半球和大脑镰，更不能显示任何大脑皮质回声，在颅腔下部近枕部可见小脑、中脑组织，似小岛样的低回声结构突向囊腔内，与无叶全前脑极易混淆。但无叶全前脑可显示大脑皮质、丘脑融合，同时可检出相应的面部畸形。

（3）视隔发育不良：颅内表现与叶状全前脑相似，但视隔发育不良伴视神经发育不全。

4. 预后

无叶全前脑和半叶全前脑常为致死性，出生后不久即夭折。而叶状全前脑可存活，但常伴有脑发育迟缓，智力低下。

（六）Dandy-Walker 畸形

1. 病理与临床

Dandy-Walker 畸形以小脑蚓部缺失、第四脑室和颅后窝池扩张为特征，约 1/3 伴脑积水。目前，对 Dandy-Walker 畸形分类尚不统一，一般可将其分为以下 3 型。

（1）典型 Dandy-Walker 畸形：以小脑蚓部完全缺失为特征，此型较少。

（2）Dandy-Walker 变异型：以小脑下蚓部发育不全为特征，可伴有或不伴有颅后窝池增大。

（3）单纯颅后窝池增大：小脑蚓部完整，第四脑室正常，小脑幕上结构无异常。

2. 超声表现

（1）典型 Dandy-Walker 畸形：两侧小脑半球分开，中间无联系，蚓部完全缺如。颅后窝池明显增大，第四脑室增大，两者相互连通。

（2）Dandy-Walker 变异型：两侧小脑半球之间在颅后窝偏上方可见小脑上蚓部，声束平面略下移时可见下蚓部缺失，两小脑半球分开。颅后窝池增大，可伴有第四脑室扩张，两者相互连通。

（3）单纯颅后窝池增大：超声检查仅为一增大的颅后窝池（ > 10 mm），而小脑、小脑蚓部、第四脑室及小脑幕上结构无异常发现。

3. 鉴别诊断

颅后窝池蛛网膜囊肿：有包膜，呈类圆形，位置可正中或偏离中线，小脑可受压移位，但蚓部发育良好。

4. 临床意义

典型 Dandy-Walker 畸形产后死亡率高（约 20%），存活者常在 1 岁内出现脑积水或其他神经系统症状，40% ~ 70% 患者出现智力和神经系统功能发育障碍。Dandy-Walker 畸形越典型，预后不良的可能性越大。Dandy-Walker 畸形变异型的预后差异较大，可以是新生儿正常发育，也可以是死亡，不伴染色体异常和其他结构畸形，其预后大多数是良好的。单纯颅后窝池增大除外染色体异常和其他结构畸形后，可能是颅后窝池的一种正常变异。

二、唇腭裂

1. 病理与临床

唇腭裂有多种分类方法，根据唇腭裂的部位、程度可分以下几类。

（1）单纯唇裂：可分为单侧和双侧唇裂。根据唇裂的程度可分为以下3度。

Ⅰ度唇裂：裂隙只限于唇红部。

Ⅱ度唇裂：裂隙达上唇皮肤，但未达鼻底。

Ⅲ度唇裂：从唇红至鼻底完全裂开。

Ⅰ、Ⅱ度唇裂为不完全唇裂，Ⅲ度唇裂为完全唇裂。

（2）单纯腭裂：可分为单侧与双侧腭裂。根据腭裂的程度可分为以下3度。

Ⅰ度腭裂：腭垂裂或软腭裂。

Ⅱ度腭裂：全软腭裂及部分硬腭裂，裂口未达牙槽突（即无原发腭裂或牙槽突裂）。

Ⅲ度腭裂：软腭、硬腭全部裂开且达牙槽突（即包括原发腭与继发腭之间及继发腭与鼻中隔之间均未隔合）。

Ⅰ、Ⅱ度腭裂为不完全腭裂，Ⅰ度腭裂为完全腭裂。前者一般单独发生，不伴唇裂，仅偶有伴发唇裂者；后者常伴有同侧完全唇裂。

（3）完全唇裂伴牙槽突裂或完全腭裂：可分为单侧和双侧。

（4）正中唇腭裂：常发生在全前脑与中部面裂综合征，唇中部、原发腭缺失，裂口宽大，鼻发育异常。

（5）不规则唇裂：与羊膜带综合征有关，唇裂常不规则、奇形怪状，常在少见的部位出现。除唇裂外，常伴有其他部位的严重异常，如裂腹、缺肢、脑膜膨出等。

2. 超声表现

（1）单纯唇裂：在胎儿颜面部冠状切面和横切面上观察最清楚，主要表现为一侧或双侧上唇连续性中断，中断处为无回声带，可延伸达鼻孔。上牙槽突连续性好，乳牙排列整齐。

（2）单侧完全唇裂合并牙槽突裂或完全腭裂：除上述唇裂征象外，横切面示上颌骨牙槽突连续性中断，乳牙排列不整齐，呈"错位"征象。

（3）双侧完全唇裂合并牙槽突裂或完全腭裂：双侧上唇、牙槽突连续性中断，在鼻的下方可显示一明显向前突出的强回声块，该强回声块浅层为软组织（上唇中部及牙龈），深层为骨性结构（前颌突），称为颌骨前突（premaxillary protrusion）。颌骨前突在正中矢状切面最明显。

（4）单纯不完全腭裂（不伴唇裂和牙槽裂）：在超声图像上难以显示出它的直接征象，产前常漏诊。

（5）正中唇腭裂：上唇及上腭中部连续性中断，裂口宽大，鼻结构明显异常，常伴发于全前脑和中部面裂综合征。

（6）不规则唇裂：常表现为面部及唇严重变形，裂口形态不规则，形状怪异，裂口可发生在唇的任何部位。此外，除上述裂畸形外，常可检出胎儿其他部位，包括头部、躯干、肢体等部位的明显异常，如不规则脑或脑膜膨出、腹壁缺损、缺肢、缺指（趾）等。常有羊水过少。

3. 鉴别诊断

（1）假性唇裂：正常口裂由于切面不标准可误为唇裂，脐带压迫唇部、子宫壁贴近唇部、人中过深等均可造成唇裂假象，所以诊断唇裂应通过相互垂直的多个切面相互印证，才能减少假阳性结果。

（2）上颌骨肿瘤：双侧完全唇腭裂常有颌骨前突表现，在鼻的下方呈明显向前突出的强回声块，应注意与来源于上颌骨的肿瘤，如畸胎瘤相鉴别，后者肿块从口腔或鼻腔内突出，唇和牙槽突连续。

4. 临床意义

不伴其他结构畸形的单纯唇腭裂预后较好，可通过手术修补治愈。但正中唇腭裂及不规则唇裂常预后不良。唇腭裂伴有其他结构畸形或染色体异常者，其预后取决于伴发畸形的严重程度。

三、胸腔畸形

胸腔畸形主要有肺发育不良、肺缺如、先天性膈疝、肺囊腺瘤畸形、隔离肺、胸腔积液、喉 – 气管闭锁、一侧支气管闭锁等。这里主要介绍先天性肺囊腺瘤畸形、隔离肺、先天性膈疝。

（一）先天性肺囊腺瘤畸形

1. 病理与临床

先天性肺囊性腺瘤畸形（congenital cystic adenomatoid malformation，CCAM）是一种良性的非肿瘤性质的异常肺组织。组织学上以支气管样气道异常增生、缺乏正常肺泡为特征，提示正常肺泡发育受阻。

CCAM 可分为以下 3 种类型。

Ⅰ型：大囊型，病变以多个较大囊肿为主，囊肿大小不等，多为 2 ~ 10 cm。

Ⅱ型：中囊型，病变内有多个囊肿，囊肿大小不超过 2 cm。

Ⅲ型：小囊型，病变内有大量细小囊肿，囊肿大小不超过 0.5 cm，呈实质性改变，有大量腺瘤样结构，其内有散在的、薄壁的、类似支气管的结构。

2. 超声表现

CCAM 超声分型可简单地分为大囊型和微囊型（以实性改变为主）。前者以囊性病变为主，呈囊实混合回声，囊泡直径 > 5 mm；后者囊泡直径 < 5 mm，为实质性均质高回声，高分辨力超声仪器的高频探头在强回声的实性肿块内部可显示出弥漫分布的筛孔状囊性暗区。

与其他胸内占位性病变一样，CCAM 可对同侧和对侧肺产生明显压迫，导致正常肺组织回声极少，从而引起肺发育不良和胎儿水肿。心脏及纵隔可受压移位，偏向对侧。肿块越大，心脏及纵隔移位越明显。肿块明显压迫心脏及胸内大血管时，可引起胎儿腹腔积液及全身水肿。可有羊水过多。

3. 鉴别诊断

（1）膈疝：胸腔内异常回声包块为腹内脏器组成，腹腔内不能显示胃泡，包块一般紧贴心脏，心脏、纵隔移位，肺受压发育不良。矢状切面或冠状切面膈肌连续性中断。

（2）隔离肺：一般位于左肺基底部呈叶状或三角形，边界清晰的高回声团块，回声较均匀，CDFI 检查其供血动脉来源于主动脉。

4. 预后

CCAM 大小、纵隔移位程度、是否伴发胎儿水肿和羊水过多等，均是判断预后的重要指标。合并胎儿水肿，肺发育不良和（或）羊水增多的病例预后差。肿块较小，无心脏及纵隔移位，未合并其他畸形者，预后最好，成活率可达 100%。如果 CCAM 随着妊娠的进展逐渐缩小，则预后良好。因此，有必要对 CCAM 胎儿进行连续动态观察。

（二）隔离肺

1. 病理与临床

隔离肺（pulmonary sequestration）又称肺隔离症，是以血管发育异常为基础的胚胎发育缺陷。隔离肺是由胚胎的前原肠、额外发育的气管和支气管肺芽接受体循环的血液供应而形成的无功能肺组织团块，可分为叶内型隔离肺（intralobar sequestrations，ILS）和叶外型隔离肺（extralobar sequestrations，ELS）两大类。胎儿 ILS 罕见，大多数为 ELS。

2. 超声表现

由于绝大多数胎儿期诊断的肺隔离是 ELS，下面主要介绍 ELS 的超声特征。ELS 多位于左侧胸腔内，超声表现为左肺基底部叶状或三角形，边界清晰的高回声包块，包块大小不一，较大者可引起纵隔移位和胎儿水肿。少数内部偶然可以观察到囊肿（即扩张的支气管或与 CCAM 共存）。此外，ELS 还可出现在腹腔内，常表现为腹腔内高回声团块。CDFI 有助于诊断隔离肺，显示滋养血管来自胸主动脉或腹主动脉。

3. 鉴别诊断

（1）先天性肺囊腺瘤畸形：大囊型包块内多能显示多个囊泡，微囊型与隔离肺较难区别，CDFI 检测供血动脉有助于鉴别，肺囊腺瘤畸形血供来自肺动脉。

（2）膈疝：胸腔内异常回声包块为腹内脏器组成，回声不均匀，腹腔内不能显示胃泡，包块一般紧贴心脏，心脏、纵隔移位，肺受压发育不良。矢状切面或冠状切面膈肌连续性中断。

4. 预后

隔离肺预后良好，尤其在逐渐缩小的隔离肺胎儿，预后更佳，出生后可不出现任何呼吸道症状。合并有胸腔积液者，可导致严重肺发育不良和胎儿水肿，从而威胁胎儿生命。有大量胸腔积液者，行胎儿胸腔积液羊膜分流术可改善预后。

（三）先天性膈疝

1. 病理与临床

先天性膈疝（congenital diaphragmatic hernia，CDH）是膈的发育缺陷导致腹腔内容物疝入胸腔，疝入胸腔的脏器常为胃、小肠、肝、脾等。疝入胸腔的腹腔内容物可压迫肺，引起肺发育不良，同时肺血管分支内径缩小，肺小动脉肌层持续为胎儿型，故产后新生儿常出现肺动脉高压。

2. 超声表现

腹腔内脏器通过膈肌缺损处进入胸腔，形成胸腔内包块，心脏向对侧移位。如为左侧CDH，胃疝入胸腔较常见，表现为心脏左后方出现胃泡，与左房相邻，而腹腔内胃泡不能显示。如果为右侧 CDH，则疝入胸腔的器官主要为肝右叶，由于肝为实质性器官，回声与肺实质回声相近，给诊断带来困难，CDFI 追踪显示肝门静脉，如果门静脉超过膈肌水平，可确定胸内实质性回声为肝，从而确立诊断。由于内脏疝入胸腔，故腹围缩小。

胸腹腔矢状及冠状切面显示正常膈肌弧形低回声带中断或消失，理论上此种征象最具有诊断价值，是诊断 CDH 的直接征象，但实际上大部分病例超声很难确认，只有在右侧较大的膈肌缺损时，此征象才明显。

CDH 可合并羊水过多，部分胎儿可有胸腔积液、腹腔积液、胎儿水肿及颈部透明层明显增厚。

3. 鉴别诊断

（1）肺囊腺瘤：软大的肺囊腺瘤回声混杂，也可造成胎儿纵隔移位改变，但腹上区横切面可见胃泡、脐静脉等正常结构回声，矢状切面显示膈肌连续。

（2）隔离肺：位于右侧较大的隔离肺和右侧膈疝鉴别，前者呈叶状或三角形、边界清晰的高回声团块，回声较均匀，CDFI 检查供血动脉来源于主动脉。

4. 预后

CDH 围生儿死亡与下列因素有关：诊断 CDH 的孕周、CDH 的大小、胸内胃和肝的存在、对侧肺的大小、有关合并畸形的存在等。在产前诊断的 CDH 大多数是比较大的，围生儿死亡率可能高达 80%。孕晚期才发现的小的膈疝，双肺发育良好，产后手术预后好。

四、心脏畸形

胎儿心脏畸形发生率高，据统计，在活产儿中发病率达 7‰ ~ 8‰。这里主要介绍几种严重心脏畸形的产前超声诊断。

（一）单心房

1. 病理与临床

单心房（single atrium）是一种罕见的先天性心脏病，是胚胎发育期房间隔的第 1 隔和第 2 隔均未发育所致，有 2 个心耳，但仅有 1 个共同心房腔，房间隔的痕迹也不存在，而室间隔完整，故又称为二室三腔心或单心房三腔心。

2. 超声表现

胸骨旁四腔心及心尖四腔心切面显示房间隔回声消失，由房间隔、室间隔、二尖瓣、三尖瓣在心脏中央形成的"十"字交叉消失，变为 T 字形。二、三尖瓣处于同一水平。

当发现单心房后，应详细检查心内其他结构，排除合并其他心内畸形，如二尖瓣裂、单心室、永存动脉干、永存左上腔静脉等。

3. 鉴别诊断

房间隔缺损：巨大房间隔缺损酷似单心房，前者在心房底部可显示房间隔回声，合并有原发孔缺损者，二尖瓣和三尖瓣附着在室间隔同一水平。后者心房内不能显示任何房间隔回声，二尖瓣和三尖瓣附着在室间隔同一水平。

4. 临床意义

单心房因房内存在混合血，可引起缺氧、发绀，可因红细胞增多而发生脑栓塞、感染等。故诊断明确的患儿，只要尚未发生严重的肺血管阻塞性病变，均应争取早期手术。

（二）单心室

1. 病理与临床

单心室（single ventricle）是指一个较大的主心腔接受来自心房血液，可以有两组房室瓣或只有一组房室瓣，房室瓣均对向主心腔。

主心腔形态有 3 种类型。

（1）左心室型：主腔为形态学左心室，附属腔为形态学右心室，位于主腔的前方（可为正前、左前、右前方），占 65% ~ 78%。

（2）右心室型：主腔为形态学右心室，附属腔为形态学左心室，位于主腔的左后或右后方，占 10% ~ 15%。

（3）中间型：主腔形态介于左心室与右心室之间，无附属腔，占10%～20%。

2. 超声表现

四腔心切面上"十"字交叉失常，室间隔不显示，仅显示一个心室腔，房室瓣均与这个心室相连，心室形态多为左心室。附属腔常难以显示，如能显示，多位于主腔前方。CDFI可显示心房内血液经房室瓣流向一共同心室腔内，双房室瓣时可见两股血流束进入单一心室腔后混合，单一房室瓣时仅见一股血流束进入单一心室。常合并有大动脉异常出现相应超声表现。

3. 鉴别诊断

（1）室间隔缺损：巨大室间隔缺损易和单心室混淆，注意室间隔、乳头肌、房室瓣等结构的辨认，对鉴别诊断有重要意义。

（2）心内膜垫缺损：心尖部可见室间隔，室间隔上部、房间隔下部缺损，共同房室瓣等是其特征，单心室可有共同房室瓣特征，乳头肌粗大者可将其误认为室间隔。

4. 临床意义

单心室预后不良，50%死于出生后1个月内，74%死于头6个月。

（三）心内膜垫缺损

1. 病理与临床

心内膜垫缺损（endocardial cushion defect）又称为房室间隔缺损（atrioventricular septal defect），是一组累及房间隔、房室瓣和室间隔的复杂性先天性心脏畸形。

2. 超声表现

胎儿四腔心切面是诊断本病的主要切面，大部分异常征象都能在此切面上显示。

（1）完全型心内膜垫缺损：胎儿四腔心切面上显示房间隔下部与室间隔上部连接性中断，仅见一组共同房室瓣在心脏中央启闭运动，由房室间隔和房室瓣在心脏中央形成的"十"字交叉图像消失，4个心腔相互交通。CDFI更直观地显示4个心腔血流交通，正常双流入道血流消失，为一粗大血流束进入两侧心室，收缩期可有明显的瓣膜反流。

（2）部分型心内膜垫缺损：四腔心切面上房间隔下部连续性中断（即原发孔缺损）。二尖瓣和三尖瓣在室间隔的附着点在同一水平上，正常三尖瓣附着点较二尖瓣更近心尖的"错位"征象消失。有瓣膜反流时，CDFI和脉冲多普勒有相应表现。

3. 鉴别诊断

应与单心房、单心室、室间隔缺损等鉴别。

4. 临床意义

心内膜垫缺损总的预后并不乐观，50%伴发于染色体三体，尤其是21-三体（占60%）和18-三体（占25%）。产后未接受手术治疗的婴儿中有50%在1岁内死于心力衰竭、心律失常、肺动脉高压所致右向左分流。6个月内接受手术治疗疗效较好，但10%的患儿需行第2次房室瓣修补术或置换术。伴有染色体异常尤其是21-三体和18-三体，常有智力低下。

（四）埃勃斯坦畸形

1. 病理与临床

埃勃斯坦畸形（Ebstein's anomaly）又称三尖瓣下移畸形，主要特点在于三尖瓣部分或全部下移至右心室，下移的瓣叶常发育不全，表现为瓣叶短小或缺如，隔叶与室间隔紧密粘连而使瓣叶游离部显著下移，或隔叶起始部虽近于瓣环，但体部与室间隔粘连而使瓣尖下移。右心室被下移的三尖瓣分成2部分，房化右心室及功能右心室，房化右心室与原有右心房共同构成巨大的右心房，功能右心室腔则变小，常失去正常右心室收缩功能。由于三尖瓣的发育不良及下移，常伴三尖瓣反流，加重了右心房负荷。三尖瓣下移极易发生心力衰竭，发生率约50%。

2. 超声表现

（1）四腔心切面上显示心脏明显增大，尤以右心房扩大为甚。三尖瓣回声增强、增厚，瓣膜附着点或瓣尖明显下移至右心室。下移轻者，产前超声难检出。

（2）CDFI与频谱多普勒显示三尖瓣严重反流，反流血流束宽大、明亮，常达右心房底部。

（3）心胸比例明显增大，心脏增大，导致严重肺发育不良，心力衰竭时可伴心包积液。

3. 鉴别诊断

应与扩张型心肌病等鉴别。

4. 临床意义

预后极差，特别是合并右心室流出道和左心室流出道梗阻、三尖瓣严重反流，出生后多数不能存活。轻型三尖瓣下移畸形直至成年才被发现，这说明产前检出的这些畸形比儿童期或成人期检出者严重得多。

（五）法洛四联症

1. 病理与临床

法洛四联症（tetralogy of Fallot）主要特征有肺动脉口狭窄（主要为瓣下狭窄）、主动脉根部增宽右移骑跨、室间隔缺损、右心室壁肥厚。胎儿时期右心室壁肥厚可不明显。

2. 超声表现

法洛四联症主要在左心长轴、右心室流出道与肺动脉长轴及大动脉短轴切面上观察，仅在四腔心切面上不能诊断本症，四腔心切面可正常，右心室常无明显肥厚，左、右心室对称，大小基本相等。左心长轴切面上可显示较大的室间隔缺损，主动脉增宽并骑跨。右心室流出道与大动脉短轴切面示主肺动脉较主动脉明显缩小。CDFI 与频谱多普勒在右心室流出道和肺动脉内检出高速血流，可显示主动脉同时接受左、右心室的射血。

3. 鉴别诊断

应与右心室双出口等相鉴别。

4. 临床意义

本病在胎儿期和新生儿期均少出现心力衰竭。右心室流出道有严重梗阻时，出生后可出现发绀，右心室流出道梗阻较轻者，发绀可在 1 岁左右才出现。肺动脉闭锁者，随着动脉导管的闭合，病情可突然加重导致新生儿死亡。手术（出生后 3 个月手术）生存率在 90% 以上，约 80% 生存者可以耐受正常体力。

（六）大动脉转位

1. 病理与临床

大动脉转位（transposition of the great arteries）分两种类型。

（1）完全型大动脉转位：房室连接正常，主动脉起自右心室，肺动脉起自左心室。

（2）矫正型大动脉转位：房室连接不一致，大动脉与心室亦不一致。因此，血流动力学得以完全矫正。

50% 大动脉转位伴有心内其他畸形，如室间隔缺损、肺动脉狭窄、二尖瓣畸形等，但伴发心外畸形少见。

2. 超声表现

（1）完全型大动脉转位：四腔心切面，左、右心室对称，房室连接一致。大动脉与心室连接不一致。主动脉起自右心室，行程长，分出头臂动脉后主干仍存在；肺动脉起自左心室，行程短，分出左、右肺动脉后主干消失，可见动脉导管与降主动脉相连，肺动脉瓣与二尖瓣前叶相延续。大动脉根部形成的"十"字交叉排列关系消失，代之以两大动脉平行排列。主动脉常位于肺动脉的右前方。

（2）矫正型大动脉转位：四腔心切面两心室对称，但房室连接不一致。位于左侧的心室为形态学右心室，心室内壁较粗，心尖部可见调节束，房室瓣附着点更靠近心尖，左心房与之相连。位于右侧的心室为形态学左心室，心室内壁较光滑，房室瓣附着点高于对侧，右心房与之相连。主动脉与左侧心室即形态学右心室相连，肺动脉与右侧心室即形态学左心室相连，大动脉与心室连接不一致，大动脉在心底平行排列，动脉起始部的交叉关系消失而呈平行排列，主动脉位于肺动脉的左侧。

3. 鉴别诊断

应与右心室双出口等相鉴别。

4. 临床意义

由于胎儿血液循环的特殊性，完全型大动脉转位胎儿在宫内可继续发育。完全型大动脉转位不伴室间隔缺损时，出生后即刻出现青紫并很快恶化，因严重缺氧而死亡。伴有室间隔缺损者，发绀较轻，临床表现可在出生后 2 ~ 4 周才出现，最常出现的表现是心力衰竭。伴有室间隔缺损和严重肺动脉狭窄时，临床与法洛四联症相似。单纯矫正型大动脉转位预后较好，直至 40 岁分别有 40％ 出现左侧三尖瓣关闭不全和完全性房室传导阻滞，随着年龄增长，大部分病例出现左侧心室功能减退，发生心力衰竭；伴发有其他心内畸形时，视伴发畸形的严重程度而定。

（七）右心室双出口

1. 病理与临床

右心室双出口（double outlet right ventricle）主要特征是两条大动脉完全或大部分起源于右心室，几乎所有病例均伴有室间隔缺损。肺动脉狭窄较常见，主动脉狭窄、缩窄、主动脉弓离断相对少见。本病还合并其他心内畸形，主要有房室共道畸形、二尖瓣闭锁、一侧心室发育不全、完全型肺静脉畸形引流等。

2. 超声表现

右心室双出口产前超声诊断主要根据大动脉的平行排列关系及两大动脉均起源于右心室而得以诊断，由于本病常合并有其他严重心脏畸形，如房室共道、二尖瓣闭锁等，在产前超声检查中常先检出上述合并畸形。

（1）大动脉长轴切面上显示两条大动脉呈平行排列，均与右心室相连，左心室的唯一出口为室间隔缺损。

（2）典型者主动脉瓣下及肺动脉瓣下均可见肌性圆锥组织，可出现与二尖瓣前叶的纤维连续中断。

（3）合并其他心内畸形时有相应表现。

（4）彩色多普勒血流显像可显示两条平行彩色血流与右心室相连，分别为肺动脉与主动脉。

3. 鉴别诊断

应与法洛四联症、大动脉转位等鉴别。

4. 临床意义

由于胎儿血循环的特殊性，右室双出口胎儿宫内很少发生心力衰竭。出生后其血流动力学变化取决于右心室双出口的类型和伴发畸形的严重程度，预后也与此密切相关。此外，右心室双出口常伴有心外畸形和（或）染色体畸形。早期手术死亡率约 10％。

（八）肺动脉闭锁

1. 肺动脉闭锁伴室间隔完整（pulmonary atresia with intact ventricular septum）

（1）病理与临床：此病特征性改变是肺动脉瓣闭锁而室间隔完整，右心室与主肺动脉之间无交通，血液不能从右心室腔射入主肺动脉，从右心房经三尖瓣进入右心室的血液，由于室间隔连续完整，唯一出路是再经三尖瓣反流入右心房。伴三尖瓣狭窄时，右心室壁常肥厚，而右心室腔缩小。伴有严重三尖瓣反流时，右心室可扩张。回流入右心房的血流则只有经过卵圆孔到左心房，再经左心室到主动脉，最后分布到全身，因此左心系统承担了整个心脏的输出负荷，左心房、左心室增大，主动脉增宽。肺动脉的灌注则来自动脉导管的倒流。

（2）超声表现：四腔心切面上"十"字交叉存在，但左、右心室不对称，伴三尖瓣狭窄时右心室壁明显增厚而心腔缩小。伴有明显三尖瓣反流时，右心室腔可扩张，右心房可明显增大。主动脉与肺动脉不成比例，主动脉较肺动脉为宽，部分病例肺动脉极小而显示不清。本病多为肺动脉瓣闭锁，在右心室流出道及肺动脉长轴切面上，可显示肺动脉瓣呈膜状强回声带，实时超声检查无启闭运动。CDFI不能检出右心室至肺动脉的血流信号，但可显示由动脉导管内反流入肺动脉的血流信号。左、右房室瓣血流明显不对称，左侧血流束粗大，右侧则细小。如有三尖瓣反流，则可显示收缩期右心室经三尖瓣反流入右心房，血流束反流速度一般很高。

2. 肺动脉闭锁伴室间隔缺损（pulmonary atresia with ventricular septal defect）

（1）病理与临床：此病特征性改变是主肺动脉干闭锁，室间隔缺损（多为流出道缺损），主动脉前移并骑跨。常有较大分支直接从主动脉分出供应肺，左、右肺动脉可存在。

（2）超声表现：四腔心切面上房室大小可表现正常，伴右心室发育不良者，可表现为右心明显缩小。可伴有三尖瓣闭锁。五腔心切面上可显示主动脉增宽、骑跨，流出道型室间隔缺损。如能显示胸骨旁左心室长轴切面，则上述表现更为清楚。右心室流出道切面不能显示出肺动脉，有时可显示出左、右肺动脉。CDFI可显示动脉导管内和肺动脉内反向血流，三血管平面显示肺动脉内与主动脉内血流方向相反。

3. 鉴别诊断

应与永存动脉干等鉴别。

4. 临床意义

本畸形属于圆锥动脉干畸形，有可能存在染色体22q缺失，因此，有条件者进行荧光原位杂交法排除22q缺失；本病预后较差，如不经过处理，50％死于生后2周内，85％在6个月死亡。存活者需多次手术治疗。合并其他心内外畸形者，预后尚取决于合并畸形。肺动脉闭锁合并室间隔缺损（VSD）者，当动脉导管闭合时，约有50％在后6个月死亡，90％在1岁内死亡。

五、消化系统畸形

消化系统畸形主要有消化道狭窄与闭锁，其他异常有重复肠（胃）、胎粪性肠梗阻、胎粪性腹膜炎、先天性巨结肠、永久性右脐静脉、肝肿瘤等。这里主要介绍消化道闭锁与狭窄、消化道重复畸形和胎粪性腹膜炎。

（一）消化道闭锁与狭窄

1. 病理与临床

消化道闭锁与狭窄可发生在消化道的任何部位，如食管闭锁（esophageal atresia）、十二指肠闭锁与狭窄（duodenal atresia and stenosis）、空肠闭锁（jejunal atresia）、回肠闭锁（ileal atresia）、结肠闭锁（colonic atresia）、肛门闭锁（imperforate anus）等。

2. 超声表现

消化道闭锁与狭窄的共同超声特征有闭锁以上消化道扩张，出现逆蠕动，羊水过多。不同部位的闭锁与狭窄有其特征性表现。

（1）食管闭锁：胃泡小或胃不显示。伴有气管食管瘘者，由于有足够的羊水经过瘘管到胃，胃可正常充盈。闭锁以上食管可随吞咽出现扩张和缩小交替变化，80%食管闭锁（伴有或不伴有气管食管瘘）胎儿在晚孕期均有羊水过多的表现。

（2）十二指肠闭锁：典型超声表现为胃及十二指肠近段明显扩张，胎儿上腹横切时可见典型的"双泡征"，位于左侧者为胃，右侧者为扩张的十二指肠近段，侧动探头时两泡在幽门管处相通。

（3）空肠与回肠闭锁：如果产前超声发现胎儿腹中部多个扩张肠管切面，内径 > 7 mm，实时超声下肠蠕动明显增强，并出现逆蠕动，应怀疑小肠闭锁的可能。但是闭锁的确切部位、闭锁类型与导致闭锁的原因产前超声不能显示与确定。

（4）肛门闭锁：产前超声诊断本病主要依靠结肠扩张来推断，但很多肛门闭锁不表现结肠扩张。因此，肛门闭锁产前超声诊断困难。有时在胎儿盆腔下部显示出"V"形或"U"形扩张的肠管。

3. 鉴别诊断

胎粪性腹膜炎：胎粪性腹膜炎可出现肠管扩张，但胎粪性腹膜炎回声混杂，可见散在分布的点状、斑状、团状强回声，可有腹腔积液，透声差或假性囊肿。

4. 临床意义

先天性食管闭锁的预后与其是否有伴发畸形有关，不伴其他畸形者预后较好，新生儿死亡率低于10%，多发畸形者死亡率可高达85.7%。

单纯十二指肠闭锁与狭窄预后较好。但十二指肠闭锁者患唐氏综合征的危险性明显增高，约30%十二指肠闭锁胎儿有唐氏综合征，而15%的唐氏综合征胎儿可发生十二指肠闭锁。

空肠与回肠闭锁外科手术治愈率较高，总死亡率低于10%。长期随访资料表明患儿生长发育和智力发育未见障碍，能正常生活、学习和工作。

肛门闭锁手术治疗效果较好，总死亡率低于10%。

（二）消化道重复畸形

1. 病理与临床

消化道重复畸形是一种少见的先天畸形，从口腔至直肠的任何部位都可发生，肠重复畸形（intestinal duplication）最多见，其发病率为0.025%～1%。发病原因可能是多源性的，包括原肠腔化障碍、憩室样外袋增生膨出、脊索－原肠分离障碍、原肠缺血坏死等。

肠重复畸形根据其外观形态可分为以下两种类型。

（1）囊肿型：约占82%，囊肿呈圆形，位于小肠系膜侧，大小不等，多与肠腔不相连，少数可有交通孔。囊肿位于肠壁肌层外者，称肠外囊肿型，位于肠壁肌间及黏膜下层者，称肠内囊肿型。

（2）管状型：约占18%，重复肠管呈管状，位于主肠管侧缘，与主肠管平行走行，外观呈平行管状，短者数厘米长，长者可超过100 cm。管状重复畸形与主肠管有共壁，多在其远端有共同开口，但也有在近端开口者或两端均有开口者。近端有开口而远端无开口者，其远端重复肠腔内的潴留液过多，肠腔扩张而形成包块。

2. 超声表现

（1）囊肿型肠重复畸形主要表现为腹腔内圆形或椭圆形囊性无回声区，根据其发生的肠管不同，具体部位不同。此型很难与腹腔其他囊肿鉴别。

（2）管状肠重复畸形由于其多与主肠管相通，超声难以发现。有潴留物积聚者，超声可显示为椭圆形或长条状无回声区，其壁偶可见蠕动波。

（3）食管重复畸形亦为囊性包块，位于后纵隔内，向前压迫气管，食管被压向一侧，重复食管可伸展到颈部或腹部，可与主食管、气管、胃及小肠相通，相通者超声难以检出。

（4）胃重复畸形多表现为胃腔内囊性包块或胃近端的囊性包块。

3. 鉴别诊断

（1）卵巢囊肿：见于女性胎儿，多位于耻区，囊壁薄。

（2）胎粪性腹膜炎假性囊肿：壁厚，不规则，周边回声混杂，肠管回声异常或内径增宽或粘连，腹腔内可见散在点状、斑状、团状强回声及积液。

4. 预后

消化道重复畸形预后良好，手术切除成功率高。新生儿最常见的并发症为肠梗阻、出血及腹膜炎。新生儿死亡率低于4%。

（三）胎粪性腹膜炎

1. 病理与临床

胎粪性腹膜炎（meconium peritonitis）是在胎儿期肠道穿孔，胎粪进入腹腔后引起的无菌性化学性腹膜炎。导致胎粪性腹膜炎的主要原因有肠扭转、闭锁、供血不足及胎粪性肠梗阻，此外，也可能与母体吸毒、巨细胞病毒感染有关。

2. 超声表现

产前超声的主要特征有腹腔内强回声钙化斑、肠管扩张、肠管回声增强、腹腔积液、胎粪性假囊肿、混合性不均质包块、羊水过多，如果有膈疝者，可出现胸腔内钙化强回声及胸腔积液等。

腹内钙化性强回声可在86%的胎粪性腹膜炎中出现，动物实验表明，胎粪进入腹腔后至少要8 d后超声才能检出钙化灶回声。钙化灶较大者强回声后方可伴声影，钙化灶较小者后方可无声影。

3. 鉴别诊断

（1）腹腔内钙化：本病的腹腔内钙化需与先天性感染、肝坏死及肿瘤导致的肝、脾内钙化灶相区别。前者分布于腹膜腔的广大区域内，而后者仅局限在肝、脾等部位。

（2）腹腔积液：单纯腹腔积液呈无回声区，透声好，肠管无明显扩张，漂浮于腹腔积液中，无明显异常包块回声，无腹腔内强回声钙化灶。

（3）畸胎瘤：多位于耻区，呈囊性或囊实性包块，呈类圆形、边界清，对其周边腹腔内脏器可有压迫，包块以外腹腔内无散在点状、斑状、团状强回声。

4. 临床意义

本病预后取决于引起胎粪性腹膜炎的原因。没有囊性纤维化者，预后一般较好，单纯腹膜腔内钙化灶可能为较轻型胎粪性腹膜炎，预后较好，不需外科手术治疗；而超声检查除有腹腔内钙化灶外，还有其他超声表现，则可能为严重的胎粪性腹膜炎，预后较差，50%患儿可能需要外科手术。

六、泌尿系统畸形

虽然胎儿大多数泌尿生殖系统先天畸形对生命并不造成很大威胁，可以存活，不影响生存质量，如一侧异位肾、一侧多发性囊性发育不良肾、一侧肾积水等，但仍有约10%的双侧严重肾畸形是致死性畸形，此类畸形一般应终止妊娠，如双肾不发育（缺如）、双侧多囊肾等。

（一）肾积水

1. 病理与临床

胎儿肾积水（hydronephrosis）可由泌尿道梗阻性病变和非梗阻性病变（如膀胱输尿管

反流）引起。最常见的原因是肾盂输尿管连接处梗阻、膀胱输尿管反流、膀胱输尿管连接处梗阻、后尿道瓣膜以及重复肾中的梗阻。

2. 超声表现

肾积水严重程度不同，超声表现有一定差异，可仅有肾盂扩张，也可以表现为肾盂、肾盏均扩张，肾皮质变薄。

美国胎儿泌尿学会建议将胎儿上尿路扩张分为 5 级。

0 级：无肾盂扩张。

Ⅰ级：仅肾盂扩张。

Ⅱ级：肾盂扩张，肾盏可见。

Ⅲ级：肾盂肾盏均扩张。

Ⅳ级：除有Ⅰ级表现外，扩张更严重，伴有肾皮质变薄。

超声诊断胎儿肾盂积水的标准和小儿及成人不同，因为肾盂扩张在许多正常胎儿中亦相当常见。许多学者提出了肾盂扩张前后径不同的截断值来诊断不同孕周胎儿肾积水（表 11-3），但即使使用不同的截断值来诊断，似乎也不能明显改善其敏感性和假阳性率，超声诊断肾积水的敏感性为 69% ~ 100%，假阳性率可高达 37% ~ 81%。

表 11-3　不同作者诊断胎儿肾积水的标准

作者	诊断标准
Arger 等（1985）	肾盂扩张前后径 ≥ 10 mm
	肾盂扩张前后径 / 肾前后径比值 > 0.5
Corteville 等（1991）	肾盂扩张前后径 ≥ 7 mm，< 33 周者肾盂扩张前后径 ≥ 4 mm
	肾盂扩张前后径 / 肾前后径比值 > 0.28
Mandell 等（1991）	< 20 周，肾盂扩张前后径 ≥ 5 mm
	20 ~ 30 周，肾盂扩张前后径 ≥ 8 mm
	30 周以上，肾盂扩张 ≥ 10 mm
Anderson 等（1995）	16 ~ 23 周 > 4 mm
	23 ~ 30 周 > 6 mm
	30 周以上 > 8 mm
James 等（1998）	16 ~ 28 周 > 5 mm
	28 周以上 > 7 mm

3. 临床意义

肾盂扩张 < 4 mm，大多数胎儿为正常胎儿。肾盂扩张为 5 ~ 10 mm，或者有膀胱扩张、输尿管扩张、肾盏扩张或仅可显示肾盏的肾盂扩张，应在以后妊娠过程中随访观察监

测。如果肾盂扩张在 10 mm 以内，肾盂 / 肾前后径之比 < 0.5，且胎儿无其他异常发现，那么产后出现临床相关疾病的可能性较低。肾盂扩张 > 10 mm，出现肾病理情况的可能性增加。产后应行肾功能检查及排泄性膀胱尿路造影除外梗阻和膀胱输尿管反流。

（二）肾不发育

肾不发育（renal agenesis）又称肾缺如。由于输尿管芽不发育，不能诱导后肾原基使其分化为后肾，从而导致肾缺如。双侧肾缺如是泌尿系统最严重的畸形，双肾完全缺如，常导致严重羊水过少。由于羊水过少，胎儿受压及活动受限，进一步导致典型的 Potter 综合征，如耳低位、眼距过远、小下颌畸形、扁平鼻、内眦上赘、皮肤皱褶、四肢挛缩、足内翻畸形、短头畸形、肺发育不良等。单侧肾缺如，如果对侧肾发育正常，羊水可正常。

1. 超声表现

（1）双肾缺如：双侧肾床区、盆腔、腹腔其他部位及胸腔内均不能显示胎儿肾图像。肾上腺相对增大，出现肾上腺"平卧"征（"lying down" adrenal sign）。胎儿膀胱长时间不充盈而不显示。严重羊水过少。CDFI 不能显示双侧肾动脉。

（2）单侧肾缺如：缺如的一侧超声不能显示肾图像，可显示肾上腺"平卧"征，发育正常的肾呈代偿性增大。CDFI 可显示患侧肾动脉缺如，而健侧肾动脉存在。胎儿膀胱显示良好。羊水量正常。

2. 鉴别诊断

异位肾：肾床区不能显示肾图像，肾上腺增大呈"平卧"征，但盆腔异位肾在盆腔可见肾图像，交叉异位肾在另一侧可见 2 个肾图像，冠状切面上容易显示。

3. 临床意义

双肾缺如是致死性的，出生后不能存活。新生儿主要死于严重肺发育不良。再发肾缺如的危险性约为 3%。但有家族史者，再发风险高得多，有报道一对夫妇连续 4 胎均为双侧肾缺如。

不合并其他畸形的单侧肾缺如预后好，可正常生存，预期寿命亦不受影响。

（三）多囊肾

1. 常染色体隐性遗传性（婴儿型）多囊肾（potter Ⅰ 型）

常染色体隐性遗传性多囊肾 [autosomal recessive（infantile）polycystic kidney disease, ARPKD]，又称婴儿型多囊肾，是一种常染色体隐性遗传病。该病少见。切面上，在肾实质内集合管囊状扩张呈放射状排列，类似海绵断面。本病除肾受累外，常累及肝，表现为不同程度的门静脉周围纤维化和胆管发育不良，且肾与肝受累程度呈典型反比关系。本病发病基因位于 6 号染色体短臂。

（1）超声表现：ARPKD 产前超声的主要表现有羊水过少。双侧肾对称性、均匀性增大。晚孕期胎儿双侧肾常显著增大，可达正常肾的 3 ~ 10 倍，充满整个腹腔。双侧肾回声增强，且回声增强主要在肾髓质部分，而皮质部分则表现为低回声。

（2）超声鉴别诊断：成人型多囊肾可表现为肾增大，回声增强，但肾增大较 ARPKD 轻，回声增强主要在肾皮质，而髓质仍为低回声。父母一方可检出多囊肾。

（3）临床意义：本病预后与肾病变的严重程度有关。围生期即表现有严重肾病变者，预后最差，多数患儿在新生儿期死亡。随着肾病变的减轻，其预后也变好。远期并发症有高血压、尿路感染和门静脉高压。本病的复发危险性为 25%。

2. 常染色体显性遗传性（成人型）多囊肾（potter Ⅲ型）

常染色体显性遗传性多囊肾［autosomal dominant（adult） polycystic kidney disease, ADPKD］又称成人型多囊肾，是一种常染色体显性遗传病。本病的主要病理特征是肾单位的囊状扩张及肾增大。但临床上多在成人期才表现出临床症状，临床开始出现症状的平均年龄约为 40 岁，主要表现为高血压和肾衰竭。

目前的研究认为，本病的发病基因有 3 个，90% 与位于 16 号染色体短臂上的 PKD1 基因有关，1% ~ 4% 与位于 4 号染色体的 PKD2 基因有关，此外，PKD3 基因的确切部位尚不清楚。

（1）超声表现：本病超声表现与 ARPKD 相似，亦表现肾增大，回声增强。但与 ARPKD 相反的是 ADPKD 可较好地显示低回声的肾髓质，且肾髓质无明显增大。由于 ADPKD 不引起胎儿肾功能不全，因此，羊水在正常范围。而 ARPKD 则常在 24 周后出现羊水中度或严重过少。

当怀疑 ADKPD 时，应对父母双方均进行检查，如果父母一方患有此病，则对本病的诊断很有帮助。

（2）超声鉴别诊断：婴儿型多囊肾。

（3）临床意义：产前诊断本病者，其预后尚不完全清楚。文献报道的结果亦相差较大。从本病家族研究报道看，产前诊断本病者，约 43% 病例在 1 岁内死亡，存活者中 69% 发生高血压，约 3% 在 3 岁内出现严重肾衰竭。多数本病的成人患者在 40 岁之前可无任何临床症状，50 岁后可出现高血压和肾功能不全。

（四）多发性囊性发育不良肾（Potter Ⅱ型）

多发性囊性发育不良肾（multicystic dysplastic kidney，MCDK）是较常见的一种肾囊性疾病，其发生率约为 1/3000。本病无遗传，以男性多见，常为单侧发病，对侧肾多发育正常。但双侧发病者亦可高达 23%，本病是新生儿期腹部肿物的常见原因，但临床上仅 37% 的婴儿可触及包块。

1. 超声表现

有特征性超声表现者，产前诊断较容易，表现为病变侧无正常形态的肾图像，代之为一多房性囊性包块，包块可大可小，位于脊柱的前方，其内的囊肿大小不等，形态各异，囊与囊之间互不相通，随机分布，周边较大的囊增大可使肾轮廓扭曲变形为葡萄串样。肾中央或囊之间常可见团状或小岛样实质性组织，但肾周围无正常的肾皮质，亦不能显示正常的集合系统回声。CDFI 显示肾内肾动脉分支紊乱，主肾动脉难显示，动脉频谱为高阻型频谱。

如为双侧 MCDK，则常有羊水过少及膀胱不显示等特征。

当梗阻发生于妊娠较晚时期（10 周之后，38 周之前），MCDK 表现为非典型的肾盂积水形态。虽然病理学上的改变与上述典型者极相似，但肾盂及漏斗部不闭锁，肾盂扩张，并与周围囊相通，肾形态较典型者扭曲较少，超声上较难与肾盂积水区分。

大多数病例在肾单位完全消失之前随孕周的增大而增大，在肾单位完全消失之后，肾逐渐缩小甚至完全消失，即使尸解亦可能检不出肾、输尿管及肾动脉。

2. 临床意义

单侧多发性囊性发育不良肾患者，如果对侧肾发育正常，预后好；如果对侧肾异常，则预后取决于这个肾畸形的严重程度。如果伴有肾外畸形，则预后不良。双侧多发性囊性发育不良肾预后不良，因常伴羊水过少，引起肺严重发育不良而导致新生儿死亡。

单侧者在出生后应定期随访观察，一般认为 1 岁内每 3 个月 1 次，然后每半年 1 次，随访至 3 岁，以后应每年 1 次超声检查随访。

单侧病变者长期随访结果发现，18% 患者在 1 岁内病变消失，13% 在随访后 2 年内消失，23% 在 5 岁内消失。44% 在 5 岁后维持不变，估计 20 年后均会消失。

（朱红岩）

❀Beckwith-Wiedemann 综合征（BWS）

一、病历摘要

姓名：×××　　性别：女　　年龄：23 岁

主诉：外院超声检查中发现胎儿一直吐舌状态。

现病史：患者 G1P0 孕 36⁺ 周，因外院超声检查中发现胎儿一直吐舌状态来我院会诊。

二、查体

我院产前超声检查中生物学测量指标如下：双顶径 90 mm，头围 320 mm，腹围 385 mm，股骨长 69 mm；胎盘前壁，厚约 66 mm，Ⅱ级，胎心率 156 次 /min。

检查中发现胎儿口唇呈半张状态，舌头体积增大，呈持续"吐舌"状态，腹围明显增大，肝脏、脾脏形态饱满，体积增大，双肾体积明显增大，形态饱满，回声尚正常，右肾大小约 68 mm×43 mm，左肾大小约 63 mm×45 mm。羊水指数约 204 mm；胎儿脐带插入处因孕周及体位影响显示不清（图 11-1 ～图 11-9）。

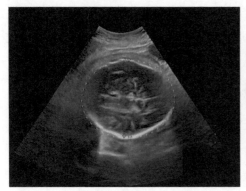

图 11-1　双顶径切面

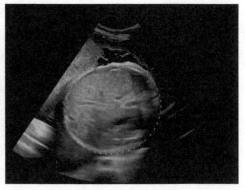

图 11-2　腹围切面，腹围明显增大

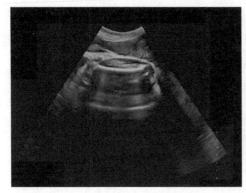

图 11-3　股骨长切面

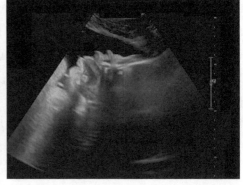

图 11-4　鼻唇冠状切面，患儿吐舌状态

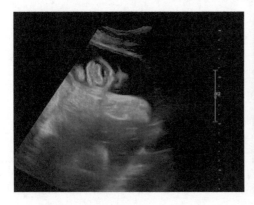

图 11-5　颜面部正中矢状切，患儿吐舌状态

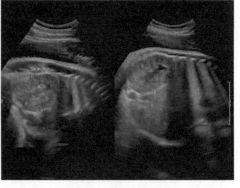

图 11-6　双肾体积增大

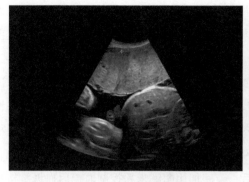
图 11-7　胎盘明显增厚

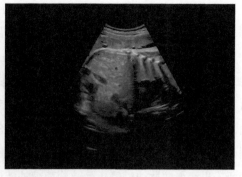
图 11-8　腹部冠状切示肝脾体积增大

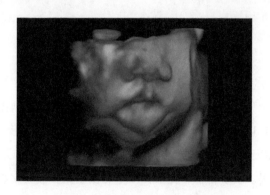
图 11-9　颜面部三维成像示胎儿舌体增大吐舌状态

三、诊断

超声诊断：胎儿巨舌、腹围增大、肝脾增大、肾脏增大、胎盘增厚、羊水多，考虑 Beckwith–Wiedemann 综合征（伯 – 韦综合征）可能。

四、诊疗经过

我院产前遗传门诊建议羊水穿刺进一步诊断，因孕妇孕周较大，考虑孕妇妊娠高血压等各种原因，孕妇决定待分娩后进一步检查，孕妇在外院产下一名女婴，并在患儿 6 个月大小在 ×× 医院住院。入院检查情况如下，生化示：血糖偏低，低蛋白血症凝血功能异常。免疫发光报告：AFP：5728.00 ng/mL 升高，CEA：127 ng/mL，NSE（神经元特异稀醇化酶）16.18。PET–CT 示：胰腺 ^{18}F–DOPA 弥漫性增高。基因检测染色体 11p15 BWS/RSS 相关区域 IC（H19）甲基化信号增强。支持 BWS（ICI–GOM）诊断。

结合患儿症状、体征及门诊检查，考虑诊断为伯 – 韦综合征（BWS），入院后完善相关检查，予葡萄糖静脉维持并逐渐减低输注速度（09-02 ～ 09-24），入院查肝功能异常予美能、阿拓莫兰等保肝治疗，同时使用其他升血糖药物（09-02～09-10）控制血糖，其后患者出现水肿及心率增快后 09-10 停药。复查肝功能好转后于 09-15 起使用奥曲肽皮下注射并逐渐增加剂量：09-14 5.6μg/（kg·d）；09-16 10.5μg/（kg·d）；09-21 13.3μg/（kg·d）。患者辅助检查提示低蛋白血症和凝血功能异常，予白蛋白及新鲜冰冻血浆、冷沉淀及维生素 K 静脉滴注对症治疗。影像学检查中胰腺增强 MRI 示胰腺形态饱满；肝脏增强 MRI 未见异常；09-17 完善 PET-CT 示胰腺 ^{18}F-DOPA 弥漫性增高；基因检测到染色体 11p15 BWS/RSS 相关区域 IC（H19）甲基化信号增强，支持 BWS（IC1-GOM）诊断。患者奥曲肽注射停止静脉葡萄糖补液后，夜间加用酶解米粉控制血糖后血糖维持稳定。复查血生化、凝血功能等指标较前好转，完善健康宣教及测血糖、升血糖药物使用等宣教，予出院门诊随访。

五、讨论

BWS 综合征，全称 Beckwith-Wiedemann 综合征，即突脐、巨舌、巨体综合征，本病由 Beckwith（1963 年）和 Wiedemann（1964 年）首先对该综合征典型畸形特征进行报道，因此又称 Beckwith-Wiedemann 综合征。本病是一种少见的先天畸形，在活产儿中发病率为 0.72/10 000，文献报道已超过 500 例。这个综合征的三大主要特征就是脐膨出 / 脐疝＋巨舌＋巨大儿。其他有很多次要特征，比如：新生儿低血糖、额头火焰纹、耳后皱褶、内脏增大、偏体、中面部发育不良、胚胎性肿瘤（如 Wlims 肿瘤、肝母细胞瘤、神经母细胞瘤和横纹肌瘤）等。

妊娠期相关表现为羊水过多、胎盘增大、脐带增粗、早产等。目前病因尚不清楚。研究发现，伯－韦综合征有家族性发病倾向，可能为单基因遗传病，染色体隐性遗传，可能因染色体 11 p15 区突变重排所致不完全表达而有不同的表现。

超声诊断伯－韦综合征需与以下病变进行鉴别：

1. 脐膨出

脐膨出是先天性腹壁薄弱，发育不全，腹腔内容物突入脐带内，表面覆盖腹膜和羊膜，两层之间为透明 wharton 胶，脐带连接在囊膜顶部或稍下方，囊内容物为小肠、结肠或肝脏。

2. 腹壁裂

腹壁裂系极为罕见的先天畸形，发生率为 1/10 000，主要在脐带周边出现 3～5 cm 的缺陷，以致腹腔内脏器脱出暴露于羊水中，无膜状覆盖物，发生原因不明，可能源自母体受孕后 4～6 周胚胎的脐带与肠道血管过早关闭，使腹壁形成空洞所致。

3. 原发性巨舌

除舌体积增大外无其他异常临床表现。

4. 血管瘤性与淋巴管瘤性巨舌

常呈不对称、不均匀性增大，可见扩张的血管和囊状的淋巴管，深部血管瘤和淋巴管瘤有时不易确诊。

5. 神经纤维性巨舌

胎儿舌体呈不对称性增大，可见局限性隆起或结节。

6. 甲状腺功能低下巨舌

胎儿舌体均匀性增大，表面结构正常，可伴黏液性水肿。

7. 淀粉样变巨舌

淀粉样变巨舌系淀粉样蛋白沉积于舌体，使其体积增大，功能发生障碍，属代谢紊乱性疾病。

8. 水肿性巨舌

胎儿常伴血管神经性水肿。

伯 – 韦综合征胎儿具有脐膨出、巨舌、巨体三大典型畸形特征，而低血糖已列为本病第四大症状，Wiedemann 认为若三大症状缺一项但伴其他畸形或异常者仍可诊断，结合临床，超声易与单纯脐腹部和巨舌性病变相鉴别。

（朱红岩）

🐟 人鱼序列综合征

一、病历摘要

姓名：×××   性别：女   年龄：28 岁

现病史：G2P1，孕约 16$^+$ 周，既往无明显病史。来我院行常规超声检查。

二、查体

超声检查中生物学测量指标如下：双顶径 32 mm，头围 128 mm，腹围 112 mm，股骨长 18 mm，羊水最大暗区 10 mm。胎心率 158 次 /min。

主要超声表现如下：胎儿双肾未探及、膀胱未显示；胎儿双侧下肢股骨可见，双侧小腿仅见两根长骨回声，双下肢融合软组织未见明显分离，双足显示不清；羊水过少（图 11-10 ~ 图 11-14）。

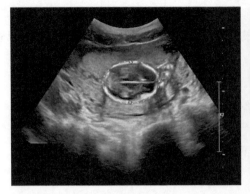 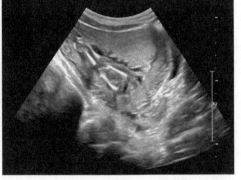

图 11-10　双顶径切面　　　　图 11-11　双下肢切面示双下肢融合，软组织未见分离

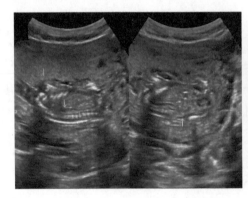 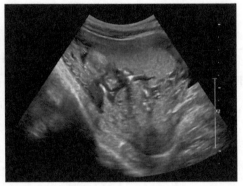

图 11-12　双肾长轴切面示肾上腺"平卧征"，双肾未探及　　　图 11-13　羊水过少

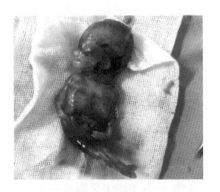

图 11-14　引产后大体标本，双下肢融合呈"美人鱼尾征"

三、诊断

超声提示：胎儿人鱼序列综合征可能。

四、讨论

人鱼序列综合征又称并腿畸胎序列征、美人鱼综合征，是一种以双下肢融合为特征的先天性胎儿畸形，常伴有脊柱畸形、泌尿系统畸形及羊水过少。患病率（1.2 ~ 3.8）/100 000，发病机制尚未明确，可能与血管窃血现象有关，即一条由卵黄动脉衍生而来的粗大畸形血管自高位腹主动脉行使脐动脉的功能，将血液从脐带输送到胎盘，致使腹主动脉远部血供减少，胎儿各结构出现严重的血液供应不足，从而导致脊柱、下肢、肾脏、下消化道、泌尿生殖道、生殖器官等严重畸形。人鱼序列综合征一般无染色体异常，此外，研究表明孕妇血糖浓度过高是此类畸形及前神经管发育障碍的重要诱因，故本病例可能由孕妇妊娠期糖尿病所引起。

该病的主要超声诊断：双下肢融合不分开（胎动时双下肢同步运动）+ 双足畸形（足缺如，融合或仅有单一足结构而形态结构不正常）

其他次要诊断：常合并单脐动脉、泌尿系畸形、脊柱畸形及羊水过少等。

目前根据下肢融合程度可将此类畸形分为 7 型：

Ⅰ型，四肢骨性结构均存在，仅下肢皮肤融合。

Ⅱ型，仅见单腓骨。

Ⅲ型，双侧腓骨缺失。

Ⅳ型，双侧部分股骨融合，腓骨融合。

Ⅴ型，双侧部分股骨融合，腓骨缺失。

Ⅵ型，仅见单股骨和单胫骨。

Ⅶ型，仅见单股骨，双侧胫骨缺失。

本例双侧股骨存在，双侧小腿见两根长骨回声，考虑Ⅲ型。

超声诊断人鱼序列综合征需与以下病变进行鉴别诊断：

1. 与尾骨退化不全鉴别

两者都有不同程度的脊柱下段缺失，但尾骨退化不全病例有双脐动脉、发育不全的双下肢而非并腿畸形，下肢骨的数目正常，常伴有肛门闭锁但肾脏形态及羊水量正常。

2. 与 VACTERL 综合征鉴别

VACTERL 综合征除了有下肢异常外还常伴有肛门闭锁、食管闭锁或食管气管瘘及先天性心脏病。

诊断时机：由于此类畸形常合并有泌尿系统的畸形，中晚孕期胎儿羊水极少，不利于胎儿下肢的观察，诊断较困难。而早孕期羊水主要是来源于母体血清的渗透压，在孕 11 ~ 13^{+6} 周时，羊水量正常，有利于下肢的显示。

因此，在孕 11 ~ 13^{+6} 周时是人鱼序列综合征的最佳检出时机，此孕周应进行胎儿肢体结构的检查，以免漏诊病例的发生。

总结：人鱼序列综合征与孕妇高血糖密切相关，妊娠期合理控制孕妇血糖浓度可预防此类畸形的发生。同时此类畸形为致死性畸形，产前及时诊断并引产可减轻较大孕周引产给孕妇及家庭带来的伤害。因此提高超声医师妊娠早期的诊断水平，及早检出畸形胎儿，预防出生缺陷，对于提高优生优育有重要意义。

（朱红岩）

参考文献

［1］于娟，李希聪，马红梅，等. 实用妇产科疾病诊断与治疗［M］. 福州：福建科学技术出版社，2018.

［2］胡文英，王玉环，赵惊，等. 妇产科常见疾病诊疗学［M］. 北京：中国人口出版社，2017.

［3］王群. 临床妇产科疾病诊疗研究［M］. 上海：上海交通大学出版社，2018.

［4］王新勇. 妇产科疾病临床诊疗精粹［M］. 上海：上海交通大学出版社，2019.

［5］李晓平. 妇产科疾病临床诊断与治疗方案［M］. 北京：中国纺织出版社，2018.

［6］邵亚卓. 妇产科疾病中西医结合新诊疗［M］. 昆明：云南科技出版社，2019.

［7］胡辉权，陈蕾，田甜，等. 妇产科疾病诊断与治疗精粹［M］. 北京：科学技术文献出版社，2019.

［8］徐明娟. 临床妇产科疾病诊疗新进展［M］. 北京：金盾出版社，2018.

［9］臧惠芬. 妇产科疾病诊疗与手术［M］. 西安：西安交通大学出版社，2017.

［10］薛娟，白彩云. 新编妇科疾病治疗学［M］. 北京：科学技术文献出版社，2016.

［11］杨金平，漆海宁，刘红. 实用妇产科经典教程［M］. 西安：西安交通大学出版社，2017.

［12］李钰，张弘. 妇产科感染性疾病的诊断与治疗［M］. 长春：吉林大学出版社，2017.

［13］李红艳，吕志辉，柳晓春，等. 妇产科疾病诊疗技术及临床应用［M］. 北京：科学技术文献出版社，2017.

［14］颜景玲，吴守艳，祖元琪. 妇产科疾病诊疗与临床技术［M］. 西安：西安交通大学出版社，2017.

［15］彭艳. 中西医结合妇产科疾病诊疗学［M］. 北京：中医古籍出版社，2016.

［16］李桂香，纪晓，李琳. 妇产科疾病诊疗临床实践［M］. 西安：西安交通大学出版社，2017.

［17］孙凌之，郭清萍，马继敏. 妇产科常见疾病诊疗指南［M］. 上海：上海世界图书出版公司，2016.

［18］卢淮武，陈勍. 妇科肿瘤诊治流程［M］. 北京：人民卫生出版社，2019.

［19］赵婧，祁凤玲，张彬. 临床妇产科疾病诊疗精要［M］. 西安：西安交通大学出版社，2017.

［20］孙霞，王丽琴，吕景霞. 临床妇产科疾病诊治要点与技巧［M］. 北京：科学技术文献出版社，2018.